全国高等学校精品规划教材

供临床医学、预防医学、口腔医学、全科医学、中医学等专业使用

Geriatric Medicine

老年医学

◆ 主　编　王晓明

◆ 副主编　李宏增　李　榕

◆ 编　者　(按姓氏笔画排序)

王文清　王晓明　王福利　宁晓暄

刘　军　牟　翔　孙　阳　苏　慧

李　榕　李宏增　吴利平　张　华

张丙芳　张航向　陈金凤　赵保民

袁　华　高建苑　葛　伟　廖文俊

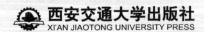

西安交通大学出版社
XI'AN JIAOTONG UNIVERSITY PRESS

图书在版编目（CIP）数据

老年医学/王晓明主编. —西安：西安交通大学出
版社，2018.1
ISBN 978 – 7 – 5605 – 5559 – 1

Ⅰ．①老…　Ⅱ．①王…　Ⅲ.①老年病学—医学院校—
教材　Ⅳ．①R592

中国版本图书馆 CIP 数据核字（2017）第 331023 号

书　　名	老年医学
主　　编	王晓明
责任编辑	张永利

出版发行	西安交通大学出版社
	（西安市兴庆南路 10 号　邮政编码 710049）
网　　址	http://www.xjtupress.com
电　　话	（029）82668357　82667874（发行中心）
	（029）82668315（总编办）
传　　真	（029）82668280
印　　刷	陕西奇彩印务有限责任公司

开　　本	787mm×1092mm　1/16　印张　25　字数　610 千字
版次印次	2018 年 5 月第 1 版　　2018 年 5 月第 1 次印刷
书　　号	ISBN 978 – 7 – 5605 – 5559 – 1
定　　价	58.00 元

读者购书、书店添货，如发现印装质量问题，请与本社发行中心联系、调换。
订购热线：（029）82665248　（029）82665249
投稿热线：（029）82668803　（029）82668804
读者信箱：med_xjup@163.com

前　　言

随着我国人口老龄化进程的加速,老年健康问题日益凸显,已成为国家重大的公共问题。最新数据表明,2016 年我国 60 周岁及以上人群约为 23086 万人,占总人口数的 16.7% ;65 周岁及以上人群约为 15003 万人,占总人口数的 10.8% ,我国已成为全球老年人口数最多的国家。因此,加速老年医学教育与专业人才的培养,为老年健康事业的发展提供有力保障,已成为我们从事老年医学工作者刻不容缓的社会责任。

《老年医学》教材是进行老年医学人才培养的重要基础与工具。2011 年,我们出版了第一版《老年医学》教材,经过国内 19 家高等医学院校的 6 年实践与应用,取得了良好的教学效果,并被评为"2016 年度陕西省普通高等学校优秀教材"一等奖。但是,随着该教材的教学实践应用,发现其仍存在一些知识与内容的不足。为了更好地适应当前我国老年医学发展的需求,并与国际老年医学教育体系相接轨,我们对《老年医学》教材进行修订,补充和调整了近年来国内外老年医学教育发展的新理论、新观念及新技术。修订后的教材内容更为丰富,观念更为新颖,充分展示了老年医学的核心观念,即整体性、全科性、全人性及全程性。

本教材详细介绍了老化性改变与老年病的特点、临床表现与防治要点,对老年医学概论、老年综合评估、老年综合征等进行了系统阐述,不仅关注老年人及老年病的特殊性,更加关注老年人群的共性问题。教材力求反映当今世界老年医学教学发展的主流理念、技术与内容,适合于高等医学院校相关专业的本科生教学使用,也可作为研究生及老年医学临床专科医师的参考书目。期望本教材能够对读者的学习和临床工作起到积极的引导作用,对提高老年医学专业学生及临床医师解决临床实践和科学研究的能力提供一定帮助。

本教材虽由长期从事老年医学教学、科研及临床工作的专家编写完成,但由于老年医学是一个不断完善的新型综合学科,涉及社会及医学领域诸多方面的问题,在编写过程中基于水平及时间所限,书中可能存在遗漏和不足之处,恳请读者给予批评指正。

主编

2017 年 11 月于西安

目　　录

第一篇

老年医学概论

第一章　人口老龄化与老年医学

一、人口老龄化

人口老龄化（population aging）是指总人口中因年轻人口数量减少、年长人口数量增加而导致的老年人口比例相应增长的动态过程。根据 1956 年联合国《人口老龄化及其社会经济后果》确定的划分标准，当一个国家或地区 65 岁及以上老年人口数量占总人口比例超过 7% 时，则意味着这个国家或地区进入老龄化。1982 年维也纳老龄问题世界大会确定，60 岁及以上老年人口占总人口比例超过 10%，意味着这个国家或地区进入老龄化。

（一）世界人口老龄化现状

20 世纪以来，由于人口生育数量下降和人类平均期望寿命延长，人口年龄结构开始发生了前所未有的历史性变化。1851 年，法国 60 岁及以上人口比重达到 10.1%，成为世界上第一个老龄化国家。此后，瑞典、挪威、英国等一批欧洲国家步入老龄化。20 世纪 70 年代以后，老龄化逐渐向亚洲和美洲地区扩散，目前已经成为全球现象。进入 21 世纪，全球老龄化速度加快。生育率下降及平均寿命延长是人口老龄化的主要原因，即使是最不发达的国家，其平均总和生育率也从 1950—1955 年的 6.44 下降到 2005—2010 年的 4.41，而同期平均出生预期寿命则从 37.2 岁上升到 56.9 岁。

1950 年全世界 60 岁以上的老年人约有 2 亿，1970 年达到 3 亿，2000 年达到 6 亿，2002 年全球 60 岁以上老年人口达到 6.06 亿，2015 年全球 60 岁及以上人约 9.01 亿，占世界人口的 12.3%，到 2030 年这一比例将达到 16.5%。全球范围内，60 岁以上的人口数如今已超过 5 岁以下儿童的人口数，到 2050 年，60 岁以上的人口数将超过 15 岁以下的人口数。据《每日电讯报》2009 年 7 月 20 日报道，一项研究发现，目前每过一个月，全世界就新增 87 万名年逾 65 岁的老人，随着预期寿命的不断延长，这个数字很快能达到每个月新增 200 万年逾 65 岁的老人。该研究表明，史上首次老年人口数量超过了婴儿人数，美国人口普查局预测，这项研究发现将是世界人口老龄化的一个里程碑标志，老龄化问题成社会重大问题。

全球各个国家都已进入老龄化阶段，而在发达国家和发展中国家，老年人的比例则有所不同。在发达国家，年龄在 60 岁以上的人口占 1/5，而到 2050 年，这个比例会增加到 1/3。在发展中国家，年龄在 60 岁以上的人口占 1/8，而到 2050 年，这个比例会增加到 1/5。除此之外，老年人口本身也在老化。2009 年 80 岁以上的高龄老人在 60 岁以上的老年人中占比为 1/7。到 2050 年这一数字将增加到 1/5。百岁以上老人也将从 2006 年的 28.7 万增加到 2050 年的 370 万，增幅高达 13 倍。由于女性的预期寿命大于男性，所以 60 岁以上的老年人的男女性别比例是 82 ∶ 100。80 岁以上人群中这一比例更是只有 55：100。独居老年人占老年人总数的 14%。独居的女性老人比例为 19%，明显高于男性的 8%。发达国家独居老年人比例为 24%，明显高于发展中国家的 7%。

2016 年世界卫生组织发表了《关于老龄化与健康的全球报告》，该报告显示全球老年人口的所占比例和绝对数量都在急剧增加。图 1-1-1 显示了 2012 年 60 岁及以上老年人口所占的比例以及 2050 年的预测比例。目前该比例超过 30% 的国家仅有一个，即日本。然而，到了 21 世纪中叶，将会有许多国家的老年人口比例与 2012 年的日本相当。这些国家不仅包括欧洲和北美的许多国家，还包括智利、中国、伊朗伊斯兰共和国、韩国、俄罗斯联邦、泰国和越南。在很多国家，人口老龄化的步伐也较过去明显加快。例如法国有 150 年的时间来适应 60 岁以上老年人口所占比例从 10% 攀升到 20%，而巴西、中国和印度这些国家仅有略多于 20 年的时间来适应这种变化。这意味着这些国家将不得不适应比过去快得多的老龄化。

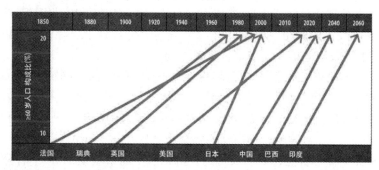

图 1-1-1 60 岁及以上老年人口所占比例从 10% 攀升到 20% 所需的时间或预计所需的时间

（二）我国人口老龄化现状

我国是世界上老年人口最多的国家，同时也是世界上人口老龄化速度最快的国家之一。2000 年全国第五次人口普查显示，我国 60 岁及以上老年人口为 1.32 亿人，占总人口的 10.1%，65 岁及以上老年人口为 0.88 亿人，占总人口的 7.0%。2010 年全国第六次人口普查显示，我国 60 岁及以上老年人口为 1.8 亿人，占总人口的 13.3%，65 岁及以上老年人口为 1.18 亿人，占总人口的 8.87%。同第五次全国人口普查相比，第六次人口普查显示 60 岁及以上人口的比重上升了 3.2 个百分点，65 岁及以上人口的比重上升了 1.9 个百分点。2014 年，我国 60 岁及以上的老年人口总数达 2.12 亿人，占总人口比重达 15.5%，我国已成为世界上老年人口总量最多的国家。我国老龄化发展速度之快、老年人口基数之大、高龄人口之多都是和我国的经济发展水平极不相称的。

《中国人口老龄化发展趋势预测研究报告》指出，从 2001 年到 2100 年，中国的人口老龄化可以分为三个阶段。第一阶段：从 2001 年到 2020 年，是快速老龄化阶段。这一阶段，中国将平均每年新增 596 万老年人口，年均增长速度达到 3.28%。到 2020 年，老年人口将达到 2.48 亿，老龄化水平将达到 17.17%，其中 80 岁及以上老年人口将达到 3067 万人，占老年人口的 12.37%。第二阶段：从 2021 年到 2050 年，是加速老龄化阶段。伴随着 20 世纪 60 年代到 70 年代中期第二次生育高峰人群进入老年，中国老年人口数量开始加速增长，平均每年增加 620 万人。到 2023 年，老年人口数量将增加到 2.7 亿，与 0~14 岁少儿人口数量相等。到 2050 年，老年人口总量将超过 4

亿，老龄化水平推进到30%以上，其中，80岁及以上老年人口将达到9448万，占老年人口的21.78%。第三阶段：从2051年到2100年，是稳定的重度老龄化阶段。2051年，中国老年人口规模将达到峰值4.37亿，约为少儿人口数量的2倍。这一阶段，老年人口规模将稳定在3亿~4亿，老龄化水平基本稳定在31%左右，80岁及以上高龄老人占老年总人口的比重将保持在25%~30%，进入一个高度老龄化的平台期。

我国的人口老龄化具有以下主要特征：

1. **老年人口规模巨大**　2004年底，我国60岁及以上老年人为1.43亿，2014年将达到2亿，2026年将达到3亿，2037年超过4亿，2051年达到最大值，之后一直维持在3亿~4亿的规模。根据联合国预测，21世纪上半叶，中国一直是世界上老年人口最多的国家，占世界老年人口总量的1/5。21世纪下半叶，中国也还是仅次于印度的第二老年人口大国。

2. **老龄化发展迅速**　65岁以上老年人占总人口的比例从7%提升到14%，发达国家大多用了45年以上的时间，中国只用27年就可以完成这个历程，并且将长时期保持很高的递增速度，属于老龄化速度最快国家之列。

3. **地区发展不平衡**　我国人口老龄化发展具有明显的由东向西的区域梯次特征，东部沿海经济发达地区明显快于西部经济欠发达地区。最早进入人口老年型行列的上海（1979年）和最迟进入人口老年型行列的宁夏（2012年）比较，时间跨度长达33年。

4. **城乡倒置显著**　目前，我国农村的老龄化水平高于城镇1.24个百分点，这种城乡倒置的状况将一直持续到2040年。到21世纪后半叶，城镇的老龄化水平才将超过农村，并逐渐拉开差距。这是我国人口老龄化不同于发达国家的重要特征之一。

5. **女性老年人口数量多于男性**　目前，老年人口中女性比男性多出464万人，2049年将达到峰值，多出2645万人。21世纪下半叶，多出的女性老年人口基本稳定在1700万~1900万人。多出的女性老年人口中，50%~70%都是80岁及以上年龄段的高龄女性人口。

6. **老龄化超前于现代化**　发达国家是在基本实现现代化的条件下进入老龄社会的，属于先富后老或富老同步，而我国则是在尚未实现现代化，经济尚不发达的情况下提前进入老龄社会的，属于未富先老。发达国家进入老龄社会时人均国内生产总值一般都在5000~10000美元及以上，而我国目前人均国内生产总值才刚刚超过1000美元，仍属于中等偏低收入国家行列，应对人口老龄化的经济实力还比较薄弱。

2016年世界卫生组织发布了《中国老龄化与健康国家评估报告》，报告指出我国人口老龄化进程正在加速发展，且人口特征趋势是儿童死亡率降低加上生育率下降所致。从1950到2015年间，我国每名妇女生育子女总数从6.11下降到1.66。同期，总死亡率也在持续下降（从每万名人口22.2下降到7.2），这使得人口的期望寿命稳步提高。在我国，出生时平均期望寿命已经从1950年的44.6岁上升到2015年的75.3岁，而在2050年将有望达到约80岁。重要的是，我国人口老龄化进程要远远快于很多中低收入和高收入国家。2013年，我国80岁及以上老年人有2260万，到2050年，该数字有望提高到4倍，达9040万人——成为全球最大的高龄老年人群体。我国女性比男性的寿命更长。

在国际上，65 岁以上的人口比率超过总人口的 7%，就被称为"老龄化社会"，而超过了 14% 就被称为"老龄社会"。从老龄化社会进入老龄社会，法国用了 115 年，英国用了 47 年，德国经过了 40 年，而日本只用了 24 年，速度之快非常惊人。根据联合国的人口统计数据，中国将在 2024 年至 2026 年前后进入老龄社会，速度与日本大体相同。老年人口的快速增加，特别是 80 岁以上的高龄老人和失能老人年均 100 万的增长速度，对老年人的生活照料、康复护理、医疗保健、精神文化等需求日益凸显，养老问题日趋严峻。

（三）人口老化带来的社会问题

人口老龄化必将带来一些新的矛盾和压力，对经济和社会的发展提出新的挑战：①在建立适应社会主义市场经济要求的社会保障制度方面，养老、医疗等社会保障的压力；②在建立满足庞大老年人群需求的为老社会服务体系方面，加快社会资源合理配置，增加为老服务设施，健全为老服务网络的压力；③在处理代际关系方面，解决庞大老年人群和劳动年龄人群利益冲突的压力；④在协调城乡和谐发展方面，解决农村老龄问题，特别是中西部落后和贫困地区老龄问题的压力。

1. 老龄化速度过快、社会养老压力加大 劳动年龄人口负担老年人口的系数，据 2002 年抽样调查为 11.6%，比 1982 年 8.0% 上升了 3.6 个百分点，而 2009 年时，已达到 13.24%。城镇离退休人员增长过速，企业负担过重，养老金入不敷出，离退休人员从 1978 年的 314 万人增至 2002 年的 4223 万人，24 年增长了 12.4 倍，平均年递增 12.1%，至 2010 年，离退休人数已达到 6299 万人。

我国未来的确面临着人口老龄化问题，但未来人口老龄化所增加的养老经济负担是否会达到社会难以承受的地步，还必须结合我国少儿负担率的变化来进行研究。因为我国的人口老龄化是伴随着 0～14 岁少儿依赖性人口比重的下降而发生的，这部分未成年人口也要消耗经济资源，他们同样需要社会的抚养，也会给劳动人口带来经济负担。随着出生率的下降，我国 14 岁以下人口占总人口的比重也开始呈下降的趋势。据统计，我国少儿负担系数（14 岁以下人口占总人口的比重）1982 年为 33.45%，1990 年为 27.7%，根据国家统计局公布的研究报告，到 2025 年我国少儿负担系数将降至 18.83%。由于少儿负担系数呈下降趋势，我国未来的总负担系数（0～14 岁和 60 岁以上人口占总人口的比重）将不会有很大提高。例如，1990 年的人口普查表明，我国当年的总负担系数为 36.29%，根据上述国家统计局公布的研究报告，到 2025 年，我国的总负担系数为 37.3%，仅增长 1 个百分点。即使到 2050 年，我国的总负担系数也只为 43.44%，这个比重仅比 1982 年人口普查公布的总负担系数 41.05% 增加 2.4 个百分点。相比之下，西方国家与我们的情况大不相同，许多国家今后不仅老年依赖性人口比例攀升，而且总负担系数也将大幅度增加。据经济合作与发展组织（OECD）1988 年提供的预测报告，到 2030 年，许多国家总依赖性人口比率将比 20 世纪 90 年代大幅度提高。例如，美国将从 50% 上升到 61.7%，加拿大将从 48% 上升到 65.7%，瑞典将从 52% 上升到 62.5%。

2. 城乡老人收入水平较低，增长慢 根据《中国城乡老年人口状况追踪调查》，从我国老年人 2000—2006 年消费结构的变化程度上也能反映出老年人收入偏低的状况。消费主要还是以温饱为主。2000 年城市老年人日常生活支出在消费结构中占

63.3%，农村老年人占 77.2%；到 2006 年，以日常生活支出为主的消费结构没有发生太大的变化，仍分别占 64.2% 和 75.5%。医疗保障方面，城市老年人的医疗保障离全覆盖尚有较大差距，而农村则不足一半。2000 年到 2006 年，城市中的男性老年人享有医疗保障的比例从 67.3% 增加到 82.9%，女性从 36.9% 增加到 65.9%；农村中的男性老年人享有医疗保障的比例从 10% 增长到 44.2%，女性从 7.9% 增长到 45.2%；2006 年城市老年人医疗费支出（已扣除非本人承担医药费）在消费结构中占 8.8%，农村老年人更占到 10.7%；农村老年人中非常担心生病时没钱医治的比例同期从 17% 上升到了 20%。基层医疗卫生资源仍然比较匮乏，在城市社区居委会中，有 59% 缺乏全科医生，56% 缺乏护理指导人员，49% 缺乏护理员，38% 缺乏照料人员，34% 缺乏志愿者。农村村委会和自然村在这些方面更是亟待建立和加强。这说明建立切实保障全社会老年人的医疗保障制度还任重道远。

3. 空巢老人、高龄老人增长较快，老人服务和养老方式面临挑战　全国有 2340 多万 65 岁以上的空巢老人，据一些大城市调查，目前空巢家庭已占 30%，京、沪、津等大城市已达 30% 以上；第五次人口普查，在 65 岁以上老年人中，80 岁以上的高龄老人有 1199 万人，占 13.6%，丧偶的老人占 38%。此外，患慢性病和老年痴呆症的就有 1000 多万人。以上几类老人共有几千万人，他们急需社会养老和社区服务。随着独生子女家庭增多、家庭小型化和市场经济的发展，传统家庭养老已面临挑战，代与代之间的孝道、赡养、照料老人的观念日益淡化，家庭对老人提供最基本生活保障的传统不断削弱，获得子女经济支持的老人比例下降，据老龄科研中心调查，城市老人经济支持率为 30%，农村为 60% 左右。在精神慰藉方面更为缺乏，还有一些虐待老人和侵权、占据房产、财产的现象时有发生，对老人身心健康带来较大冲击，一些孤独老人因无人照料导致早亡等现象应引起社会关注，传统的养老方式和观念应向社会养老转变，而当前社会养老和社区服务都还较为薄弱。据调查，全国有 1400 多万老年人要求进入老年福利机构养老，而目前各类福利院的床位虽然在原有条件下取得巨大突破，但还远远满足不了老年人的需要，但当前也存在养老机构总量满足不了需要和养老院利用率不高的矛盾，利用率远低于发达国家 5%~7% 老人进福利院的社会供养比例。

4. 医疗保险覆盖率低，农村缺医少药　由于老年人解剖结构上的退行性变，其生理功能普遍降低，对疾病的易感性增加，加上长期接触环境中的致病因子，使老年人的患病率（76%~89%）明显高于中青年人（22.37%）。因此老年人对医疗的需求明显高于中青年人。我国老年人医疗费用负担随年龄增加而迅速加重。据 1993 年和 1998 年国家卫生服务调查，城市居民每年住院费用 0~4 岁为 817 元，10~19 岁增加到 2244 元，40~49 岁为 4577 元，65 岁以上则增加到 5096 元。老年人疾病多，病情往往比较严重，需要消耗更多的资源。2003 年全国有近 720 万人因这三种病（恶性肿瘤、脑血管病和心脏病）住院，承受着人均 5972.95 元的住院医疗费用，而当年城镇居民家庭人均可支配收入仅为 4472.2 元，农村居民家庭人均纯收入仅为 2622.2 元人民币。2005 年中国内地居民疾病负担是 2.4 万亿元人民币，相当于经济支出的 12.9%，比 1993 年增加了 5.4 倍，而国内生产总值（GDP）只增长了 3.2 倍。财政的医疗卫生投入占整个财政支出的比重，从 2008 年 2.28% 提高到 2011 年的 3.18%，提高了 0.9 个百分点，年均提高 0.3 个百分点。从 2003 年开始，政府投入占整个卫生总费用当中的比重一直在增加，从 2003 年到 2009 年增加了 17 个百分点之多。农村老年人由于医疗资源分配不合理，缺医少药、看不起病的现象更普遍。据卫生部调查，在贫困地区患病未就诊的达 72%，应住院而未住院的高达 89%，因病致贫和返贫的达 50%。

（四）老龄化与老年病

随着年龄的增长，人体各组织器官老化，抵抗力、免疫力等下降，容易发生各种疾病，老年人口总患病率为 80%，是主人口患病率的 3.3 倍，而且年龄越大，同期患各种疾病的概率越高。各脏器功能减退，加上其他各种因素，使老年疾病的症状、体征往往很不典型，无痛性心肌梗死，无明显咳喘的肺炎，以及恶性肿瘤呈现一个高的患病率。而且老年人听力下降、记忆力减退、语言表达不清和不确切，给病史的采集造成困难，有些疾病难以与机体衰老相鉴别，如前列腺增生、动脉粥样硬化、白内障、骨质疏松及认知障碍等都与年龄变化密切相关。

所谓的老年病，指老年人特有的疾病，这类疾病只有老年人才得，并带有老年人的特征。它在老年人变老过程中，随着机体功能衰退和障碍而发生，如老年性痴呆、老年性精神病、老年性耳聋、脑动脉硬化以及由此引发的脑卒中等。这类与衰老退化变性有关的疾病随着年龄的增加而增多。老年病也包括老年人常见的疾病，既可在中老年期（老年前期）发生，也可在老年期发生，但以老年期更为常见，或变得更为严重。它与老年人的病理性老化、机体免疫功能下降、长期劳损或青中年期患病使体质下降有关，如高血压病、冠心病、糖尿病、恶性肿瘤、痛风、震颤麻痹、老年性变性骨关节病、老年性慢性支气管炎、老年性肺气肿、老年性肺源性心脏病、老年性白内障、老年骨质疏松症、老年性皮肤瘙痒症、老年肺炎、高脂血症、颈椎病、前列腺增生等。

随着增龄性改变，老年人心理、情绪变化十分复杂。悲观、失落及孤独等种种情绪常困扰着他们，加上部分老年人性格变化，固执、狭隘、自私、多虑、多疑、专横和武断，这些都会对疾病的发生、发展以及治疗产生很大的影响。老年人需要丰富的精神生活。许多经济发达国家老年人自杀率居高不下，各种类型精神疾病困扰着广大的老年人群，其原因在于这些国家家庭联系松散，丧偶以后独居的老人尤其感到孤立无助。有部分老年人因身体处于自然衰老期，做饭、洗衣及打扫卫生等大多需要帮助，导致依赖性加剧，缺乏自身保护和保健措施，一旦患病，就深感世界末日来临，紧张、恐惧及烦躁不安，这样更容易加重疾病的发展。

在老年人的死亡原因中，慢性非感染性疾病成为老年人的头号杀手，其中中风、痴呆、帕金森病、糖尿病等疾病不仅威胁到老年人的生命，对其生活质量也有明显的影响，但这并不能减弱我们对于感染性疾病的关注。由于老年人免疫系统退化，同时又存在多病共存、多药并用的情况较多见，因此感染性疾病高发，其中肺炎是最为常见的感染性疾病之一。

二、老年医学

老年医学（geriatrics）是研究人类衰老的机制、人体老年性变化、老年病的防治以及老年人卫生与保健的科学，是老年学的主要组成部分，是医学涉及有关老年人疾病的预防、临床诊断和治疗、康复、照护、心理及社会等方面的问题分支的一门新兴的、综合性的学科。

早在 2000 多年前，中国最早的医学专著《黄帝内经》中已经有不少关于老年医学的记载，特别是《素问》的前三篇，专门讲述了养生的理论。宋代陈直撰写的《养老寿亲书》是我国传统医学中第一部老年学专著。西方医学之父希波克拉底（公元前460—前370）将老年人的衰老描述为湿与冷的感觉，这也许是他认识到了心力衰竭是老年人的常见疾病之一。

英国 Marjory Warren（1897—1960）倡导老年医学的革新，重视改善老年人诊疗环境、引入灵活的老年人康复项目、加强对老年患者的激励，她被称为西方老年医学之母。1909 年，美国医学家 Ignatz Leo Nascher，被称为现代老年医学之父，首次提出了老年医学这个名词，他撰写的《老年病及其治疗》是最早的老年医学教科书。德国学者比尔格和阿布德哈登于 1938 年创立了国际上第一个老年研究杂志，1947 年英国成立了老年医学会，1959 年日本成立了老年学会。随着西方现代化的发展，人们的健康水平普遍提高与寿命的增加，人口老龄化的到来，老年医学才逐步引起了社会的重视。

联合国于 1982 年"世界卫生日"提出以"老年人的健康"为主题，并于该年 7 月在维也纳召开"老龄问题世界大会"，有 124 个国家派代表团参加，大会通过了"老龄问题国际行动计划"，要求各国政府将老龄问题纳入议事日程，成立各国的老龄问题全国委员会。我国老年医学的发展一开始就受到国家的重视。作为现代老年学和老年医学的科学工作，我国的起步时间略晚，1981 年成立了中华医学会老年医学分会，1982年《中华老年医学杂志》创刊。近年来，随着国家及政府的重视，无论是国家政策，还是专业队伍成长，都得到了迅猛发展，这些都极大地推动了我国老年医学的发展。

（一）老年人的年龄分期

联合国在《人口老龄化及其社会经济后果》中将 65 岁及以上人群定义为老年人。1982 年联合国"老龄问题世界大会"又提出了将 60 岁及以上年龄定义为老年人。60岁起点比 65 岁更有效地反映发展中国家经济社会发展状况，为老龄问题的国际比较提供了可能。目前一般是发达国家以 65 岁及以上为老年，发展中国家多以 60 岁及以上为老年。老年分期，一般以 45～59 岁为老年前期（或 45～64 岁），60 岁或 65 岁及以上为老年期，90 岁及以上为长寿期。

老年人口系数（老年人口比例），即（65 岁及以上老年人口数/人口总数）×100%，一般该系数大于 7% 为老年人口型，4%～7% 为成年人口型，小于 4% 为年轻人口型。如以 60 岁及以上的老年人计算，则大于 10% 为老年人口型。

老龄化系数（老少比），即（65 岁及以上老年人口数/0～14 岁儿童人口数）×100%，该数值大于 30% 为老年人口型，小于 15% 为年轻人口型。

长寿水平，即（80 岁及以上老年人口数/60 岁及以上老年人口数）×100%，其数值大于 10% 属较高水平。

（二）老年医学的研究范畴

老年医学包括的范围很广，目前已有老年基础医学、老年临床医学、老年流行病学、老年预防医学、老年社会医学及康复医学等。

老年基础医学主要研究老年人体各器官系统的组织形态、生理功能和生化免疫等的增龄变化，探索衰老的机制及延缓衰老的方法。

老年临床医学主要研究老年人常见病和多发病的病因、病理和临床特点，寻找有效的诊疗和防治方法，其中包括老年人的护理工作和康复医疗，突出老年进行综合评估与治疗、多学科合作的团队及老年综合征为核心的临床模式。

老年流行病学通过调查，分析老年人的健康状况，常见病和多发病的分布以及老年人死因，研究遗传、环境、生活、卫生和心理等各种因素对衰老和老年疾病的影响，为老年人的防病治病和卫生保健提供科学依据，其中包括长寿地区的调查、研究。

老年预防医学研究如何预防老年病，老年保健工作是通过各种努力尽量保持老年人身体各器官的正常功能，维护老年人身体健康。这两者密切相关，重点在研究抗衰老措施，普及卫生知识。对于已患的疾病，即使不能治愈，亦要争取减少病残。许多老年病是中年患病延续下来的，而多病的中年也难得有健康的老年，所以老年预防医学和老年保健研究都要涉及中年防病和中年保健。

老年社会医学是近年来才发展起来的学科，是从社会的角度来探讨老年医学的，根据管理学、统计学、流行病学和社会学等科学的方法和成果来研究环境对老年人健康的影响，同时也涉及对老年人的各种保健和福利事业。

老年康复医学主要分三大类：即预防性康复处理、一般性治疗措施和有目的地恢复已丧失的功能。总之，无论哪种疾病，根据情况实施康复医疗的开始时间均越早越好，甚至应与急症抢救同步开始，并贯彻医疗的全过程。

（三）老年医学的研究目标

老年医学的目标是促进老年人尽可能地独立生活在社区，使生活在医院或护理院的老人数保持最少及护理的时间最短，提供最满意的可能获得的生活质量和加强自理能力，使老年人能够全面积极生活，预防老年疾病、尽早发现和治疗老年病，减轻老年人因残疾和疾病所遭受的痛苦、缩短临终依赖期，对生命的最后阶段提供系统的医疗和社会支持。因此，和其他医学学科相比，老年医学的首要目标不是治愈疾病，而是为老年人提供全面、合理的治疗、照护与预防保健服务，最大限度地维持或改善患者的功能状态，提高独立生活能力和生活质量。为了达到上述目标，老年医学临床诊疗模式首先要从"以疾病为中心"的诊疗模式向"以患者为中心"的个体化诊疗模式转变，这不仅关注疾病本身，更关注老年人的日常生活能力。其次，应从目前的慢性病治疗模式向失能预防模式转变，充分发挥老年康复学和护理学的作用，不允许功能受损转变成失能。通过采取各种措施，使老年人晚得病、少得病、病而不残、残而不废，最大限度地维持或改善其功能状态，提高其生活质量。美国老年医学会指出"促进健康和维持功能是卫生保健机构的基本任务"，建议各医疗单位常规评估老年人的功能状态，并将其视为第六大生命体征（疼痛为第五大生命体征）。

（四）老年医学专业的理念

老年医学作为一门独立的学科，具有其鲜明的学科特色：①强调全面医疗。同时照顾老年人生理、心理及社会层面的需求。②强调全程照护。全程参与从预防医学、门诊追踪、急性医治、亚急性医治、长期照护、缓和医疗到临终关怀整个过程。③强调整合专业性团队合作。患者及其家属是最重要的成员，医师、护师、药师、营养师、心理治疗师及社工人员都是不可或缺的咨询者。④强调生命延长与生活质量的平衡：明确患者最重要的治疗目标。

1. 全人医疗（holistic medicine） 全人医疗是为老年人提供生理、功能、心理和社会等全方位的医疗保健服务，促进治疗的全面与完整。它的目的不仅是治疗疾病，还要解除患者的痛苦。医师"看"的不只是疾病，而是整个人。单靠诊疗疾病不能解决老年人的健康问题，唯有同时照顾生理、功能、心理和社会层面的需求，才能提高其满意度。从临床角度看，"以人为本"和"以患者为中心"，一是要理解疾病、治疗疾病和预防疾病，这是一种纯技术性服务，是医师的必备技能；二是要理解患者、服务于患者和满足患者的需求，是一种艺术性服务，是医师的灵魂。虽然医师不能治愈大多数老年病，但能给老年人提供心理上和精神上的慰藉和照料。最好的医师是把有健康问题的人转变为能解决自身问题的人。因此，老年病医师应加强医学人文修养，先学做人、后学当医师，力争成为一名"以患者为中心"、具备全人医疗理念的现代良医，而不是只会看病的医匠。

2. 多学科协作诊疗（interdisciplinary team work） 现代老年医学的中心思想是全人医疗，应照顾老年人生理、功能、心理、社会层面的需求。通过多学科团队的协作诊疗，不仅能适时提供全人医疗服务，而且多学科团队制订的防治计划比单一专业人员更有效，是照顾老年人的一条捷径。

3. 全程照料（continum of care） 全程照料是指负责老年人后半生的医疗保健服务，包括疾病预防—疾病治疗—疾病康复—临终关怀等全过程，强调医疗管理的连续性，即"无缝隙连接"。由于老年人储备功能严重损害，容易发生病情急性变化，虽经急性期治疗病情已稳定，但体力和精力没有恢复，难以维持日常生活，需要相当长一段时间的康复治疗才有可能恢复，如忽视后续的处理很容易导致失能。全程照料是避免老年人失能的最佳方法，也是照料老年人的一大特色。通过老年综合评估，根据病情和功能状况把老年人转移到合适的医疗机构继续治疗（中期照料、长期照料、临终关怀等），目的是确保医疗的连续性和有效利用现有医疗资源。因此，全程照料要求老年病医师能全程参与预防医学、门诊追踪、急性医疗、亚急性康复、长期照料、和缓医疗及临终关怀的全过程。对于无症状者，主要进行健康普查和危险因素预防；有症状者重点是进行确诊；诊断新的疾病者主要是做好解释工作和进行治疗；慢病者要求控制病情、定期评估治疗效果；失能者应提供护理和生活照料。

4. 注重生活质量（quality of life） 生活在失能状态下，并非大多数老年人所愿。老年医学不仅是追求生命的延长，更注重生活质量的提升，主要通过老年综合评估，再进行衰老预防、康复学和护理学等方面的干预，以改善功能和提高生活质量。由于多数老年病无法治愈，过度医疗往往影响老年人生活质量，甚至加速死亡，同时浪费有限的卫生资源。因此，临床上采取任何诊断、治疗、护理等措施都要权衡利弊，考虑对生活质量的影响。只有利大于弊时，老年人才值得承受一定的风险，去使用这些措施以达到预期目的。总之，通过多方努力，最终期望老年人拥有健康的生活、正常的生活活动功能和较高的生活质量，并有尊严地面对死亡。

（五）老年医学的核心技术

1. 多学科团队（interdisciplinary teams） 老年病多学科团队始于20世纪90年代，

由美国纽约市约翰-哈特福德基金会首先发起。由于老年病的复杂性和特殊性，单靠老年病医师和护士难以完成如此艰巨的工作，需要打破专科化的垂直分科架构，组建一个多学科团队。通常由老年病医师、护师、药师、康复师、社会工作者等核心成员组成，必要时还需要心理师、营养师、职业治疗师等人员参与，目的是为老年人提供全方位的医疗服务，如防治疾病、功能康复和提高患者生活质量等。一个高效的多学科团队的标志是具有灵活性，互相尊重，并始终关注老年人的需求和愿望。

2. **老年综合评估**（comprehensive geriatric assessment） 老年人在衰老的基础上常有多种慢性疾病、老年综合征、不同程度的失能和接受多种药物治疗，还有复杂的心理、社会问题。生理、心理和社会因素三者息息相关，共同影响老年人的健康状态，也增加了诊疗难度。1987年，美国国家健康研究院组织相关学科专家共同制订了老年综合评估，并作为老年医学的一种新技术推广。在西方国家得到了广泛应用，现已成为老年医学的核心技术，也是老年医学的精髓所在。老年综合评估是采用多学科方法来评估老年人生理、心理、社会等方面问题以及现有功能，根据患者及家属的需求和愿望，制订全方位的防治计划，以求治愈可逆性疾病、控制慢性病、强化身心与社会功能。老年综合评估的最终目标是改善老年人的功能状态，回归家庭、回归社会。要达到这一目标必须重视三点：①评估对象必须是具有康复潜力的衰弱老年人；②根据老年人的具体情况制订切实可行的防治计划；③医疗人员、家属及照顾人员共同监督防治计划的实施。

3. **老年综合征**（geriatric syndrome） 20世纪，英国学者Isaacs把常见于老年人的活动障碍、尿失禁等问题称为老年顽症（geriatric giants），后来又发展成为老年综合征。它是指多种疾病或多种因素导致老年人发生同一种临床表现，既不能确定其发病部位，也无法用传统的病名来概括，需要全方位地评估和对症治疗的一类老年特有病态。常见的老年综合征包括跌倒、尿失禁、谵妄、肌少症、衰弱、多重用药等。与慢性病相比较，老年综合征对身心健康和生活质量的影响更严重，值得临床高度关注。老年综合征是老年人在病态状态下最常见和最重要的临床表现，不仅导致失能、生活质量降低，而且使病情复杂化和严重化、住院时间延长、医疗费用和死亡率增加，同时具有较高的共病率、住院率、致残率和死亡率，是影响老年人日常生活能力最重要的疾病，现已成为老年医学重点关注的领域。

（六）老年医学的展望

21世纪的特点正是全世界人口走向老龄化的步伐加快，现在多数发达国家的人口已进入老年型社会，发展中国家也紧跟其后，而且有的国家速度更快，全球老龄化给老年医学工作者带来了机遇，也提出了挑战。世界卫生组织1990年在哥本哈根会议上正式提出健康老龄化服务的战略目标。展望未来，老年医学在新世纪里将有更多的工作要做。

1. **加大老年预防医学投入，增强老年人健康体质** 老年人不但要长寿，而且应有较高的生活质量。认真做好老年保健工作，全面开展老年流行病学调查研究，构建老年疾病防治网络，定期发布中国老年人群健康状况报告、老年重大疾病监测及防治报告，建立和健全适合我国国情的、多层次的老年人医疗保健制度，把老年保健工作纳入初级卫生保健工作计划中；预测老年人重大疾病发病和死亡、疾病负担、危险因素、流行和发展趋势；设计多种形式的适合社区老年居民需要的社区医疗卫生保障体系，在社区内建立社区医院、老年病门诊、临终关怀医院及病房，培训基层家庭医师及家庭护士，提高老年常见病、多发病的防治水平，为老年人就医提供方便。

2. 加强老年基础医学研究　以分子生物学为龙头，从分子、基因水平探讨人类的衰老机制和老年病的发病原因。近年来研究证明，氧自由基可促进细胞凋亡，加速衰老过程。新出现的一种衰老学说——端粒学说认为染色体顶端的端粒长度与细胞分裂的次数有关，与衰老和寿命有关。人们正对衰老基因和长寿基因进行新的探索，特别是一些退行性老年疾病如老年痴呆、帕金森病等的病因还不够清楚。基因治疗是一种新的技术方法，为当前人类攻克某些疑难病症提供有希望的选择途径。随着基因工程技术的改进，对老年病的基因治疗必将取得更大的突破和进展。

3. 继续加强临床医学的研究，提高对老年疾病更有效的防治措施　开展老年相关疾病疑难危重症的诊断与治疗，示范推广适宜有效的高水平诊疗技术，承担全国老年医学临床转化研究，针对老年健康有重大影响的疾病组织开展相关科学研究，及时将国内外临床科研成果转化为临床应用并进行有效推广。近年来在心脑血管病、肿瘤和糖尿病等老年常见病方面出现很多新药和先进的治疗方法，颅脑心肺外科手术、介入治疗、器官移植等也将逐渐放宽年龄限制，麻醉、手术和术后监护进展也很快，对老年人的救治拓宽了途径。

4. 重视老年社会医学的研究　健康老龄化是全社会的要求，必应从全社会、全方位予以关注。而社会的基层在社区，它联系着每个人的生活和福利，社区保健医疗是社区工作的重要内容之一，而对老年人服务正是其中的重要项目。加强社区医疗保健是最基本的卫生工作，应该予以重视。目前我国正在大力整顿加强社区工作，这对老年社会医学的发展是个很好的举措。

5. 研究提高老年人生活质量的措施并评价其效果　老年学和老年医学的奋斗目标不仅是为了延长老年人的寿命，更重要的是提高老年人的生活质量，对老年人生活质量进行调查、评估，并采取有效措施。改善老年人生活质量是老年医学的重要课题。

（王晓明）

第二章　衰老与老化性改变

一、衰老

衰老是指生物体进行性、全身性、多方面、循序渐进的退化过程，包括整体、组织细胞及分子水平的变化，主要表现为机体形态结构和功能的一系列退行性改变。衰老是一个由年轻人变成老年人的过程，这一过程使健康的、不需要医疗就能很好生活的年轻人转变成健康逐渐恶化、死亡风险随之上升的老年人。

二、老化性改变

（一）身材的改变

老年人在增龄过程中会引起身高的下降，这是由于椎间盘逐渐变薄，脊柱缩短导致的。老年人骨代谢异常所致骨质疏松而发生脊柱后凸，站立时髋部及膝部屈曲，身材变矮。老年人身材的典型特点是四肢较长，躯干较短，且随着年龄增大，胸廓逐渐增大。

（二）体重与皮下脂肪的改变

老年人随着年龄增加体重会下降。我国60~80岁老年人中，男性体重下降4.8kg，女性体重下降3.7kg。大多数老年人随着年龄增加，组织内脂肪含量增加，身体脂肪比例可能增加30%以上，脂肪分布也发生改变，皮下脂肪减少可而腹部及臀部脂肪明显增加。皮下脂肪减少可导致外形发生相应改变，皮肤变薄、起皱纹、脆弱，体形也发生变化，原有的凹窝，如锁骨上窝、肋间隙等也更加明显。

（三）毛发的改变

老年人毛发的变化随种族、年龄、性别差异而有所不同。老年性白发由两鬓开始，由少变多；老年人脱发可以半秃或全秃。老年男性眉毛、鼻毛和耳毛过度生长和老年女性上唇与腮部汗毛过度增长、腋毛与阴毛脱落与内分泌功能减退有关。

（四）皮肤的改变

老年人皮肤的真皮乳头变低，使表皮与真皮界面变平，表皮变薄，真皮网状纤维减少，弹性纤维渐失弹性且易断裂，胶原纤维更新变慢，老纤维居多，胶原蛋白交联增加使胶原纤维网的弹性降低。皮肤松弛，不再紧附于皮下结构，细胞间质内透明质酸减少而硫酸软骨素相对增多，使真皮含水量降低，皮下脂肪减少，汗腺、皮脂腺萎缩。由于局部黑素细胞增生而出现大小不等的褐色斑点，称作老年斑。

（五）面容的改变

老年人皮肤失去弹性，颜面皱褶增多，最先见于前额，其次是眼角、鼻根部和鼻唇沟。面部汗腺、皮脂腺分泌减少使面部皮肤干燥，缺乏光泽，可见老年斑。由于皮下脂肪减少，弹性减退，眼睑、耳及颊部皮肤下垂，眼球也可因局部脂肪减少而内陷。角膜外周往往出现整环或半环白色狭带，叫作老年环（或老年弓），是脂质沉积所致。

（六）视觉和听觉的改变

人类机体随着年龄增大，在很多方面会发生显著改变，出现最早的老化可能是眼睛不容易聚焦在近物上，称作老视。常常在 40 岁左右，许多人发现自己不用眼镜就很难看书、看报。听力也随年龄变化，人们对高音调的声音失去正常的听力，称作老年性耳聋。因此，年老人可能发现，小提琴的音调不再像年轻时那样动听。同样，因为讲话中大多数闭音节的辅音是高音调，如 k、t、s、p 和 ch，所以年龄大的老年人可能认为其他人老是在咕噜咕噜地说话。

（七）循环系统的改变

老年人的循环系统由于年龄增长而发生一系列的生理学老化改变，从而影响其正常的生理功能，这是导致老年人循环系统疾病发生率较高的主要原因。

1. 心脏的老化改变　随着年龄变化，无论在静止还是运动中，一系列的心脏改变已经发生了，包括心肌细胞构成、心脏结构和心血管功能的变化。在解剖学上的变化总结如表 1-2-1 所示。

表 1-2-1　心脏解剖学中与年龄相关的正常改变

心脏重量增加，左室重量和左室壁厚度增加；轻度肥大

心肌纤维化，心肌胶原含量增加

左室腔容积减小，心脏长轴缩短，主动脉右移并扩张，左心房扩张，间隔老化

瓣膜叶和瓣膜环钙化和脂肪变性

冠状动脉扩张和钙化

传导系统：特殊细胞和纤维细胞纤维化和丢失，窦房结处 75% 起搏细胞丢失，房室结和左室肌束纤维化

（1）心肌细胞构成的变化，具体如下。

①心肌细胞肥大：心肌细胞肥大已被认识，是压力反射和后负荷增加的反映之一。与年龄有关的细胞肥大标志着消耗的过程。在小鼠心脏中，心肌细胞大小的不均一性会随着年龄增长而明显增加，最大的细胞也是最容易发生应激损伤的细胞。

②心肌细胞变性：年龄增长而导致心肌细胞损失，包括心肌细胞凋亡和心肌细胞坏死，多于心肌再生。健康人群一生中，心脏的心肌细胞数量减少 50%，那些存在的心肌细胞体积会增大，大小不一。老年人心脏中普遍发现局部碱性变性，主要是由于糖原分解作用异常和脂褐素作用。脂褐素是一种消耗性色素，它可使心肌层出现肉眼可见的暗色，被称作褐色萎缩。在每个老年人心脏中，脂褐素占心肌体积的 10%，但目前这种改变不能通过常规诊断技术发现，褐色萎缩功能上的意义尚不清楚。

③结缔组织：显微镜下可观察到衰老心肌中弥漫性纤维化灶，其形成原因是间质胶原增加。纤维组织表现出精细的结构，而不像急性损伤引起的纤维化斑（例如心肌

梗死后的表现）。虽然心肌缺血和高血压都可以加速纤维化进程，但心肌纤维化与之并没有独立的联系。

④老年人心脏的淀粉样变性：大多数 90 岁以上老年人心脏中存在不同程度的淀粉样变性，但在 60 岁之前这种变化并不普遍。它的意义尚未明确，但是通过多普勒检查发现，它可能与左心室舒张期动度减低有关。

⑤脂肪沉积：随着年龄增长，右心室心外膜和房室沟处脂肪沉积增加，在女性和肥胖人群中更加明显。之前人们认为这一变化对心脏是没有影响的，但最新数据显示，心肌层和心外膜显著的脂肪浸润可以显著影响心脏功能，因为脂肪细胞有代谢作用和激素作用的活性，可以产生一系列细胞因子、脂肪因子（包括新发现的脂肪因子 CTRP、脂联素）等，这将是令人感兴趣的一个研究领域。

（2）心肌细胞结构的变化：具体如下。

①心脏的重量：男性平均心脏重量与年龄无关，而且比同龄女性心脏重，而女性平均心脏重量明显与年龄有关。

②心腔的大小：有研究认为，随着年龄增长，左心室收缩期和舒张期内径都减少。大多数超声心动图和尸检研究发现，没有心血管疾病的人群左心房大小随年龄（30 ~ 70 岁）增长而明显增加。目前年龄引起左心房舒张的后果尚不清楚，但它会导致老年人中常见的特殊疾病，如心房纤颤。

③主动脉：随着年龄增长，主动脉直径逐渐增加，尤其是主动脉根部，其变化的程度为 30 ~ 70 岁增加 22%。主动脉壁的厚度同样随年龄增长明显增加，并不依赖于动脉粥样硬化，并且主动脉顺应性下降。

④瓣膜和心内膜：由于血液流体压力的影响，老年人心瓣膜纤维化，且随增龄而加重，瓣膜变厚、僵硬，瓣膜缘增厚，部分形成纤维斑块，可有钙化灶。瓣叶交界处可有轻度粘连，导致瓣膜变形，影响瓣膜正常闭合，有二尖瓣和主动脉瓣血液反流，临床上可能听到瓣膜杂音，但很少导致狭窄，上述改变称为"老年退行性心瓣膜病"。心内膜改变主要是内膜增厚、硬化，由于左侧心房和心室受血流压力和应力影响较大，故受累较右侧房室明显，心包下脂肪增多。

⑤冠状动脉：随着年龄增长，冠状动脉变得扩张和扭曲，可能与血流动力学改变有关，冠状动脉侧支也随着年龄增长而变多变大。在非常年老的人群中普遍发现动脉中层钙化（血管硬化），并且与性别无关。在周围血管中，它将有助于增进年龄相关性系统收缩压和动脉阻力。老年人中常发现一种终末期肾衰竭综合征，这是一种主动脉瓣前叶、二尖瓣环和冠状动脉的心脏钙化三联症，也称为老年型钙化综合征。

⑥整体表现：老年人的心脏因为年龄相关的变化而具有特征性的几何构型，尤其是心腔变化包括长轴尺寸的缩短、收缩期和舒张期左心室内径轻微减小、主动脉根部扩张右移以及左心房舒张。这些改变和主动脉瓣环、二尖瓣环的局部钙化也可以作为老年人群特征性改变，有助于只通过超声心动图来鉴别患者的年龄组。

（3）安静状态下年龄引起的心脏功能改变随着年龄变化而出现的心血管功能变化，总结如表 1 - 2 - 2 所示。

表 1 - 2 - 2　心血管生理功能的正常年龄相关性改变

最大心排血量降低
最大心率降低
最大射血分数降低
左心室硬度增加而舒张功能降低
血管反流增加
P - R 间期、QRS 和 Q - T 间期延长，电轴左偏
动脉硬化及动脉阻力增加
收缩压升高

2. 血管的老化改变　具体如下。

(1) 动脉结构的衰老变化：随着年龄增长，动脉的超微结构发生一系列变化，并可能表现为血管硬度增加。内弹力层和间质中的弹力蛋白断裂，可能与金属蛋白酶不恰当激活有关。胶原增加并发生交连，使基质变硬，特别是内皮下膜处更加明显。

随着年龄增长，主动脉内径、长度和壁厚都会增加。由于主动脉近端和远端是固定的，这种长度增加将导致其弯曲、扩张和右移，这种现象在老年人 X 线胸透中常常可见。

(2) 衰老的动脉血管功能改变：衰老的动脉血管对作用于血管的活性物质反应降低，例如一氧化氮（NO）是一种血管扩张药，当来源于衰老个体的主动脉暴露于 NO 的直接供体（硝普钠）时，血管呈现适当的舒张，但是血管对通过 NO 介导发挥作用的试剂（乙酰胆碱）反应却不敏感。

（八）呼吸系统的改变

随着年龄增长，老年人呼吸系统的结构和功能也发生相应的改变。

1. 胸廓和膈　老年人胸廓最明显的改变是桶状改变，即胸廓前后径增大，横径变小，前后径与横径比值增大。这种改变是由于老年人脊柱退行性变和骨质疏松引起的，椎骨前端压缩大于后部而形成胸椎后凸，骨的走向发生改变，由青年时从后上方向前下斜行变成老年时的从后向前的水平走行，上部肋间隙增宽，引起肺上叶相对扩大。此外，肋软骨钙化、胸肋关节及关节周围韧带钙化、肋骨活动度减小，使整个胸廓活动度受限，顺应性明显减低，呼吸活动多由膈肌和腹壁肌肉实现。

2. 呼吸肌　呼吸肌的退变表现为肌纤维减少、肌肉萎缩，同时非功能性脂肪组织增多。膈肌是最主要的呼吸肌，老年人膈肌运动能力较年轻人大约降低 25%，导致肺活量和最大通气量等减少。

3. 鼻、咽、喉　老年人鼻黏膜变薄，腺体萎缩，分泌减少。由于老年人鼻软骨弹性减弱，鼻尖下垂，鼻前孔开口方向由青年时向前水平开口变为向前下方开口，使经鼻的气流形成涡流，气流阻力增加，常迫使老年人用口呼吸，导致鼻腔对气流的过滤、加温、加湿功能减退或丧失，容易引起口渴，下位气道负担加重，气道整体防御功能下降。老年人咽部黏膜和淋巴组织萎缩，腭扁桃体萎缩尤为明显，导致咽腔变宽大。随着增龄，咽黏膜变薄，上皮角化，固有膜浅层水肿，甲状软骨骨化，防御性反射变得迟钝。咽喉黏膜感觉、会厌反射功能降低，咽缩肌活动减弱，容易产生吞咽障碍，也容易使食物及咽喉部寄生菌进入下呼吸道，引起吸入性肺炎。

4. 气管、支气管 老年人气管内径增大，以横径增大为主，女性尤为显著。老年人气管、支气管黏膜上皮萎缩、增生、鳞状上皮化生、纤毛倒伏、杯状细胞增多；黏膜弹性组织减少，出现钙盐沉着和骨化；支气管壁还可见一些淋巴细胞浸润。老年人小气道杯状细胞数量增多，分泌亢进，黏液滞留，部分管腔变窄、气流阻力增大，容易发生呼气性呼吸困难，并常发生早期小气道萎陷和闭合。由于管腔内分泌物排泄不畅，发生感染机会增多。

5. 肺 气道缩小是老年人肺的主要表现。尸检资料显示，40 岁以后平均细支气管直径明显减小。细支气管的变化和相应的呼吸道阻力增加，主要是由于老年人肺组织的弹力纤维减少和胶原纤维增多所致，这也是老年人肺各种生理改变的组织学基础。老年人肺泡壁弹力纤维减少，胶原纤维增多，肺泡回缩力减弱，以及肺泡壁周围的弹力纤维组织退行性改变，使肺泡壁断裂而发生肺泡相互融合，肺泡数量减少致肺泡腔变大，形成老年人肺气肿或慢性阻塞性肺病。衰老对肺功能的影响如表 1 - 2 - 3 所示。

表 1 - 2 - 3 衰老对肺功能的影响

最大呼气流速下降：FEV_1，FEV_1/FVC，FEF75%
FRC 和 RV 增加，VC 更低，TLC 稳定
弥散量（氧摄取）更低
V/Q 不匹配导致更低的 PO_2 和 SpO_2，但 CO_2 不变
呼吸肌强度和耐力更低
胸壁更僵硬（顺应性更小）
肺组织顺应性增加（肺组织回缩力丢失）
呼吸动力减少（由于低氧、高碳酸血症和阻力负荷）
气道反应性增加（但支气管舒张反应不变）

注：FEV_1：第一秒用力呼气量；FVC：用力呼气中段流量；FEF75%：75% 肺活量的呼气流速；FRC：功能残气量；RV：残气量；VC：肺活量；TLC：肺总量；V/Q：通气/血流比值；PO_2：氧分压；SpO_2：血氧饱和度。

（九）消化系统的改变

随着年龄增长，口腔黏膜逐渐角化，唾液腺萎缩，唾液分泌减少，老年人常感到口干及吞咽不畅，容易发生口腔黏膜溃疡。牙齿及牙根逐渐萎缩，牙齿容易脱落。味蕾萎缩导致味觉障碍。唾液中淀粉酶含量减少且 pH 值降低，不利于食物初步消化。牙釉质和牙本质随增龄而磨损，使神经末梢外露，对冷热酸甜刺激过度敏感，导致疼痛。老年人食管上段横纹肌和下段平滑肌收缩力减弱甚至消失，半数 90 岁以上老人食管不蠕动。老年人胃黏膜萎缩，胃液分泌减少，是萎缩性胃炎的主要相关因素。老年人食管蠕动、胃内容物排空速度及胃肠消化吸收能力均降低，钙、铁及糖等吸收更差。肠运动功能降低，容易发生便秘。消化系统分泌功能从初老期就开始下降，游离盐酸及总酸度均下降，至老年期可下降 40% ~50%。

自 40 岁起，胃蛋白酶原分泌明显减少，胃消化功能减弱。约 35% 的 60 岁以上老人胃酸偏低或者缺乏，对进入胃的细菌杀灭作用减弱或者丧失，促胰液素释放亦降低。随年龄增长，胃平滑肌层变薄或者萎缩，收缩力减低，胃蠕动减弱，胃排空延迟，因此老年人不仅消化不良，而且容易发生便秘。此外，老年人肝重量下降，且与体重明显相关，肝细胞减少，双核细胞增加，胆石症发生率增高。胆囊、胰腺均老化，功能下降，老年人易患肝纤维化、胆囊炎、低蛋白血症以及糖尿病。

（十）内分泌系统的改变

1. 损害的稳态调节　内分泌系统的正常老化表现为一个进行性储备能力下降，引起对变化的环境适应能力下降。这个稳态调节能力下降反映在激素合成、代谢和活性的重要改变上，但这些变化在基础状态时可能是隐性的，无临床表现。事实上，很多激素和代谢物质的基础血浆浓度在正常年龄时是基本不变的。这种情况可以由空腹血糖水平来说明，正常老年人空腹血糖变化幅度很小，但当有葡萄糖负荷时，健康老年人的血糖升高水平要远远高于年轻成年人。

2. 甲状腺功能下降　一般 50 岁以后，甲状腺重量减轻，滤泡变小，血管狭窄，结缔组织增多，发生萎缩和纤维化，加之垂体前叶分泌的促甲状腺素减少，老年人甲状腺利用碘的能力减弱。此外，老年人血清中甲状腺自身抗体增多，也影响甲状腺的功能。这些因素共同决定了老年人甲状腺功能低下，基础代谢率降低。

3. 性激素分泌减少　性腺是随着增龄老化最明显的内分泌腺，男性 50 岁以后睾酮分泌下降，血中游离睾酮水平下降，同时睾酮受体数目减少或受体敏感性下降，致使性功能逐渐减退。女性雌激素水平在 30～40 岁急剧下降，60 岁降低到最低水平，60 岁后稳定于低水平。中年以后，女性卵泡逐渐丧失，性激素分泌明显减少，导致性功能与生殖能力逐渐减退。

（十一）神经系统的改变

随着年龄增长，老年人神经系统会出现相应的老化改变，主要包括以下几个方面。

1. 脑的老化　大脑衰老在细胞和分子方面与其他系统器官有许多共同之处，包括蛋白质、核酸和生物膜脂质的氧化损伤，能量代谢降低以及细胞内外蛋白质聚集。然而，神经细胞表达的基因为其他组织细胞的 50～100 倍，如此复杂的分子和结构使得神经系统有其独特的老化改变。

（1）大脑衰老的结构改变：主要表现为脑萎缩，尤其以额叶及颞叶明显，表现为脑沟、脑裂增宽，脑回缩窄，脑室扩大，70 岁以后脑室扩大被认为是"生理性老化改变"。脑血管的老化表现为脑动脉硬化和动脉粥样硬化，从而阻塞血管或血管破裂（卒中），这是造成老年人残疾和死亡的主要病因。即使未引起明显卒中症状，脑血流灌注减少也可以引起认知功能障碍。

（2）自由基与大脑衰老：老年医学研究已经有充分证据表明，衰老过程中氧化自由基在体内几乎所有组织，包括脑内形成与积聚增多。阿尔茨海默病（AD）的脑实质和脑脊液中脂质过氧化产物水平显著升高。AD 和帕金森病（PD）患者脑组织研究发现，蛋白质氧化在易受损的脑部区域，尤其是退变的神经元内增加。蛋白质氧化损害了其自身功能，并因此导致细胞功能障碍和神经元变性。

（3）脑能量代谢和线粒体功能变化：衰老过程中，脑血管和神经元细胞本身的改变导致神经元能量获得减少，而包括 AD 和 PD 在内的多种神经变性疾病可加速这种改变。正常老化时出现大脑葡萄糖利用减少，参与代谢的酶活性受到抑制，神经元细胞膜葡萄糖转运蛋白功能障碍。突触线粒体结构发生改变，包括数量减少和体积增大。

（4）衰老过程中神经递质的变化：通过对老年啮齿类动物和人类衰老相关神经变性疾病脑组织的分析，可以证明脑衰老过程中有一系列神经递质的变化，这些变化部分是因为神经变性所致，部分是因为发生细胞损伤缺失。衰老可影响到胆碱能信号途径中有关胆碱输送、乙酰胆碱合成、释放等方面。在 AD 患者中可以发现胆碱能受体信号途径严重缺失，而且与正常衰老相关胆碱能受体信号缺失有质的不同。大脑衰老过程中可见突触前及突触后多巴胺神经递质明显减少，是导致衰老相关运动失控的主要原因，这也可以解释为什么老年人对多巴胺激动药更容易出现锥体外系反应。

2. 脊髓的老化　形态学改变以后索较为明显，50 岁开始可见后索脱髓鞘改变，之后发生率逐渐提高，同时并行的还有薄束核、楔束核、脊髓后跟和后跟神经结变性。60 岁以后脊髓运动神经元细胞数量进行性减少、树突减少和突触变性。淀粉样小体和细胞内脂褐素沉积也随增龄而增加。

3. 周围神经的老化　有髓及无髓神经纤维数量减少。轴索肿胀或者萎缩，节段性脱髓鞘，亦可见神经纤维再生和髓鞘化，50 岁以后可见神经营养血管狭窄，神经鞘内膜肥厚，结缔组织增生，胶原纤维增加并侵入神经束内。上述结果再附加其他原因，常常引起周围神经病变，如糖尿病性、尿毒症性、癌性、酒精性、维生素缺乏性及中毒性疾病等。

4. 认知功能　随年龄增长常出现明显语言障碍及记忆力减退，表现为语言琐碎、重复、词不达意。记忆力减退，早期表现为名称记忆障碍，想不起熟人的姓名，继之表现为近事记忆障碍，学习新事物极为困难，常常遗失物品，后期则远记忆力也减退，表现为严重的遗忘。随年龄增加而出现渐进性智能衰退与痴呆。

5. 运动功能　肌肉松弛，肌肉萎缩，动作缓慢，精细动作差。走路时步基加宽，步幅缩短且步态不稳。

6. 感觉　随年龄增加，老年人皮肤感觉迟钝，视觉、听觉、嗅觉、味觉、触觉、痛觉、温觉、压觉、振动觉及关节觉等均随增龄而阈值上升，平衡觉及内脏觉亦有迟钝，多出现四肢远端麻木感。

7. 反射　老年人腱反射普遍减弱甚至消失，浅反射包括足跖反射和腹壁反射均减弱，而原始反射发生率增多，如掌颏反射等。

8. 自主神经　老年人自主神经功能障碍发生率较高，表现为血压增高、不稳或易于发生直立性低血压，出汗多或出汗减少，怕冷或怕热，对过热或过冷的周围环境适应性较差，瞳孔一般缩小，性功能减弱或尿便控制障碍，也可出现便秘。

（十二）泌尿系统的改变

在老年人群中，肾衰竭是一个越来越重要的问题，主要包括以下几个方面。

1. 肾功能衰减　肾脏老化主要以肾功能的自然衰退为特点，伴随着肾小球基底膜增厚、系膜区增宽及局灶肾小球硬化。正常年轻人肾间质很少，随增龄肾间质逐渐增加。与此同时，肾小球数量逐渐减少，大部分人在 40 岁后每 10 年肾小球滤过率和肾血流量分别下降约 10%，同时因增龄发生玻璃样变而功能减退，肾小管细胞数量也因年龄增长而减少，并发生脂肪变性。随着肾小球和肾小管的老化，以及随增龄而肾血流量逐渐下降，老年人的肾功能可能衰减 30% 左右，一般 50 岁左右血中尿素氮开始上升，到 80 岁以后可超过正常范围。

2. **易出现尿液反流** 老年人输尿管肌层变薄，同时支配输尿管平滑肌的神经细胞减少，因而输尿管收缩力下降，推动尿液至膀胱的速度减慢，并容易出现尿液反流。

3. **残余尿量增多** 伴随着人体的老化，膀胱肌肉逐渐萎缩，纤维组织增生，膀胱容量缩小。一般 20 岁时膀胱容量为 500～600ml，50～60 岁时为 380ml 左右，75 岁以上约为 260ml。由于膀胱逼尿肌收缩无力，使膀胱既不能充满，又不能排空，导致残余尿量（排尿过程结束后仍然残留在膀胱的尿量）增多。一般成年人残余尿在 50ml 以下属于正常范围，而 75 岁以上的老年人残余尿量可达 100ml。

4. **易出现尿失禁及尿路感染** 老年男性多有不同程度的尿道括约肌萎缩，所以常有尿失禁者。老年女性尿道肌萎缩并纤维化变硬，因而使排尿速度减慢，残余尿增多，尿道括约肌松弛，经常出现腹压性尿失禁，即咳嗽或发笑时有少量尿液排出。老年女性尿道腺分泌的具有保护作用的黏液有所减少，导致其抗菌能力减弱，易发生尿路感染。尿路感染是老年人群最常见的细菌感染，常常没有任何临床症状。

5. **前列腺增生致排尿困难** 男性 40 岁以后前列腺即开始增生，早期无任何症状，一般 70 岁以后增生比较明显，开始出现尿路梗阻，导致排尿困难，残余尿量增多等。正常男性的前列腺液具有抗菌作用，老年人分泌的前列腺液显著减少，因而降低了尿道的抗菌能力，易于感染。

（十三）运动系统的改变

机体衰老时，运动系统会发生一系列的改变，老化相关的改变以及继发于功能丧失的改变都会出现在肌肉骨骼疾病中。

1. **肌肉弹性下降** 老年人骨骼肌细胞内水分减少，细胞间液体增加，肌肉弹性下降，功能减退，易于疲劳。随年龄增长，肌肉占体重的比例亦随之下降，30 岁的男性肌肉可占体重的 42%～44%，而老年人的肌肉只占体重的 24%～26%。

2. **骨质疏松** 原发性骨质疏松症常见于老年人尤其是绝经期后女性。平时人的骨骼处在不断更新的动态平衡之中，如果由于种种原因造成骨组织中破骨细胞作用大于成骨细胞作用，则导致骨吸收大于骨形成，使骨量逐渐减少而出现骨质疏松症。导致老年人患骨质疏松症的主要原因有：①性激素（主要是雌激素）水平降低。性激素可刺激成骨细胞，抑制破骨细胞，女性 40 岁以后每年丢失骨量的 0.25%～1%，绝经后 3 年内平均每年丢失 2%～3%，这种状况可持续 5～10 年。性激素水平低下引起的骨量丢失主要影响四肢，女性四肢骨量的丢失占总丢失骨量的 40%～50%，而男性约为 30%。②老年人户外活动不多，日照时间少，因而体内合成维生素 D 的量减少，同时老年人肠道消化吸收功能减弱，摄入维生素 D 的量也不足，可加重骨质疏松。③沿骨长轴的重力作用可刺激成骨细胞，抑制破骨细胞，而老年人活动量减少，这种功能即减退，因此体育运动是防止骨质疏松的最好办法。

3. **骨质增生** 骨质增生也是中老年的常见病。50 岁以上人群患病率可达 80%～85%，其中 30%～40% 有明显临床症状。当骨组织受到外力（如骨折）或病理性破坏，或者当人体长期处于一个固定的姿势工作或学习时，会影响骨组织的平衡与稳定，启动它的自身保护、调节、增生功能。随着人体老化而肌力下降、韧带松弛，原来有肌肉组织承担的重力部分转移到骨组织上，人体便代偿性地以增生的方式增加相应部位骨组织的承受能力。骨质增生易发生在静力作用时间较长，承受负荷较大的部位，故以颈椎、腰椎、膝关节、跟骨等处较为常见，而负荷较小的肋骨、尺骨、桡骨、指骨等出则不易发处骨质增生。

4. 椎间隙变窄　老年人椎间盘的水分和有机物质逐渐减少，椎间隙变窄，同时椎体逐渐出现骨质疏松，使椎体变薄，因而老年人身高下降，男性平均缩短 2.25%，女性平均缩短 2.5%。基于同样的原因，老年人易患颈椎病和椎间盘突出症。

5. 关节发生退行性改变　随着年龄的增长，正常关节的软骨、滑膜均可发生退行性改变。当关节发生退行性改变时，关节软骨中水分减少、亲水性黏多糖也减少。滑膜发生退行性变性，萎缩变薄，表面的皱襞和绒毛增多，滑膜下层的弹力纤维和胶原纤维也随之增多，同时滑膜表面与毛细血管间距扩大，导致循环障碍，从而导致软骨损害。老年人软骨再生修复能力明显减弱，当关节的损耗超过关节软骨的再生修复能力时，则逐渐形成骨关节病。骨关节病严重者，关节软骨可能完全损耗，活动时关节两端仅以骨面接触，因而出现磨损、增生，关节僵硬、疼痛，关节活动受限并发生变形。

（十四）造血系统的改变

衰老过程主要对刺激驱使的造血有影响，对基本状态几乎没有影响。老年人造血储备能力下降，而且在低水平下，对衰老的反应更敏感。对于一个相同的刺激，老年人与年轻人相比，造血异常可能发生较早，而且较严重。基因组不稳定性、DNA 修复损伤导致的先天和后天的变化影响了造血系统的很多方面。过早老化症、DNA 修复缺陷和 HSC 功能损伤之间的联系进一步强调了这一点。因此，DNA 损伤的积累可能是年龄相关的衰退的统一机制。造血生长因子引起的造血刺激时间和绝对造血刺激水平与年龄无关，老年人使用造血生长因子的适应证同一般人群无显著区别。

（十五）免疫系统的改变

免疫系统是机体重要的防护系统，对于抵御外界病原菌侵害，维护体内器官和组织正常功能有重要作用。1969 年，Walford 提出免疫功能衰退是造成机体衰老的重要因素。他推测机体免疫系统功能的紊乱导致老年性疾病的原因主要有以下三点：①自体免疫增加；②机体免疫监视系统功能下降，对癌细胞不能有效监管；③对感染性疾病的易感性增加。随着衰老的进程，免疫系统功能降低，免疫器官、免疫细胞和免疫因子等发生了许多变化。自体免疫的很多抗体可能与老年血管性疾病密切相关，比如抗磷脂抗体就被发现与许多血管性疾病密切相关，比如中风、血管性痴呆、颞动脉炎和缺血性心肌病等，但其具体发挥作用的机制还不清楚。众所周知，肿瘤的发病率老年人要远远高于年轻人，这可能与老年人免疫监视功能及免疫清除功能下降有关。在同样的条件下，老年人对流感病毒的感染、肺炎球菌的感染及泌尿系统病原菌的感染要多于年轻人。同时，老年人的皮肤感染、胃肠炎、结核病及带状疱疹等感染性疾病的发病率和死亡率也明显高于年轻人。此外，住院期间的院内感染情况也高于年轻人。除了原发性免疫系统老化之外，继发性免疫系统缺陷在老年人发病中也起到了至关重要的作用，营养不良、多病共存、多药治疗、精神压抑等因素都容易引发继发性老年人免疫功能缺陷，从而加速各种疾病的病程，不利于老年人的预后。

（孙　阳）

第三章　老年疾病的特点

老年疾病（age-related diseases，ARD）是指老年患病率随着增龄而显著增加的慢性疾病。其目前主要分为两大类。①共有疾病：指发生于青壮年延续至老年或发生于老年的疾病，如高血压病、冠心病、脑血管病、恶性肿瘤及糖尿病等。②特有病症：指只发生于老年人的疾病（如钙化性心脏瓣膜病、痴呆、缺血性肠病、老年良性前列腺增生和白内障等）或症状（如跌倒、尿失禁、卧床不起等）。增龄性器官、组织的退行性变是其发病的基础，也是老年疾病临床诊疗的特殊所在，在流行病学、病因、病理、临床表现、诊断、治疗及预后等方面都有其特点。

一、流行病学特点

调查显示，老年人慢性病患病率高达 76%～89%，而成年组仅为 23.7%。老年慢性疾病中，46% 为运动功能障碍性疾病，17% 生活不能自理，因各种疾病致残者占41.9%～55.6%。老年人慢性病患病率和病残率高，导致其健康状况及生活质量显著下降，部分需要完全生活照料。

二、病因学特点

1. **老年感染性疾病**　在病原菌方面：①革兰阴性杆菌多见。在老年人感染中，病原菌的检出率以革兰阴性杆菌最高（46%），而且多为耐药菌。②条件致病菌成为重要的病原菌。由于抗生素大量广泛使用及老年人免疫功能降低，寄居于人体皮肤、黏膜、口腔、肠道及泌尿生殖道等部位的无害菌群大量生长繁殖，并成为老年人重要的致病菌。③真菌感染多。老年人因体弱和多病共存，在使用抗生素、皮质激素、抗代谢药及性激素等药物的治疗过程中，比中青年人更容易发生真菌（主要是白色念珠菌及酵母菌）感染。④混合感染常见。在老年人的败血症及呼吸道、胆道、尿路、软组织感染中，由多种病原菌所致的混合感染发生率明显高于中青年人。

2. **老年非传染性慢性疾病**　随着衰老及组织器官的退行性改变，老年人更容易发生高血压病、冠心病、脑血管病、糖尿病及恶性肿瘤等疾病，特别是衰老相关性疾病如痴呆、体位性低血压、白内障等。

3. **易受诱因的影响**　老年人由于各组织器官的衰老和病理损害，各种调节机制减退，对环境的适应能力减弱，轻微的气候变化、劳累、紧张、各种意外刺激和快速补液等就可使老年人发病或病情加重。

三、病理学特点

1. **炎症性疾病**　老年感染性炎症性疾病表现为以下两点。①炎性渗出减少：局部组织的渗出反应较中青年人减弱。②炎性增生明显：老年人炎症的增生过程较中青年人显著，特别是纤维增生尤为突出。

2. 恶性肿瘤   老年人恶性肿瘤的生长与扩散较中青年患者缓慢。尸检发现高龄者癌症的转移率确实较低；少数肿瘤（如神经胶质瘤等）分化差，恶性程度高。以往对前者无满意解释，近来认为机体免疫系统的老化是抑制肿瘤发生与发展的重要因素。

3. 动脉粥样硬化   动脉粥样硬化主要累及主动脉、冠状动脉、脑动脉、四肢动脉、肾动脉和肠系膜动脉，病变多为数个器官的动脉同时受累，病理过程往往在症状发生前许多年就已开始，显得缓慢且隐匿。老年患者动脉粥样硬化随增龄而加重，老年冠心病、脑卒中、肾动脉硬化及外周闭塞性动脉疾病是临床中的主要表现。

四、临床特点

（一）多病共存

多病共存是指老年人同时患有 2 种和（或）2 种以上慢性疾病。资料显示，一般每位老年人平均患 6 种疾病，个别多可达 25 种疾病。多病共存可表现为两种：一种是相互关联的多病共存（cormorbidity），如肥胖症、糖尿病、高血压病等疾病引起动脉粥样硬化，最终导致心、脑、肾等主要器官损害。它们有共同的危险因素、疾病关联和治疗方法。另一种是无关联的多病共存（multimorbidity），如高血压病、肺癌、反流性食管炎、肾结石等。由于多病共存，疾病与病理学、疾病与临床表现之间并非一一对应，在诊断、评估疾病时更加复杂，制订治疗方案也需要根据老年人的具体情况、预期寿命及优先解决的问题等个体化综合考虑。

（二）临床表现不典型

多数老年人发病其症状和体征不典型，这是老年病临床表现的特点。其主要原因包括以下几个方面。

1. 老年人对疼痛的敏感性和反应性降低   由于老年人机体形态改变和功能衰退，反应性减弱，对于疼痛和疾病的反应不敏感，故病症容易被忽略。如急性心梗和内脏穿孔的老年患者可能仅有一些不适感。

2. 老年人罹患多种疾病   很多老年人同时患有多种疾病，临床表现往往不典型，一种疾病的症状可能被另一种疾病所掩盖，如老年人肺炎常无症状，或仅表现食欲差、全身乏力、脱水，或突然意识障碍，而无呼吸系统症状和体征。

3. 老年人发病多出现精神神经症状   有很多老年人发病的首发症状是精神神经症状，而非相应器官系统疾病的表现，如老年人心脏病发作时首发症状是晕厥和嗜睡。

4. 老年人起病隐匿，发展缓慢   很大一部分老年病为慢性退行性疾病，有时生理变化与病理变化很难区分。这样的疾病一般早期变化缓慢，在很长一段时间内可无症状，但疾病发展到一定阶段，器官功能处于衰竭的边缘，一旦发生应激反应，病情可在短时间内迅速恶化。

（三）发病隐匿，进展缓慢

老年病多起病隐匿，发展缓慢，在相当长时间内无症状，无法确定其发病时间。即使有症状也容易被忽视，如黏液性水肿患者缓慢出现发音变化、淡漠、嗜睡、起坐缓慢等，常误以为是"年老"的关系，有时被久未见面的熟人发现了明显的变化而去就诊。因此，要仔细观察老年人言行举止等方面的变化，对可疑之处要提高警惕，尽可能做到早期发现、早期诊断及早期干预。

五、诊断特点

老年疾病的诊断特点为系统性、完整性和功能性：老年人由于多病共存，多因素致病，起病隐匿，临床不典型，故诊断一种疾病时，要充分考虑多种因素，出现一种症状时，也要充分考虑多种疾病的相互表现，同时注意脏器功能、心理及社会方面的问题，潜在的药物、医疗及社会问题。老年综合征和老年功能综合评估是老年疾病诊断的重要内容。

六、治疗特点

1. 治疗矛盾多　治疗矛盾是指一种治疗方法的利弊和得失。老年人多病共存，无论用何种治疗方法，治疗矛盾普遍存在。老年人多病共存常需多药治疗，容易产生药物－药物相互作用，增加了药品不良反应（ADR）的风险。如胺碘酮减少肾脏对地高辛的清除，使地高辛血浓度升高而发生中毒，呈现药动学矛盾等。

2. 个体差异大　个体差异是指不同的患者对同一药物、同一剂量所产生不同的反应。这与种族、年龄、性别、生理、病理、环境以及用药方式、途径和疗程等因素有关。老年人使用同一剂量，有的尚未奏效，有的已临中毒。老年人使用倍他乐克的剂量为 $6.25 \sim 100\text{mg/d}$，相差十几倍。老年人地高辛 $t_{1/2}$ 为 $20 \sim 129$ 小时，平均 70 小时，比中青年人（36 小时）虽然只高 1 倍，但老年人之间相差 6 倍之多。由于个体差异大，很难制定老年人统一的用药标准，给临床用药带来了很大的困难。因此，老年人药物治疗必须坚持个体化原则，这是合理用药的核心。

3. 依从性差　依从性（compliance）是指患者遵守医嘱用药的程度。据统计，30% ~ 50% 的老年人不能按医嘱用药，主要与多种慢性疾病、多种药物、多次服药、多次修改治疗方案以及认知障碍等因素有关。为此，提高老年患者依从性有以下方法。①简化用药方案：一是减少药物种类，二是减少用药次数；②用药信息清楚：老年人每次就诊应将所用药物种类及方法带给医师审查和更新；③使用服药提示系统：如一周药盒有 7 个小格子，分别标上周一、周二……周日，将一周 7 天的药物摆放其中，一天服一格，这可避免漏服或多服；④用药知识宣教及发挥家人或陪人的作用。

4. 多重用药　多重用药（polypharmacy）是指患者同时使用 5 种以上的药物。但真正的定义是指患者使用比临床需要更多的药物，强调不需要或不必要的用药，如用药无明显的指征、有指征但剂量使用不适当或目前尚无证据证明为有效的药物。多重用药主要见于老年人，有些老年人尽管用了许多药物，但多数是不需要或不必要的药物，该用的药未用，病情未得到控制；该停的药未停，形成"处方瀑布（prescribing cascade），药到病成"的现象。多重用药的临床后果主要是增加了老年人 ADR 的风险，由此导致其生活质量降低，因为老年人 ADR 大多表现为老年综合征；其次是用药复杂导致依从性降低；第三是应用了不必要的药物，消耗了大量的卫生资源。因此，老年人多重用药备受学者们的关注。

5. 药物不良反应多　老年人 ADR 发生率高，容易发生 ADR 主要与以下因素有关。①ADR 的危险因素：首先是随着用药数目增加，ADR 呈指数上升；其次是女性、低体重、肝肾功能减退；第三是多病共存、依从性降低等。②药动学改变：老年人肝肾功能减退，药物代谢减慢、排泄减少，$t_{\frac{1}{2}}$延长，ADR增加。老年人白蛋白降低，结合型药物减少，游离型药物增加，故ADR发生率升高。③药效学改变：老年人由于内环境稳定功能减退等原因，对多数药物的敏感性增加，容易发生ADR。④药物-疾病相互作用：多病共存，药物可以导致疾病恶化和（或）功能异常。老年痴呆应用抗胆碱能药和利尿剂可出现神志模糊和谵妄，慢性肾功能不全使用NSAID、氨基糖苷类、造影剂可诱发急性肾衰。⑤药物-药物相互作用：多重用药，增加了药物之间的相互作用。如阿司匹林与华法林合用，前者可使后者从白蛋白中置换出来，增加抗凝作用，导致出血。β受体阻滞剂和地尔硫䓬合用可加重心脏传导阻滞或心衰。

6. 手术危险性大　老年人因衰老和疾病导致脏器储备功能减退或丧失，内环境自稳机制低下，对手术和麻醉的承受能力明显降低，术后并发症及死亡率增加，手术危险性增大。据统计，老年人手术死亡率比成年人高 2~4 倍，>70 岁的老年人手术死亡率为14%，>90 岁者为29.7%，提示老年人手术死亡率随增龄而升高，这主要与急诊手术、术前伴随疾病及术后并发症有关，而年龄本身似乎不是重要因素。

七、预后特点

1. 治愈率低　治愈率是指患病后经治疗而康复者所占的百分比。在老年人三大致死性疾病中，心、脑血管病总趋势是随增龄而加重，目前的治疗方法只能缓解症状、延缓疾病的发展，但不能治愈。恶性肿瘤缺乏有效措施，糖尿病和慢性阻塞性肺病只能控制而不能根治。

2. 致残率高　致残率是指患病后遗留下的残疾者所占的百分比。通常残疾人占总人口的 5%~10%。随着年龄增长，老年人致残率明显上升，虽然不一定引起残疾，但存在功能丧失和对他人依赖的严重威胁。老年人常见致残性疾病有以下几种：脑血管病、髋部骨折、截瘫、震颤麻痹及老年性痴呆。老年人致残率高，严重影响其生活质量。

3. 并发症多　主要并发症有感染、水和电解质紊乱、多器官衰竭、运动减少性疾病。因此，在老年疾病诊断和治疗过程中，强调早期被动或主动运动，尽可能减少卧床时间，对于预防和减少并发症的发生至关重要。

4. 死亡率高　根据我国老年人死因分析，城市前四位死因依次为脑血管病、恶性肿瘤、心脏病和呼吸系统疾病，农村前四位死因依次为呼吸系统疾病、脑血管病、恶性肿瘤和心脏病。因此，这四类疾病应是目前防治的重点。

（王晓明）

第四章　老年综合评估

随着年龄的增长和衰老的发生，老年人遇到的健康问题远比年轻人多而复杂，不仅患有多种慢性疾病和老年综合征，还有复杂的心理和社会问题。生理、心理和社会因素息息相关，共同影响了老年人的健康状态。传统的医学评估（病史、查体及辅助检查）仅局限于疾病评估，无法反映功能、心理及社会方面的问题，已经不能满足老年人评估的需要。采取更全面的评估方法，以发现老年人所有潜在的问题就显得尤为重要。

第一节　概　述

一、老年综合评估的定义

老年综合评估（comprehensive geriatric assessment，CGA）又称为"全面的老年医学评估"，是老年医学的核心技术，是现代医学模式在老年医学中的具体应用。CGA 是指采用多维度、多学科方法评估老年人的躯体健康、功能状态、心理健康和社会环境状况，并制订和启动以保护老年人健康和功能状态为目的的预防保健、疾病诊治、康复护理、长期照料与临终关怀等措施，最大限度地为老年人提供优质、高效的服务，提高老年人的生活质量。CGA 不是单纯的评估，也包括评估后的处理，实际上是多学科诊断和处理的整合过程。

与传统医疗评估相区别，CGA 具有两个特点：一是"多学科"团队合作，这也是 CGA 最重要的特点。CGA 实施团队不仅包含医师、护士，同时还包含其他相关的医疗保健人员，如药剂师、康复理疗师、心理师、营养师等。团队最终成员的组成取决于整个项目实施的目的、医疗机构的类型、工作量和经费，但需要强调的是，团队的每名成员都需要有较高的专业知识和经验。二是"多维度"评估，CGA 不仅包含传统的医疗诊断，同时还强调功能状态、周围环境、社会因素等所有影响患者健康因素的评估，以生物－心理－社会－环境的模式为依据，以及早期发现老年人各种潜在的健康问题并给予相应的干预措施，从而预防和控制问题的发生和恶化。正确掌握和合理应用其技术与方法，对老年病急性期的诊治，急性后期和亚急性期的中期照护、长期照料、临终关怀与社区慢病防控等都具有重要的指导作用和临床应用价值。

二、老年综合评估产生及发展背景

在 20 世纪 30 年代末期，英国学者 Marjory Warren 首先提出了 CGA 的概念。她从综合医院调到一家疗养院后，开始对那些虚弱的老年人进行详细评估并给予适当的康复治疗，从而使多数老年人摆脱了卧床状态，约 1/3 的患者康复出院。因而她提出老年人在入住养老机构前均要接受完整的评估与康复，此后 CGA 的概念逐步被临床所接受。20 世纪 70 年代，在美国退伍军人医院住院的老年人应用了 CGA，后来又用于门诊患者，发现 CGA 能够早期发现老年人复杂的医疗问题，干预后能降低医疗费用、提高患者的满意度。为了追求老年人更好的健康愿望和较高层次的生活质量，美国国家健康研究院于 1987 年组织相关学科专家共同制订了 CGA，并作为老年医学一种新技术推广应用。经过 70 多年的发展，对各种评估量表不断修订，评估时间逐渐缩短，CGA 在西方国家已得到广泛应用，现已成为老年病学中不可缺少的工具，也是老年医学的精髓所在。

早在中国古代，传统的中医就已把人体看成是一个以心为主宰、以五脏为中心的统一体，在整体观念指导下来诊治患者。而在当代中国，许多医生擅长专科治疗，往往忽略"人乃一整体"的观念。而目前国际上许多老龄化程度较高的国家，已将老年综合评估作为诊疗常规，而我国多数医疗机构还未将老年综合评估列入服务范畴。

国内对 CGA 的研究起步较西方国家晚，最早见于 1993 年，但近年来发展迅速。同国外的发展路线一样，最初多见于以社区为单位的调查评估，之后以医院为核心的评估和治疗开始兴起。由于我国实际国情人口众多，社区保健机构跟不上医院正规治疗，所以对社区老年人的综合评估主要集中在健康问题及其危险因素分析等现况调查，缺乏后续资源协调。随着我国人口老龄化进展加快，开展 CGA 将对提高我国老年病学的专科建设和老年人的生活质量具有重要意义。

三、老年综合评估的目的

老年综合评估的目的包括：及早发现患者潜在的功能缺陷，明确患者的医疗和护理需求，制订可行的治疗干预策略，进行随访评估干预效果和调整治疗计划和策略，安排患者合理使用慢性长期的医疗和护理服务，最终改善虚弱老年人的躯体、功能、心理和社会等方面的问题。

四、老年综合评估的意义和作用

老年综合评估方法的正确应用，不仅对医疗服务机构、社会保障部门、社会工作者和老年医护人员有益，而且对老年病患者及其家庭成员也有很多好处。

1. 对医疗服务机构的作用 ①减少患者对医院医疗资源的占用；②让患者及时出院回家或转介到其他老年医疗卫生服务机构；③为不同层次的患者提供不同的医疗服务，对患者进行准确定位；④为患者选择最佳的治疗或个案管理方案，如为濒死者或多病共存者制订正确的管理方案。

2. 对医护人员的作用 ①提高对老年疾病诊断的正确性；②随时监测老年患者疾病的临床变化；③及时了解和掌握老年患者的功能状态，指导康复方案的确定，适时进行康复效果评价；④充分了解老年患者的护理服务需求，从而提高护理质量；⑤有助于适宜照料环境和服务设施的选择；⑥可推测老年患者的预后，有效地进行老年健康管理。

3. 对老年患者的作用 ①充分了解自身的健康状况，避免无益损伤；②促进自身康复，提高自身的生活能力和生命质量；③减少自身的残疾与残废，提高健康期望寿命；④便于适时转诊或转院；⑤高效、合理地利用医疗资源，减少医疗费用的支出；

⑥增强自身的健康管理意识。

4. 对家庭成员的作用 ①优化老年人的生活环境，提高老年人的生活质量；②正确了解亲属的身体状况，提供最佳的生活帮助；③为搬家迁移提供理论支持。

5. 对社会保障部门的作用 ①合理使用医疗费用，避免无益消费；②向服务对象提供合理的服务内容，避免人为的两个极端：强拉入选或拒之于门槛之外。例如对于一个贫困和能力丧失的老年人，如何确定所需的医疗服务，可通过评估确定相应的服务种类和数量，减少不必要的服务项目，减少过分追求健康而增加健康性成本支出，使成本效益和医疗护理协调一致。

6. 对社会工作者的作用 ①合理提供社会服务，避免过度服务；②增强社会服务能力，促进与医护人员、患者家属和患者本人的沟通。

五、老年综合评估的对象和时机

CGA的适宜对象是有多种慢性疾病或老年人综合征伴有不同程度功能损害的衰弱老年人，即包括>75岁、有日常生活能力减退、多种慢性疾病、服多种药物、多次住院、有心理（抑郁、痴呆）或社会问题（独居、无社会支持、受虐）的老年人，这一群体从CGA中获益最多。不仅包括会诊，还有治疗、康复、长期随访、病案管理和卫生资源合理利用等方面。近年对老年综合评估的评估对象还存在着较大的争议，多数研究者将年龄、生理疾患、老年征象、功能受损作为考虑因素，并排除功能丧失、终末期患者、重度痴呆、ADL完全依赖者和严重痴呆的老年人，然而这部分人群通过评估发现能明显降低住院率，提高短期生存率和生存质量，改善功能、精神状态，减少用药数量。

对于功能状态很好、尚未出现功能下降的"健康"老年人不适合做CGA，花费时间去评估功能等相关情况则无意义，医疗的重点应该放在疾病预防与健康促进上（改变生活行为、调整饮食、注射疫苗和疾病筛查等）。而对于处于疾病终末期、功能完全丧失的老年人，其功能已无改善余地，这部分人群的评估侧重点应放在情绪、疼痛等相关症状及家属的照顾负担等方面。

尽管CGA可作为常规的年度或季度评估，但因该方法费时、费力，通常在老年人情况发生变化时进行，如健康状况急骤恶化、功能衰退、居住环境改变或其他不寻常的应激事件等。

六、老年综合评估的内容

老年人综合评估的内容通常包括影响老年人健康的多方面因素，主要包括全面的医疗评估、躯体功能评估、认知和心理功能评估以及社会/环境因素评估四个方面。

（一）老年一般医学评估

老年一般医学评估即常规的疾病诊断过程，包括采集病史、体格检查和各种电生理学检查、实验室检查与影像学检查等。老年患者往往多病共存，表现出多种老年综合征或出现多种老年问题，有时甚至导致多系统功能障碍或多脏器衰竭，这些都为老年病的诊治带来较大的困难。对于需要手术治疗的患者，更需对老年人的身体状况做出详尽的围手术期评估。如果患者有认知功能损害或语言功能障碍，病史的采集可能是一个难题，需要通过患者的亲属、朋友或者护工的帮助来完成。用药史应包括饮酒量、非处方用药和辅助用药等。

（二） 老年躯体功能评估

老年躯体功能评估包括日常生活能力（ADL）、营养状况、平衡与步态、运动功能（如上下肢功能、关节活动度和肌力）、感觉功能（如视力、听力、疼痛）、皮肤危险因子和吞咽功能等的评估。ADL评估可分为基本能力评估和器具操作能力评估两种，前者包括对患者洗漱、穿衣、移位、如厕、大小便控制、平地走动、上下楼梯和自行吃饭等能力的评估。后者包括对患者独立服药、处理财物、操持家务、购物、使用公共交通工具和电话等能力的评估。其他评估都对ADL评估具有重要的辅助作用，其中运动功能的评估在老年康复中又具有极其重要的意义。

（三） 老年精神心理评估

老年精神心理评估包括老年认知功能、言语功能、情绪情感、人格、压力、自我概念和心理障碍等方面的评估。认知功能评估是老年精神心理评估的重点，痴呆、谵妄、抑郁、合作不佳、受教育水平低、语言障碍和精神不集中等都可影响老年认知功能的评估。有效筛查认知功能障碍的工具有画钟试验（CDT）和简易智能评估量表（MMSE）等。CDT是对认知功能迅速而敏感的测试方法，要求患者画一个包括所有时点的钟面，然后在上面用箭头标出一个具体的时间，如3：30或11：45等。MMSE是一个众所周知的筛查认知功能状况的工具，包括对时间定向、地点定向、计算力、注意力、回忆力和语言能力等的测试，虽然费时较长，但可通过得分获得特定分数段所代表的认知功能的受损情况。

（四） 老年社会与经济评估

老年社会与经济评估包括老年社会支持系统、角色和角色适应、社会服务的利用、特殊需要、文化、经济状况、医疗保险、人际关系、照顾人员、老年虐待和社会心理问题等方面的评估。对于那些虚弱的老年人，尤其是依赖性强的老年人，应该给予尽可能详细的评估，因为他们可能受虐待或被忽视。在适当时机还应对患者的个人价值观、精神寄托和临终护理愿望（如遗嘱）等问题进行评估；在任何情况下，患者的文化和宗教信仰问题都应该受到尊重。

（五） 老年环境健康评估

老年环境健康评估包括对老年居住环境（即躯体所处环境，如楼梯、噪音、走廊、窗户、门、地板、桌椅等）、社会环境（如人际互动、隐私、社会隔绝、拥挤、交通、购物等）、精神环境（即心理所处的环境，如喜好、记忆、反应、图形、敏感刺激物）和文化环境（如传统、价值、标准、图腾象征）等的评估。在此项评估中，老年人的居家安全评估最为重要，因为它对预防老年人跌倒和其他意外事件的发生具有极其重要的意义。

（六） 老年生活质量评估

随着人们生活水平的提高、健康状况的改善、疾病谱的改变、人口老龄化程度的加重以及人们对健康需求的增加，老年人生活质量问题日益受到重视。常用的老年生活质量评估方法有访谈法、观察法、主观报告法、症状定式检查法和标准化的量表评定法等，该项评估对衡量老年人的幸福度具有一定的意义，国际上有许多生活质量的评定量表，也有相应的应用软件可供使用。

（七）常见老年综合征或问题的评估

常见的老年综合征有跌倒、痴呆、尿失禁、晕厥、谵妄、抑郁、疼痛、失眠、帕金森综合征和多重用药等，常见的老年问题有骨质疏松、压疮、便秘、深静脉血栓、肺栓塞、吸入性肺炎、营养不良、长期照料、临终关怀和肢体残疾等。对上述综合征或问题的评估，主要是对其患病危险因素和疾病的严重程度等进行评估，以便制订适宜的预防和干预措施，尽可能维持老年人的独立生活能力和提高他们的生存质量。

（八）其他评估

其他评估主要包括老年人失望的评估、物质（如酒精、烟草、药物和保健品）使用与滥用的评估等。

七、老年综合评估工具及选择

国外已经制订多种老年评估量表，是目前老年特异性自我健康评估且评估证据最多的评估工具。

（1）美国老年人资源和服务操作功能评估（older American resources and services，OARS）问卷有多种，内容全，使用时间长，范围广。常用的有 ADL 量表、MMSE 评估、全面衰退量表（global deterioration scale，GDS 量表）、简易营养评估量表（mini nutritional assessment，MNA 量表）等。

（2）综合评估量表（comprehensive assesment and referral evaluation，CARE）含 4 个核心方面 1500 个项目，覆盖了老年人心理、生理、营养、社会、经济等问题。

（3）LEIPAD 量表，据现实的环境特点和老化过程中生物－社会因素的变化来制订。通过对老年人身体、社会、认知功能、经济状况、环境、性功能来衡量。

（4）生活质量量表（老年版）分 3 种，即完整版、缩略版和简洁版，各包括 111 个、54 个、24 个项目，涵盖个人生理、心理、精神，对社区生活、社会的归属性，老化、休闲实践的演变过程。由于 CGA 内容繁多，临床应用受到限制，因此目前 CGA 的主要评估对象限制在衰弱老年患者中。虽然不同的临床医疗机构之间 CGA 内容略有不同，但主要评估内容基本一致。目前尚没有全球标准化 CGA 的相关共识或指南，国内老年综合评估报道较少，主要集中在社区老年人健康问题及其危险因素分析，以医院为基础的老年综合评估还属空白，也没有针对我国老年人特点的普适性的 CGA 评估量表。

除量表外，也常用到一些简单的测试方法，如 TUG 试验（time up to go test）、简易体能状况（short physical performance battery，SPPB）、画钟试验（clock drawing test，CDT）、反复唾液吞咽测试（repetitive saliva swallowing test，RSST）等。

八、老年综合评估的类型

如何对 CGA 进行分类，目前有多种提法，概括地讲，CGA 可根据评估的目的、场所和时间等进行分类。

（1）按评估的目的分类：分为诊疗评估、康复评估、护理评估、临床用药评估。

（2）按评估的场所分类：分为医院评估、社区评估和家庭评估。

（3）按评估的时间分类：分为院前评估、入院评估、院中评估、出院评估和院后追踪评估。

九、老年综合评估的实施者和场所

鉴于 CGA 涉及的内容宽广和繁杂，在临床实践中，可由多学科团队（包括老年科医生、营养师、临床药师、语言治疗师、临床心理师、社会工作者及护士等）在门诊、住院部或老年院完成，也可由老年科医生分步进行，在初次就诊时先处理关键问题并给出重要的建议，在随后的就诊中再完善其他的筛查评估，必要时请护士、社会工作者以及其他专科的医生如骨科、内分泌科、康复理疗科等参与评估和治疗干预。

总之，CGA 需要医务人员、患者和家属共同参与，目标是维持老年患者的身心健康、躯体和社会功能，提高生活质量，这也是现代医学模式的切实体现。

十、老年综合评估的流程

老年人问题是多方面的，而且相互影响，要全面评估一位老年人是费时、费力的工作。为了使评估过程更有效，可采取以下方法。

（1）少而精的多学科团队。

（2）使用设计良好的问卷，让老年人或照顾者在来就诊前填好。

（3）选择合适的筛选工具，因为许多标准化的量表可以帮助评估，但存在潜在的问题，选择的量表必须适合评估的目的和进行的环境。

（4）采用有利于上机的评估表格。

（5）个案管理活动与评价过程整合。

（一）寻找合适的患者

筛选出能从 CGA 中获益的衰弱老年人作为调查对象，这是 CGA 成败与否的重要一环。通常根据年龄（年龄 >75 岁）、慢性疾病、老年人综合征、功能残疾、多重用药、心理问题和社会问题等方面综合考虑。

（二）收集资料

多学科小组共同制订切实可行的调查问卷，由专业人员进行调查。然后将获得的大量资料通过整理归纳出问题表，此表可依病情和诊断的变化而随时修改。问题表格要避免使用传统疾病的诊断格式，应同时包括短期或长期医疗诊断及问题（危及生命的急性疾病、慢性疾病的急性发作、亚急性和慢性疾病及老年综合征）、所有影响日常生活功能的症状及危险因子（即使不是疾病诊断）、任何社会状况、过去史与可能需要积极干预或对将来处理有影响的因素（如独居）。

（三）多学科小组讨论

组织多学科小组的相关人员会诊是对问卷结果进行多学科综合分析的过程。会诊的重点对象是那些具有复杂问题或可能有 ADL 能力减退的高危老年人。会诊有如下目的。

（1）明确目前的健康问题，重点是针对影响预后的主要问题，如可治性的医疗问题和功能状态。最佳处理是寻找可矫正的问题并加以治疗，这是老年病医师的首要任务。

（2）拟定一个合理、可行、综合的防治计划，包括药物、饮食、运动、康复、心理、环境及社会等内容，同时要避免不同专业的治疗重复和冲突。如建议较多，应分清主次和先后次序，主要措施是指那些短期内可见明显效果的治疗方法，如停用导致谵妄的药物。目前只有50%～70%的老年人实施了防治计划，老年病医师必须具有较强的能力，去整合其他专业人员所提供的评估信息和治疗建议，并结合老年人的实际情况，制订切实可行的防治计划，为老年人提供全方位的服务。

（3）明确治疗目标。

（4）判断预后。

（四）防治计划的实施

防治计划的实施应以老年病科医师为主，相关专业人员参与。医务人员的耐心指导、患者的积极参与和家属的支持与监督是获取疗效的关键。

（五）追踪随访

根据老年人问题的复杂程度、治疗方式和预期恢复情况，决定随访时间和细节。若患者无法达到预期的治疗目标时，应分析其可能原因，并做出适当的修正或调整治疗目标。

十一、老年综合评估的应用

老年病患者一种疾病可能会有几种老年综合征的表现，而不同的疾病也会有同一种老年综合征的表现，这些都给老年病的诊断带来一定的困难，甚至误诊，从而导致治疗难度加大，如上所述老年综合评估可全面了解老年人群的健康状况，因而近年来CGA的应用越来越广泛，可用于如下情况。

（一）老年综合评估在老年共病中的应用

老年人共存疾病是指2种或2种以上慢性病共存于同一个老年人，简称为"共病"，也称多种慢性病共存或多病共存（muhimorbidity，MM；multiple chronic conditions，MCC；multiple co‐morbidity，MCM）。目前的临床单病种指南还存在局限性，旨在解决单个临床问题，如果把这些指南生搬硬套、照本宣科地用于共病管理会存在潜在危害性。CGA是共病处理的具体措施之一，对共病老年患者进行CGA，可全面了解老人整体情况、目前治疗方案实施情况、患者依从性及依从性不好的原因等，只有全面才可能最大限度地减少误诊和漏诊，了解患者情况，才可能制订出最佳的治疗方案。

（二）老年综合评估在老年康复中的应用

人口老龄化使社会对老年康复医疗服务的需求迅速增长，康复医疗将是未来社会医疗保障的一个重要方面。CGA是老年康复医学中的一种重要的全面评估方法。CGA强调老人功能状态和生活质量，可综合评估病情、医疗需求及判断预后，有助于制订全面、可行和个体化的康复治疗方案，使老年患者能最大限度地维持功能，提高生活质量。

（三）老年综合评估在老年医疗服务中的应用

（1）在老年病急性期医疗服务中，重点评估老年患者各种脏器结构与功能状态和危及生命的主要病变，对于需手术的患者，需做好围手术期的老年综合评估；对于转诊的患者，需做好出院的老年综合评估并据评估推荐后续的治疗。有研究表明，在识别高危老年患者接受重新入院治疗方面，CGA 也有重要的潜在意义。Ellis 等对 6 个国家的 10 315 例住院老人疾病急性期进行的一项 Meta 分析显示，老年综合评估增加患者存活可能性，以及增加紧急入院治疗后在自己家里生活的可能性，并且，进行 CGA 相对于一般医疗服务降低了潜在的医疗成本。

（2）在老年长期照护服务中，重点是针对失能老年患者，不仅要评估他们的躯体功能状况和精神心理状况，还应全面评估他们的社会支持、经济来源、生存环境和生活质量，以便为他们制订切实可行的照护措施。最新定性研究结果表明，长期照护中使用 CGA 描述临床基线健康状况可及时为医生提供临床决策。

（3）在老年临终关怀服务中重点是针对肿瘤晚期患者或其他生命末期患者，评估老年患者的营养状况、宗教信仰追求、老年综合征和老年问题等。CGA 往往是处理患者的第一步，通过 CGA，可全面了解患者躯体、精神、心理、环境等方面的需求，有助于帮助患者提供积极、全面的医疗关怀服务，以解除患者痛苦、提高生命质量，同时便于给家属提供咨询、培训教育和居丧关怀等。

（4）在社区卫生服务机构中重点是老年健康管理、老年慢病防控、老年日托服务和居家医疗服务等，为老人做出综合评估，以便尽早发现一些潜在的老年疾病风险或已经发生的老年疾病，做到早期预防、早期诊断、早期干预和科学管理。有研究表明，CGA 有助于早期识别和治疗社区老人老年综合征的发病，提高老人生存率和生活质量。另外，有研究报道，除认知功能外，老人自评和临床医生评估差异不大，所以老人可以在家自己评估，既减少经济成本，又节约医疗资源，便于在社区很好地开展。老年临床实践中常常会用到 CGA。1993 年，一项包含 4929 名 CGA 组和 4912 名对照组为研究对象的 28 个对照研究的 Meta 分析显示，采用 CGA 进行老年患者的管理可以有效提高老年患者的生存率和功能；而 2004 年，一项针对 9 项研究的 Meta 分析显示，CGA 可以降低短期死亡率（1 年），而对长期死亡率无明显影响。近年来，多方面有力证据表明，CGA 在老年临床实践中有效，能改善患者的功能状态、生活质量、住院时间和再住院率，同时可预测住院老人的死亡率与不良后果发生率。老年综合评估是老年医学的核心技术，正确掌握和合理应用其技术与方法，对老年病急性期的诊治、急性后期和亚急性期的中期照护、长期照料、临终关怀与社区慢病防控等都具有重要的指导作用和临床应用价值。

（四）老年综合评估在其他专科中的应用

CGA 现已得到广泛的应用，除了老年科医生，其他专科如肿瘤科、泌尿科等科室医生也越来越重视应用 CGA，如 Kalsi 等在伦敦医院对 135 名正在接受化疗的大于 70 岁的老人研究发现，进行老年综合评估的老人更容易按计划完成化疗，且更少的老人要求调整方案，通过老年综合评估提高了化疗耐受性；Soysal 等发现 CGA 便于发现肾衰竭透析患者的早期问题，从而采取必要的预防措施，尽快开始治疗，提高生活质量，建议 CAG 应定期用于肾衰竭透析患者。除上述情况外，CAG 对急诊科和急性病房治疗的患者、外科手术患者、出院患者、发生跌倒的社区居住患者也有效。总之，大部分有关 CGA 的随机对照临床研究结果是肯定的。

第二节　老年躯体功能评估

老年躯体功能评估是老年综合评估的重点。通过该项评估，可以确定受评估对象在躯体功能方面所具有的能力和存在的问题，以便制订完善的老年病诊治措施、中期照护计划和长期随访方案。老年躯体功能评估包括日常生活活动能力评估、运动功能评估、平衡评估、步态评估、吞咽功能评估、视听功能评估和其他躯体感觉功能评估。

一、日常生活活动能力评估

（一）概念

老年人的日常生活活动能力（activities of daily living，ADL）受年龄、视力、运动功能、疾病因素、情绪因素等的影响，所以对老年人 ADL 的评估应结合生理、心理和社会健康全面进行。

评估目的：了解老人生活起居，判断功能缺失，发现老人对现存的和潜在的健康问题的反应，制订相应的护理措施，提高生活的独立性和生活质量。

评估目标：判断早期功能缺失，防止进一步的残疾；制订护理计划，提高实施功能的能力；护理重点是提高生活质量，决定有效的治疗康复护理方案。

ADL 的评估内容包括基本日常生活活动能力、工具性日常生活活动能力和高级日常生活活动能力三个层次。

1. 基本日常生活活动能力　基本日常生活活动能力（basic activities of daily living，BADL）是个人为维持基本生活所需要的自我照顾能力和最基本的自理能力，是老年人每天必须从事的日常生活活动的能力。BADL 包括照料自己衣食住行和个人卫生所进行的一系列活动。如果该活动能力下降，将会影响老年人基本生活需要的满足，从而影响老年人的生活质量。日常生活活动能力评估不仅是评估老年人功能状态的指标，也是评估老年人是否需要补偿服务的指标。

2. 工具性日常生活活动能力　工具性日常生活活动能力（instrumental activities of daily living，IADL）是指老年人在家中寓所内进行自我护理活动的能力，包括购物、家庭清洁和整理、使用电话、做饭、洗衣和旅游等。这一层次的功能提示老年人是否能独立生活并具备良好的日常生活活动能力。

3. 高级日常生活活动能力　高级日常生活活动能力（advanced activities of daily living，AADL）是反映老年人的智能能动性和社会角色功能的能力，主要包括参加社交、娱乐活动、职业等，是反映老年人整体健康状况的指标之一。一旦发现老年人有高级日常生活活动能力下降，则需进一步做基本日常生活活动能力和工具性日常生活活动能力的评估。

（二）评估方法

老年人 ADL 评估主要是用量表评定，通过使用普遍承认并且有效的量表，获得可观察的指标和可测得的数据。在具体操作过程中可结合实际情况选择直接观察法或间接评定法。

1. 直接观察法 由评估者直接观察老年人完成各项活动的状况，称为直接观察法，简称观察法。这种方法结果可靠，但为体弱者检查时需分次进行，所需时间较多，另外有些项目不方便直接观察，如排便和沐浴等。

2. 间接评定法 向被评估者或其家属、朋友等了解情况，用来评估其功能状态，称为间接评定法，也称自述法。这种方法实施简单，但准确性不如直接观察法。

（三）评估原则

1. 客观评价 老年人及其家属等往往会高估或低估老年人的能力。评估人员不能因此影响评价结果，必须真实客观评价，正确判断其功能状态。

2. 避免主观判断的偏差 进行评估时，必须直接观察或向知情人询问，了解老年人的功能状态，避免主观判断。

3. 避免霍桑效应 进行评估时，应避免霍桑效应，即老年人在做某项活动时，表现得很出色而掩盖了平时的状态，要进行全面真实的评价。

（四）评估工具

1. 基本日常生活活动能力评估量表 具体如下。

（1）Barthel 指数（BI）：20 世纪 50 年代中期，Florence Marhoney 和 Porathea Barthel 设计了当时称为 Maryland 残疾指数的量表，并应用于临床。1965 年正式称为 Barthel Index，有 10 项和 15 项两个版本。本节选用的版本是"Wade and Collin"版本，包括 10 项内容：进食、转移、修饰、如厕、沐浴、平地行走、上下楼梯、穿衣、尿便控制。BI 被广泛用于日常生活能力评价，有很高的信度和效度。它也广泛被用于临床治疗试验的初步终评。每个项目根据是否需要帮助及其需要帮助的程度分为 0、5、10、15 四个等级，总分为 100 分。得分越高，独立性越好，依赖性越小。BI 是目前世界上应用最广、信度和效度较佳的残疾量表，并可应用于急性期的预后研究（表 1 - 4 - 1）。

表 1 - 4 - 1 Barthel 指数（BI）量表

序号	项目	说明	评分	得分
1	大便（排便）	指 1 周内情况；偶尔 = 1 周 1 次	0：失禁 5：偶尔失禁 10：能控制	
2	小便（排尿）	指 24 ~ 48 小时情况；"偶尔"指 < 1 次/天，插尿管的患者能独立管理尿管也给 10 分	0：失禁 5：偶尔失禁 10：能控制	
3	修饰	指 24 ~ 48 小时情况，由看护者提供工具也给 5 分，如挤好牙膏、准备好水等	0：需帮助 5：独立洗脸、刷牙、剃须	

（续表）

序号	项目	说明	评分	得分
4	如厕	应能自己到厕所及离开，5 分指能做某些事	0：依赖别人 5：需部分帮助 10：自理	
5	吃饭	能吃任何正常饮食（不仅是软食），食物可由其他人做或端来，5 分指别人夹好菜后患者自己吃	0：依赖别人 5：需部分帮助（夹菜、盛饭） 10：全面自理	
6	移动	指从床到椅子然后回来； 0 分 = 坐不稳，需两个人搀扶；5 分 = 1 个强壮的人/熟练的人/2 个人帮助，能站立	0：完全依赖，不能坐 5：需大量帮助（2 人）、能坐 10：需少量帮助（1 人）或指导 15：自理	
7	活动 （步行）	指在院内、屋内活动，可以借助辅助工具； 如果用轮椅，必须能拐弯或自行出门而不需帮助； 10 分 = 1 个未经训练的人帮助，包括监督或帮助	0：不能动 5：在轮椅上独立活动 10：需 1 人帮助步行（体力或语言指导） 15：独自步行（可用辅助工具）	
8	穿衣	应能穿任何衣服； 5 分 = 需别人帮助系扣、拉拉链等，但患者能独立披上外套	0：依赖 5：需部分帮助 10：自理（系纽扣、拉拉链、穿鞋等）	
9	上楼梯	10 分 = 可独立借助辅助工具上楼	0：不能 5：需帮助（体力或语言指导） 10：自理	
10	洗澡	5 分 = 必须能不看着进出浴室，自己擦洗；淋浴不需帮助或监督，独立完成	0：依赖 5：自理	
总分				

注：日常生活能力评价：总分为100分，得分越高，独立性越好，依赖性越小。

ADL 能力缺陷程度：0~20 分 = 极严重功能缺陷；25~45 分 = 严重功能缺陷；50~70 分 = 中度功能缺陷；75~95 分 = 轻度功能缺陷；100 分 = ADL 能自理。

卒中评价：50~100 分为轻度卒中，15~45 分为中度卒中，0~10 分为重度卒中。

（2）Katz 指数（ADL 指数）功能等级评定：1963 年 Katz 等发现患者功能障碍的发生常有一定的顺序，较复杂的功能先受影响，所以据功能复杂程度将 ADL 分为 6 个方面：沐浴、穿衣、如厕、床椅转移、大小便控制、进食。将它们分为 7 个功能等级（A~G），A 是完全独立，G 是完全依赖。Katz 指数在临床中应用较广泛，可用于骨科、神经科的门诊及住院患者，对成年人与儿童均适用。

2. 工具性日常生活活动功能评估量表　具体如下。

（1）Lawton-Brody 工具性日常生活活动功能评估量表（Lawton-Brody IADL scale）。

（2）Frenchay 活动指数（FAI）：FAI 是特别为脑卒中患者设计的 IADL 评定量表。它按照比较复杂的身体活动和社会功能评定生活方式，容易完成且能在几分钟内掌握。Pedersen 等将 BI 和 FAI 结合用于脑卒中患者的随访，发现联合在一起评分对脑卒中结局的康复效果研究是很有用的。

3. 综合性日常生活活动能力评估量表　此表是 BADL 和 IADL 评估量表的有效整合与利用，或是躯体功能、语言功能、认知功能和社会活动能力等相结合的应用量表。

（1）老年日常生活能力评估量表：传统 ADL 量表主要考察老年人穿衣、吃饭、洗澡、修饰、如厕及大小便控制能力。IADL 评估老年人使用器具从事日常生活活动的能力，如烹饪、洗衣、清洁、使用电话、理财等。Elena 和 Wilian 对有慢性疾患老年人的日常生活功能量表做了修订，将 ADL 和 IADL 进行了合并，共20项（表1-4-2）。

表 1-4-2　老年日常生活能力评估量表（ADL）

序号	评定内容	评分				得分
		自己完全可以做	有些困难但自己尚能完成	需要帮助	根本无法做	
1	乘坐公共车辆	1	2	3	4	
2	步行外出到家附近的地方	1	2	3	4	
3	做饭（包括生火）	1	2	3	4	
4	做家务	1	2	3	4	
5	吃药	1	2	3	4	
6	吃饭	1	2	3	4	
7	穿、脱衣服	1	2	3	4	
8	梳头、刷牙等	1	2	3	4	
9	洗衣	1	2	3	4	
10	室内行走	1	2	3	4	
11	上下楼梯	1	2	3	4	
12	上下床、坐起或站起	1	2	3	4	
13	提水煮饭、洗澡	1	2	3	4	
14	沐浴（水已放好）	1	2	3	4	
15	剪指甲	1	2	3	4	
16	购物	1	2	3	4	
17	走着上厕所	1	2	3	4	
18	打电话	1	2	3	4	
19	处理自己的财务	1	2	3	4	
20	独自在家	1	2	3	4	
总分						

评价：75岁以下，总分≥23分，提示痴呆；75岁以上，总分≥25分，提示痴呆。

（2）改良的美国老年人资源和服务操作功能评价量表（OARS）：改良的 OARS 量表根据患者现实生活中执行工作的能力评估患者的功能状态，包括日常生活活动能力量表（ADL）和工具性日常生活活动能力量表（IADL）。每个项目分 3 个等级，0：完全独立执行；1：轻度损害，需要帮助；2：完全依赖他人帮助，但是大小便失禁依据严重程度评分分级如表 1-4-3 所示。

此量表临床应用广泛，包括认知功能异常的患者，但是其对阿尔茨海默患者群的有效性差，选择正确的患者和护理人员是评定量表的关键。此量表可能造成评价过度不准确的偏差，然而其他量表通过检查患者的实际操作能力，避免了偏差。

表 1-4-3　改良的美国老年人资源和服务操作功能评价量表（OARS）

需要帮助的程度（ADL/IADL）		得　分
日常生活能力	评分标准：0：从不；1：轻度；2：全部	
进食 穿衣脱衣 梳头，剃须 行走 上床或起床 沐浴 如厕 尿便失禁		
总 ADL 评分		
用工具日常生活能力	评分标准：0：从不；1：1~2 次/周；2：3 次以上/周	
使用电话 乘车 购物 准备食物 做家务 吃药 管理钱财		
总 IADL 评分		

解释：

（1）应向患者家属和护理人员询问患者的情况，或单独向护理人员询问患者的情况，可以使检查结果更准确，且不影响患者，不使患者产生痛苦感。

（2）应该严格掌握依赖性、独立性的评分标准。需要少许帮助，或者需要提醒吃药，1 分；即使给予全部的帮助，也不能完成任务，2 分。

（3）此量表检查时间为 5~10 分钟。

（4）ADL 的可靠率为 84%，IADL 的可靠率为 87%。

（5）注意不要直接向患者询问病情，检查量表，操作准确性会差。

二、运动功能评估

(一) 概念

运动是指骨骼肌的活动，包括随意运动和不随意运动。随意运动受大脑皮质运动区支配，由锥体束司理；不随意运动由锥体外系和小脑司理。

(二) 评估方法

1. 肌力（muscle power） 肌力是主动运动时肌肉的收缩力。

（1）一般方法：观察肢体主动运动时力量的强弱，两侧对比有无差异。嘱患者依次做各关节、各方向的运动，并在运动方向上给予一定阻力以测试其肌力大小。

1）手部肌力检查：①患者握拳，检查者把持其拳向该手的腹侧旋转，患者用力阻抗；②患者用力握检查者的手掌，检查者用力抽拔；③患者用力伸开五指，检查者以拇指和中指测试各指间的展力；④患者五个手指的指尖握持检查者的拇指，检查者用力抽拔。

2）上肢肌力检查：患者屈曲上肢，检查者向相反方向拉动其前臂，检查上肢屈肌的力量；相反，让患者伸直上肢，检查者蜷曲其前臂，以测定上肢伸肌的肌力。

3）下肢肌力检查：患者仰卧，将下肢抬离床面，检查者用适当力量下压患者下肢，测定下肢伸肌的肌力；或患者仰卧，用力屈髋屈膝，检查者向上拉动患者小腿，测定下肢屈肌的肌力。

精细检查个别肌肉的肌力，可做以下轻瘫试验。①对指试验：嘱患者以拇指按顺序迅速地分别与其余四指对合，观察对合的速度和精确度。②巴利试验（Barres试验）：嘱患者向前平举双上肢，掌心向下，保持此姿势，则瘫痪侧上肢逐渐表现为旋前、掌心向外并下垂，也称为上肢 Barres 试验。嘱患者俯卧，双侧小腿平行屈曲成直角，保持此姿势，则瘫痪侧肢体逐渐缓缓下坠，称下肢 Barres 试验。③麦卡兹尼试验（Magzini 试验）：患者仰卧抬腿，屈髋成直角，瘫痪侧下肢逐渐下垂或摇摆不稳。

（2）肌力的记录：采用 0~5 级分级法。

0 级：完全瘫痪。

1 级：肌肉可收缩，但无肢体活动。

2 级：肢体能在床面上移动，但不能抬起。

3 级：肢体能抬离床面，但不能对抗阻力。

4 级：能做对抗阻力动作，但较正常人差。

5 级：肌力正常。

（3）器械检查：根据肌肉不同的收缩方式有不同的测试方式，包括等长肌力检查、等张肌力检查及等速肌力检查。

2. 肌张力（muscle tone） 肌张力是指静息状态下肌肉的紧张度，可通过触诊肌肉的硬度及肌肉完全松弛时关节被动运动时的阻力来判断。肌张力异常有以下两种。

（1）肌张力增强：触诊肌肉有坚实感，被动运动时阻力增加，有两种表现。①痉挛性：被动运动开始时阻力较大，终末时突感减弱，称为折刀现象，见于锥体束损害；②强直性：被动运动时阻力均匀增加，如同弯曲铅管，故称铅管样强直，见于锥体外系损害；如果同时伴有震颤，则可出现齿轮顿挫样感觉，称为齿轮强直。评定肌张力增强程度可使用改良 Ashworth 量表（modified ashworth scale，MAS）。

（2）肌张力减弱：触诊肌肉松软，被动运动时阻力减弱或消失，关节过伸，见于脊髓前角细胞病变、脑血管病急性期、周围神经疾病和小脑疾病。

3. 不随意运动 不随意运动也称不自主运动，是随意肌不自主收缩所发生的一些无目的的异常动作。不自主运动包括痉挛、震颤、抽搐、肌纤维与肌束颤动、舞蹈样运动、手足徐动或指划动作等。检查时注意不自主运动的部位、幅度、速度、程度，能否产生运动效果，运动与放松的时间，有何规律，运动形式是否固定不变。询问患者不自主运动是否受体位、随意运动、情绪状态、感觉刺激影响。

4. 共济失调（ataxia） 共济失调主要评估小脑的功能。正常的随意运动有赖于主动肌、拮抗肌、协同肌、固定肌在速度、幅度及力量等方面的协调一致，主要依靠小脑的功能。此外，前庭神经、深感觉及锥体外系均参与作用。当上述结构发生改变时，协调动作发生障碍，称共济失调。

5. 关节活动度（range of motion，ROM） ROM 又称关节活动范围，是指关节运动时所通过的运动弧度或转动的角度。

三、平衡评估

（一）概念

平衡（balance）是指在不同的环境和情况下维持身体直立姿势的能力。一个人的平衡功能正常时则能够：①保持体位；②在随意运动中调整姿势；③安全有效地对外来干扰做出反应。平衡感觉来自前庭、视觉和躯体感觉。

平衡功能是指人体在日常活动中维持自身稳定性的能力。正常情况下，当人体重心垂线偏离稳定基底时，即会通过主动的或反射性的活动使重心垂线返回稳定基底内，这种能力称为平衡功能。

（二）分类

传统的平衡功能分类为三级分法，又称 BOBATH 法，具有容易掌握、易于判断、操作不受场地设备限制等优点，是临床上应用最广泛的平衡功能评定法之一。

三级分法将人体平衡分为坐位平衡和立位平衡两种状态，每一种体位下又都按照相同的标准分为三个级别进行评定。具体分级标准如下。

一级平衡：属静态平衡（static balance），受试者在不需要帮助的情况下能维持所要求的体位（坐位或立位）。

二级平衡：即自动态平衡（dynamic balance），是指运动过程中调整和控制身体姿势稳定性的能力。自动态平衡从另外一个角度反映了人体随意运动控制的水平。坐或站着进行各种作业活动，站起和坐下、行走等动作都需要具备动态平衡能力。

三级平衡：即他动态平衡，也叫反应性平衡（reactive balance），是指当身体受到外力干扰而使平衡受到威胁时，人体做出保护性调整反应以维持或建立新的平衡，如保护性伸展反应、迈步反应等。

（三）影响平衡的因素

通常情况下，影响平衡的因素有三点：一是重心的高低；二是支撑面的大小；三是支撑面的稳定性。一般说来，重心越低、支撑面积越大、支撑面越稳定，平衡也就越好，反之亦然。

对于人体而言，维持正常的平衡功能需要良好的前庭功能和中枢神经系统的整合功能，还需要良好的肌力、肌张力、视觉和本体感觉；维持人体平衡的生理基础是翻正反应和平衡反应，后者包括颈、上肢的防护性伸展反应和下肢的节段跳跃反应。上述任何因素出现异常，都会导致人体平衡功能障碍。

（四）评估目的

（1）确定是否存在影响行走或其他功能性活动的平衡障碍。

（2）确定障碍的水平或程度。

（3）寻找和确定平衡障碍的发生原因。

（4）指导制订康复治疗计划。

（5）监测平衡功能障碍的治疗（手术、药物）和康复训练的疗效。

（6）预测跌倒风险。

（7）老年人的平衡功能由于生理功能的退行性变化而下降，容易出现跌倒的情况。通过对老年人平衡功能的跟踪监测，有助于及早发现障碍，对可能发生的危险情况进行预测并及时采取有效的预防措施。

（五）适应证与禁忌证

1. 适应证　具体如下。

（1）中枢神经系统损害：脑外伤、脑血管意外、帕金森病、多发性硬化、小脑疾患、脑肿瘤、脑瘫、脊髓损伤，椎 – 基底动脉供血不足引起的眩晕等。

（2）前庭功能损害。

（3）运动系统疾病或损伤：下肢骨折及骨关节疾病、骨质疏松症、截肢、关节置换、影响姿势与姿势控制的颈椎与腰椎损伤以及各种运动性损伤、肌肉疾患及外周神经损伤等。

2. 禁忌证　具体如下。

（1）严重的心肺疾患。

（2）下肢骨折未愈合等。

（六）评估方法

1. 闭目直立试验　闭目直立试验又称罗姆伯格试验（Romberg test），是最常用的静平衡功能检查法。受试者直立，两脚并拢，双上肢下垂，闭目直立，维持30秒，亦可两手于胸前相扣，并向两侧牵拉，观察受检者有无站立不稳或倾倒。前庭周围性病变时，躯干倾倒方向朝向前庭破坏的一侧，与眼震慢相方向一致；中枢性病变时，躯干倾倒方向与眼震慢相不一致。双足站一直线上，足跟接足趾，闭目站立30秒，称Maim试验。此法较双足并立敏感，老年人不能单足立时可用此法。

2. 过指试验（past pointing test）　患者与检查者相对而坐，两人上肢向前平伸，示指相互接触。患者抬高伸直的上肢，然后再恢复水平位，以示指再接触检查者的示指，上下臂均应在肩关节矢状面上运动，避免内收和外展，连续 3 次偏斜为异常。正常人无过指现象。前庭周围性病变过指的特点是双手同时偏向前庭功能较低侧，方向与倾倒一致，与自发性眼震的方向相反。小脑病变过指的特点是患侧单手向患侧偏斜。

3. 直立伸臂试验　闭目直立，平伸双臂，如左侧前庭损伤，眼震慢相向左，头、躯干及上肢均向左扭转，左臂向下偏移，如掷铁饼姿势。

4. 行走试验　行走试验是一种动平衡功能检查法。受试者闭眼，向正前方行走 5 步，继之后退 5 步，前后行走 5 次。观察其步态，并计算起点与终点之间的偏差角。偏差角 >90°者，提示两侧前庭功能有显著差异。或受试者闭目向前直线行走，迷路病变者偏向前庭功能弱的一侧，此法对平衡功能障碍和平衡功能恢复程度的判断有较大的意义。

5. 前伸功能试验　患者肩靠墙壁站直，保持稳定状态，尽量将拳头前伸，如往前 15cm 仍保持平衡，则提示患者平衡性较好，发生跌倒的危险性较低。

6. Berg 平衡量表（Berg balance scale，BBS）　Berg 平衡量表由 Katherine Berg 于 1989 年首先报道，随后国外学者经过大量的信度和效度的研究后，对 BBS 予以充分的肯定，BBS 因此得到广泛的应用。BBS 测试时选择了 14 个动作对受试者进行评定，每个动作又依据受试者的完成质量分为 0~4 分五个级别予以记分，最高分 56 分，最低分 0 分，评分越低，表示平衡功能障碍越严重。BBS 测试时仅需要一块秒表、一根软尺、一个台阶和两把高度适中的椅子，应用非常简便。但是，具体到对每个动作评分时，则需要依据比较细致的评分标准进行，所以要求测试者能熟练掌握方可保证评定结果的准确性。

四、步态评估

（一）步态的基本情况

1. 步态的形成　步态指走路时所表现的姿态。步行时身体重心沿一复杂的螺旋形曲线向前运动，向前运动有交替的加速及减速。步行时为了使重心在轴位上的运动趋于平稳，减少上下左右移位及变速而引起的能耗，髋、膝、踝等关节配合运动，骨盆也随之前后左右倾斜及水平侧移，以上活动的正常变异构成各人的步态特点。

2. 步行周期（gait cycle）　步行周期为从一侧的足跟着地起，到此侧足跟再次着地为止。一个周期又分为支撑期（stance phase）和摆动期（swing phase）。支撑期又由 5 个环节构成，依次为足跟着地（heelstride，HS），脚掌着地（footflat，FF），重心前移至踝上方时支撑中期（midstance，MSt），身体继续前移至足提起时为足跟离地（heel off，HO），最后为足趾离地（toe-off）。摆动期从足趾离地开始，经加速期至下肢垂直位为摆动中期（raidswing，MSw），以后经减速期止于足跟着地。在步行周期中支撑期长于摆动期，因此每一步行周期中约有 15% 的时间自一侧足跟着地至对侧足趾离地，双腿都处于支撑期，称为双侧支撑期。此为步行的特征，如没有双侧支撑，出现双足腾空即为跑步。一侧足跟着地至另一侧足跟着地为一单步，至同侧足跟再次着地为一复步。

3. 步态的重要指标　具体如下。

（1）步频（cadence）：指每分钟的行动步数，成人为110～120步/分，快步可至140步/分。

（2）步长（step long）：亦即步幅（step width），是指走路或跑步时两脚相邻着地点之间的距离，也就是一单步移动的距离。步长是决定走、跑速度的重要因素之一。通常用米/步或厘米/步表示，一般男性为70～75厘米/步。其大小决定于腿长、后蹬的力量与角度、髋关节的灵活性，以及身体各部分的协调配合等。除腿长受先天因素影响外，通过锻炼，增强腿的力量和髋关节的灵活性，改进后蹬角度和全身各部分的协调性，都可以增大步长。影响步长的因素包括：①走或跑时后蹬腿蹬地的角度、方向和蹬地力的大小；②身体腾空时的初速度、腾空角度和空气阻力；③身材与脚落地的方式。

进行腿部蹬伸力量的练习，肌肉力量大，收缩速度快，能有效增加腾空时的初速度，使步长加大。

（3）步速（step speed）：步行的速度，通常用米/秒（m/s）表示。正常成年人的步速一般是1.5m/s，老年人0.8～1.0m/s。步速受呼吸、循环、神经以及运动系统在内的多个器官系统和其他多种因素的影响，通过步速可以评估老年人身体的整体状况，还可用步速预测老年人的寿命。总之，在性别与年龄一致的前提下，步速越快，预期寿命越长。

4. 异常步态（abnormal gait）　异常步态是指患者步行时的姿势变异超出一定范围。步行过程要求神经系统和肌肉的高度协调，同时涉及许多脊髓反射、大小脑的调节，以及各种姿势反射的完整感觉系统和运动系统的相互协调。因此，观察步态常可提供重要的神经系统疾病线索。不同的疾病可有不同的特殊步态，但是步态并非是确诊的依据，而是对诊断有参考意义。检查时注意排除骨骼畸形、骨关节肌肉异常、血管皮肤及皮下组织等病变引起的异常步态。

（二）步态检查及相关评估量表

1. 步态检查　临床上进行步态检查时，首先应嘱患者以其习惯的姿态及速度来回步行数次，观察步行时全身姿势是否协调、各时期下肢各关节的姿位及运动幅度是否正常、速度及步幅是否匀称、上肢摆动是否自然等；其次嘱患者做快速及慢速步行，必要时做随意放松的步行及集中注意力的步行，分别进行观察，并试行立停、拐弯、转身、上下楼梯或坡道、绕过障碍物、穿过门洞、坐下站起、缓慢地踏步或单足站立、闭眼站立等动作。有时令患者闭眼步行，可使轻度步态异常表现得更为明显。

用拐杖步行者可掩盖很多异常步态，因此对用拐杖步行者应分别做用拐杖和不用拐杖的步态检查。

步态检查常需结合一系列的基本情况检查，如神经系统物理检查、各肌群肌力及肌张力检查、关节活动度检查、下肢长度测定以及脊柱与骨盆的形态检查。这些检查对确定异常步态的性质、原因及矫治方法有很重要的意义。必要时在步行中做肌电图、电子量角器、多维摄像等检查，以便进行更细致的分析。

2. Tinetti 步态量表　Tinetti 评估工具包括三个部分，其中常用的是步态和平衡。

五、吞咽功能评估

吞咽动作是一个复杂的过程，包括随意控制的吞咽始动阶段和随之发生的一系列反射性吞咽运动阶段。吞咽困难是食物从口腔至胃贲门运送过程中受到阻碍的一种症状，进食后即刻或 8～10 秒内出现咽部、胸骨后的停滞或梗死感。可由咽、食管或贲门的功能性或器质性梗阻引起，脑卒中是造成吞咽困难的首要原因。吞咽困难的最常见症状是误吸。

（一）发生机制

吞咽困难分为机械性吞咽困难和运动性吞咽困难两类。

（1）机械性吞咽困难：指吞咽食物的腔道发生狭窄引起的吞咽困难，以食管腔狭窄为主。正常食管壁具有弹性，管腔直径可扩张 4cm 以上，各种炎性与梗阻性疾病使管腔扩张受限时就能出现吞咽困难。这类吞咽困难在临床上常见，例如食管受到化学性灼伤后，因瘢痕形成等原因可使食管腔高度狭窄而致吞咽困难；食管癌时可因癌肿浸润，堵塞食管腔而致食管狭窄，表现为进行性吞咽困难。

（2）运动性吞咽困难：指吞咽始动发生困难或随后的吞咽反射运动障碍，以致不能将食物顺利从口腔运送到胃。其中最常见的是各种原因引起的延髓麻痹，也可由肌痉挛或吞咽性神经抑制失常引起，还包括食管平滑肌失常所致蠕动减弱或异常收缩。

（二）病因

1. **机械性吞咽困难**　具体如下。

（1）食管狭窄：①良性狭窄，如口腔炎、食管炎、反流性食管病、腐蚀性食管炎、口咽损伤、扁桃体炎、良性肿瘤、缺血、手术后、放射治疗后等；②恶性肿瘤，如癌、肉瘤、淋巴瘤、转移性肿瘤等。

（2）外来压迫：咽后壁脓肿与包块、甲状腺极度肿大、食管裂孔疝、纵隔占位病变等。

2. **运动性吞咽困难**　具体如下。

（1）吞咽始动困难：口腔病变、口腔麻醉、涎液缺乏、舌肌瘫痪等。

（2）吞咽功能障碍：运动神经元病变、神经肌接头病变或肌病导致的肌无力、狂犬病、破伤风导致的肌痉挛，吞咽性神经抑制失常如食管贲门失弛缓症等。

（三）评估

1. **健康史**　具体如下。

（1）注意年龄、性别：老年人发生吞咽困难多为食管癌所致。食管癌导致的吞咽困难多为男性。

（2）询问既往病史：是否较长时间留置胃管，过去是否误食腐蚀剂，食管有无炎症、损伤、肿瘤，有无食管手术史，有无咽后壁肿物、纵隔疾病、甲状腺疾病，有无延髓麻痹、神经肌接头病变和其他疾病。

（3）评估梗阻部位：吞咽困难患者常可明确指出梗阻部位。肿大的甲状腺引起的吞咽困难多在食管上段，食管癌、纵隔占位病变压迫引起的吞咽困难多在食管中段，食管贲门失弛缓症、食管裂孔疝引起的吞咽困难多在食管下段。

（4）评估吞咽困难的病程进展：食管癌引起的吞咽困难起初对固体食物，逐渐对流食出现进行性吞咽困难。食管贲门失弛缓症、食管痉挛引起的吞咽困难时轻时重、反复出现。

（5）评估吞咽困难的伴随症状：口腔炎症、溃疡伴有进食与吞咽时口咽疼痛，有大量反食者多由食管贲门失弛缓症引起，食管炎或食管溃疡伴有食管性咽下疼痛，一般位于胸骨后或剑突处。食管贲门失弛缓症、食管癌有纵隔转移者非进食时也有疼痛。延髓麻痹者常伴有发音含糊不清、声嘶或呛咳。病变位于食管下段并刺激膈肌可伴有呃逆，见于食管癌、食管膈裂口疝、食管贲门失弛缓症的后期。

2. 身体评估 具体如下。

（1）评估患者营养状况。体重是否低于正常，注意发音有无含糊不清、声音有无嘶哑，有无浅表淋巴结肿大。

（2）评估口腔。口腔黏膜有无溃疡、眼部黏膜是否充血、红肿、表面粗糙或黏膜腺分泌增多，扁桃体有无肿大，有无舌麻痹及舌肌萎缩，咽反射是否迟钝或消失，唾液分泌是否减少。

（3）有无甲状腺肿大，气管是否发生移位，有无心包积液及心脏增大。

（4）神经系统检查是否存在肌无力。

3. 辅助检查 具体如下。

（1）饮水试验：患者取坐位，将听诊器放置于患者剑突与左肋弓之间，嘱饮水一口，正常人在 8～10 秒后可听到喷射性杂音，如有食管梗阻或运动障碍，则听不到声音或延迟出现，梗阻严重者甚至可将水呕出。此方法简单易行，可作为初步鉴别食管有无梗阻的方法。

（2）食管滴酸试验：对诊断食管炎或食管溃疡有重要帮助。患者取坐位，导入鼻胃管，固定于距外鼻孔 30cm 处，先滴注生理盐水（0.9% NaCl 溶液），每分钟 10～12ml，15 分钟后，再以同样速度滴注 0.1mol/L 盐酸，食管炎或溃疡患者一般在 15 分钟内出现胸骨后烧灼样疼痛或不适，再换用生理盐水滴注，疼痛逐渐缓解。

（3）食管测压：可判断食管运动功能状态，一般采用导管侧孔低压灌水测压法。正常食管下括约肌（LES）基础压力在 12～20mmHg，LES 压/胃内压 >1.0，如压力为 10mmHg、LES 压/胃内压 <0.8，提示胃食管反流。但研究发现胃食管反流者与正常人 LES 压值多有重叠，后多改用导管抽出法测压，取呼气末期 LES 压值为准。食管贲门失弛缓症患者测压仅见非蠕动性小收缩波，吞咽动作后无明显蠕动收缩波；而食管痉挛患者可测出强的食管收缩波，LES 弛缓功能良好。

（4）血常规检查：白细胞计数是否在正常范围内（$4 \times 10^9/L \sim 10 \times 10^9/L$），中性粒细胞比值是否升高，若升高提示为口咽、食管炎症引起的吞咽困难。

（5）X 线检查：食管 X 线钡餐造影检查可观察咽部。如有钡影堆成梨形积于咽部，可能为延髓麻痹；如滞留在环咽部不能进入食管，可能为环咽失弛缓症；气钡双重造影还可显示食管黏膜皱襞的改变，如发现食管黏膜中断、破坏，腔内充盈缺损或狭窄，管壁僵硬、蠕动消失，钡剂通过障碍，则提示可能为食管癌所致吞咽困难。

（6）肌电图：可辅助诊断神经肌接头病变与肌病引起的吞咽困难。

（7）食管 24 小时 pH 监测：食管管腔内行 24 小时 pH 监测，对诊断酸性或碱性反流有重要帮助。

（8）免疫学及肿瘤标志物检查：对于发现位于口腔、咽部、食管和胃部的肿瘤具有一定价值。

4. 心理、社会因素评估　患者的情绪，如食管贲门失弛缓症或原发性食管痉挛可由情绪激动诱发。

5. 吞咽功能评估　该法主要应用评估量表，对患者的吞咽困难程度进行定性分析。

（1）医疗床旁吞咽评估量表：是曼彻斯特大学医学院语言治疗科的 Smithard 及 Wyatt 编制的。Smithard 等对该量表进行床旁评估排除脑卒中后误吸的可靠性进行了观察，发现自主咳嗽减弱和意识水平下降预测误吸的敏感度是 75%，特异度是 75%，阳性预测值是 41%，阴性预测值是 91%。敏感度较言语治疗师床旁评估的结果高。这一结果是以电视透视检查为金标准。量表项目较多，对吞咽评定很全面，包括了一些能预测误吸的症状、体征，所以较为费时。

（2）吞咽困难分级量表：为吞咽困难评价标准，来自日本康复医学界，分 0～10 分，分数越高表示吞咽困难的程度越低，10 分表示正常吞咽（表 1-4-4）。该量表包含康复训练方法的选择，以营养摄取途径为线索反映经口进食的能力，分级较细。重测信度很好，评定者间信度也有统计学意义，能预测吞咽困难患者是否发生误吸，住院期间是否发生肺炎及出院时的营养状态。

表 1-4-4　吞咽困难分级量表

序号	评价内容	得分
1	不适合任何吞咽训练，仍不能经口进食	
2	仅适合基本吞咽训练，仍不能经口进食	
3	可进行摄食训练，但仍不能经口进食	
4	在安慰中能少量进食，但需静脉营养	
5	1～2 种食物经口进食，需部分静脉营养	
6	3 种食物可经口进食，需部分静脉营养	
7	3 种食物可经口进食，不需静脉营养	
8	除特别难咽的食物外，均可经口进食	
9	可经口进食，但需临床观察指导	
10	正常摄食吞咽功能	

评价：每项各得 1 分，≥9 分，基本痊愈；提高 6 分，明显好转；提高 3～5 分，好转；提高 1～2 分，无效。

（3）洼田吞咽能力评定法：洼田吞咽能力评定法提出 3 种能减少误吸的条件（表 1-4-5），条件的多少及类型逐步分级，分为 1～6 级，级别越高吞咽障碍越轻，6 级为正常。其重测信度较好，评定者间信度达到统计学意义。可预测患者是否发生误吸、住院期间是否发生肺炎及出院时的营养状态。

表1-4-5 洼田吞咽能力评定法评定条件：帮助的人，食物种类，进食方法和时间

分级	评定标准
1级	任何条件下均有吞咽困难或不能吞咽
2级	3个条件均具备则误吸减少
3级	具备2个条件则误吸减少
4级	如选择适当食物，则基本上无误吸
5级	如注意进食方法和时间，基本上无误吸
6级	吞咽正常

评价：无效：治疗前后无变化；有效：吞咽障碍明显改善，吞咽分级提高Ⅰ级；显效：吞咽障碍缓解Ⅱ级，或接近正常。

六、视、听功能评估

（一）视功能评估

视功能评估包括中心视力、视野、色觉、暗适应、立体视觉、对比敏感度和视觉电生理等方面的检查。

（二）听功能评估

1. 分类 听功能评估分为主观测听法和客观测听法。

（1）主观测听：其结果是依据受试者对刺激声信号做出的主观判断所记录的，又称行为测听。主观测听法经常受到受试者主观意识、情绪、年龄、文化程度、反应能力及行为配合能力的影响，故在某些情况下（如非器质性聋、弱智、反应迟钝者等）检测结果不能完全反映受试者的实际听力功能水平。主观测听法包括语言检查法、表试验、音叉试验、纯音听阈及阈上功能测试、Bekesy自描测听、言语测听等。

（2）客观测听：无须受试者的行为配合，不受其主观意识的影响，结果相对客观、可靠，但结论判断的正确性与操作者的经验、水平有关。常用的客观测听法有声导抗测试、电反应测听及耳声发射测试等。电反应测听一般用于非器质性聋、精神性聋以及感音神经性聋的鉴别和各种听力鉴定。与主观测听相比，客观测听的频率特性较差，对每一个频率的听阈难以做出精确的评价。

2. 具体方法 听力功能的评估具有很多方法，如自我听力评估、语言检查法、表测试、音叉试验、纯音听力计检查法、阈上听功能测试、言语测听法、耳声发射检测法、声阻抗-导纳测试法和电反应测听法（electric response audiometry，ERA）等。其中前四种方法比较简单实用，而其他检查方法则需要具备一定的检查设备和由专业人员来实施。

七、躯体感觉功能评估

（一）概念与分类

躯体感觉是各种形式的刺激作用于机体的躯体感受器，从而在人脑中产生的直接反映。躯体感觉包括：①浅感觉，感受器位于皮肤和黏膜，包括痛觉、触觉和温度觉等；②深感觉，是来自肌肉、肌腱和关节深部组织的感觉，包括位置觉、运动觉、震动觉等；③复合感觉，又称皮质感觉，是经过大脑皮质的分析和综合来完成的感觉，

包括体表图形觉、实体辨别觉、两点辨别觉、皮肤定位觉等。

（二）适应证和禁忌证

1. 适应证　具体如下。

（1）中枢神经系统病变：如脑血管病变、脊髓损伤或病变等。

（2）周围神经病变：如臂丛神经麻痹、坐骨神经损害等。

（3）外伤：如切割伤、撕裂伤和烧伤等。

（4）缺血或营养代谢障碍：如糖尿病、雷诺现象（雷诺病）和多发性神经炎等。

2. 禁忌证　意识丧失者。

（三）感觉功能的评估注意事项

（1）必须在神志清醒和精神状态正常时进行。

（2）评估前让评估对象了解评估的方法和意义，使其能充分合作。

（3）评估者评估时要耐心细致，既要有重点，又要注意左右和远近端的对比。

（4）评估时嘱评估对象闭目，禁止暗示性提问，必要时可多次复查。

第三节　精神心理评估

老年人精神心理评估包括老年认知功能、言语功能、情绪情感、人格、压力、自我概念和心理障碍等方面的评估。认知功能评估是老年精神心理评估的重点。

一、认知功能评估

老年人的认知功能很大程度上受年龄的影响，自然衰老的过程伴随着认知功能的下降。老年人认知功能下降的过程有很大的变异性，与年龄相关的认知下降往往进展很慢，不影响老年人的日常生活。但是对于痴呆老人，这些功能的下降足以影响其日常生活。痴呆的发生及流行在老年人群中增加。痴呆与正常年龄相关认知改变的区别在于其能够引起严重的、不可逆的、全面的退化。认知功能评估是早期发现与诊断痴呆的重要手段之一。

（一）评估目的

在临床实践中，认知功能评估可能用于相关疾病的筛查、诊断、分期、预后及患者的管理。临床筛查实验用于鉴别正常的与年龄相关的认知功能下降和与疾病（如痴呆、躁狂、抑郁）相关的认知功能下降。常用的筛查实验有两种：①智力状态检查，是对受试者直接进行的检查；②知情者问卷，向与受试者亲近的人了解情况。

筛查阳性的受试者需要诊断实验确诊。诊断的第一步是对可逆与不可逆性认知损害的鉴别。最常见的引起可逆性损害的原因是抑郁和谵妄。

抑郁引起的认知改变常有其特点，仔细观察受试者的行为有助于鉴别诊断，抑郁受试者常抱怨自己有记忆问题，但实际上并没有记忆功能损害。抑郁受试者语言流畅度及对事物的命名能力改变很小，而阿尔茨海默病受试者损害严重。抑郁受试者的智力测验正常（如韦氏量表），但痴呆受试者常有严重的智力损害。治疗抑郁可以在一定程度上改善认知能力损害，但是严重的抑郁常不易与痴呆鉴别，而且抑郁有时与痴呆合并存在。国外研究表明，大约20%的痴呆受试者伴有抑郁，并且很难明确这两种疾病在认知功能损害中所占的比例。

谵妄可引起可逆的认知损害，这种认知改变常随着谵妄的轻重发生显著波动。这种伴随谵妄的显著波动是鉴别诊断最有利的证据，但仍有很高的误诊率。其原因主要是由于受试者在医疗机构的时间往往很短，医师很难观察疾病发生发展的整个过程，仅对患者的某一状态做出诊断是容易误诊的。鉴于这种状况，有必要对谵妄开展筛查。筛查谵妄的关键在于发现谵妄受试者症状的波动性。一旦鉴别诊断正确，就可以通过恰当的治疗改善受试者的病理状态。

如果引起认知障碍的可逆性因素被排除，就必须考虑不可逆的病因。几种常见的不可逆改变的原因有：阿尔茨海默病（Alzheimer disease，AD）、血管性痴呆（vascular dementia，VD）、路易体痴呆（Lewy body dementia，LBD）、皮克病（Pick disease）、帕金森病（Parkinson disease，PD）、进行性核上性麻痹（progressive supranucler palsy，PSP）。由于各种疾病引起的认知功能表现不同，可以用于鉴别。如阿尔茨海默病早期典型的临床表现是近记忆力受损；血管性痴呆执行能力损害较突出；路易体痴呆视空间能力早期损害严重，并与视幻觉相关。

评价认知功能不仅可以确定受试者是否有认知功能受损，还可以判断受损的严重程度。确定其严重程度有助于确定其治疗方案及护理方案。常用的认知障碍严重程度分级量表包括临床痴呆评定量表（clinical dementia rating，CDR）和全面衰退量表（global deteriorate scale，GDS）。

（二）常用的老年认知筛查工具

认知功能筛查是诊断痴呆的第一步。具有痴呆高风险的人群，如主观感觉记忆障碍的人和有早发或晚发抑郁病史的人，都应该接受认知功能筛查。构建和选择合适的老年认知功能筛查量表是各国专家学者们需要解决的问题。一个理想的认知筛查工具应简明易行，不受教育、文化、语言等混杂因素的影响，应覆盖较广泛的认知域。由于老年人的耐受性较差，可供检查的时间有限，不能面面俱到，所以编制耗时短、完成率高、信度与效度俱佳的测验工具实属不易。近年来，很多国外学者创造和评价了用于门诊和一线医务工作人员筛查老年痴呆的各种量表，其中有代表性和应用较广泛的量表如下。

1. 简易智能评估量表（mini mental state examination，MMSE） MMSE也称简易精神状态检查。MMSE诞生于1975年，是最古老和应用最广泛的痴呆筛查工具之一，也是评价其他量表时最常用的参照。MMSE是由不同的神经心理测验中抽调出的项目组合而成的，包括定向力（10分）、执行功能（3分）、注意和计算（5分）、回忆（3分）和语言（9分）5个认知域共30分的内容。MMSE具有很好的重测信度（r = 0.88），内部一致性是0.86，不同检查者一致性Kappa值是0.97，当界值分是23/24分时，诊断痴呆敏感度是86%，特异度是92%。MMSE评估量表见表1-4-6。

MMSE的局限性：①受年龄和文化程度的影响较大，发病前高智商或受过高等教育的人呈现天花板效应，出现假阴性的情况，而高龄、教育水平低、文化背景不同和感官障碍可出现假阳性的结果；②注意（心算）、记忆、结构模仿等项目得分并不足以反映相应的认知域表现，不能有效地绘制个体认知轮廓图；③强调语言功能，非语言项目偏少，对右半球和额叶功能障碍不够敏感；④记忆检查缺乏再认项目，命名项目过于简单；⑤没有时间限制；⑥对皮质功能比对皮质下功能障碍更敏感，故深入研究认知损害往往需要与其他更特异的测验工具搭配使用；⑦不能用于痴呆的鉴别诊断，作为认知功能减退的随访工具亦不够敏感；⑧英文版MMSE提供了两项注意检查：连续减7和倒拼"WORLD"，这两项常互相替代使用，但心理学的测量意义不同。

表 1 - 4 - 6　简易智能状态速检表（mini mental state evaluation，MMSE）

评 价 项 目	得分
1. 现在我要问你一些问题来检查你的记忆力和计算力，多数都很简单	
今年的年份？	0/1
现在是什么季节？	0/1
现在是几月份？	0/1
今天是几号？	0/1
今天是星期几？	0/1
这是什么城市（城市名）？	0/1
这是什么区（城区名）？	0/1
这是什么医院（或胡同，医院名或胡同名）？	0/1
这是第几层楼？	0/1
这是什么地方（地址、门牌号）？	0/1
2. 现在我告诉你3种东西的名称，我说完后请你重复一遍。请你记住这3种东西，过一会儿我还要问你（请仔细说清楚，每样东西1秒钟）。（告诉）这3种东西是："树""钟""汽车"。请你重复（每说出一种得1分）	0/1/2/3
3. 现在请你算一算，从100中减去7，然后从所得的数算下去，请你将每减一个7后的答案告诉我，直到我说"停"为止（不能用笔算，算对哪项就得该项的分）	
100 减 7 等于多少？	0/1
93 减 7 等于多少？	0/1
86 减 7 等于多少？	0/1
79 减 7 等于多少？	0/1
72 减 7 等于多少？	0/1
4. 现在请你说出刚才我让你记住的是哪3种东西（树、钟、汽车，每说出一种得1分）	0/1/2/3
5. （检查者出示自己的手表）请问这是什么？	0/1
（检查者出示自己的铅笔）请问这是什么？	0/1
6. 请你跟我说"四十四只石狮子"（只许说一遍。正确、咬字清楚才得1分）	0/1
7. （检查者给受试者1张卡片，上面写着"请闭上你的眼睛"）	
请你念一念这句话，并按上面的意思去做	0/1
8. 我给你一张纸，请你按我说的去做	
用右手拿着这张纸	0/1
用两只手把它对折起来	0/1
放在你的左腿上	0/1
9. 请你给我写一个完整的句子（句子必须要有主语、谓语，且有意义）	0/1
10. （出示图案）请你照着这个样子把它画下来	0/1

MMSE 总分：	分

注：满分为30分。正常值与受教育程度有关，文盲组≥17分，小学组≥20分，中学或以上组≥24分。

2. 画钟试验（clock drawing test，CDT） 正确完成 CDT 需要有良好的感知觉和智能，它可以反映广泛的认知情况，如理解力、计划性、视觉记忆、视空间能力、运动和执行程序、抽象能力、注意力和控制能力。然而，其复杂性也带来了评分和解释上的挑战。CDT 的指令通常是先画好一个圆表示表盘，再让受试者在表盘上填上所有的数字，最后受试者标出一个具体的时间点。必须严格逐字遵照指令以避免"指针"之类的词汇，因为这些词可能提示受试者一些线索而掩盖受试者抽象能力的受损。

CDT 采用四分评分方法：①画出封闭的圆（表盘），1 分；②表盘的 12 个数字正确，1 分；③将数字安置在表盘的正确位置，1 分；④将指针安置在正确的位置，1 分。

痴呆程度越重，画钟表现越差，CDT 可以鉴别轻度痴呆和正常老人，然而对很轻的认知功能障碍敏感度差。

联合应用 CDT 和 MMSE 发现痴呆的敏感性是 100%，特异性是 91%，显著优于单用 CDT 或 MMSE。单用 CDT 的敏感度和特异度均不及 MMSE，但两者联合应用具有最好的预测度，尤其是在认知下降的早期。CDT 仅耗时 1 分钟，与 MMSE 联合应用共需 6~11 分钟，受试者很容易配合，检查者可以根据这些客观的证据判断受试者是否需要进行更复杂的检查。

因为 CDT 能够保存可视的记录而受到临床医师的喜爱，CDT 通常也对照料者产生较深的影响。他们通常惊讶地看到受试者画钟时的表现有多差。CDT 同样受到文化程度和语言的干扰，在评估画钟得分的时候，关节炎和视力障碍等躯体因素也应该考虑。

3. 简明认知评估量表（Mini Cog） 简明认知评估量表由 CDT 和三个回忆条目组合而成（表 1-4-7），用于弥补 CDT 在筛查认知障碍时敏感性和预测稳定性的不足，用于区分痴呆和非痴呆人群。MiniCog 只需要一名医师来完成，用时 3 分钟，常用于急诊的筛查。在对普通老年人群的测验中，Mini Cog 的敏感度是 76%~99%，特异度是 89%~96%。确认研究显示，Mini Cog 诊断痴呆的神经心理学效度可以与 MMSE 媲美，且不容易受教育和语言的影响，比较适用于基层人群的筛查。

表 1-4-7　简易智力状态评估量表（Mini Cog）

序号	评估内容	评估标准	得分
1	请受试者仔细听和记住 3 个不相关的词，然后重复		
2	CDT	能正确标明时钟数字位置和顺序，正确显示所给定的时间	
3	请受试者说出先前所给的 3 个词		
评估建议：0 分：3 个词一个也记不住，定为痴呆。1~2 分：能记住 3 个词中的 1~2 个，CDT 正确，认知功能正常；CDT 不正确，认知功能缺损。3 分：能记住 3 个词，不定为痴呆			

4. 蒙特利尔认知评估（montreal cognitive assessment，MoCA） MoCA 首先于 2004 年 11 月建立。MoCA 是一个用来对轻度认知功能异常进行快速筛查的评定工具，灵敏度及特异度均为 97% ~98%。它评定了许多不同的认知领域，包括短期记忆、视空间、执行功能、注意与集中、语言、抽象思维、计算力和定向力等。完成 MoCA 检查大约需要 10 分钟。本量表总分 30 分，英文原版的测试结果显示正常值为 26 分。国际精神病协会调查发现，MoCA 涵盖了 5/6 的常见痴呆筛查量表的内容。几个特点使它更有助于识别轻度认知功能损害（MCI）：MoCA 的记忆测验包含了比 MMSE 更多的词汇、更少的学习锻炼和更长的回忆间隔时间；MCI 受试者的执行功能、高级语言能力和复杂的视空间能力均有轻度受损，MoCA 较多的和较难的任务比 MMSE 更能识别这些轻微的损害。该量表目前已被翻译成多种语言，我国流行的版本有北京版、北京－广州版（普通话版）、长沙版、粤语版、香港版和台湾版。西京医院老年病科在此基础上修订了 MoCA 量表，见表 1 - 4 - 8。

二、精神和行为的评估

老年人情绪纷繁复杂，情绪往往不太稳定，比较容易动情，在感情上容易被人同化，以至于伤心落泪，遇到困难或挫折也不易冷静，常会产生莫名的焦虑、恐惧。有些老年人，情感会变得像孩童一样反复无常，甚至近乎幼稚，故老年人有"老小孩"之称。与中青年相比，老年人的情感具有以下特点：①老年人较中青年人更不易控制自己的情感，尤其表现在喜悦、悲伤、愤怒和厌恶情绪方面；②对害羞的控制以及对恐惧的态度没有明显的年龄差异；③老年人在描述喜悦时用词少于中青年；④老年人的忧郁感更多地起源于对健康的关注；⑤就气愤情绪而言，中青年人主要取决于事情是否符合自己的心意，其次是自己的得失和不愉快的遭遇，而老年人恰恰相反，主要取决于自己的得失，其次才是不符合心意的事情和不愉快的遭遇；⑥老年女性的疑病倾向较老年男性更明显。

精神和行为的评估是老年综合评估的重要组成部分。精神心理疾病常用的诊断标准如美国精神病学精神障碍诊断和统计手册（DSM - IV）是从精神病学的角度出发，对焦虑、抑郁、躁狂等疾病做了界定。

评定抑郁障碍的量表较多，从性质上可分为自评量表与他评量表两类。其中属于前者的有 Zung 抑郁自评量表（self-rating depression scale，SDS），属于后者的有抑郁状态问卷（DSI）和汉密尔顿抑郁量表（Hamilton depression rating scale fordpression，HAMD）。而从功能上抑郁障碍的评估量表又可分为症状评估量表和诊断量表。前者只能用于评估某些抑郁症状是否存在及其严重程度，多用于疗效评定、病情观察及精神药理学研究，不具有诊断功能，不能作为诊断依据，如老年抑郁评定量表（GDS）和 Beck 抑郁表（BDI）可用来进行老年抑郁症的筛查，HAMD 可用来评估老年抑郁的严重程度，也可较为敏感地反映抑郁的变化情况。另外，可用自杀行为筛选问卷评估抑郁自杀的风险。现简要介绍老年常用精神和行为评估量表。

表 1－4－8 修订后的蒙特利尔认知评估量表（MoCA）

姓名： 　性别： 　出生日期： 　受教育水平： 　检测日期：

视空间与执行功能	复制立方体	画钟表（11 点 10 分）（3 分）	得　分
④　　　　⑥ ①　→　③ ⑦ ②　　　⑤ ⑨ ⑩　　　⑧ [　]	[　]	[　]　[　]　[　] 轮廓　数字　指针	＿＿／5

命　名			
			＿＿／3
[　]　　　　[　]　　　　[　]			

记　忆　读出下列词语，然后重复 2 次，10 分钟后回忆		蓝天	上衣	茶杯	汽车	医院	不计分
	第一次						
	第二次						

语　言　重复：一群孩子在花园里快乐地玩耍，这里有许许多多的花草树木。[　]	＿＿／1
流畅性：在 1 分钟内尽可能多地说出动物的名字，（＜70 岁：N＞17；70～80 岁：N＞14；＞80 岁：N＞10） ＿＿ [　]	＿＿／1
阅读及语言理解：请您左手拿起这本书，并打开到第 69 页。[　]	＿＿／1
书写：请您写一句完整的句子，且有意义。 　　　全文： 　[　]	＿＿／1

延迟记忆	回忆时 不能提示	蓝天 [　]	上衣 [　]	茶杯 [　]	汽车 [　]	医院 [　]	仅根据非提示 回忆记分
选　择	分类提示						
	多选提示						＿＿／5

注　意　读出下列数字，请您重复。　　　　　　顺背　2　1　8　5　4　[　]		
（每秒 1 个）　　　　　　　　　　倒背　7　4　2　[　]		＿＿／2

读出下列数字：每当数字 1 出现时，请您用手敲打一下桌面，错误数大于或等于 2 个不记分。 　　　　　　521394118062151945111141905112　　[　]	＿＿／1
100 连续减 7　　93 [　]　　86 [　]　　79 [　]　　72 [　]　　65 [　] 　　　4～5 个正确：3 分；2～3 个正确：2 分；1 个正确：1 分；全部错误：0 分	＿＿／3
抽　象　词语相似性：请圈出不同类的物品。　　香蕉　西瓜　苹果　南瓜　[　] 　　　　　　　　　　　　　　　　　　　　　轮船　汽车　工厂　飞机　[　]	＿＿／2
时间空间定向　年代 [　]　月份 [　]　日期 [　]　城市 [　]　地点 [　]	＿＿／5

正常：≥28 分（受教育年限≤12 年加 1 分）。　　　　　　　　　　　　　总分＿＿／30

1. 神经精神症状问卷（neuropsychiatric inventory，NPI） NPI 于 1994 年由 Cummings 等编制，由 10 个痴呆常见的精神行为症状组成（妄想、幻觉、激越/攻击性、抑郁/心境恶劣、焦虑、欣快、情感淡漠、脱抑制、易激惹/情绪不稳、异常运动行为）。1997 年原作者修订增加了两个项目（睡眠/夜间行为和食欲/进食障碍），变成共 12 个项目（表 1 - 4 - 9）。

表 1 - 4 - 9　神经精神症状问卷（NPI）

项目	是	否	频度（F）	严重程度（S）	引起照料者苦恼程度	得分（F×S）
妄想			1　2　3　4	1　2　3	0　1　2　3　4　5	
幻觉			1　2　3　4	1　2　3	0　1　2　3　4　5	
激越/攻击			1　2　3　4	1　2　3	0　1　2　3　4　5	
抑郁/心境恶劣			1　2　3　4	1　2　3	0　1　2　3　4　5	
焦虑			1　2　3　4	1　2　3	0　1　2　3　4　5	
欣快			1　2　3　4	1　2　3	0　1　2　3　4　5	
情感淡漠			1　2　3　4	1　2　3	0　1　2　3　4　5	
脱抑制			1　2　3　4	1　2　3	0　1　2　3　4　5	
易激惹/情绪不稳			1　2　3　4	1　2　3	0　1　2　3　4　5	
异常运动行为			1　2　3　4	1　2　3	0　1　2　3　4　5	
睡眠/夜间行为			1　2　3　4	1　2　3	0　1　2　3　4　5	
食欲/进食障碍			1　2　3　4	1　2　3	0　1　2　3　4　5	

注：来源为配偶、患者、照料者和其他人；得分为每项指标的频度乘以严重程度。

该问卷由评估者根据知情者提供的信息进行评定，首先询问知情者或患者在过去四周内是否有该症状，如果有，评价其出现的频率、严重程度和该症状引起照料者的苦恼程度。

频率的分级：分为 4 级，具体为：

1 分 = 偶尔，少于每周 1 次；

2 分 = 经常，大约每周 1 次；

3 分 = 频繁，每周几次但少于每天 1 次；

4 分 = 十分频繁，每天 1 次或更多或持续。

严重程度分级：分为 3 级，具体为：

1 分 = 轻度，可以察觉但不明显；

2 分 = 中度，明显但不十分突出；

3 分 = 重度，非常突出的变化。

引起照料者苦恼程度：分为 6 级，具体为：

0 分 = 不苦恼；

1 分 = 极轻度的苦恼，照料者无须采取措施应对；

2 分 = 轻度苦恼，照料者很容易应对；

3 分 = 中度苦恼，照料者难以自行应对；

4 分 = 重度苦恼，照料者难以应对；

5 分 = 极度苦恼，照料者无法应对。

对患者的评分和照料者的评分分开计算。

2. 老年抑郁量表（geriatric depression scale，GDS）　GDS 是 1982 年由 Brink 等创制，专门用于老年人的抑郁筛查工具。由于老年人的躯体不适较多，所以许多老人的躯体主诉属于该年龄阶段的正常范围，却被误诊为抑郁症。设计 GDS 是为了更敏感地检查老年抑郁受试者所特有的躯体症状。另外，其"是"与"否"的定式回答较其他分级量表也更容易掌握，30 个条目代表了老年抑郁的核心症状。结果评定根据以下症状内容：情绪低落、活动减少、易激惹、退缩痛苦的想法，对过去、现在与将来的消极评价。每个条目都是一句问话，要求受试者回答"是"或"否"。30 个条目中有 10 条用反序计分（回答"否"提示存在抑郁），20 条用正序计分（回答"是"提示存在抑郁），每项提示抑郁的回答得 1 分（表 1 - 4 - 10）。

表 1 - 4 - 10　老年抑郁量表（GDS）

序号	请选择最近一周来最适合您的感受	是	否	得分
1	您对生活基本上满意吗？	0	1	
2	您是否已经放弃了很多活动和兴趣？	1	0	
3	您是否觉得生活空虚？	1	0	
4	您是否常感到厌倦？	1	0	
5	您觉得未来有希望吗？	0	1	
6	您是否因为脑子里有一些想法摆脱不掉而烦恼？	1	0	
7	您是否大部分时间精力充沛？	0	1	
8	您是否害怕有不幸的事落到你头上？	1	0	
9	您是否大部分时间感到幸福？	0	1	
10	您是否常感到孤立无援？	1	0	
11	您是否经常坐立不安、心烦意乱？	1	0	
12	您是否希望经常待在家里而不去做些新鲜事？	1	0	
13	您是否常常担心未来？	1	0	
14	您是否觉得记忆力比以前差？	1	0	
15	您是否觉得现在生活很惬意？	0	1	
16	您是否常感到心情沉重、郁闷？	1	0	
17	您是否觉得像现在这样生活毫无意义？	1	0	
18	您是否常为过去的事忧愁？	1	0	
19	您觉得生活很令人兴奋吗？	0	1	

（续表）

序号	请选择最近一周来最适合您的感受	是	否	得分
20	您开始一件新的工作困难吗？	1	0	
21	您觉得生活充满活力吗？	0	1	
22	您是否觉得您的处境毫无希望？	1	0	
23	您是否觉得大多数人比您强得多？	1	0	
24	您是否常为些小事伤心？	1	0	
25	您是否常觉得想哭？	1	0	
26	您集中精力困难吗？	1	0	
27	您早晨起床很开心吗？	0	1	
28	您希望避开聚会吗？	1	0	
29	您做决定很容易吗？	0	1	
30	您的头脑像往常一样清晰吗？	0	1	

评价：Brink 建议按不同的研究目的（如要求更高的灵敏度还是更高的特异度）用 9~14 分作为存在抑郁的界限分；一般地讲，0~9 分（总分 30 分）可视为正常范围；10~19 分提示轻度抑郁，20~30 分为重度抑郁

GDS 是专为老年人创制并在老年人中标准化了的抑郁量表，在这一点上它具有不可否认的优越性。

3. Hamilton 抑郁量表（HAMD） HAMD 是 Hamilton 于 1960 年编制，是目前使用最广泛的抑郁评估工具。HAMD 属于他评量表，最突出的优点是能够评估像迟滞这样的症状；另一个明显的优点是，可以用于文盲和症状严重的受试者。HAMD 具有很好的信度和效度，它能较敏感地反映抑郁症状的变化，并被认为是疗效研究的最佳评估量表之一，其总分能较好地反映抑郁症的严重程度，病情越轻，总分越低。使用不同项目量表的严重程度标准不同。

4. 汉密尔顿焦虑量表（Hamilton anxiety scale，HAMA） HAMA 是临床医师最常用的焦虑量表，它能很好地帮助受试者自我诊断、衡量治疗效果，一致性相当好，长度适中、简便易行，适用于有焦虑症状的成年人。包括 14 个项目，每一项采用 0~4 分的 5 级评分法：0 = 无症状；1 = 轻度；2 = 中等；3 = 重度；4 = 极重（表 1-4-11）。

表 1-4-11 汉密尔顿焦虑量表（HAMA）

序号	评估项目	评估内容（在过去的一周中）	评估选项	得分
1	焦虑心境	担心、担忧，感到有最坏的事情将要发生，容易激惹	0 1 2 3 4	
2	紧张	紧张感、易疲劳、不能放松、易哭、颤抖、感到不安	0 1 2 3 4	

（续表）

序号	评估项目	评估内容（在过去的一周中）	评估选项	得分
3	害怕	害怕黑暗、陌生人、一人独处、动物、乘车或旅行及人多的场合	0　1　2　3　4	
4	失眠	难以入睡、易醒、睡得不深、多梦、梦魇、夜惊、醒后感疲倦	0　1　2　3　4	
5	认知功能	注意力不能集中，记忆力差，或称记忆、注意障碍	0　1　2　3　4	
6	抑郁心境	丧失兴趣、对以往爱好缺乏快感、忧郁、早醒，昼重夜轻	0　1　2　3　4	
7	运动系统症状	肌肉酸痛、活动不灵活、肌肉抽动、肢体抽动、牙齿打颤、声音发抖	0　1　2　3　4	
8	感觉系统症状	视物模糊、发冷发热、软弱无力感、全身刺痛	0　1　2　3　4	
9	心血管系统症状	心动过速、心悸、胸痛、血管跳动感、晕倒感、心搏脱漏	0　1　2　3　4	
10	呼吸系统症状	胸闷、窒息感、叹息、呼吸困难	0　1　2　3　4	
11	胃肠道症状	吞咽困难、嗳气、消化不良（进食后腹痛、胃部烧灼痛、腹胀、恶心、胃部饱感）、肠鸣音亢进、腹泻、体重减轻、便秘	0　1　2　3　4	
12	泌尿生殖系统症状	尿频、尿急、停经、性冷淡、过早射精、勃起不能、阳痿	0　1　2　3　4	
13	自主神经症状	口干、潮红、苍白、易出汗、易起"鸡皮疙瘩"、紧张性头痛、毛发竖起	0　1　2　3　4	
14	会谈时行为表现	一般表现：紧张、不能松弛、忐忑不安、咬手指、紧紧握拳等 生理表现：吞咽、呃逆、安静时心率快、呼吸快（20次/分以上）等	0　1　2　3　4	

评价：总分 >14 分可以认为是有肯定的焦虑；>7 分可能有焦虑；<6 分没有焦虑

第四节　营养评估

一、概述

（一）营养的重要性

营养对维持健康有着重要的作用。合理的营养有助于改善老年人的营养状况、临床情况以及功能指标，降低疾病的并发症和死亡率，合理的营养有助于延缓老年进程、促进健康和预防慢性退行性疾病，提高生命质量。老年人营养不良发生率高，国外有研究报道：社区及居家老年人营养不良发生率为 15%，老年住院患者营养不良发生率为 62%，养老院营养不良发生率为 85%，所以对老年人来说营养监测和评估是非常重要的。

（二）老年人营养状况的改变

1. 身高、体重及身体成分的变化　随着年龄的增长，机体肌肉组织减少，内脏萎缩，体重也随增龄而改变。不论男性还是女性，体重在 60 多岁前逐渐增长到达高峰，之后有逐渐下降的趋势。体重的减少随着年龄增长以骨质流失为主。大多数老年人的体重增长是以脂肪增长为主，脂肪在体内分布也在改变，更多的脂肪分布在腹部及内脏器官周围。

2. 口腔　龋齿、牙周炎、唾液腺功能不良会引起口腔干燥病、口腔黏膜炎及牙齿松动，从而导致老年人的营养失调。牙齿的缺失会引起咀嚼困难，也将增加营养失调的可能。随着年龄的增长，味蕾乳头及唾液分泌将减少，从而会影响味觉。50 岁以后嗅觉逐渐减弱，80 岁时嗅觉的灵敏度将减少至最佳时的 50%。老年人味觉明显减退，对甜、咸味都不敏感。

3. 胃肠系统　老年人咀嚼及吞咽功能减退、胃肠蠕动能力减退、胃酸分泌减少、胃排空延迟、胃肠道细菌均会影响营养物质的吸收和利用。另外，随着年龄的增长，小肠动力减退、肠黏膜萎缩和面积减少以及消化道分泌激素减少，小肠的吸收功能减退，也会影响营养物质的吸收和利用。

（三）老年人的营养需求

一般情况下，60 岁以上的人基础代谢会下降，体力活动也相对减少，以轻体力劳动者计，在应激下推荐的能量摄入是 104.6kJ/（kg·d），严重应激时，如脓毒血症或严重的应激性溃疡，推荐摄入的能量是 167.36kJ/（kg·d）。一般 60~80 岁男性推荐摄入量为 7949.6kJ/d，女性在 60 岁为 7531.2kJ/d，70 岁以后均减低 7418.4kJ/d。

对老年人来说，蛋白质是非常重要的，需要量不应低于成年人，一般维持氮平衡及组织需要的蛋白质摄入推荐量是 1.0g/kg，在严重应激如严重外伤或感染等情况下，蛋白质的摄入可提高至 1.5g/kg。老年人对脂肪的摄入不宜过多，宜占全天总能量的 25%~30%。

一般而言，老年人如果摄入营养均衡的膳食时，则不再需要补充额外的复合维生素及矿物质。然而，仍有一些老年人面临营养缺乏的风险，例如居家或者居家护理的中老年人面临营养缺乏的可能。因此在有条件的情况下，补充多种微量营养素制剂对老年人是必要的。在合理膳食外，补充微量营养素制品目前已成为发达国家人们普遍采用的补充品之一。

随着年龄增长，老年人口渴觉减退，使其摄入水分不足，加之过度水分丢失，可导致脱水。在老年人群中，住护理院、老年痴呆、慢性消耗性疾病及多种药物联合服用的老年人最容易脱水，推荐的水摄入量是 30ml/kg。

（四）营养不良

老年人由于咀嚼功能差，消化、吸收功能减退及进食量少等原因，容易发生营养缺乏。研究证明，蛋白质热能营养不良（PEM）及微量元素缺乏在老年人群中相当多。

蛋白质热能营养不良是蛋白质和热能摄入不足的病理状态,是慢性疾病和无行为能力患者中最常见的营养不良形式。患者体重在1个月内减轻5%,在3个月内减轻7.5%,在6个月内减轻10%,或体重在理想体重的90%以下,以及血清清蛋白<25mg/L都将可能发展成为蛋白质热能营养不良状态。多项报道显示,不能独立进食的老年人更易产生热能、蛋白质及多种维生素矿物质营养不良的风险。进食及吞咽困难问题、贫穷、社会问题、痴呆和抑郁都是老年人蛋白质热能营养不良的危险因素。

二、营养的评估

合理的营养支持基于对患者正确的营养评估(nutritional assessment)。营养评估的全球标准应该包含多项数据的集中评估,包括饮食史、体格锻炼期间的临床观察、人体指数测量、生化指标的测定,以及药物-营养的相互作用。通过人体组成测定、人体测量、生化检查、临床检查及多项综合营养评定方法等手段,可判定人体的营养状况,确定营养不良的类型及程度,估计营养不良所致后果的危险性,并可监测营养支持的疗效。

(一)临床检查

临床上主要通过病史采集和体格检查来发现是否存在营养不良。

1. **病史采集** 病史采集包括膳食史、疾病史、精神史、用药史及生理功能评价等。

(1)膳食史:分析其饮食习惯、饮食质与量,记录一段时期内每日、每餐摄入食物和饮料的重量,进行食物频率问卷调查,分析其消化吸收功能,了解其正常饮食是否足够。

(2)疾病史:正确采集病史、细心观察有助于发现已存在的营养不良的各种临床表现,包括有无厌食、食物禁忌、食物过敏或不耐受、进食困难、食欲减退、吸收不良、消化障碍等,这在老年人营养状况评价中十分重要。

(3)精神史:抑郁症是体重下降的原因之一,可能与感情淡漠、食欲减退、滥用药物有关。认知障碍与营养不良密切相关,经典的例子就是维生素 B_{12} 缺乏导致的痴呆。

(4)用药史:药物的不良反应是体重下降的原因之一。

(5)生理功能评价:生活无法自理是营养不良的危险因素,老年人营养评价通常需要评价患者的日常生活能力和工具辅助的日常生活能力。

2. **体格检查** 通过细致的体格检查可以及时发现营养不良表现,并判定其程度,脂肪及肌肉萎缩、皮肤弹性下降、毛发疏松、凹陷性水肿、肝大以及腮腺肿大均是营养不良的特征性表现。对特定元素缺乏的征象也应有一定的认识。

(二)人体测量

人体测量是应用最广泛的方法,通过无创性检查了解机体的脂肪、肌肉储备情况,用于判断营养不良、监测治疗及提示预后。指标包括身高、体重、皮褶厚度、臂围等。值得注意的是,由于老年人机体组成发生改变,这些指标在老年人营养状况评价中存在一定局限性。

人体测量在老年人营养状况评价中的价值,动态测定要优于静态的测定。人体测量应与脏器功能的损害指标结合起来。

1. **体重** 体重是营养中最简单、最直接而又最可靠的指标。临床称量患者体重后可通过计算3个参数来评定营养状况:①理想体重百分率(%),表示患者实际体重偏离总体标准的程度；②通常体重百分率（％），表示平常体重的改变；③近期体重改变率（％），表示短期内体重损失的程度。计算公式如下。

理想体重百分率（％）＝实际体重/理想体重×100%

通常体重百分率（％）＝实际体重/通常体重×100%

近期体重改变率（％）＝（通常体重－实测体重）/通常体重×100%

其评价标准见表1－4－12和表1－4－13。

表1－4－12　依据体重对营养状态进行评定

参数	正常	轻度营养不良	中度营养不良	重度营养不良
理想体重百分率（％）	>90	80~90	60~80	<60
通常体重百分率（％）	>95	85~95	75~85	<75

表1－4－13　近期体重改变率对体重损失的评定（仅供参考）

时间	显著体重损失	严重体重损失
1周	1%~2%	>2%
1个月	5%	>5%
3个月	7.5%	>7.5%
6个月	10%	>10%

体重降低是住院或养老院老年人患病和死亡的明显预兆。患者体重与理想体重的百分比可作为评估体重的方法，但以患者自己的最佳体重作为标准的方法来评估慢性或近期体重降低比与理想体重作为标准的方法更为精确。由于我国目前尚无统一的标准体重值，故采用体重改变作为指标似更合理，并将体重变化的幅度与速度结合起来考虑。

2. **体质指数（body mass index，BMI）**　体质指数被公认为是反映蛋白质、营养不良以及肥胖症的可靠指标。其计算公式：$BMI = 体重（kg）/身高（m^2）$。WHO和我国的BMI评定标准见表1－4－14。

表1－4－14　BMI的评定标准

WHO 标准		中国标准	
等级	BMI 值	等级	BMI 值
肥胖Ⅲ级	>40	肥胖	≥28.0
肥胖Ⅱ级	30~40	超重	24.0~27.9
肥胖Ⅰ级（超重）	25~29.9	正常值	18.5≤BMI≤23.9
正常值	18.5≤BMI≤25	体重过低	≤18.4
蛋白质热能营养不良Ⅰ级	17.0~18.4		
蛋白质热能营养不良Ⅱ级	16.0~16.9		
蛋白质热能营养不良Ⅲ级	<16.0		

3. **皮褶厚度与臂围**　通过皮褶厚度和臂围的测定可以推算机体脂肪及肌肉总量，并间接反映热能的变化。

三头肌皮褶厚度（TSF）测定是临床上最常用的皮褶厚度测定方法。测量 TSF 时要求被测者立位，上臂自然下垂，取左或右上臂背侧肩胛骨肩峰至尺骨鹰嘴连线中点，测定者用两指将皮肤连同皮下脂肪捏起呈皱褶，捏起处两边的皮肤须对称，用压力为 $10g/mm^2$ 的皮褶厚度计测定。正常参考值：11.3 ~ 13.7mm（男），14.9 ~ 18.1mm（女）。实测值占正常值的 90% 以上为正常，占 80% ~ 90% 为轻度营养不良，占 60% ~ 80% 为中度营养不良，低于 60% 为重度营养不良。

4. **上臂肌围（AMC）**　正常参考值：22.8 ~ 27.8mm（男），20.9 ~ 25.5mm（女）。实测值占正常值的 90% 以上为正常，占 80% ~ 90% 为轻度营养不良，占 60% ~ 80% 为中度营养不良，低于 60% 为重度营养不良。

（三）生化及实验室检查

生化及实验室检查可以测定蛋白质、脂肪、维生素及微量元素的营养状况和免疫功能。营养缺乏症在出现症状前，往往有生理和生化改变，正确选择相应的生化判定方法，可以尽早发现人体营养储备低下的状况。检查内容包括：①营养成分的血液浓度测定；②营养代谢产物的血液及尿液浓度测定；③与营养吸收和代谢有关的各种酶的活性测定；④头发、指甲中营养素含量测定。

1. **血浆蛋白**　血浆蛋白水平可以反映机体蛋白质营养状况，是目前临床上最常用的营养评价指标之一。具体指标有白蛋白、前白蛋白、转铁蛋白和视黄醇结合蛋白等。白蛋白能有效反映疾病的严重程度和预测手术的风险，是营养状况的一个重要参考指标。白蛋白的半衰期是 18 天，代谢及营养支持对其浓度的影响需要较长时间才能表现出来。前白蛋白、转铁蛋白和视黄醇结合蛋白是一组半衰期较短的血浆蛋白，是反映营养状况更敏感、更有效的指标。

2. **氮平衡**　氮平衡是评价机体蛋白质营养状况最可靠和常用的指标。若氮的摄入量大于排出量，为正氮平衡；若氮的摄入量小于排出量，为负氮平衡；若氮的摄入量与排出量相等，则维持氮的平衡状态。其公式为：

$B = I - (U + F + S)$

B：氮平衡；I：摄入氮；U：尿氮；F：粪氮；S：皮肤等氮损失

3. **肌酐身高指数**　肌酐身高指数是衡量机体蛋白质水平的灵敏指标，反映瘦组织群代谢和蛋白质储备的有效指标。测定方法：连续保留 3 天 24 小时尿液，取肌酐平均值与相同年龄和身高的肌酐标准值比较，所得的百分比为肌酐身高指数。评定标准：> 90%，正常；80% ~ 90%，瘦组织群轻度消耗；60% ~ 80%，瘦组织群中度消耗；< 60%，瘦组织群重度消耗。

4. **免疫功能评定**　评定包括总淋巴细胞计数（TLC）和皮肤迟发超敏反应（SDH）。

（1）总淋巴细胞计数（TLC）是评价细胞免疫功能的简易方法，测定简便、快速，适用于各年龄段。判定标准：正常值为 $(2.5 ~ 3.0) \times 10^9/L$；轻度营养不良为 $(1.5 ~ 1.8) \times 10^9/L$；中度营养不良为 $(0.9 ~ 1.5) \times 10^9/L$；重度营养不良为 $< 0.9 \times 10^9/L$。

（2）皮肤迟发超敏反应（SDH）是评价免疫功能的重要指标。在前臂表面不同部位皮内注射 0.1ml 抗原，24～48 小时后测量接种处硬结的直径，若 > 5mm 为正常。营养不良时反应减弱，应注意的是药物和疾病可影响监测的结果。

（四）人体组成

测定机体组成可以准确地反映老年人机体各组成部分的含量，从而能较客观地提示其营养状况，因而是临床上老年人营养评价较好的测定指标。一般采用"五水平模式"：原子水平、分子水平、细胞水平、组织－系统水平、整体水平，也是近年来常用的营养评价方法，常用的有生物电阻抗分析法、双能 X 线吸收法、放射性核素稀释法和中子活化法。

（五）综合性营养评价指标

由于目前尚无评定老年人营养状况的检测指标和评定标准，各种评价方法均有一定的局限性，采用不同的评价方法，其营养不良的检出率和营养不良程度往往存在差异，因此，现在临床上大多提倡实施营养评价时应采用综合性营养评价指标，以提高敏感性和特异性。常见的综合营养评价指标包括：预后营养指数（PNI）、营养危险指数（NRI）、营养评定指数（NAI）、住院患者预后指数（HPI）、主观全面评定（SGA）和微型营养评定（MNA）等。

1. 微型营养评定（MNA）　MNA 是 20 世纪 90 年代初，由 Vellas、Garry、Guigoz 等创立的一种人体营养状况评定方法。微型营养评定被认为是一种较理想的评价老年人营养状况的简单快速的方法，在老年人中获得了良好的效果。MNA 与传统的人体营养评价方法及人体组成测定有很好的线性相关性。其评定内容包括人体测量、整体评定、膳食问卷和主观评定等。根据上述各项评分标准计分并相加，可进行营养不良和营养风险的评估（表 1 - 4 - 15）。MNA 快速、简单、易操作，一般需要 10 分钟即可完成。研究证明，该工具既可用于有营养不良风险的患者，也可用于已发生营养不良的住院患者，此外还可用于预测健康结局、社会功能、病死率、就诊次数和住院费用等。

表 1 - 4 - 15　微型营养评定（MNA）量表

初步评估	1. 过去 3 个月之中，是否因食欲不佳、消化问题、咀嚼或吞食困难导致进食量越来越少？□严重食欲不佳 = 0 分　□中度食欲不佳 = 1 分　□食欲无变化 = 2 分 2. 近 3 个月体重变化如何？□体重减轻 > 3kg = 0 分　□不知道 = 1 分　□体重减轻 1～3kg = 2 分　□体重无变化 = 3 分 3. 行动状况如何？□卧床或轮椅 = 0 分　□可以下床活动或离开轮椅但无法自由走动 = 1 分　□可以自由走动 = 2 分 4. 过去 3 个月内是否曾有精神压力或急性疾病发作？□是 = 0 分　□否 = 2 分 5. 有无神经精神问题？□严重痴呆或抑郁 = 0 分　□轻度痴呆 = 1 分　□无精神问题 = 2 分 6. 体重_____ kg，身高_____ cm；BMI = ?　□BMI < 19 = 0 分　□BMI < 21 = 1 分　□BMI < 23 = 2 分　□BMI≥23 = 3 分
筛查分数（各分项总分：14 分）：≥12 分，正常 - 无危险，不需要完成评估；≤11 分，可能有营养不良，继续进行评估	

后续评估	7. 可以独立生活，且非住在养护机构或医院。□否 = 0 分　□是 = 1 分 8. 每天需服用 3 种以上的处方药物者。□是 = 0 分　□否 = 1 分 9. 有无压疮或皮肤溃疡？□是 = 0 分　□否 = 1 分 10. 一天中可以吃几餐完整的餐食？□1 餐 = 0 分　□2 餐 = 1 分　□3 餐 = 2 分 11. 蛋白质摄取量： （1）每天至少摄取 1 份乳制品（牛奶、乳酪、酸奶）。□是，0 或 1 个 = 0 分 □是，2 个 = 0.5 分　□是，3 个 = 1 分　□否 = 0 分 （2）每周摄取 2 份以上的豆类或蛋类。□是，0 或 1 个 = 0 分　□是，2 个 = 0.5 分 　　□是，3 个 = 1 分　□否 = 0 分 （3）每天均吃些肉、鱼、鸡、鸭类。□是，0 或 1 个 = 0 分　□是，2 个 = 0.5 分 □是，3 个 = 1 分　□否 = 0 分 12. 每天至少摄取 2 份或以上的蔬菜或水果？□否 = 0 分　□是 = 1 分 13. 每天摄取多少液体（包括开水、果汁、咖啡、茶、牛奶）（一杯 = 240ml）？□少于 3 杯 = 0 分　□3 ~ 5 杯 = 0.5 分　□大于 5 杯 = 1 分 14. 进食的形式？□无人协助则无法进食 = 0 分　□可以自己进食但较吃力 = 1 分 □可以自己进食 = 2 分 15. 他们觉得自己营养方面有没有问题？□觉得自己营养非常不好 = 0 分　□不太清楚或营养不太好 = 1 分　□觉得自己没有营养问题 = 2 分 16. 与其他同年龄的人比较，他们认为自己的健康状况如何？□不如同年龄的人 = 0 分　□不知道 = 0.5 分　□和同年龄的人差不多 = 1 分　□比同年龄的人好 = 2 分 17. 臂中围多少 cm？□ <21 = 0 分　□21 ~ 21.9 = 0.5 分　□ ≥22 = 1 分 18. 小腿围多少 cm？□ <31 = 0 分　□ ≥31 = 1 分

总分（最高 30 分）：
结果评定：总分 ≥24 分，表示营养状况良好；17 ~ 24 分，表示存在营养不良的危险；<17 分，表示有确定的营养不良

2. 主观全面评定（SGA）　　SGA 是 Detslcy 在 1987 年首先提出的，是一种主观的评估方法。最初用于评估住院患者术后营养状况，后来也用于老年人营养状况的评估，一般由专业医护人员及营养师执行。评估项目内容包括：病史调查（体重变化、饮食变化、消化道症状及活动能力）和体格检查（皮下脂肪厚度、肌肉萎缩、踝部水肿及腹水等）两部分。该方法无具体的评分标准，只是综合评估内容的指标，将营养状况分为营养良好、轻中度营养不良和严重营养不良。评估方法在很大程度上依赖评估者对有关指标的主观判断，所以对评估者的要求较高。

3. 营养风险筛查（NRS2002）　　NRS2002 是 ESPEN 提出并推荐使用的营养筛查工具，包括四个方面的评估内容，即人体测量、近期体重变化、膳食摄入情况和疾病的严重程度。NRS2002 评分由三个部分构成：营养状况评分、疾病严重程度评分和年龄调整评分，三部分评分之和为总评分（若 70 岁以上加 1 分）。总评分为 0 ~ 7 分，若 NRS2002 的评分 ≥3 分，可确定患者存在营养不良风险。NRS2002 突出的优点在于能预测营养不良的风险，并能前瞻性地动态判断患者营养状态变化，便于及时反馈患者的营养状况，并为调整营养支持方案提供证据（表 1 - 4 - 16）。

表 1 - 4 - 16　住院患者营养风险筛查 NRS2002 评估表

一、患者资料	
姓名	住院号
性别	病区
年龄	床号
身高（m）	体重（kg）
体重指数（BMI）	蛋白质（g/L）
临床诊断	

二、疾病状态		
疾病状态	分数	若"是"请画钩
骨盆骨折或者慢性病患者合并有以下疾病：肝硬化、慢性阻塞性肺疾病、肾衰竭长期血液透析、糖尿病、肿瘤	1	
腹部重大手术、卒中、重症肺炎、血液系统肿瘤	2	
颅脑损伤、骨髓抑制、加护病患（APACHE > 10 分）	3	
合计		

三、营养状态		
营养状况指标（单选）	分数	若"是"请画钩
正常营养状态	0	
3 个月内体重减轻 > 5% 或最近 1 周进食量（与需要量相比）减少 20% ~ 50%	1	
2 个月内体重减轻 > 5% 或 BMI 18.5 ~ 20.5 或最近 1 周进食量（与需要量相比）减少 50% ~ 75%	2	
1 个月内体重减轻 > 5%（或 3 个月内减轻 > 15%）或 BMI < 18.5（或血清白蛋白 < 35g/L）或最近 1 周进食量（与需要量相比）减少 70% ~ 100%	3	
合计		

四、年龄
年龄 ≥ 70 岁加 1 分

五、营养风险筛查评估结果
营养风险筛查总分

处理：

总分 ≥ 3.0：患者有营养不良的风险，需营养支持治疗

总分 < 3.0：若患者将接受重大手术，则每周重新评估其营养状况

（1）NRS2002 对于营养状况降低的评分及其定义：3 项问题任一个符合就按其分值；几项都有，按照高分值为准。

0 分：正常营养状态。

轻度（1 分）：3 个月内体重丢失 5% 或食物摄入为正常需要量的 50%～75%。

中度（2 分）：2 个月内体重丢失 5% 或前 1 周食物摄入为正常需要量的 25%～50%。

重度（3 分）：1 个月内体重丢失 5%（3 个月内体重下降 15%）或 BMI < 18.5，或者前 1 周食物摄入为正常需要量的 0～25%。

（2）NRS2002 对于疾病严重程度的评分及其定义具体如下。

1 分：慢性疾病患者因出现并发症而住院治疗。患者虚弱但不需要卧床。蛋白质需要量略有增加，但可以通过口服补充剂来补充。

2 分：患者需要卧床，如腹部大手术后，蛋白质需要量相应增加，但大多数患者仍可以通过肠外或肠内营养支持得到恢复。

3 分：患者在加强病房中靠机械通气支持，蛋白质需要量增加而且不能被肠外或肠内营养支持所弥补，但是通过肠外或肠内营养支持可使蛋白质分解和氮丢失明显减少。

（3）评分结果与营养风险的关系如下。

总评分 ≥3 分（或胸腔积液、腹腔积液、水肿且血清蛋白 < 35g/L 者）：表明患者有营养不良或有营养风险，应该使用营养支持。

总评分 < 3 分：每周复查营养评定。以后复查的结果如果 ≥3 分，进入营养支持程序。

如患者计划进行腹部大手术，就在首次评定时按照新的分值（2 分）评分，并最终按新总评分决定是否需要营养支持（≥3 分）。

三、老年人的合理膳食

（1）膳食平衡：食物多样化，包括食物类别和品种的多样化，不偏食、不挑食，并且要注意主副食搭配、荤素搭配、粗细搭配、颜色搭配等，保持营养的平衡。

（2）摄入适宜的热量，限制高脂肪类食物，保证充足的优质蛋白质、维生素、微量元素等的摄入。

（3）饮食易消化和吸收：由于老年人消化功能的减退，如咀嚼能力的减弱，因此食物的加工应该遵循软、细、松的原则，应多采用煮、炖、熬、蒸等烹调方法，少用煎、炸。

（4）饮食宜清淡少盐：老年人应吃不油腻、少盐、不刺激的饮食，在菜肴中油、盐等各种调味品的量要适中。

（5）养成良好的饮食习惯：根据老年人的生理特点，以少量多餐的习惯为好，注意食量分配合理，本着"早上吃好，中午吃饱，晚上吃少"的原则，避免过饥过饱，饮食的内容也别改变太快，防止因不耐受引起不必要的意外。

（6）注意饮食卫生：病从口入，因此应注意饮食卫生，注意餐具卫生，尽量少吃垃圾食品，以防疾病的发生。

（葛　伟）

第五章　老年合理用药

第一节　老年药代动力学

老年药物代谢动力学（pharmacokinetics in the elderly）简称老年药代动力学，是研究老年机体对药物处置的科学，即研究药物在老年人体内吸收、分布、代谢、排泄的过程以及药物浓度随时间变化规律的科学。约有25%的老年患者同时使用4~6种药物，个别老年患者甚至同时使用多至10种以上药物，因此，发生药物不良反应的概率也随之增高。在给老年人用药时，应了解老年人的生理功能及药物代谢动力学改变对药物作用的影响，因人施药，制订合理的用药方案，以达到最佳的疗效和最小的不良反应。

一、吸收

药物吸收（absorption）是指药物从给药部位进入血液循环的过程。影响药物吸收的主要因素有药物制剂因素、胃肠道黏膜及其周围组织状态以及肠腔内各种物质的理化性质。这些因素相互作用，从而影响药物吸收。

老年人日常大多数药物都通过口服给药，经胃肠道吸收后进入血循环到达靶器官而发挥效应。在衰老过程中，胃肠道出现老化，往往多种影响药物吸收的生理因素同时出现。对于老年人而言，其具体药物吸收特点如下。

（一）胃酸分泌减少

胃黏膜萎缩及胃壁细胞功能下降，胃酸分泌减少（70岁左右的老年人，平均胃酸分泌可减少20%~30%），胃液pH值也随年龄增加发生相应改变。由于消化道上皮细胞是类脂质，因此分子型药物比离子型药物易于吸收。胃肠道中不同的pH值决定弱酸性或弱碱性物质的解离状态，胃酸缺乏可影响药物离子化程度，弱酸性药物如苯巴妥因pH值升高而离子化程度增大，排泄加快，导致血药浓度降低而影响其效应。由于老年人胃内pH值升高，在酸性条件下不稳定的药物，此时则作用增强。

（二）胃肠活动度减低，胃排空速度减慢

胃肠肌肉纤维减少，胃肠蠕动减慢，导致胃排空速度减慢。小肠是大多数药物最好的吸收部位，由于老年人胃排空速度减慢，致使药物到达小肠的时间延长，使药物吸收的有效血药浓度达峰值时间推迟。胃排空速率的改变使吲哚美辛、布洛芬、红霉素、甲硝唑等引发胃溃疡的可能性增加。维生素B_2等主要在近段小肠吸收的药物，由于胃排空减慢而吸收增加。

（三）胃肠道血流和体液减少

老年人药物吸收速率明显低于年轻人。胃肠道血流量一般也随年龄增长而减

少，老年人可较正常人减少40%～50%。因此，老年人胃肠道的药物吸收速率明显低于年轻人。老年人肠腔内的液体减少，使药物的溶解度下降，生物利用度降低。同时由于胃液量和肠液量明显减少，难溶性药物如氨苄西林、甲苯磺丁脲等吸收减慢。

（四）肝脏血流减少

老年人心输出量减少，肝脏血流也随之减少。口服给药时，药物通过胃肠黏膜进入门静脉后，通过肝脏进入血液循环才算完成吸收过程。有些药物大部分在肝脏被代谢，只有少部分药物进入血液循环，这个过程称为首关消除。老年人首关效应比年轻人弱，易致血药浓度升高，生物利用度增大。

（五）其他给药途径的吸收

其他各种给药途径如肌内注射、直肠给药、舌下给药、局部给药也都具有年龄相关性差异。老年人由于心输出量减少，局部血液循环较差，如利多卡因的吸收速率受注射部位血流量影响而明显下降。

二、分布

药物吸收进入血液后，由循环系统向各器官组织或体液转运的过程称为药物分布（distribution）。由于各种药物存在理化性质的差异和个体生理因素的差异，药物分布往往不均。理想的药物制剂和给药方法应使药物能选择性地进入欲发挥作用的靶器官，在必要的时间内维持一定的血药浓度，充分发挥作用后，迅速排出体外，保证有高度的有效性，并尽量减少向其他不必要的组织和器官分布，从而使疗效最大化，毒性反应最小化，保证安全性。影响药物分布的主要因素有机体的组成成分、药物与血浆蛋白的结合能力及药物与组织的结合能力等。药物的分布不仅与药物的贮存、蓄积及清除有关，而且也影响着药物的效应。

（一）机体组成成分

老年人细胞功能减退，体液总量也随增龄而减少，且细胞内液比细胞外液减少更明显；同样人体的脂肪组织随增龄而增加，非脂肪组织却随增龄而减少。老年人上述机体组成成分的改变，影响药物在体内分布，其影响主要取决于药物在脂肪和水中的溶解度。因此，老年人体内药物分布的特点是：水溶性药物分布容积减少，脂溶性药物分布容积增加。如水溶性药物水杨酸盐由于中央室的分布容积减少、浓度增加而容易产生毒性，脂溶性药物如巴比妥类、毛花苷C及利多卡因等在老年人体内分布容积增大而更易在体内蓄积而出现中毒反应。

（二）与血浆蛋白的结合

血浆蛋白结合率的改变影响药物分布。药物进入血循环后均不同程度地与血浆蛋白可逆性结合，而结合与游离之间保持着动态平衡，因此，血浆白蛋白与药物的结合率直接影响药物的分布容积。老年人由于血浆白蛋白随增龄而降低，如抗凝药华法林与血浆白蛋白结合减少，游离药物浓度增高而抗凝作用增强，毒性增大，因此老年人用华法林宜相应减少剂量。

三、代谢

代谢（metabolism）指药物在体内发生变化的过程。肝脏是药物代谢的主要器官。随着年龄的增长，肝脏也产生多方面的变化。从肝重量减轻、肝血流量减少到肝微粒体酶活性下降，均使药物代谢和清除减慢，半衰期延长，药物的作用和不良反应增加。在临床上值得注意的是，老年人肝脏药物代谢能力的降低，不能采用一般的肝功能检查来预测，肝功能正常不一定说明肝脏代谢药物能力正常。一般来讲，测定药物浓度值可以反映药物作用的强度，血浆药物半衰期可以作为预测药物作用和剂量的指征。但须注意的是药物半衰期并不一定完全反映药物代谢、清除过程和作用时间。如米诺地尔为长效降压药，其血浆半衰期为 4.2 小时，但实际降压效果可持续 3~4 天，这是因药物与血管平滑肌结合，使其作用时间远远超过预测半衰期导致的。

四、排泄

排泄（excretion）是指药物在体内以原形或其代谢产物的形式通过排泄器官或分泌器官排出体外的过程。多数药物及其代谢产物都经肾脏排泄。肾脏功能直接影响药物的排泄，并且肾脏是增龄性改变最显著的器官。一般说来，老年人药物的排泄能力比年轻人下降约 46%。老年人肾实质重量减少，在 40~80 岁减少 10%~20%，40 岁以后肾小球的表面积和近端肾小管长度与容积也减少，肾血流量也随增龄而下降，65 岁以后老年人的肾血流量仅为年轻人的 40%~50%。上述的老年人肾功能改变，直接影响药物的排泄，是使药物的半衰期延长、药浓度增高、药物的不良反应增强的重要因素。如 20~34 岁时，头孢唑啉半衰期为 1.67 小时，肾清除率为 1.11ml/（min·kg），70~88 岁时半衰期为 2.1 小时，肾清除率为 0.57ml/（min·kg）。

调整时还应注意药物的治疗指数（治疗浓度与中毒浓度之比）和经肾脏排泄量。总之，老年人肾功能减退，药物半衰期延长，用药剂量应向下调整，给药时间应适当延长。当老年人失水、低血压、心衰或其他病变时，会进一步损害肾脏，用药应更小心，最好能监测血药浓度。

第二节 老年药效动力学

药物效应动力学简称药效学，是研究药物对机体的作用及作用机制的科学。老年药效学（pharmacodynamics in the elderly）改变是指机体效应器官对药物的反应随年龄而改变。老年人由于患有多种疾病、合用多种药物、体内重要器官和各系统功能增龄性降低、受体数目及亲和力等发生改变，使药物反应性调节能力和敏感性改变。老年药效学改变的特点是：对大多数药物的敏感性增高、作用增强，仅对少数药物的敏感性降低，药物耐受性下降，药物不良反应发生率增加，用药依从性较差而影响药效，以及个体差异增加。

一、药物敏感性改变

（一）对多数药物敏感性增加

1. 对中枢抑制药敏感性增加 因老年人高级神经系统功能减退，脑细胞数、脑血流量和脑代谢均降低，故对中枢抑制药很敏感。例如：对有镇静作用或镇静不良反应的药物，均可引起中枢的过度抑制；对吗啡的镇痛作用、吸入麻醉剂氟烷和硬膜外麻醉药利多卡因以及苯二氮䓬类（安定、利眠宁、硝基安定等）敏感性增加，故而用药剂量应相应减少；巴比妥类用于老年人可引起精神症状，此现象不仅见于长期用药者，而且也见于首次用药的老年人。

2. 心血管药物 老年人往往存在冠心病、心肌老化、心脏储备功能减低，对负性肌力药物（维拉帕米）的敏感性增加。由于心脏传导系统退化、变性，对负性传导药物（如地高辛）的敏感性增加。

3. 抗凝药物 老年人对华法林的敏感性增加，老年女性使用肝素后的出血发生率增加。因此老年人使用抗凝药时应谨慎。

4. 影响内环境的药物 老年人内环境稳定性减低，较为脆弱，易发生不良反应。降压药引起直立性低血压，降糖药引起低血糖，抗胆碱能药引起便秘和尿潴留，利尿剂引起电解质紊乱、低血容量和血尿酸升高等。

（二）对少数药物敏感性降低

老年人对 β 肾上腺素能受体激动剂及阻断剂的反应均减弱。由于老年人心脏 β 受体数目减少和亲和力下降，对 β 肾上腺素能受体激动剂异丙肾上腺素的敏感性降低，使用同等剂量的异丙肾上腺素其加速心率的反应比青年人弱；β 受体阻断剂普萘洛尔的减慢心率作用（阻断运动性心率增加的作用）也减弱，可能与老年人迷走神经对心脏控制减弱有关；老年人对阿托品增加心率的反应亦减弱。尽管老年人对有些药物敏感性下降，但也不能盲目给药，因为增量可能只会增加毒副作用，而不能增加疗效。

二、耐受性降低

老年人对药物的耐受性降低，尤其是女性。

1. 多药合用耐受性明显下降 老年人单一或少数药物合用的耐受性较多药合用为好，如利尿药、镇静药、安定药各一种并分别服用，可能耐受性良好，能各自发挥预期疗效；但若同时合用，则老年患者不能耐受，易出现体位性低血压。所以，合并用药时，要注意调整剂量，尽量减少用药品种。

2. 对胰岛素的耐受性降低 由于老人大脑耐受低血糖的能力较差，故易发生低血糖昏迷。

3. 对易引起缺氧的药物耐受性差 因为老年人呼吸、循环功能降低，应尽量避免使用这类药物。

4. 对损害肝脏的药物耐受性差 因老年人肝功能下降，故对利血平及异烟肼等损害肝脏的药物耐受力下降。

5. 对排泄慢或易引起电解质失调的药物耐受性下降 老年人由于肾调节功能和酸

碱代偿能力较差，输液时应随时注意调整。因对于排泄慢或易引起电解质失调的药物耐受性下降，故使用剂量宜小，间隔时间宜长，如有条件应经常检查排出量。通常 50 岁以上的老年人，每增加 1 岁，可减少成人用量的 1%。

三、个体差异大

老年人对药物反应和用药剂量的个体差异很大。同一个患者在不同年龄时，用药剂量可以相差数倍，这可能与老年人体质状况、慢性疾病情况和各器官功能衰退程度存在着很大的个体差异有关。因此，老年人用药时，医生切不可凭以往经验给药。对老年人用药一定要从小剂量开始，逐渐加量，用药后要细致地观察病情变化和对药物的反应情况，不断调整剂量，才能找到最合适老年人个体情况的最佳用药剂量和方案，做到老年人个体化用药。相对于成年人，适当放宽治疗目标。比如高血压，老年人的治疗目标为 150/90mmHg，主要关注收缩压，不要过分关注舒张压，不可降压过快过猛，尽量避免血压降低导致的灌注不足问题。

四、依从性差

用药依从性是指患者遵照医嘱服药的程度。遵照医嘱服药是治疗获得成功的关键。据调查资料表明，老年人用药依从性降低。有人家访 273 例老年患者，其中 15% 承认完全没有按医嘱服药；调查 60 例出院的老年患者，出院 6 周后 48% 服药量比医嘱规定的少一半，而 26% 服药量为规定药量的 1 倍。据报道，约有 60% 的老年患者不遵医嘱服药，其情况包括：与医生合作、饮食控制、服药间隔、停药和加服其他药物等。老年人用药依从性降低是一个值得注意的问题。依从性差的原因可能与老年人记忆力减退、反应迟钝、对药物不了解或一知半解、忽视按规定服药的重要性、漏服、忘服或错服、多服药物有关，从而影响药物疗效或引起不良反应。因此，对老年患者用药宜少，尽量避免合并用药，疗程要简化，给药方法要详细嘱咐等。积极进行科教宣传，改善老年医疗用品（例如推广老年人专用"星期药盒"等）对提高老年人依从性会有帮助。

第三节 老年时间药理学

一、概念

时间药理学（chronopharmacology）又称时辰药理学，是自 20 世纪 50 年代开始研究，近年来得到迅速发展的一门边缘学科，属于药理学的范畴，也是时间生物学（chronobiology）的一个分支。它主要包括两方面：①充分发挥药物的治疗作用而最大限度地减少不良反应；②探讨常用药物和新药影响生物节律的药动学作用。经研究证实，很多药物的作用与人们的生物节律有着极其密切的关系。同一种药物同等剂量因给药时间不同，作用也不一样。运用时间药理学知识制订合理的给药方案，对提高药物疗效、降低不良反应和药物用量具有很重要的临床价值。

时间药动学（chronopharcokinetics）和时间药效学（chronopharmacodynamics）是时

间药理学研究的两大内容与对象。前者着重阐明药物的生物利用度、血药浓度、代谢与排泄等过程中的昼夜节律性变化。根据已阐明昼夜节律，考虑更合理的用药方法，提高疗效，减少不良反应。后者主要阐明有机体对药物的效应，包括作用与副作用及其所呈现的周期性的节律变化，具体表现为时间效应性或时间能（chronergy）的差别，而时间效应性与时间药动学和时间感受性有一定关系。

时间药理学与临床实践相结合产生时间治疗学（chronotherapy）。在激素治疗、免疫和化疗等领域已有许多研究报道，并取得了一定的效果。与常规给药方法不同，时间性治疗是根据机体生理、生化和病理功能表现的节律性变化，以及药物在体内的代谢动力学特征、靶器官的敏感性节律等，制订出合理的给药剂量和给药时间，以获得最佳疗效和最小毒副作用。

时间药理学的客观性虽已得到证明，研究的进展也相当迅速，并积累了大量的资料，但对其一般规律特别是机制的阐明，尚有待深入。

二、老年人生物节律变化

人体生物的老化主要表现为生物节律的改变。有关学者经过研究发现，老年人的生物节律与年轻人相比有四个方面的改变：①部分节律振幅发生变化、减弱、增强或消失；②部分节律发生相移；③部分节律周期缩短；④生物节律的可驱动性减弱。

生物钟的老化所引起的生物节律性改变，必然会导致原有的生物节律发生紊乱，从而使机体的功能降低，加速人体的衰老过程，同时容易招致各种疾病的发生，造成一些老年性疾病的发病率增高。因此在老年人药物治疗时，还应考虑老年生物节律性变化，结合时间药动学和时间药效学，制订合理的给药时间，发挥最大药效，尽可能地减少药物不良反应。

第四节 老年药物不良反应

一、概述

按照 WHO 国际药物监测合作中心的规定，药物不良反应（adverse drug reaction，ADR）是指正常剂量的药物用于预防、诊断、治疗疾病或调节生理功能时出现的有害的、与用药目的无关的反应。该定义排除有意的或意外的过量用药及用药不当引起的反应。ADR 已成为全球一大公害。老年人 ADR 比中青年人高 3 倍以上，ADR 致死的病例中，老年人占一半。

二、老年人不良反应的病因特点

老年人在 ADR 的发生上具有一定病因特点，因此老年人成为 ADR 的主要受害者。这些病因特点包括以下几个方面。

（1）多药合用是老年人 ADR 最重要的危险因素。

（2）老年人药动学的改变使 ADR 发生率升高。

（3）老年人药效学改变使 ADR 更容易发生。

（4）老年人多病共存，药物可以导致疾病恶化或功能异常。

（5）老年人多药合用，增加了药物间的相互作用，以及发生 ADR 的潜在危险性。

（6）忽略个体差异，或对药物作用观察不仔细。

目前，老年人用药十分普遍，如何做到合理用药是一个亟待解决的临床问题。

三、老年人不良反应的临床特点

（1）发生率高：老年人 ADR 发生率高，与增龄、肝肾功能异常、ADR 史、多病共存、多药合用、用药依从性差、住院时间长有关。年龄愈大，ADR 发生率越高；老年女性（29.96%）大于老年男性（18.91%）；用药愈多，ADR 发生率越高。

（2）老年人 ADR 程度重：有 10%~20% 的老年人入院是因为 ADR 所致，而中青年人仅为 3%。

（3）表现特殊：老年人 ADR 潜伏期长，临床表现以代谢营养障碍（低血糖、低钾血症）、心血管系统损害、全身性损害、二重感染、老年病五联症（精神症状、跌倒、大小便失禁、不想活动和生活能力丧失）多见，ADR 反复发生率高。

（4）ADR 重度多见，死亡率高。

（5）老年人 ADR 多数需要停药并对症治疗，预后良好，可防范性高。

四、不良反应诊断

老年人 ADR 常见且易于处理，但却经常被忽视而造成严重后果。若老年人用药过程中出现新症状，应考虑 ADR 的可能。下述方法可以帮助临床识别 ADR：①具有 ADR 的危险因素；②用药后出现相应的不良反应；③减量停药后症状消失。由于衰老与 ADR 之间关系复杂，确诊后应进一步分析 ADR 是药动学改变，还是药效学改变，以及药物之间、药物与疾病之间的相互作用，这对 ADR 的防治很有帮助。

第五节　老年用药原则

一、受益原则

临床执行受益原则包括：用药前必须了解老年患者的病史及其用药情况，要有明确的用药指征，要求用药的受益/风险比值 >1，若有适应证而用药的受益/风险比值 <1 时，不应给予药物治疗。

住院老年人 ADR 发生率为 27.3%，比中青年高 3 倍以上，但增龄本身并不是一个独立的危险因素，主要与老年人的病情较重和多药合用有关。老年人 ADR 的表现形式除皮疹、消化道反应外，更多地表现为老年病五联症——精神症状、跌倒、大小便失禁、不想活动和生活能力丧失。有资料表明，在分析老年人院原因中，15%~30% 是 ADR 所致。因此，老年人用药必须权衡利弊，遵循受益原则，以确保用药对患者有益。

例如：老年人心律失常的用药，如无器质性心脏病又无血流动力学障碍时，则发生心源性猝死的可能性很小，长期使用抗心律失常药物可能发生药源性心律失常。又如：无危险因素的非心瓣膜性心房颤动患者，使用抗凝治疗并发出血的危险率为每年

1.3%，而不使用抗凝治疗每年发生脑卒中的危险率为 0.6%，受益/风险比值＜1，可不用抗凝治疗。

20 世纪 80 年代以来，新开发的抗心律失常药物为数不多，而围绕如何合理安全使用这类药物的问题出现了一些重要的新概念。综合临床应用抗心律失常药物的实践，人们提出并强调了抗心律失常药物的致（促）心律失常作用（proarrhythmia）。心律失常抑制试验（cardiac arrhythmia suppression trial，CAST）在临床上引起了巨大震动，其结果表明，用Ⅰ类抗心律失常药物治疗心肌梗死后患者的室性早搏和非持续室速，非但不能改善患者的预后，反而显著增加了患者的猝死和病死率。

二、五种药物原则

老年人因多病共存，常须用多种药物治疗，这不仅加重经济负担，而且增加了药物之间的相互作用，导致 ADR 发生。有资料表明，若同时使用 2 种药物的潜在药物相互作用的发生率为 6%，5 种药物的发生率为 50%，8 种药物相互作用的发生率增至 100%。虽然并非所有药物相互作用都导致 ADR，但这种潜在危险性是很大的。同样有资料表明，ADR 的发生率与用药种类有一定相关性。同时使用≤5 种药物 ADR 发生率为 4%，6～10 种药物为 10%，11～15 种药物为 25%，16～20 种药物为 54%。因此，控制用药数量就能减少 ADR 的发生率。从而提出 5 种药物应用原则，即同时用药不能＞5 种，目的是避免过多的药物合用导致 ADR 发生。

执行 5 种药物原则的方法：①在治疗的过程中要抓主要矛盾，具体分析老年人现阶段的病情变化，解决主要疾病，病情危重时可适当放宽用药种类；②尽可能选择"一箭双雕"的药物，如应用 β 受体阻滞剂或钙离子拮抗剂治疗高血压和心绞痛；③应重视非药物治疗的基础治疗，如改变生活方式、加强自我保健等，非药物治疗仍然是许多疾病有效的基础治疗。例如，早期糖尿病以饮食疗法为主，轻型高血压通过低盐、运动、减肥等治疗，即使中晚期患者也要在非药物治疗的基础上，才能发挥药物的预期疗效。

三、小剂量原则

由于老年人特殊的药代动力学特点，老年人使用药物后可出现较高的血药浓度。因此，主张大多数药物在开始使用时，只给中青年人剂量的一半，称半量原则（the rule of halves）。有些药物老年人要更小剂量（成人的 1/5～1/4）或稍大剂量（3/4），因而引申为小剂量原则。

老年人衰老、病理损害程度不同及平时用药多少不一，使得个体差异特别突出，尤其是高龄老年人。因此如何确定老年人用药剂量，需要遵守剂量个体化原则，根据老年人的年龄、体重、肝肾功能、健康状况、临床情况、治疗反应等进行综合考虑。不同药物的小剂量侧重点也不同。当病情需要时，首先可用中青年人剂量的下限，有效后改为半量维持。小剂量主要体现于开始用药阶段，即开始用药就从小剂量（成年人剂量的 1/5～1/4）开始，缓慢增量，以获得最大疗效和最小副作用为准则，去观察每一位老年人的最佳剂量。如老年充血性心衰患者使用血管紧张素转换酶抑制剂，在没有禁忌的情况下，开始用卡托普利 3.125～6.25mg，2～3/d，或培哚普利 1mg，1/d，若能耐受，每隔 3~7 天倍增一次，直至达到目标剂量或最大耐受剂量后终生使用。

四、择时原则

择时原则是根据时间生物学和时间药理学的原理，选择最合适的用药时间进行治疗，以达到提高疗效和减少毒副作用的目的。许多疾病的发作、加重与缓解都具有昼夜节律的变化，夜间易发生变异性心绞痛、脑血栓和哮喘，流感的咳嗽也在夜间加重。类风湿关节炎常在清晨出现关节僵硬，人的死亡时间高峰在 4：00—7：00。老年人急性心梗并发室性心动过速的高峰在 12：30 左右，而中青年人则发生于 16：00 左右。由此可见，在疾病发作前用药，更有利于控制疾病的发展。药代动力学亦有昼夜节律的变化：白天肠道功能相对亢进，白天用药比夜间用药吸收快，血药浓度高。药物的蛋白结合率在 4：00 最高，而在 16：00 最低。进行择时治疗，主要根据疾病的昼夜规律、药代动力学和药效学的昼夜节律来确定最佳的用药时间。

五、暂停用药原则

在老年人用药期间，应密切观察，一旦发生任何新的症状，包括躯体和情感方面的症状，应考虑为药物的不良反应或病情进展，这两种情况的处理方法截然不同。前者应停药，后者应加药。因此，应针对病情进行综合分析，当怀疑有药物毒副作用发生时，应停药一段时间，称暂停用药。对于服药的老年人出现新的症状，停药受益可能多于加药受益，所以暂停用药是现代老年病中最简单、最有效的干预措施之一。正如医学家希波克拉底曾指出的那样：不做任何处理有时是一种好疗法。

（张　华）

参考文献

[1] 王晓明. 老年医学. 2版. 西安：第四军医大学出版社，2011.

[2] Jeffrey B Halter, Joseph G Ouslander, Mary E Tinetti, et al. 哈兹德老年医学. 6版. 李小鹰，王建业，译. 北京：人民军医出版社，2015.

[3] Avolio AP, Chen SG, Wang RP, et al. Effects of aging on changing arterial compliance and left ventricular load in a northern Chinese urbern community. Circulation, 1983, 68（1）：50 - 58.

[4] Sun Y, Yi W, Yuan Y, et al. C1q/Tumor Necrosis Factor-Related Protein - 9, a Novel Adipocyte-Derived Cytokine, Attenuates Adverse Remodeling in the Ischemic Mouse Heart via Protein Kinase activation. Circulation, 2013, 128（11）：s113 - 120.

[5] Bertoni-Freddari C, Fattoretti P, Paoloni R. Synaptic structural dynamics and aging. Gerontology, 1996, 42：170 - 180.

[6] Jeffrey BH, Joseph GO, Mary ET, et al. Hazzard's geriatric medicine and gerontology, 6th ed. New York：McGraw Hill Professional, 2009.

[7] Carlson C, Merel SE, Yukawa M. Geriatric syndromes and geriatric assessment for the generalist. Med Clin North Am, 2015, 99（2）：263 - 279.

[8] Chang HH1, Tsai SL, Chen CY, et al. Outcomes of hospitalized elderly patients with geriatric syndrome：report of a community hospital reform plan in Taiwan. Arch Gerontol Geriatr, 2010, 50（Suppl 1）：S30 - 33.

[9] Chih-Hsun Wu, Ching-I Chang, Ching-Yu Chen. Overview of studies related to geriatric syndrome in Taiwan. Journal of Clinical Gerontology & Geriatrics, 2012, 3：14 - 20.

[10] Kane RL, Shamliyan T, Talley K, et al. The association between geriatric syndromes and survival. J Am Geriatr Soc, 2012, 60（5）：896 - 904.

[11] Elsawy B, Higgins KE. Thegeriatric assessment. Am Fam Physician, 2011, 83（1）：48 - 56.

[12] Kwok AC, Semel ME, Lipsitz SR, et al. Eintensity and variation of surgical care at the end of life：aretrospective cohort study. Lancet, 2011, 378（9800）：1408 - 1413.

[13] Schlitzkus LL, Melin AA, Johanning JM, et al. Perioperative management of elderly patients. Surg Clin North Am, 2015, 95（2）：391 - 415.

[14] Chow WB, Rosenthal RA, Merkow RP, et al. American College of Surgeons National Surgical Quality Improvement Program；American Geriatrics Society. Optimal preoperative assessment of the geriatric surgical patient：a best practices guideline from the American College of Surgeons National Surgical Quality Improvement Program and the American Geriatrics Society. J Am Coll Surg, 2012, 215（4）：453 - 466.

[15] Kristensen SD, Knuuti J, Saraste A, et al. 2014 ESC/ESA guidelines on non-cardiac surgery：cardiovascular assessment and management；Joint Task Force on non-cardiac surgery：cardiovascular assessment and management of the European Society of Cardiology（ESC）and the European Society of Anaesthesiology（ESA）. Eur Heart J, 2014, 35（35）：2383 - 2431.

[16] 张宁，朱鸣雷，刘晓红. 美国老年医学会发布防治老年患者术后谵妄临床指南解读. 中华老年

医学杂志，2015，33（1）：1-2.

[17] Ambler GK, Brooks DE, AlZuhir N, et al. Eect of frailty on short- and mid- term outcomes invascular surgical patients. Br J Surg, 2015, 102（6）：638-645.

[18] Revenig LM, Canter DJ, Kim S, et al. Report of a simplied frailty score predictive of short-term postoperative morbidity and mortality. J Am Coll Surg, 2015, 220（5）：904-911.

[19] Setiati S. Perioperative assessment and management of the elderly. Acta Med Indones, 2007, 39（4）：194-201.

[20] Brown A, oshers B, Chapman LF, et al. Do elderly patientsuse patient-controlled analgesia medication delivery systems correctly. Orthop Nurs, 2015, 34（4）：203-208.

[21] Mendelson DA, Friedman SM. Principles of comanagement and the geriatric fracture center. Clin Geriatr Med, 2014, 30（2）：183-189.

[22] Ljungqvist O. ERAS-enhanced recovery after surgery：moving evidence-based perioperative care to practice. J Parenter Enteral Nutr, 2014, 38（5）：559-566.

[23] 李源. 老年病学. 西安：第四军医大学出版社，2008.

[24] 成蓓，曾尔亢. 老年病学. 2版. 北京：科学出版社，2009.

[25] 陈东生. 老年常见疾病合理用药. 北京：人民军医出版社，2008.

[26] 许士凯，陈再智. 老年人药物效应动力学特点. 现代中西医结合杂志，2005，14（7）：842-843.

[27] Ellison KE, Gandhi G. Optimising the use of beta-adrenoceptor antagonists in coronary artery disease. Drugs, 2005, 65（6）：787-797.

[28] Edwards IR, Aronson JK. Adverse drug reactions：definitions, diagnosis, and management. Lancet, 2000, 356（9237）：1255-1259.

[29] Gidal BE. Antiepileptic drug formulation and treatment in the elderly：biopharmaceutical considerations. Int Rev Neurobiol, 2007, 81：299-311.

第二篇

老年综合征

老年综合征一般是指老年人由多种疾病或多种原因造成的同一种临床表现或问题的症候群，常见的综合征有跌倒、痴呆、尿失禁、谵妄、晕厥、抑郁症、疼痛、失眠、药物乱用和老年帕金森病等。

第一章 衰 弱

衰弱是一种常见的老年综合征，表现为机体的脆弱性增加，维持稳态的能力下降，面对各种应激时，发病和死亡的风险增加。其核心特点是多个生理系统（神经肌肉、代谢及免疫系统等）的储备功能下降。衰弱不仅是躯体功能障碍，也可以是心理障碍。衰弱可以与失能及疾病相关，但不等同于失能和疾病。衰弱老人可能无失能和（或）疾病，仅表现为疲劳、消瘦、沮丧。衰弱老人的致残率和死亡率均高于非衰弱老人。衰弱老人住院期间发生不良事件（跌倒、院内感染、住院日延长、死亡）的风险显著升高。

目前中国关于衰弱的流行病数据较少。美国的研究显示，社区老年人群中，65 岁以上衰弱发生率为 7% ~ 12%，80 岁以上的高龄老人可达 1/3。女性衰弱的发生率高于男性（8%：5%），黑种人高于白种人（13%：6%）。如果不及时给予干预，衰弱将进展、恶化，给个人、家庭及社会带来巨大的负担。衰弱是可以防治的，早期识别衰弱，尽早进行干预能够延缓甚至逆转病情，改善老年人的生活质量。

一、衰弱的发病机制及病理过程

目前衰弱的发病机制并不十分明确，多数人认为衰弱是由多因素导致的，其中慢性炎症引起的炎性衰老在衰弱中发挥重要作用（图 2 – 1 – 1）。慢性炎症能通过对肌肉骨骼系统、内分泌系统、心血管及血液系统病理生理的直接和间接影响，导致衰弱的发生。引起慢性炎症的潜在危险因素包括遗传（表观遗传）因素、代谢因素、环境和生活方式应激、急慢性疾病等。

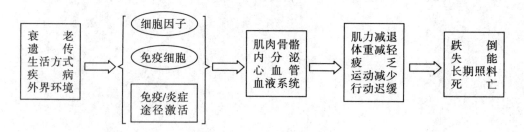

图 2 – 1 – 1　衰弱的发病机制

（一）慢性炎症与炎性衰老

衰老进程中的一个主要特征是促炎症反应慢性进行性升高，这一现象称为"炎性衰老"。炎性衰老是一种低度的、无症状的、系统性的、慢性的炎症状态，是在多种因素的作用下，如持续的或低强度的刺激（如巨细胞病毒等长期慢性感染）、靶组织处于长期或过度反应，炎症无法从抗感染、组织损伤模式下转变为平衡稳定的状态，导致炎症反应的持续存在。在这一病理过程中，促炎症因子（IL – 6、TNF – α 等）作为分子介质通过氧化应激、细胞周期阻滞、细胞凋亡等途径诱导细胞衰老，进而引起局部组织及多个系统、器官的损伤，如中枢系统的炎性反应导致痴呆，炎症累及肌肉骨骼，将引起肌少症和骨质疏松；系统性炎症可以导致衰弱、动脉粥样硬化、心脑血管疾病和肿瘤的发生。除了促炎症反应的细胞因子升高，抑制炎症反应因子的减少在慢性炎症的衰老损伤中也发挥作用。近年来，Walston 等研究发现，IL - 10 基因敲除小鼠显示了衰弱的表型。

（二）肌肉骨骼系统

由于虚弱和运动下降是衰弱的基本特点，所以肌少症是衰弱的主要病理生理改变。肌少症是一种在 50 岁以后快速出现的肌肉质量减轻、肌力下降。疾病可以加速这一过程，最终导致失能。年龄相关的改变可以引起肌少症，如 α 运动神经元、Ⅰ 型肌纤维、生长激素和性激素水平下降，躯体运动减少，肌肉萎缩，营养不良等。此外，慢性炎症也是引起肌少症的重要原因之一。

（三）内分泌系统

性激素和 IGF - 1（GH 信号靶点）是骨骼肌代谢所必需的。更年期后女性雌激素下降及老年男性睾酮水平降低均可导致肌肉质量降低和肌力下降。衰弱人群血中性激素硫酸脱氢异雄酮（DEAH）和 IGF - 1 水平显著低于健康老人。夜间皮质醇、24 小时皮质醇平均值的降低及昼夜节律迟钝与衰弱正相关。一项前瞻性队列研究结果显示，老年男性维生素 D 的缺乏与衰弱的发生密切相关。总之，GH - IGF - 1 促生长轴异常、下丘脑 - 垂体 - 肾上腺轴和其他激素可能参与了衰弱的病理过程。

二、衰弱的诊断与筛查

目前衰弱的诊断主要有两种方法，即衰弱表型（frailty phenotype，FP）和衰弱指数（frailty index，FI）。

Fried 于 2001 年首先提出通过临床表型（衰弱表型）定义衰弱，制订了 5 条诊断标准（表 2 - 1 - 1）：不明原因的体重减轻，肌力减退（握力下降），低体能，运动减慢（步速减慢）和疲劳。符合 3 项以上，诊断为衰弱；符合 1~2 项，为衰弱前期；符合 0 项为非衰弱。这一标准主要从生理层面界定衰弱，目前被广泛应用。

表 2 - 1 - 1　衰弱诊断标准（Fried，2001 年）

检测项目	男性	女性
体重下降	过去一年不明原因体重下降 >10 磅或 >5.0% 体重	
行走时间 （步行 4.5m 所需时间）	身高 ≤173cm：≥7 秒 身高 >173cm：≥6 秒	身高 ≤159cm：≥7 秒 身高 >159cm：≥6 秒
肌力减退（握力）	BMI ≤24：≤29kg BMI 24.1~26：≤30kg BMI 26.1~28：≤30kg BMI >28：≤32kg	BMI ≤23：≤17kg BMI 23.1~26：≤17.3kg BMI 26.1~29：≤18kg BMI >29：≤21kg

检测项目	男性	女性
体力活动 （MLTA）	每周 <1602.47kJ（383kcal）	每周 <1129.68kJ（270kcal）
疲乏	CES－D 的任一个问题得分为 2～3 分： 您过去一周内，以下现象发生几次？①我感觉做每一件事都需要努力；②我不能向前行走。 0 分：<1 天；1 分：1～2 天；2 分：3～4 天；3 分：>4 天	

注：BMI，体重指数；MLTA，明达休闲时间活动问卷；CES－D，抑郁症流行病学研究中心。具备 5 条中的 3 条及以上为衰弱综合征，满足 1 条或 2 条为衰弱前期。

Rockwood K. 等学者将心理、智能、社交功能等指标引入衰弱老人的界定，并提出了衰弱指数（FI），通过老年综合评估，根据其所患疾病、躯体及认知功能受损程度、心理危险因素以及其他老年综合征的存在与否综合评价，并计算异常或衰退的评估项数目占全部评估项数目的比例，即衰弱指数。FI 能更敏感地预测患者的预后，但是 FI 并不能用于鉴别衰弱与失能、疾病，而且需评估的项目众多，耗时较长。因此，目前此方法在临床上未普遍使用。

近年来，美国及欧洲老年医学专家倡议对老年人进行衰弱的常规筛查，尤其是 70 岁以上或体重明显减轻的老人，由此发展了一些更为简易的筛查方法，包括 FRAIL 问卷（表 2－1－2）、临床衰弱分级和 Gérontopôle 衰弱筛查工具。这些简单、易于操作的筛查工具可以帮助内科医生快速识别衰弱或者衰弱前期患者，对于可能衰弱的患者需要进一步的评估。

表 2－1－2　简易 FRAIL 筛查问卷

疲劳：你疲劳吗？
抗阻能力：不能爬一层以上的楼梯？
行走能力：不能走一个街区？
所患疾病：是否患有 5 种以上疾病？
体重下降：过去 6 个月体重下降是否超过了 5%？

评价：具备 3 个以上，为衰弱；具备 1 或 2 个，为衰弱前状态。

三、衰弱评估的临床价值

衰弱老人处于一种脆弱状态，应激时致病和死亡的风险增高，所以衰弱的评估被认为是高龄老人进行危险分层非常实用的工具。很多研究证实，衰弱评估能够预测跌倒发生、住院时间和次数、需要照料和死亡率，对衰弱老人的早期干预能明显改善其预后。

衰弱的评估还可以作为老年人术前评估的依据，评价老年患者器官功能状态，预测对手术的耐受及术后并发症发生的风险。而且，衰弱评估还是老年患者免疫功能评价的临床指标之一，判断老年人对流感和肺炎等疫苗产生免疫反应的强弱以及感染的风险和并发症发生。

基于上述原因，2012 年美国及欧洲老年医学专家共识中明确提出，所有 70 岁以上的老人均应进行衰弱筛查，尤其伴有心衰、肿瘤、肾衰、糖尿病及需手术的患者，能从衰弱的早期筛查和干预中获益，同时对老年人群的评估可为制订治疗策略提供非常重要的依据。

四、衰弱的管理和治疗

积极预防和治疗衰弱，尤其是衰弱早期或衰弱前期的干预，可有效逆转和阻止衰弱。即使对于重度衰弱，我们也要积极治疗，尽量减少其并发症，改善预后。目前干预方式包括非药物治疗和药物治疗。非药物治疗方法有体育锻炼（抗阻力训练和有氧运动）、热量和蛋白质的营养支持、增加维生素 D 摄入以及减少多重用药，这些非药物疗法可有效延缓和治疗衰弱的进展。目前衰弱药物治疗仍处于探索阶段，缺乏足够的证据。

1. 抗阻力训练和有氧运动 至今为止，锻炼被证实是衰弱最有效的干预方式。适当的有氧运动可以改善机体器官的功能，尤其是骨骼肌，内分泌、免疫、心血管系统。已有很多证据表明，衰弱老人进行抗阻力训练（如一周进行 3 次锻炼，每次 45 ~ 60 分钟）能够产生明显的积极效果，改善他们的运动能力，如步速提高、平衡能力增强、跌倒发生减少等。Singh 等报道，髋部骨折后的衰弱患者进行一年的抗阻力训练，可以显著降低再住院和入住长期照料机构的概率。

2. 营养支持 营养干预可以改善衰弱老人的营养不良和体重减轻，减少并发症。有研究显示，补充蛋白质可以增加肌容量，改善肌力；营养补充与抗阻力训练有协同作用。

3. 补充维生素 D 虽然还没有大规模的临床试验证实，单用维生素 D 可以治疗衰弱，但是已有足够证据表明，对于有维生素 D 缺乏的老年人，补充维生素 D 可减少跌倒和髋关节骨折的发生，降低死亡率。维生素 D 还能改善肌肉功能。

4. 减少多重用药 多重用药被认为可能是衰弱发生的原因之一。因此，减少不必要的药物既可以降低医疗费用，又能避免药物的副作用。老年人的临床用药可参考 Beers 标准和 STOPP/START 标准。

除了上述的非药物治疗外，还在不断探索的有药物治疗。①血管紧张素转换酶抑制剂（ACEI）：一些临床试验表明，对于没有心衰的患者给予 ACEI 治疗，能够阻止机体器官功能的减退和骨骼肌肌力下降。另有一项随机对照临床试验研究表明，65 岁以上老人分别服用培哚普利和安慰剂，服药前及服药 20 周后分别进行 6 分钟步行试验，结果显示，服用培哚普利的老年人 6 分钟步行距离改善显著优于对照组。因此，ACEI 可能成为治疗衰弱很有前景的药物，但是其治疗的有效性和安全性还需进一步证实。②激素治疗：有专家尝试一些激素治疗，如补充睾酮改善老年男性的肌肉力量，更年期后的妇女进行雌激素替代治疗，以及生长激素等，但由于激素的安全性问题使其应用受到限制。

衰弱的危险因素众多，发病机制不清，加之老年人常多病共存，使其治疗更为复杂。在积极进行非药物干预的同时，还要探索新的治疗手段，如抗炎药物及免疫调节剂、激素类药物及肾素－血管紧张素系统抑制剂等。对衰弱老人尽早有效地干预和治疗将给患者本人、家庭和社会带来巨大的益处。

（宁晓暄）

第二章 跌 倒

一、基本概念

老年人跌倒是老年人最常见的问题，也是一个公众健康问题，即使是身体状态良好的老年人也容易跌倒，给老年人造成了巨大的身体伤害，严重影响老年人的生活质量。那么，如何定义老年跌倒一直是多年来争论的问题。一般来讲，跌倒是指患者突发的、不自主的、非故意的体位改变，倒在地上或更低的平面上，1993 年国际疾病分类第 10 版（ICD - 10）将其取名为跌倒倾向（Tendency to fall，R29.6），是指由老年人或其他不明健康问题引起跌倒的一种疾病状态，又根据发生地点进行了编码分类（W00 - 19，Y34）。老年人跌倒不仅是老年人的一种突发事件，而且是一种健康问题的并发症或疾病，它是机体功能下降和机体老化过程的反映，是一些急慢性疾病的非特异性表现，是"衰老"造成意外伤害和导致老年人致残或致死的主要原因。

二、流行病学资料

世界卫生组织（WHO）认为跌倒是老年人慢性致残的第三大原因，每年大约 30% 的 65 岁以上老年人发生过跌倒，15% 发生 2 次以上，并伴有骨折、软组织损伤和脑部伤害等，不但影响患者身心健康和生活自理能力、增加家庭的痛苦和负担，而且会成为医疗纠纷的隐患，成为医患关系不和谐的因素。

1. 国外患病情况 具体如下。

（1）2002 年世界卫生组织报告，全球有 39.1 万人死于跌倒，其中 60 岁以上的人占 50% 以上，70 岁以上的人占 40%；全社会人口的跌倒死亡率为 4.7/10 万，其中 60～69 岁、70～79 岁及 80 岁以上的跌倒死亡率分别为 9.1/10 万、21.7/10 万和 107.8/10 万。

（2）在发达国家，65 岁以上的老年人每年有 28%～35% 发生过跌倒，75 岁以上为 32%～42%，80 岁以上高达 50%。在跌倒的老人中，40%～70% 会引起伤害，10%～11% 有严重伤害，5% 可造成骨折。在住院的老年人中，跌倒患者比遭受其他伤害的患者高出 5 倍之多，它已经成为老年人伤害死亡的第一原因。

（3）跌倒损伤康复后，20%～30% 老年人引起身体功能下降，独立生活能力降低，甚至过早死亡。2003 年全球因跌倒死亡的人数为 39.1 万人，其中 70 岁以上老年人占 40%。在美国，跌倒为老年人死因的第 6 位，占老年人意外死亡数的 2/3，75 岁以上老年人意外死亡中跌倒占 70%，跌倒医疗总费用每年超过 200 亿美元。美国有关伤害调查显示，意外伤害在老年人死因中列第 5 位。

2. 国内患病情况 在我国，≥65 岁社区老年居民中，有跌倒史的男性为 21%～23%，女性为 43%～44%。据研究资料显示，各地区跌倒发生率不尽相同，但都随年龄增加而增加，老年女性发生率高于男性。目前中国有老年人约 1.3 亿，每年 2000 万老年人至少要发生 2500 万次跌倒，直接医疗费用超过 50 亿人民币。在北京海淀区，跌倒是老年人伤害死亡的首位原因。

在北京市东城区调查 1512 位老年人 12 个月的跌倒史，有 272 人发生跌倒，发生率为 18.0%，其中女性为 20.1%，男性为 14.9%，女性高于男性；60～64 岁、65～69 岁、70～74 岁、75～79 岁、80～84 岁、85～95 岁年龄组跌倒发生率分别为 14.5%、15.4%、19.5%、20.2%、23.1% 和 28.6%，随着年龄的增长而增加。其中，8.7% 的老年人因跌倒致伤，1.3% 致骨折，5.5% 致软组织损伤，35.7% 因跌倒致日常活动减少，58% 患跌倒恐惧。因此，老年人跌倒现状不容忽视。

三、预后

（1）身体器质性伤害：如脑部损伤、软组织损伤、髋骨骨折等。在老年人外伤中，跌倒更是占有很高的比例，有 5%～15% 的跌倒可造成脑部损伤、软组织损伤、骨折和脱臼等严重伤害，最严重的是髋骨骨折，成为老年人首位伤害死因，严重威胁着老年人的身心健康、日常生活及独立活动能力，给社会及家庭带来负担。

（2）身体功能下降，独立生活能力降低，甚至过早死亡。

（3）引起心理障碍，如跌倒恐惧症等。它能使老年人产生跌倒恐惧心理而限制活动，导致自理能力和信心下降及功能衰退，这又进一步增加跌倒的危险性，形成恶性循环。

四、发病原因

1. 生理因素　老年人衰老首先表现为肌力和平衡能力的降低，使身体失去平衡，容易造成跌倒，这与维持平衡的前庭功能、视觉功能和本体觉功能下降密切相关，同时肌肉力量和耐力的下降直接影响下肢的反应能力和协调能力，提高了跌倒的发生率和危险性，具体表现在以下方面。

（1）步态和平衡能力降低：步态稳定性下降和平衡功能受损是引发老年人跌倒的主要原因，表现在下肢关节与肌肉功能下降和中枢控制能力下降，导致协调运动能力降低。

（2）感觉功能降低：视觉、听觉、触觉、前庭和本体感觉障碍。老年人常表现为视力、视觉分辨率、视觉的空间/深度感及视敏度下降，触觉下降，传导性听力损失、老年性耳聋，以及踝关节、趾关节的位置觉下降，均可导致平衡能力降低。

（3）骨骼系统功能降低：关节、韧带和肌肉的衰老以及骨质疏松症等。老年人骨骼、关节、韧带及肌肉的结构、功能损害、退化是引发跌倒的常见原因，尤其是股四头肌力量下降和骨质疏使跌倒导致的髋部骨折危险性增加。

（4）老年中枢神经退变以及认知缺陷，跌倒危险性增加。

2. 心理因素　具体如下。

（1）跌倒恐惧症：指发生过跌倒，为此而约束自己的行动。70% 有过跌倒和 40% 没有跌倒的老年人都有跌倒恐惧心理，50% 的人因为害怕跌倒而限制自己的日常活动，造成体质虚弱、行动缓慢、肌肉虚弱、生活质量下降等。

（2）精神状态差：疾病痛苦、过大经济负担、睡眠干扰、沮丧、抑郁、焦虑、情绪不佳以及由此导致的与社会的隔离，均会增加老年人跌倒的危险性。研究发现，患抑郁症的老年人更容易发生跌倒；精神状态和认知能力不良时，机体对环境、步态、平衡的控制能力下降、意识模糊、判断能力受损或对周围环境忽略等，也容易发生跌倒。例如住院患者，在躯体疾病和庞大医疗费用的精神压力下，老年人的判断能力大大减弱，也是跌倒的好发因素。

3. 环境因素　危险无序的周围环境和老年人对环境较差的适应性可导致老年人发生跌倒。老年人跌倒有 50% 与外周环境密切相关，包括环境的整洁、照明、床具高度、厕所把手、路面湿滑和不平坦、使用助行器、不合适鞋子和独居等，都会增加老年人跌倒的危险性。

4. 行为因素　日常生活活动能力（ADL）下降，身体锻炼与活动过少或过劳、行走过快、着装不当、鞋子不适等，都可诱发跌倒。一般认为，身体锻炼能够增进健康，但是如果在不安全的环境中进行，或者进行得过于激烈、过于劳累，反而会促进跌倒的发生。长期坐卧不起也会引起肌肉萎缩、关节灵活性下降，其跌倒的发生率要比经常活动的人高，因此活动限制也是一个重要的诱发因素。

5. 人口因素和健康教育　我国居民平均期望寿命不断提高，高龄老年人口增加已成为老年人跌倒发生率增加的又一原因，因为高龄老人几乎同时具有许多跌倒危险因素，如体力衰竭、平衡能力下降、视听功能下降、慢性疾病增多等。对高危人群及其家属进行防跌倒教育，加强公共卫生环境的管理，是预防跌倒的有效护理措施。

6. 药物因素　抗精神抑郁药、抗癫痫药物、抗胆碱能药物、安眠药、心血管药物、降糖药、利尿剂、肌松药等药物与跌倒的发生密切相关。

药物过量或复方用药（≥4 种药物）：老年人往往患有多种疾病，容易造成多重用药或用药过量。研究证明，服用的药物种类越多，越容易发生跌倒。普遍认为治疗精神病的药物不是跌倒的危险因素，但其中的利尿剂和抗心律失常药与老年跌倒有关。

酒精过量：是目前仍争论的问题，不管怎样，长期大量饮酒会损害认知能力和身体健康，仍是一个不可忽视的危险因素。

7. 疾病因素　具体如下。

（1）神经系统疾病：休克、帕金森病、姿势和运动障碍、前庭性疾病、痴呆症、谵妄症、小脑病变、脑血管意外、外周神经病变。

（2）骨骼系统疾病：骨关节炎、关节畸形、脊柱畸形（如驼背）、手足病态、风湿病、骨质疏松症。

（3）感觉障碍：视力损害（白内障、青光眼、黄斑变性、偏盲）、听力损害、外周神经病。

（4）心血管疾病：直立性低血压、窦房结功能障碍、心律失常、晕厥、椎动脉供血不足。

（5）血液代谢疾病：贫血、糖尿病、低氧血症、电解质紊乱、脱水症。

（6）精神性疾病：抑郁症、睡眠紊乱、谵妄等。

（7）慢性疾病：慢性肺病、慢性肝病等。

8. 其他因素　维生素 D 受体多样性、急性发作疾病、新住院患者等亦与跌倒有关。

五、跌倒的评估

1. 病史采集 接诊医生应该对所有老年人询问跌倒病史。询问要点：走路和平衡有无困难；近 1 年来是否发生过跌倒，跌倒几次。如有跌倒应询问：①跌倒发生的地点，必要时进行家访；②跌倒发生时在做什么；③是否有意识丧失和尿便失禁，如有意识丧失，要进一步行心脏或神经系统检查。

2. 老年综合评估 评估老年人认知功能、药物核查和日常活动能力（ADL）有助于发现潜在问题。

3. 查体 应关注病史所提示的可能危险因素。

（1）意识状态、体温、3 分钟卧位与立位血压变化、心脏查体、血管杂音、神经系统查体、关节活动度和足底检查。

（2）平衡和运动功能。①平衡：双足并拢，闭眼站立。正常 > 10 秒。②肌力、平衡和步态：从有扶手的椅子上站起来，走 3m，转身走回来，坐下。可使用拐杖等助行器，但不能搀扶，可综合评估患者的下肢肌力、平衡以及步态，正常 < 20 秒。

4. 辅助检查 检查血红蛋白、血尿素氮、肌酐、血糖有助于排除贫血、脱水、高渗、低血糖等引起的跌倒。

5. 跌倒风险评估 半年内跌倒 ≥2 次，患有痴呆、帕金森病、衰弱，多重用药，ADL 评估差，住院或住护理院的老年患者均属于跌倒高风险对象，应该高度警惕，记录在案。

六、跌倒的预防

1. 筛查 应该每年对老年人进行 1 次跌倒风险评估，对高风险患者要每半年评估 1 次。

2. 社区老年人跌倒的预防 经常参加体育锻炼（太极拳、行走），维持肌肉力量和平衡；居家环境改造，保证安全；定期到医疗机构检查（跌倒筛查或老年综合评估）。

3. 针对性干预措施 对跌倒高风险的老年人，除了上述预防措施外，还需要根据其跌倒相关的危险因素采取有针对性的干预措施，由多学科整合团队完成。常用的干预措施如下。

（1）减少危险用药，尽可能替换苯二氮䓬类安眠药，如不能替换，要对患者进行教育和警示，建议床旁排尿。

（2）制订个体化的锻炼方案。

（3）治疗视力问题、直立性低血压、补充钙和维生素 D。

（4）处理足和鞋的问题。

（5）配置相应的辅助器械，如助步器、眼镜等。

（李宏增）

第三章　睡眠障碍

一、基本概念

1. 老年失眠综合征　老年失眠综合征（以下简称老年失眠）是指老年人各种原因导致睡眠时间和（或）睡眠质量不满足并影响白天社会功能的一种主观体验。

2. 临床常见的失眠形式　具体如下。

（1）入睡困难：入睡时间超过 30 分钟。

（2）睡眠维持障碍：夜间觉醒次数 ≥2 次或凌晨早醒。

（3）睡眠质量下降：睡眠浅、多梦。

（4）总睡眠时间缩短：通常少于 6 小时。

（5）日间残留效应：次日感到头晕、精神不振、嗜睡、乏力等。

3. 失眠的分类　失眠可分为三类。

（1）急性失眠：病程小于 4 周。

（2）亚急性失眠：病程大于 4 周，小于 6 个月。

（3）慢性失眠：病程大于 6 个月。

4. 老年人睡眠特点　60 岁以上老人每天睡眠时间为 5～7 小时，夜间睡眠时间缩短。

二、流行病学资料

据世界卫生组织调查，全球有 27% 的人患有睡眠障碍，在中国睡眠障碍的比例高达 43.4%，其中平均失眠 4 年以上者占 23.3%，而老年人受失眠困扰的比例可高达 50% 左右。

三、预后

（1）老年人睡眠不足或不规律，大脑或机体处于疲惫状态，注意力难以集中，记忆力下降。

（2）老年失眠者晨起头昏、精神萎靡，长期失眠会加快衰老速度。

（3）老年失眠导致人体免疫功能下降、内分泌失调、神经系统功能紊乱，增加发生癌症、心脏病、糖尿病、肥胖症等疾病的风险。

四、发病原因

（1）年龄因素：老年人由于主控睡眠的松果体素分泌减少，对睡眠的调节能力减弱，入眠时间延长，深睡眠时间减少。

（2）心理压力：如思虑过多、丧事、外伤后应激、被迫退休、与社会隔离、参加社区活动少等可诱发睡眠障碍。

（3）患躯体疾病：如神经变性病（帕金森病、痴呆）、不宁腿（不安腿）综合征、心血管疾病、呼吸系统疾病和各种疼痛等。

（4）患精神心理疾病：如反应性精神病、精神分裂症和抑郁症等。

（5）药物滥用：如滥用中枢神经兴奋剂和治疗胃肠疾病的药物等。

（6）睡眠卫生不良：如睡前看电视、喝浓茶、喝咖啡、饮酒或以娱乐形式赌博等造成生活不规律，影响入睡。

（7）环境影响：如气候变化、睡眠场所的变更、室内光度、噪音、温度和湿度的不适等。

五、睡眠障碍的评估

1. 睡眠调查（NIH 老年人睡眠障碍共识报告） 具体如下。

（1）患者是否对自己的睡眠满意？

（2）睡眠或疲劳感是否干扰日间活动？

（3）其他人是否抱怨过睡眠时的不寻常行为，如打鼾、呼吸中断或腿部活动？

2. 睡眠日记 每天早晨记录在床上的时间、估计的睡眠时间、觉醒次数和夜间发生的任何症状。

3. 睡眠监测 除原发性睡眠障碍的情况，应监测如睡眠呼吸暂停、周期性肢体活动异常、睡眠过程中出现猛烈的或其他不正常的行为。监测方法包括多导联睡眠监测、腕部活动监测。

六、睡眠障碍的治疗

本病治疗的总体目标是尽可能改善患者睡眠质量，缓解症状，保持正常睡眠结构，维持和恢复社会功能，提高老年人生活质量。睡眠障碍的治疗主要包括非药物治疗和药物治疗。由于老年人群用药种类多，而且已知药物的代谢率和清除率存在变异，所以在药物治疗前应该尽量尝试使用非药物治疗。

1. 非药物治疗 治疗的目的是试图改变患者与睡眠相关的不恰当行为或者不良行为。

（1）睡眠卫生习惯指导和睡眠教育：了解患者睡眠习惯，是否存在可能影响睡眠的习惯和行为。首先，改善睡眠环境，保持卧室安静、昏暗、清洁、温度适宜、空气清新，为加速睡眠创造一个最佳环境。其次，改变不良的睡眠习惯。

（2）睡眠限制疗法：通过限制患者在床上的时间，逐渐改善睡眠效率，形成健康的睡眠行为。减少在床上的时间以估计总睡眠时间（最少5小时），当睡着时间与在床上的时间比≥90%的时候，每周增加15分钟。

（3）刺激控制疗法：患者常有和卧室环境相关的消极联系，可导致苏醒。通过将睡眠环境与积极的以及平静的线索关联起来，患者可以重新定义这些联系，从而促进睡眠。保持规律的睡眠时间，但是只有困了才上床。如果20分钟内仍无法入睡，就必须起床。起床后，应该做一些使人平静或者放松的事。无论前夜睡了多久，患者都应该在每天相同的时间醒来并起床。避免小睡。

（4）认知行为治疗：是一大类合并认知治疗和行为治疗的心理治疗方法，是在睡眠卫生习惯指导、睡眠刺激控制和（或）睡眠限制等行为治疗基础上，同时进行认知干预治疗。认知行为治疗在老年人睡眠障碍治疗中有着重要地位，能明显减少药物治疗的概率以及药物剂量。

2. **药物治疗**　老年患者使用安眠药进行治疗的处方原则为：采用最低有效剂量、采用间隔给药法（每周 2 ~ 4 次）、短期应用药物（不超过 3 ~ 4 周）、逐渐停药和警惕停药后失眠反弹。临床治疗睡眠障碍的药物主要包括苯二氮䓬类、新型苯二氮䓬类、褪黑素受体激动剂和具有催眠效果的其他药物。

（1）苯二氮䓬类：可以缩短睡眠潜伏期、增加总睡眠时间，但在老年人中不良反应明显，包括日间困倦、头晕、跌倒、认知功能减退等。对有入睡困难的患者推荐使用短效制剂（如咪达唑仑、三唑仑），对睡眠维持困难的患者推荐使用中效制剂（如艾司唑仑、阿普唑仑、劳拉西泮）。长效制剂（如地西泮、硝西泮、氯硝西泮、氟西泮）可能会增加老年人髋骨骨折风险，不推荐在老年人群中使用。

（2）新型非苯二氮䓬类：具有与苯二氮䓬类相同的作用，可与中枢神经系统的 γ - 氨基丁酸受体复合体在苯二氮䓬类受体上发生相互作用。此类药物半衰期短，次日残余效应被最大限度地降低，一般不产生日间困倦，较传统的治疗失眠的苯二氮䓬类药物更安全，但有可能会在突然停药后发生一过性的失眠反弹。常用药物包括唑吡坦、佐匹克隆、扎来普隆等。

（3）褪黑素：参与调节睡眠 - 觉醒周期，可以改善时差变化引起的症状、睡眠时相延迟综合征和昼夜节律失调性睡眠障碍。褪黑素受体激动剂包括雷美尔通、特斯美尔痛、阿戈美拉汀等。迄今为止，尚未发现该类药物可能损害运动和认知功能的报道。

（4）其他药物：①多巴胺能药物是治疗睡眠运动障碍的首选药物，包括复方左旋多巴制剂和多巴胺受体激动剂等。②抗组胺类药物（H_1 受体拮抗剂）也有一定催眠作用，但不推荐使用或慎重应用，原因是可引起不良反应，包括日间残留镇静作用、认知功能下降、谵妄等。③抗抑郁药物对于合并抑郁症的老年睡眠障碍患者有作用，可使用小剂量的具有镇静作用的抗抑郁药物如米氮平或曲拉唑酮，但不能将其作为睡眠障碍患者的首选药物。

（李宏增）

第四章 谵 妄

一、基本概念

谵妄是一种常见的重要的老年综合征，它由多种原因引起，并有不同的临床表现。谵妄属于一种暂时性的精神紊乱，以出现意识障碍和认知功能改变为特点，这种表现在极短时间内发生（通常几小时或几天），一般在日间波动，通常只持续几天，但可以延续几周甚至几个月。

老年谵妄（senile delirium）又称急性意识模糊状态，表现为注意力、感受、思维、记忆、精神运动和睡眠周期障碍的短暂性的器质性脑综合征，常伴发于躯体疾病、严重的感染病、中毒性疾病、大脑的器质性病变、手术时或手术后。

二、流行病学资料

老年谵妄在综合性医院中最为常见，占内、外科患者的 5% ～15%，多数可恢复。以下几类患者比较容易产生谵妄综合征：①高龄老年人；②术后的老年患者；③烧伤患者；④脑部有损害者；⑤药物依赖者。最近国外有两所综合性医院进行流行病学研究发现，70 岁及 70 岁以上的老年人中出现谵妄迹象者分别为 30% 及 50%，但因多数老年躯体疾患患者伴发轻度精神模糊时常留在家中治疗，所以老年谵妄综合征的发生率看来比一般估计的要高得多。

三、预后

谵妄综合征是一种短暂的精神障碍，如其基本病因能够查清，并能及时处理，绝大多数患者经过数天到数周可以恢复。然而，某些病例（如癌症）可能是疾病发展的晚期表现。在老年患者中，由于脑部原有病变、血管性病变或营养不良，谵妄的出现可能是一个预后不良的标志。Kral（1983）发现在需住院的老年期谵妄重症病例中，有半数于数周或数月后恢复，1/4 余一年内死亡，1/4 可发展为类似 Alzheimer 型老年期痴呆的临床征象。

四、发病原因

老年患者尤易发生谵妄综合征，与下列因素有关：
（1）高龄与伴发的脑器质病变。
（2）视觉与听觉障碍。
（3）神经递质合成减少，尤以乙酰胆碱为著，所以凡具有抗胆碱能活性的药物都容易导致老年谵妄的发生。
（4）与年龄有关的药物动力学和药效学的改变。由于老年人对药物的耐受性降低，药物中毒为老年谵妄的常见原因甚至可发生于常用药物的治疗剂量时，如利尿药、地高辛、抗帕金森病药、抗精神病药、抗抑郁药和镇静催眠药。

（5）躯体疾病：如充血性心力衰竭、肺炎、泌尿道感染、癌肿、低血钾、脱水、钠耗竭、脑梗死等；某些并不直接影响脑部的躯体疾病，如髋关节骨折。局部麻醉下进行小手术、轻度呼吸道感染及严重便秘亦可导致老年谵妄的发生。

（6）下丘脑－垂体－肾上腺轴所形成的内稳态调节机制的减弱。

（7）睡眠或感觉剥夺。

（8）肢体活动不灵活。

（9）心理－社会应激：如亲人丧亡、迁移新的环境等。

五、临床表现

意识混乱，伴认知功能改变（记忆力缺陷、定向力障碍、言语混乱），情绪和行为的异常（亢进：高警觉状态，对刺激过度敏感；抑制：嗜睡、活动减少、易造成漏诊；混合型：亢进和兴奋交替），可有妄想和幻觉（通常是幻想）、睡眠障碍。

六、诊断标准

本病可按照《精神疾病诊断和统计手册》第四版的谵妄诊断"金标准"进行诊断，虽然诊断精确，但临床应用较困难，因为谵妄有了良预后，临床上常用意识障碍评估方法（confusion assessment method，CAM）做快速识别。CAM 使用简洁，诊断的敏感性和特异性高达95%。CAM 评估包括以下内容。

1. 急性精神状态变化，并有波动　问诊要点：与照料者沟通，询问患者平日基础情况并做比较，是否有急性变化（数小时至数天），在一天中是否有波动，特别是日落后加重趋势。

2. 注意力不集中　观察患者是否难以专注地做完一件事或交谈中说完一个话题，是否总"跑题"。

3. 思维混乱　观察患者是否话不切题、词不达意、逻辑混乱或突然转移话题，询问时间、地点、词汇记忆、有无幻觉。

4. 意识状态改变　观察警觉、嗜睡，与基线意识状态比较。
考虑谵妄：必备 1 和 2，加上 3 或 4。

七、鉴别诊断

谵妄诊断应注意与痴呆和抑郁症相鉴别。最重要的区别在于谵妄起病急，呈波动性变化，且有注意力不集中；而抑郁症为情绪、心境低落，至少持续 2 周；老年痴呆为慢性渐进性改变，多意识清楚。痴呆和抑郁症病情均无明显波动。

八、谵妄的预防

谵妄的预防重于治疗，30% ~ 40% 的谵妄是可以预防的。手术前老年科会诊可以使患者围手术期谵妄发生率显著降低，预防谵妄的措施如下。

（1）去除可能的诱因。

（2）支持性治疗：保证足够的水分和营养，治疗疼痛。

（3）保持定向力：向患者解释新环境，鼓励家人陪护并携带熟悉的物品或照片，放置时钟，墙板上标明日期。

（4）认知功能：与患者进行有益的沟通和活动，如时事讨论、文字游戏、阅读报纸杂志。

（5）感觉功能：去除耵聍，利用眼镜、助听器、声音放大器等。

（6）避免身体约束、插管等。

（7）鼓励活动：避免卧床，尽可能到餐厅集体进餐或坐椅进餐。

（8）恢复正常的睡眠－觉醒周期：房间内白日光线充足，夜间暗度适当，保持安静，减少患者白日小憩，保障夜间睡眠。

（9）避免过度刺激引起激越：采用音乐、按摩、合适的电视节目、做放松动作等。

（10）安全措施：谵妄患者有跌倒高风险，应降低床高，利用床、座椅的防跌报警装置；注意窗户的安全防护，避免患者因幻觉等发生危险；关好家门或病房门，避免走失。

（11）在手术前要有评估和防范：高风险老年患者及时请老年医学组会诊；在高危病房进行教育，提高医护人员的认识。

九、谵妄的治疗

对于谵妄的治疗强调早期发现、早期治疗。

1. 非药物治疗　由于谵妄的病因复杂，危险因素多，因此治疗强调对病因的综合治理措施，优先考虑非药物治疗。循证指南推荐谵妄的治疗方案为治疗潜在疾病，明确病因，针对病因进行综合治疗，同样强调多学科干预，医护团队和家属共同参与治疗，非常类似于谵妄的预防措施。

2. 药物治疗　原则上尽量不用，除非当患者有妄想或幻觉、行为激越、危及自身或他人安全且家属安抚无效时，可酌情选用小剂量氟哌啶醇或非典型抗精神病药物，如利培酮、奥氮平、喹硫平等。只有酒精或苯二氮䓬类戒断引起的谵妄可以使用地西泮，其他类型的谵妄使用地西泮反而会延长症状或使其恶化，因为它会引起逆转性兴奋作用或过度镇静。药物治疗有以下原则。

（1）单药治疗比联合药物好，可以降低药物不良反应和药物相互作用。

（2）以小剂量开始。

（3）选择抗胆碱能活性低的药物。

（4）尽可能快地停药，主要纠正引起谵妄的潜在原因。

（5）持续应用非药物干预措施。

（李宏增）

第五章 抑 郁

一、基本概念

老年抑郁症泛指发生于老年期（≥60 岁），以持久情绪低落、沮丧为主要临床表现的心理疾病，包括抑郁症、抑郁障碍、抑郁发作等多种类型，属于情感（心境）性精神障碍。如伴有其他启智性疾病，往往会严重危害老年人的身心，具有发病率高、伤残率高和死亡率高的特点，是当前世界性主要精神卫生问题。

为方便起见，本书中将老年抑郁综合征简称为老年抑郁（症），但严格而狭义的老年抑郁是特指 60 岁及以上首次发病的原发性抑郁。国际通用的精神疾病诊断和分类系统均未将老年抑郁列为独立诊断类别。

临床上老年抑郁可分为原发性和继发性两大类。原发者病因目前还不十分清楚，具有复发性高的特点，女性较多见，仅占全部老年抑郁极小的一部分。继发者有明确的器质性脑病变、物质依赖、剧烈精神创伤等原因，年老体弱者较少见。

二、流行病学资料

老年抑郁症患病率的研究相对较少，Rovner 1998 年报道 65 岁以上老年抑郁症发病率为 10%；Philips 1991 年报道为 9.7%，门诊老年抑郁患病率调查为 15% ~ 36%。据美国报道全部老年情感障碍中，老年期首次发病的抑郁症高达 40% ~ 50%，内科疾病老年人群抑郁症患病率高达 52%。另外有报道卒中后 30% ~ 62% 的老年人出现抑郁，痴呆尤其是血管性痴呆 40% ~ 50% 出现抑郁，癌症患者约 24% 伴有抑郁。澳大利亚 Daniel K. Y. Chen 报道，通过社区研究显示，10% ~ 20% 的老年人有抑郁状态，10% ~ 15% 可给予临床抑郁诊断，1% ~ 4% 有严重的抑郁症。在急诊，抑郁的发生率约为 25%，在护理院中，17% ~ 35% 有临床明显的抑郁。

三、预后

1. 老年患者表现出多种临床症状与特征 具体如下。

（1）心境不佳、情绪低落：此为最主要的症状。①感到悲观、沮丧和空虚；②对各种活动提不起兴趣；③感觉没有价值或有罪恶感；④记忆力减退，精力不足，常常无法集中注意力；⑤有死亡或自杀的念头。

（2）思维联想缓慢：①语速慢，语音低，语量少；②应答迟钝，一言一行都需要克服重大阻力；③激越型抑郁症患者，言语动作都明显增加，焦虑恐惧，激动自伤，危险性很大；④部分患者伴有妄想，常见疑病和罪恶妄想，也可出现关系和被害妄想。

（3）动作减少与行动缓慢，但易出现激越症状：①多数患者动作减少，行动缓慢；②少数严重者缄默不语，卧床不动，称抑郁性木僵状态；③少数表现十分焦虑激越，终日惶恐不安、坐卧不宁、搓手顿足、拒饮拒食。

（4）伴发多种躯体症状，疑难症状也较突出，表现为自主神经症状和消化道症状为主的各种躯体主诉，主要见于：①患者面容憔悴苍老，目光迟滞。②头痛、胸闷、后颈梗塞感。③食欲减退，体质下降，体重减轻。④汗液和唾液分泌减少，便秘，性欲减退。女患者常闭经。⑤睡眠障碍或嗜睡：睡眠障碍中以早醒最为突出，患者往往较以前早醒 2~3 小时，醒后不能再入睡，心中时时充满悲观厌世的情绪。⑥心血管异常：出现血压升高、心率增快或某些冠心病症状。⑦无名疼痛：出现诸如头痛、心痛、腰背痛、关节痛等以疼痛为主的症状。⑧部分患者尽管各项检查未见明显的异常，但疑虑重重，总担心长脑瘤或患卒中、半身不遂与肠道梗阻等，焦虑抑郁情绪有增无减。

（5）"隐匿性抑郁症"表现：一些老年抑郁症患者躯体症状明显，表现为反复或持续出现的头痛、头晕、胸闷、气短、全身无力、心悸、便秘、胃纳失常、体重减轻等，而抑郁性症状常被掩盖。躯体检查常无相应的阳性发现，这类患者往往长期在内科就诊，常被误认为神经官能症等疾病。因而凡查无实据、对自己健康状况过分关心、对各种轻度躯体疾病过分反应的患者，应考虑老年抑郁症的可能。

2. 老年人生活质量急剧下降　老年抑郁症是一种涉及生理、心理、情绪和思想的疾病，不仅影响正常的生活，也会影响人与人之间的感情和对事情的看法。老年抑郁患者可在短时间内表现出各种情感体验能力的减退，表现为无精打采和对一切事物都不感兴趣，他们感到"过世"和眼前的"不如意之事"纷纷涌上心头，前瞻未来缥缈暗淡，欢乐之情完全消失，渐萌发厌世之念。情绪极度低落时可自杀或自我惩罚。

3. 导致人生悲剧的发生　据统计，在 55 岁以上老年人中罹患抑郁症的比例可高达 10%~15%，其中有的患者症状十分严重，甚至实施轻生，因而老年抑郁症患者的死亡率竟可高达 30%。

4. 医疗费用支出　治疗老年抑郁的医疗费用比较大，包括门诊、住院的医疗费用以及护理费和康复费等。

四、发病原因

（一）内在因素

1. 老年人生理学变化　①中枢神经系统生化改变；②正常睡眠和生物周期紊乱；③多种氨代谢障碍；④大脑组织老化；⑤白细胞介素说法。

2. 疾病　①有抑郁的个人史或家族史；②神经系统疾病：脑动脉硬化、脑病变、脑肿瘤、脑卒中、癫痫和帕金森病等脑器质性疾病，均可伴发抑郁；③心脑血管疾病：如果抑郁在晚年初发，通常与脑血管疾病并存，被称为血管性抑郁；④内分泌系统疾病：甲状腺功能减退的患者可继发性抑郁症，患者往往行动迟缓、语流不畅，精力不足较为突出；⑤精神科疾病：精神分裂症可以继发抑郁状态，例如继发抑郁症；⑥癌症：至少有 25% 的住院癌症患者有抑郁状态；⑦传染病：流感、艾滋病、肝炎等疾病可伴发抑郁；⑧疼痛：老年人的各种疼痛也可诱发老年抑郁。

3. 药物及其副作用　临床上，多种药物可引起药源性抑郁，包括以下几种药物：①类固醇类药；②抗高血压类药；③抗精神病药如利血平、氯丙嗪、氟哌啶醇、长效氟奋乃静等均可引起老年抑郁；④其他药物如甲基多巴、普萘洛尔、口服避孕药、激素、阿的平等也能引发老年抑郁。

4. 社会 - 心理因素　老年人心理功能老化，心理防御机制和心理适应能力减弱，在遇到退休、疾病缠身、经济拮据、丧偶或其他亲友的离世、缺乏家庭和社会支持、人际交往的缺乏等社会 - 心理应激因素刺激时常会导致老年抑郁。

5. 性别因素　女性是老年抑郁明显的危险因素。

6. 人格因素　一般来说，性格过于内向或平时过于好强的人易患抑郁症。这些老年人在身体出现不适或慢性病久治不愈时会变得心情沉闷，或害怕绝症，或恐惧死亡，或担心成为家人累赘，从而形成一种强大而持久的精神压力，极易引发抑郁。

（二）环境因素

（1）经济环境 - 家庭经济状况：家庭经济情况与老年抑郁有比较明显的关系。

（2）家庭和社会环境：家庭生活环境不够和谐、子女对老人不够孝顺、老年人交往圈子变窄、人际互动减少、缺乏情况支持、社会不够安定等，这些都是导致老年抑郁的常见病因。

五、诊断标准

老年期抑郁症很容易漏诊，抑郁情绪常被身体其他不适症状所掩盖，对老年期首次起病的各种精神障碍的诊断标准参照国际和国内现行的分类与诊断标准。抑郁发作的诊断标准包括三种不同形式的抑郁发作：轻度、中度和重度。对于三种不同严重程度抑郁的诊断均要求至少持续两周，但如果症状格外严重或起病急骤，时间标准可适当缩短。非专科医生给出的诊断建议用抑郁状态来代替抑郁症，如有自杀倾向一定立即转精神心理专科诊治。心境低落、兴趣与愉快感丧失、易疲劳这几条通常视为最典型的抑郁症状，要做出确定的诊断，轻度抑郁发作要求至少存在上述症状重的两条，再加上如下两条其他常见症状。

（1）集中注意和注意的能力降低。

（2）自我评价和自信降低。

（3）自罪观念和无价值感（即使在轻度发作中也有）。

（4）认为前途暗淡悲观。

（5）自伤或自杀的观念或行为。

（6）睡眠障碍。

（7）食欲下降。

六、筛查和评估

老年人抑郁障碍通常表现不典型，借助量表可对老年抑郁症进行筛查、评估和监测治疗。评估量表可提供心理和行为现象的量化表现，分为他评量表和自评量表，他评量表通常由医护人员完成，自评量表则由患者本人完成。

他评量表中最为常用的是汉密尔顿抑郁评估量表（HAMD 或 HDRS），最常用、最经典，特别适用于了解抑郁症患者的生理症状。

自评量表常用 Zung 抑郁自评量表，老年人专用的自评量表是老年抑郁量表（the geriatric depression scale，GDS）。

七、鉴别诊断

1. **慢性疾病** 阻塞性肺气肿、心力衰竭、胰腺癌、内分泌疾病（甲状腺功能亢进、甲状腺功能减退、肾上腺皮质功能减退）、贫血和维生素缺乏等均能引起抑郁症状。老年甲状腺功能亢进患者可能表现为感情淡漠和精力下降等类似于抑郁症的表现，但可以保留感受愉快的能力。

2. **器质性脑病** 阿尔茨海默病和帕金森病患者早期均可出现抑郁，通常起病缓慢，在抑郁症状出现之前就已经存在记忆力和定向力障碍；患者亦有相应的神经系统表现以及特征性神经病理学改变，CT/MRI 可发现弥散性脑萎缩和脑室扩大；抗抑郁药治疗无效。

3. **药物** 利血平、胍乙啶、α-甲基多巴、奎尼丁、普萘洛尔、糖皮质激素和抗肿瘤药物（甲氨蝶呤、长春新碱、天冬酰胺酶、丙卡巴肼等）都是诱发抑郁的常见药物。

4. **居丧反应** 居丧反应在老年人中较为常见。居丧的人常见悲伤情绪、睡眠紊乱以及食欲下降，通常有时间限制，可于几个月内得到恢复。约 14% 的居丧成年人会在亲人亡故 2 年内发展为抑郁症。居丧反应发展为抑郁症往往出现病态的内疚、自杀等先占观念。另外，居丧反应并不表现为持续的功能缺失，因此显著的自我照料下降可能预示抑郁症。

八、治疗

本病的治疗分为急性期、巩固期、维持期治疗。急性期治疗为逆转当前发作；巩固期治疗包括为期 6 个月的抗抑郁药物治疗以稳定抑郁症状的缓解；维持期治疗（3 年以上）针对有抑郁复发病史的患者，应根据发作频率和严重程度而定，如果患者反复发作并伴有自杀观念或行为，提示应进行终身治疗。对于老年抑郁患者有效的治疗手段包括心理治疗、抗抑郁药物治疗以及电痉挛治疗（electric convulsive treatment，ECT）。

1. **心理治疗** 心理治疗包括认知行为治疗、人际关系治疗以及问题解决治疗。老年患者及其照料者都通过心理治疗获益，同时予抗抑郁药物治疗，有助于急性发作过后更长时间的缓解。心理治疗合并抗抑郁药物治疗推荐于所有严重的、有自杀倾向的老年患者。

2. **抗抑郁药物治疗** 抗抑郁药物治疗适用于轻、中、重度抑郁。如患者为首次发作，在症状缓解后至少应治疗 6~12 个月；多数重症抑郁老年人需维持治疗。从低剂量开始，缓慢加量。要保证初次治疗期达到 4~6 周。如果疗效不满意，应考虑换其他一线或二线治疗药物或请精神科会诊。

（1）选择性 5-羟色胺受体再摄取抑制剂（SSRI）：为目前抗抑郁药物的首选，以舍曲林（佐罗复）和西酞普兰（喜普妙）为代表，其副作用主要有低钠血症、恶心、呕吐、性功能受影响，长期服用可出现体重增加，与多巴胺阻滞剂合用时可导致帕金森病或其他运动障碍；抑制各种 P450 酶，影响代谢途径相关的药物浓度；骤停时诱发 5-羟色胺撤药综合征。

（2）三环类抗抑郁药：如阿米替林和多塞平，其副作用主要为抗胆碱能副作用、镇静作用和奎尼丁样作用。

（3）其他抗抑郁药物：如安非他酮、文拉法辛、度洛西汀、米氮平等。

（4）老年人应慎用的抗抑郁药物及其不良反应。①阿米替林：抗胆碱能作用、镇静、低血压。②阿莫沙平（氯氧平）：抗胆碱能作用、镇静、低血压，也与锥体外系症状有关，迟发性运动障碍和神经阻滞剂恶性反应综合征。③多塞平：抗胆碱能作用、镇静、低血压。④丙咪嗪（米帕明）：抗胆碱能作用、镇静、低血压。⑤马普替林（路滴美）：抽搐、皮疹。⑥丙氨环庚烯（普罗替林）：严重的抗胆碱能作用，有兴奋作用。⑦圣·约翰草（路优泰）：光过敏、轻度躁狂。⑧曲米帕明（三甲丙咪嗪）：抗胆碱能作用、镇静、低血压。

3. 电痉挛治疗（ECT）　具有显著精神病性特征的老年抑郁症患者对于抗抑郁药物的有效性和耐受性都比较差，当患者对药物治疗反应不佳时，在与患者及家属讨论后，可考虑使用电痉挛治疗，请精神科医师会诊。

（李宏增）

第六章　营养不良

一、基本概念

欧洲肠外与肠内营养学会（European Society for Clinical Nutrition and Metabolism, ESPEN）对营养不良（malnutrition）的定义为：营养不良是因为营养摄取或吸收缺乏导致身体成分发生改变，导致身体和精神功能减退，疾病的临床结局受影响。ESPEN主要考虑的是临床显著的不足，实际上营养不良的定义还应该包括临床上的严重体重超重。

营养不良又称营养失调，主要是因摄入不足、吸收不良或过度损耗营养素所造成的一种或一种以上营养素的缺乏或不足，除了营养不足外，还包括由于过度摄入特定的营养素而造成的营养过剩，如身体超重、肥胖等。

老年人是特别易患营养不良的群体，尤其是当他们患有慢性的精神或生理疾病时。目前通常所说的营养不良指蛋白质－能量营养不良，蛋白质－能量不足是最常见的营养问题，它伴随着老年人罹患的各种急、慢性疾病。微量营养素缺乏也是比较常见的营养问题。

二、流行病学资料

老年营养不良是常见的老年综合征之一，老年营养不良发生率很高，据欧洲Seneca调查显示，社区健康老人发生营养不良的比例不高，但在健康状况欠佳的老年人中，蛋白质－能量营养不良伴有微量营养素缺乏则是个主要问题。调查结果显示：10% ~38% 的老年门诊患者、5% ~12% 的居家老人、26% ~65% 的老年住院患者以及5% ~85% 的养老机构中的老人存在严重的蛋白质－能量营养不良。Moley 也曾报道约15% 的社区老人存在不同程度的营养不良。Exton Smith 等人报道4% 英国社区老年人患有营养不良。Mc Whirter 和 Pennington 的调查发现，40% 老年人入院时即存在营养不良。

我国第六次全国人口普查数据显示，2010 年底，中国 65 岁及以上老年人口为1.18亿，占总人口的 8.87% 。老年人营养健康成为一大公共卫生问题。数据显示，我国 60岁以上老年人体重低下的比例占 17.6% ，贫血患病率为 25.6% ，都高于一般成年人。有调查显示：北京社区老年人营养不良患病率为 0.2% ，营养不良危险率为 32.3% ，这项调查因为在社区服务站进行，卧床、病重、行动不便的老年不便参与，所以实际营养不良患病率要高于这项调查结果。还有调查显示，老年住院患者营养不良发生率高达 29% ~61% 。可见，老年人的营养状况不容乐观。

三、预后

营养不良不仅引起体重减轻和身体成分改变，而且会损害机体生理功能，导致并发症的危险性增加，预后变差。在临床上，疾病相关营养不良不仅是与疾病对食物摄人的影响有关，创伤和炎症性疾病时因为分解代谢增加导致营养素消耗速率增加也是一个重要的因素。它们不仅本身营养储备不足，而且恢复胃口和活动能力缓慢，尤其是肌肉生理功能潜在改变，老年人身体组织复原比年轻人更慢、更困难。因此，老年人正常生理功能常恢复延迟，导致发病率和死亡率增加。老年患者营养不良发生率相当高，有一部分患者常有恶病质现象，表现为厌食、进行性体重下降、贫血、低蛋白血症等。这将直接影响整个治疗过程，不利于原发病的治疗，且会降低患者的生活质量，甚至影响预后。

营养过剩是营养素摄入量超过需要量而在体内蓄积，从而导致肥胖或其他不良后果。目前发达国家的大多数人口都存在摄入食物过多的情况，其中只有少数人会进行足够的运动来消耗多余的能量。急性营养过剩主要损害免疫功能，增加氧化负担以及导致感染加剧。慢性营养过剩产生的主要问题是肥胖及肥胖伴发的各种问题，如冠心病、糖尿病、肿瘤等当前已成为严重的社会和临床问题。

总之，营养不良的后果包括进行性的生理、精神和社会障碍，以及容易发生疾病和不良结局。营养不良可能导致并发症发生率和医疗费用增加、住院时间延长、疾病恢复缓慢等。

四、危险因素

（1）消化系统功能衰退：是老年人营养不良的主要原因，如牙质过敏、牙周炎、牙根松动、脱落都影响咀嚼能力，而且老年人味觉、嗅觉灵敏度降低，这些都会影响进食及食物的消化。胃肠功能衰退、吸收功能障碍，也会影响营养素的吸收和利用。

（2）精神不振、抑郁：是导致老年人营养不良的又一重要原因。老年人常因退休产生失落感，或因独居、丧偶、孤独情绪低落，或因儿女不孝等不称心事件抑郁、悲伤，导致食欲下降，食物摄入减少，身体及社会功能降低，其结果也会造成营养不良。

（3）老年人会存在不同程度和不同类别的慢性疾病，疾病和治疗本身可造成老年患者机体分解代谢增强，无法正常进食，加重原有的营养不良程度。同时，老年人常见慢性病又需要限制某些营养物质的摄取。

（4）残障、失能、行动不便会影响营养素的摄取，老年人失去自行购买或加工食物的能力，也会导致无法获得所需要的营养。

（5）长期使用药物影响营养素的吸收，老年人通常因多种慢性病而服用较多的药物，长期服药会影响食欲及多种营养素吸收。

（6）活动少也是影响进食量的一个因素，部分老年人不爱活动或活动能力下降，或退休后活动减少，消耗不多，故每餐进食量也大为减少，导致多种营养素摄入不足。

另外，认知功能障碍、受教育程度、经济条件及酗酒等不良生活方式也是影响老年人营养不良的危险因素，各种各样的原因导致老年人摄入食物的质和量不能满足需求，或是营养素的吸收和利用出现障碍，最终导致老年人出现营养不良。

五、临床表现

老年营养不良是老年综合征之一，涉及机体各个器官及系统，临床表现主要有精神萎靡、表情淡漠、全身乏力、反复感冒、逐渐消瘦等症状。

1. 体重下降和逐渐消瘦　这是营养不良的主要临床表现之一，也是一项易察觉、易监测的指标，以体重和身高作为参数计算出的体重指数（body mass index，BMI）平衡了个人的身高差异，能够很好地反映个体营养状况。

2. 肌肉力量减弱　老人自觉乏力感是另一项老年人营养不良的常见临床表现。不同于体重下降，肌力减弱往往不易察觉，且不易量化，常常被忽视。

3. 活动能力下降　老年人活动耐量、活动范围下降，精神萎靡、皮疹、感觉减退、皮肤干燥等都是营养不良的隐匿表现。

4. 特殊表现　老年人微量营养素缺乏可引起特殊表现。诸如眼睛干涩，经常看不清东西，皮肤干燥脱屑表明体内缺乏维生素 A；鼻子两边发红常脱皮，指甲上出现白点说明体内缺锌；牙龈出血说明缺乏维生素 C；口角发红、唇部干裂、脱皮说明缺乏 B 族维生素和维生素 C；指甲缺乏光泽、变薄、脆而易断，头发干燥易断、脱发或拔发时无痛感说明体内缺乏蛋白质、必需脂肪酸、微量元素铁和锌。

六、快速筛查

早期识别营养不良可以及时给予营养干预，所以营养不良的筛查尤为重要。目前已经发展了各种不同的营养筛查工具，通常包括对实际体重、近期非自主性体重丢失和食物摄入情况简单问卷，还会测量身高、体重，计算体重指数（BMI）。

营养风险筛查 2002（nutritional risk screening，NSR 2002）是 ESPEN 于 2002 年推荐使用的工具。NSR 2002 是国际上第一个采用循证医学方法开发的为住院患者进行营养风险筛查的工具。

对于社区或者医院的老年患者，微型营养评定（mini - nutritional assessment，MNA）或者它的简版 MNA - SF 比较适用。MNA 既可是筛查工具，同时也是评估工具，还可用于预测健康结局、社会功能、病死率、就诊次数和住院费用等。

七、营养不良的评估

营养评估是一个非常具体且耗时的过程，是由具有临床营养经验的医务人员如营养师、营养护士，或者专科医生对那些营养筛查有风险的患者进行评价。根据营养评价，将进一步提出更具体的建议，包括持续监测和合适的干预，主要包括以下内容。

（1）临床检查：主要通过疾病史采集和体格检查来发现是否存在营养不良。①病史采集包括膳食史、疾病史、用药史、精神史及生理功能史等。②体格检查。通过细致的体格检查可以及时发现营养不良表现并判定其程度。除与疾病相关的临床检查外，应注意有无牙齿松动或脱落、口腔炎、舌炎、皮肤黏膜和毛发的改变、水肿、腹水、恶病质、伤口愈合情况等。

（2）人体测量：是应用最广泛的方法，通过无创性检查了解机体的脂肪、肌肉储备情况，用于判断营养不良、监测治疗及提示预后。指标包括身高、体重、皮褶厚度、臂围等。

（3）生化及实验室检查：可以测定蛋白质、脂肪、维生素及微量元素的营养状况和免疫功能。正确选择相应的生化判定方法可以尽早发现人体营养储备低下的状况。

（4）人体组成测定：是较常见的营养评价方法，临床上常用的有生物电阻抗分析法、双能 X 线吸收法、同位素稀释法和中子活化法，是临床上老年人营养评价较好的测定指标。

（5）综合性营养评价指标：现在临床上大多提倡实施营养评价时应采用综合性营养评价指标，以提高敏感性和特异性。微型营养评定（MNA）被认为是一种较理想的评价老年人营养状况的简单快速方法。

八、营养不良的治疗

营养不良采用营养支持治疗。

（一）治疗原则

（1）尽早纠正低血容量以及酸中毒、低钠、低钾等水、电解质及酸碱平衡紊乱。

（2）根据年龄、BMI、是否禁食、原发病及同一疾病的不同病程、引流量和是否伴随心、肺、肾疾病，选择合适的营养支持途径、适量的热量和营养物质，制订个体化营养支持方案。

（3）首选肠内营养，有利于维持肠道功能，实施方便，并发症少，易于长期应用。若不能耐受或无法进行时才选用肠外营养。

（4）纠正老年人的营养不良不能操之过急，尤其是严重营养不良时，先补给所需营养的半量，再逐步增至全量。

（5）在纠正营养不良的同时，积极治疗原发疾病，才能更好地纠正营养不良。

（二）老年患者不需要营养支持的情况

（1）不可治愈，临终患者，不可逆转的昏迷患者，以及生前遗嘱放弃使用营养支持的患者。

（2）需急诊手术的患者，术前暂不实施营养支持。

（三）老年人营养支持要点

（1）由于老年人个体差异较大，食物选择需个体化，一般建议：①适当摄入水、纤维、钙、维生素 D 和维生素 B_{12}。②减少胆固醇、饱和脂肪酸、反式脂肪酸的摄入。③碳水化合物应占总热量的 45% ~ 65%，脂肪占总热量的 20% ~ 35%。④蛋白质摄入 0.8g/（kg·d），占每日总热量的 10% ~ 35%。在应激和创伤的情况下，蛋白质增至 1.5g/（kg·d），但患有肝肾疾病的患者要依据病情调整蛋白质摄入量。⑤ >60 岁的男性摄入纤维量 >30g/d，女性 >21g/d。

（2）老年人脱水并不少见，衰老过程中常伴随口渴感减退，摄水减少，导致血浆黏稠度增加，尿液浓缩，最后导致脱水。老年人需要保证 30ml/（kg·d），或者 1ml/（kcal·d）的摄水量。需要警惕的是，老年人对液体负荷量过多的耐受性下降，在纠正脱水的同时，应注意监测患者的出入量，注意观察有无水负荷过多的表现。

（3）肠内营养途径：尽可能口服，应选择适合老年人口味、浓度高的流质饮食。若口服饮食不及需要量的 50%，需给予管饲饮食。管饲时首选鼻饲，应采用匀速滴入的方法，从低浓度、低剂量开始，逐渐增加。病情重且需营养支持较久时，可考虑造口术，包括内镜辅助下的胃/空肠造口术（percutaneous endoscopic gastrostomy/with jejunal extension tube，PEG/PEG－J），或开腹手术做胃或空肠造口术。

（4）肠内营养剂的选择：依据老年人特点，多选用平衡饮食，富含蛋白质、糖和少量脂肪以及易于消化吸收的含纤维饮食。

（5）肠外营养支持：老年人常需限制液体摄入量，往往需要输入高渗性液体。由于外周血管条件较差，应考虑合适的静脉通路，如外周中心静脉置管（peripherally inserted central catheter，PICC），或深静脉插管，但应注意可能发生的血栓、导管相关感染等并发症。

（6）肠外营养液应配制成混合营养液输入，从低热量开始，可按 104.6kJ/（kg·d），糖∶脂＝2∶1，氮 0.16g/（kcal·d）给予。同时供给足量的维生素（包括水溶性和脂溶性）、电解质及微量元素。

（7）患有慢性疾病，长期服药的患者，应考虑营养与药物的相互作用关系。

（8）无论是口服营养饮食、管饲营养还是肠外营养，均应随着需求量的改变而改变。

（9）预防胜于治疗。

1）合理膳食是预防老年营养不良的最好方法。老年人的食物要粗细搭配、松软、易于消化吸收，合理安排饮食，提高生活质量，重视预防营养不良和贫血，多做户外活动，维持健康体重。

2）老年人消化器官功能不同程度减退、咀嚼吞咽和胃肠蠕动减弱，消化液分泌减少，容易发生便秘。因此选择食物要粗细搭配，烹调方法以蒸、煮、炖、炒为主，避免油腻、腌制、煎、烤、炸。

3）老年人食欲减退，能力摄入降低，必要营养素摄入也相应减少，更使老年人健康和营养状况恶化，因此合理安排老年人的饮食就显得非常重要。

4）对于老年人群，要注意预防营养不足的发生，首先需要保证充足的食物摄入，增加营养丰富、容易消化吸收的食物。其次，可以增加老年人的进餐次数，少量多餐。此外，适当使用营养素补充剂，尤其是矿物质和维生素。最后，及时治疗老年人基础疾病以及控制危险因素，并定期监测营养情况。

5）老年人应该适当多做户外活动，在增加身体活动量、维持健康体重的同时，还可接受充足紫外线照射，有利于体内维生素 D 合成，预防或推迟骨质疏松症的发生。

十、管理流程

（一）个人和家庭管理方案

对于在家庭中或社区中的老年人应该进行采用营养筛查工具进行自我评估，如结果为具有营养不良风险或营养不良的老年人建议到医院就诊，接受营养师的专业评估与指导。

（二）社区管理方案

（1）对社区 65 岁以上的老年人进行营养状况筛查评估，掌握有营养不良风险人群基本信息，此后定期每月或每季度进行一次营养筛查。

（2）定期在社区进行有针对性的营养知识健康教育，提高公众的营养不良预防意识。

（3）关注社区周边便民措施，督促社区政府完善社区周边配套设施，方便老年人自行购买食物，不能自行制备食物的老年人有点餐或送餐的便利服务。

（4）对有营养不良风险或营养不良的人，建议其到医院就诊，进行全面的营养状况评估，请营养专家进行营养干预和营养改善计划，并定期进行追踪管理。

（三）养老院或医院管理方案

（1）对于在养老院或医院的老年人应该在入院前做营养状况筛查，此后每周应用快速筛查工具进行一次营养筛查，对于筛查中发现的有营养不良风险的人要制订营养干预计划。

（2）医院还应该根据疾病种类如糖尿病、肾病、肿瘤等进行专项管理，定期对其进行培训，对容易罹患营养不良的患者如管饲患者、吞咽功能障碍患者等进行专项管理，定期对其进行干预。

（3）对有营养不良风险的人进行入院指导、全面评估、营养干预，对于代谢状况或生理功能异常导致不能用常规方法治疗的患者，应该请营养专家会诊，进行详尽的营养评估，并制订营养支持方案。出院时要进行专业建议及指导，完成对个人、家庭成员的培训，并进行跟踪管理。

（亓宏增）

第七章 晕 厥

一、基本概念

晕厥是由于大脑一时性缺血缺氧所引起的突然的、短暂的意识丧失，可自行恢复，不留任何后遗症，其原因大致分为血管舒缩功能障碍、心源性、脑源性及血液成分异常，以血管抑制性晕厥和直立性低血压晕厥最常见，心律失常所致的晕厥后果最严重。

二、流行病学资料

晕厥有一定的发病率，甚至在正常人中也可出现。国外报道晕厥可见于3%的男性和3.5%的女性，占急诊科患者的3%和住院患者的6%。由于发作多呈间断性，存在多种潜在病因，同时缺乏统一的诊疗标准，且涉及多个科室，部分晕厥病例不易诊断。

三、预后

晕厥是临床常见的综合征，具有致残甚至致死的危险，表现为突然发生的肌肉无力，姿势性肌张力丧失，不能直立及意识丧失。

四、发病原因

引起晕厥的原因很多，但大多与暂时性缺血有密切关系，老年人是晕厥的多发人群。

（1）体位性晕厥：多由血压骤降所引起，常见于服用高血压药物治疗的中年人。

（2）吞咽性晕厥：与吞咽动作刺激食管或胃迷走神经，引起心律失常有关。

（3）咳嗽性晕厥：剧烈咳嗽时发生的晕厥多见于患有呼吸系统疾病的老年人，晕厥多发生在咳嗽的瞬间。

（4）排尿性晕厥：多发生在晨尿时，少数人也可能发生在非晨尿或大便后。晕厥前无任何先兆，在排尿将要结束时突然意识丧失，晕倒在地，短时间又能自然苏醒。

（5）低血糖性晕厥：指血糖低于2.8mmol/L时出现的严重低血糖反应，出现心悸、头晕、手抖、出冷汗、面色苍白，甚至晕厥，救治不及时常可危及生命。

（6）血管神经性晕厥：也叫血管迷走性晕厥，诱因很多，如在原地静站过久、长时间处于闷热的环境中、过度疲劳、过度饥饿、剧烈疼痛、过强的精神刺激、恐惧、焦虑等，反射性地引起心脏和全身小血管扩张，回心血量减少，血压骤降，脑供血暂时减少而晕厥。

（7）颈动脉窦性晕厥：即颈动脉窦过敏症或颈动脉窦综合征。晕厥发生多与头颈突然转动，刺激或压迫颈动脉窦有关。常发生在猛回头、领带系得过紧、刮脸压迫颈部时刺激了颈动脉窦，反射性地引起迷走神经高度兴奋，导致心跳过缓或心搏骤停，血压下降，脑部瞬间缺血而晕厥。

五、评估

1. **病史评估** 对于发生一过性意识丧失的患者做初始评估应包括详细的病史，体格检查，包括测量站立位血压及心电图。除此之外，如果存在以下情况还应做其他相关检查。

（1）年龄 >40 岁者，应做颈动脉窦按摩。

（2）已确诊有心脏病或继发于心血管事件的晕厥患者，应行超声心动图检查。

（3）怀疑有心律失常所致的晕厥者，应立即行心电图检查。

（4）与体位有关或疑有反射性晕厥者，应行仰卧站立位试验和（或）直立倾斜试验。

（5）疑有非晕厥性一过性意识丧失时，可做神经或血液系统检查。

2. **实验检查评估** 诊断晕厥首先要根据病史确定患者是否晕厥，因为癫痫、昏迷、疲乏摔倒可与晕厥混淆。当确定为晕厥后，再根据病史、体格检查资料，进一步做各项检查。

（1）如怀疑为心源性晕厥，应做心电图和 24 小时甚至 48 小时或 72 小时 holter 监测、超声心动图、运动试验，必要时还要做电生理检查。

（2）怀疑冠心病史，应做冠状动脉造影。

（3）考虑直立性低血压时，应分别测量卧位或坐位及站立位血压，必要时站立位血压应延长至 3~5 分钟，并检查 24 小时动态血压。

（4）当怀疑为自主神经介导性晕厥时，需要做倾斜试验，但老年人应持慎重态度。

（5）当怀疑为神经系统疾病时，应做头颈部 CT 或 MRI 扫描和颈动脉多普勒。

（6）怀疑颈动脉窦过敏时，可做颈动脉窦按摩，按摩时间为 5~40 秒，大多数阳性反应在起初的 20 秒。但老年人绝不能同时做两侧颈动脉窦按摩，一侧按压也不能时间太长，允许 30 秒左右，且必须按操作程序进行，以免引起意外。

六、诊断

1. **首先确定是否为晕厥** 大多数晕厥和非晕厥性的意识丧失都可以通过详细地询问病史进行鉴别诊断，但有时会出现比较复杂的情况，需要弄清楚下列问题：如果以下四个问题均为阳性，则说明晕厥发作的可能性较大。如果一个或一个以上问题为阴性，在做晕厥评估前需排除其他形式的一过性意识丧失。

（1）意识是否完全丧失。

（2）暂时性的意识丧失是否发作快且在短时间内恢复。

（3）患者意识是否是完全、自发地恢复且没有后遗症。

（4）患者是否存在肌紧张消失。

2. **晕厥的病因学诊断** 有 23%~50% 的病因可以通过初始评估发现。在病史采集、体格检查或者做心电图的过程中往往有重要发现，在采集病史时不应忽略一些重要的问题。

七、治疗

1. 治疗目的　治疗晕厥患者的目的在于延长寿命，限制损伤，避免复发。不同病因的晕厥治疗目的不同，总体来说，针对病因治疗是晕厥最理想的治疗。

2. 病因治疗　具体如下。

（1）反射性晕厥的治疗：主要治疗目的是防止复发和相关的外伤，以及提高生活质量，而不是延长寿命。①物理抗压治疗：非药物（物理）治疗是反射性晕厥的一线治疗方案。物理抗压训练能显著升高先兆晕厥的血压，从而能在多数情况下避免或延迟晕厥的发生。②药物治疗：尽管已有较多药物被用于测试对反射性晕厥的治疗作用，但到目前为止，反射性晕厥尚缺乏满意的药物治疗。米多君能显著降低晕厥的发生率，但对尿量有不利影响，老年男性患者应慎用。③心脏起搏：心脏起搏对于反射性晕厥的治疗作用不大，除非是在延长时间的心电监护中观察到严重自发性心动过缓。

（2）直立性低血压和体位性晕厥的治疗。①非药物治疗：动态血压监测有助于了解白天不同环境的血压变化，了解高血压患者服用的药物对卧位或夜间血压的影响。首先应停用任何引起低血压的药物，无高血压者可采取扩充血容量如摄取足够的盐和水（每天摄入 2～3L 水和 10g NaCl），快速摄入冷开水对运动中或餐后低血压者有明显疗效。睡眠时适当抬高头部可防止夜间多尿，维持适量的体液量及改善夜间高血压。②药物治疗：可能有效的药物有米多君、麻黄碱和盐酸苯福林。

（3）心律失常所致晕厥的治疗。①窦房结功能不全：窦房结功能不全伴缓慢心律失常、窦房结恢复时间异常引起的晕厥，起搏治疗效果显著。永久起搏可明显缓解症状，但对生存率无影响。②房室传导系统疾病：房室传导阻滞引起的晕厥需起搏治疗。

（4）继发于器质性心脏病或心血管疾病性晕厥的治疗。严重主动脉狭窄或心房黏液瘤所致的晕厥可考虑手术治疗，继发于急性心血管事件如肺栓塞、心肌梗死或心包压塞者主要是针对病因治疗，大多数心肌缺血所致者可采用药物和（或）血管重建，由原发性肺动脉高压或限制性心肌病引起者一般不易纠正原发病。

（李宏增）

第八章　尿失禁

一、基本概念

尿失禁（incontinence of urine）是由于膀胱括约肌损伤或神经功能障碍而丧失排尿自控能力，使尿液不由自主地流出。尿失禁可发生于各年龄组的患者，但以老年患者更为常见。由于老年人尿失禁较多见，致使人们误以为尿失禁是衰老过程中不可避免的生理现象。事实上，老年人尿失禁的原因很多，其中有许多原因可控制或避免。尿失禁不是衰老的正常表现，也不是不可逆的，应寻找各种原因，采取合理的治疗方法。

二、流行病学资料

60 岁以上男性老年尿失禁的发生率约为 18.9%，女性为 37.7%。美国对于尿失禁治疗已超过血透和冠脉搭桥手术的总和。21 世纪我国将成为世界上最大的人口老龄化国家，尿失禁将成为我国泌尿外科医师的主要临床任务之一。

三、预后

尿失禁虽然不会危及患者的生命，但会严重影响患者的身心健康，带来痛苦和不便。

（1）长时间尿浸与刺激，导致皮肤红肿、痒痛、感染、溃烂，甚至引起泌尿系统感染，影响肾脏功能。

（2）因难闻的气味而远离人群，易产生尴尬、沮丧、焦虑、孤独等消极情绪，甚至出现抑郁症。

（3）影响社交。

（4）影响外出和锻炼。

（5）工作能力下降。

（6）影响夫妻性生活和婚姻关系。

四、发病原因

1. 神经性尿失禁　正常人的排尿是通过神经反射来完成的。当患有严重脑动脉硬化、脑中风、脑肿瘤及颅内感染等疾病，大脑皮质失去管制排尿功能，则发生尿失禁。

2. 损伤性尿失禁　最常见的是膀胱颈括约肌受到损伤，膀胱内无法储存尿液，尿液进入膀胱即由尿道流出。

3. 充盈性尿失禁　由于前列腺增生、尿道狭窄、膀胱结石、膀胱颈肿瘤或直肠内粪块嵌塞等引起下尿道梗阻，这时因膀胱内存尿过多使膀胱过度膨胀，不能自觉正常排尿，尿液被迫呈点滴状外溢。

4. 应力性尿失禁　由于膀胱颈括约肌老化松弛，此时若有腹部压力增高，膀胱内压力超过膀胱出口及尿道阻力，即可使尿液外溢。

5. 急迫性尿失禁　老年人泌尿系炎症可造成逼尿肌反射，使膀胱收缩而产生急迫性尿失禁，不过这种尿失禁是暂时性的，待炎症控制后尿失禁情况也会好转；此外，老年妇女的无菌性尿道炎同时合并萎缩性阴道炎时，也可引起急迫性尿失禁。

6. 精神性尿失禁　老年人精神受到强烈刺激，周围环境突然改变，也会发生尿失禁。消除刺激、适应环境后，尿失禁则可好转消失。

7. 药物性尿失禁　老年人可因应用镇静剂或利尿剂等而发生尿失禁。前者是药物阻断了排尿反射刺激，而后者则是充盈性尿失禁。此种情况停用药物即可消失。

五、诊断

正确诊断老年患者是否存在尿失禁，尿失禁临床类型及其病因有赖于详细了解患者的病史、特殊的体格检查和相关的实验室检查。

1. 病史采集要点　在询问病史时，应重点了解有无引起尿失禁的暂时性病因和膀胱、尿道功能性损害的病因。询问内容包括：①尿失禁发生的时间和特征；②摄入液体类型、量、时间、有无咖啡、酒精等饮品的摄入；③系统回顾与尿失禁有关的合并症（糖尿病、脑卒中、良性前列腺增生、心力衰竭、感染、步态障碍、视力不良等）；④既往手术史、生育史；⑤回顾所有用药（利尿剂、抗胆碱能药物、抗精神病药物等）；⑥生活质量〔日常生活能力、社交能力、情绪和人际关系（包括性生活）、自我认同感、一般健康状况等〕。

2. 查体　查体时应着重注意腹部、泌尿生殖系统、直肠（记录括约肌自主收缩强度）、神经功能以及女性盆腔检查（观察有无盆腔脏器脱垂、盆腔肌肉收缩力），并评估患者的认知能力、活动能力、容量状况（有无足部水肿等）。

3. 实验室检查　具体如下。

（1）尿常规、肾功能检测，必要时可监测血糖、血钙和维生素 B_{12} 水平。

（2）有血尿和盆腔疼痛时行尿液细胞学和膀胱镜检查。

（3）排尿日间：连续记录 3 天患者自主排尿、尿失禁的次数、发生尿失禁的时间、环境与具体表现、每次尿量、排尿频率、日夜尿量，可提供基础的尿失禁严重程度，也可作为治疗反应的监测。

（4）残余尿测定：男性残余尿 >200ml 时应筛查有无导致肾积水的危险因素。

（5）压力试验：对诊断压力性尿失禁特异性较好，但对不能配合检查、拘谨或膀胱充盈不佳的患者不敏感。

（6）尿动力学检查：诊断不明确或经验性治疗失败时考虑，但无须常规进行。

六、治疗

治疗原则是治疗原发病、改善症状、防止感染、保护肾功能。

1. 急性、暂时性尿失禁　通过去除诱因可明显改善症状。

2. 急迫性尿失禁　具体如下。

（1）生活方式的改变：控制体重、戒烟。

（2）行为疗法：在进行行为疗法时应对躯体和社会环境进行评价。①认知功能正常者可进行膀胱再训练，即清醒后定时排尿，强制性逐渐延长排尿的时间间隔；强化盆底肌肉的训练及电刺激盆底肌肉；通常需要几周时间才开始见效，应坚持训练。②认知障碍的患者进行生活习惯训练，根据患者平时的排尿间隔定时排尿；按已经制订的计划排尿，通常每2~3小时排尿一次。

（3）药物：常用药物有托特罗定、奥昔布宁和索非那新。需注意观察有无药物副作用，如便秘、口干、视物模糊、眼压升高、谵妄、肝功能异常等。另外，镇静药、抗抑郁药（如丙咪嗪）等对老年患者亦有一定的疗效。联合应用行为和药物治疗比单用一种方法疗效更好。

（4）手术：包括骶神经和周围神经电调节、A型肉毒素膀胱多点注射、逼尿肌横断术、自体膀胱扩大术等，其有效性和安全性尚需进一步观察。

3. 压力性尿失禁　具体如下。

（1）盆底肌训练：可增强支撑尿道的肌肉力量，是无创性治疗的基础。膀胱或子宫脱垂的女性患者应用子宫托可能有效。

（2）手术：膀胱颈悬吊术、尿道下悬带术和无张力阴道吊带术等，治愈率较高。

4. 充溢性尿失禁　良性前列腺增生所致的出口梗阻依据病情轻重可考虑选择观察等待、药物治疗（α受体阻滞剂或5α还原酶抑制剂）、缩小前列腺体积、松弛膀胱颈和前列腺肌肉，解除下尿路症状，必要时考虑手术治疗。

（李宏增）

第九章　瘙痒症

一、基本概念

瘙痒是最常见的皮肤病自觉症状，许多皮肤病可出现程度不同的瘙痒症状。临床上将只有皮肤瘙痒而无原发性皮损的疾病称为瘙痒症。根据瘙痒的范围可将瘙痒症分为全身性瘙痒症和局限性瘙痒症，老年人因皮脂腺分泌功能减退、皮肤萎缩、干燥而容易出现全身瘙痒，称为老年性瘙痒症（pruritus senilis）。老年性瘙痒症是老年人最常见的瘙痒性皮肤病，占40%左右，常给患者造成极大痛苦，并严重影响其生活质量。

二、病因

引起皮肤瘙痒的病因比较复杂，目前尚不完全清楚。致病因素包括内因和外因两个方面。

（一）内因

1. **激素水平生理性下降**　老年人会出现各种器官老化现象，性腺和内分泌功能减退。研究发现，男性老年性瘙痒症患者血清睾酮水平低于健康对照组，而女性老年瘙痒症患者雌二醇含量降低。激素水平发生生理性下降，导致皮肤萎缩、皮脂腺和汗腺萎缩、分泌功能衰退，皮脂及汗液分泌量减少，皮肤干燥、松弛、皱缩。由于皮肤含水量减少，缺乏皮脂滋润和保护，易受周围环境因素刺激而诱发瘙痒。

2. **内分泌和代谢性疾病**　皮肤瘙痒是糖尿病的常见皮肤表现，甲状腺功能亢进、甲状腺功能减退、副甲状腺功能亢进也可出现皮肤瘙痒。

3. **肝脏疾病**　阻塞性肝胆疾病如胆汁性肝硬化、慢性胰腺炎伴胆管阻塞、药物（雌激素、吩噻嗪、别嘌呤醇）引起的胆汁淤积等可出现全身皮肤瘙痒。阻塞性黄疸引起的瘙痒可在黄疸出现前1~2年内发生，瘙痒剧烈程度与皮肤中所含胆盐的浓度呈正相关，而瘙痒的消失可能是肝功能衰竭的预兆。胆汁淤积性瘙痒的发生机制可能与胆汁酸的作用、中枢神经系统中的阿片样神经传递或神经调节作用增强有关。

4. **肾脏疾病**　慢性肾小球肾炎、慢性肾盂肾炎，尤其是尿毒症期，85%以上的患者可出现剧烈的全身皮肤瘙痒，可能与尿毒症时血液中的尿素等代谢产物在体内大量潴留，并随汗液排到体表，刺激皮肤而引起瘙痒。

5. **血液系统疾病及恶性疾病**　约30%的Hodgkin淋巴瘤以皮肤瘙痒为首发症状，瘙痒程度与病情进展成正比。缺铁性贫血、真性红细胞增多症、慢性白血病、淋巴肉瘤、蕈样肉芽肿等也可发生全身性瘙痒。

6. **神经精神因素**　神经衰弱、精神紧张、情绪激动、忧郁、焦虑、烦躁等可引起或加重瘙痒。

7. **恶性肿瘤**　癌细胞及其代谢产物可刺激神经末梢而引起皮肤瘙痒，如内脏恶性肿瘤（副肿瘤性综合征）、类癌综合征。肿瘤引起瘙痒的机制可能与肿瘤细胞产生致痒性化学介质、坏死肿瘤细胞释放毒性产物进入血液循环、肿瘤特异性抗原诱发过敏反应及组胺释放等有关。

8. 感染性疾病 艾滋病、旋毛虫病、血吸虫病、鞭毛虫病、盘尾丝虫病等。

9. 自身免疫性疾病 如干燥综合征、风湿热、类风湿关节炎等。

10. 其他 慢性病灶、药物或食物过敏、中毒、结核病等。

（二）外因

1. 环境因素 环境因素包括季节、气候、温度、湿度、工作和居住环境等。冬季瘙痒症和夏季瘙痒症患者对气温变化极为敏感，冬季寒冷，空气湿度低，皮肤干燥；夏季炎热，皮肤多汗，刺激神经末梢；室内温度过高、过于干燥等均可诱发皮肤瘙痒。

2. 生活习惯 使用碱性过强的肥皂、香皂、洗浴露等既可损害皮肤，也能洗掉皮肤表面的皮脂；外用药及接触化学物品、着紧身或粗糙内衣、穿毛衣或化纤织品、食用辛辣食物、饮酒、吸烟、洗澡过勤、水温过高等均可诱发或加重皮肤瘙痒。

3. 皮肤情况 皮肤干燥、皮肤萎缩、血液循环不良、脂质成分改变、保湿能力受损、适应能力差。

三、病理生理

引起瘙痒的介质有以下几种。①胺类：组胺、吗啡、J-羟色胺等；②脂类：前列腺素、血小板激活因子等；③蛋白质/多肽：血管舒缓素、蛋白水解酶、P物质、类鸦片肽等。这些物质可在角质形成细胞、上皮细胞及内皮细胞中表达，不同的痒觉感受器与相应的受体特异性结合后，传导冲动至大脑导致瘙痒。近来的研究显示，介导瘙痒的受体位于真皮乳头及表皮的无髓 C 纤维游离神经末梢上，这些感受器可特异性地结合致痒因子（瘙痒的传导介质），经 C 纤维将冲动传导至脊髓的背侧角，通过脊髓丘脑束至丘脑的板层核，最终到达大脑皮质（躯体感觉区）。

四、临床表现

瘙痒症的临床特点是只有皮肤瘙痒而无原发性皮损。可一开始即为全身性，或先局限于某处，继而扩展至身体大部甚至全身。瘙痒常为阵发性，尤以夜间为重，饮酒、进食辛辣食物、情绪变化、室温过高、热水烫洗、搔抓摩擦，甚至某些暗示均可诱发或加重瘙痒。瘙痒的程度和持续时间因人而异，严重者瘙痒剧烈，难以忍受，常不停搔抓，直到将皮肤抓破、出血、疼痛为止。由于反复搔抓，常继发抓痕、血痂、条状表皮剥脱、色素沉着、湿疹样变、甚至苔藓样变，有时可继发脓疱疮、毛囊炎、疖、淋巴管炎和淋巴结炎。由于瘙痒剧烈，可影响睡眠，长期失眠可导致头晕、烦躁、精神不振等神经衰弱症状，甚至血压升高。

冬季瘙痒症常由寒冷所诱发，多发生于秋末及冬季气温急剧变化时，当由寒冷的室外骤入温暖的室内，或在夜间解衣卧床时开始瘙痒，可在春暖季节缓解；夏季瘙痒症常由温热诱发，高热、潮湿、多汗时瘙痒加剧。

五、诊断

老年人发生全身性或局限性皮肤瘙痒，仅有继发改变而无原发性皮损，可以明确诊断。如果在检查时发现有抓痕、血痂、表皮剥脱等继发性皮损，需追问病史，确定其发病之初只有皮肤瘙痒而无原发性皮疹，才可诊断为瘙痒症。需要强调的是，本病可能伴发各种潜在的疾病，应予全身体格检查和实验室检查，以明确病因。

六、治疗

治疗需明确有无系统性疾病并予以及时处理。避免局部刺激，包括搔抓、摩擦、烫洗等，着宽大、松软的衣服，忌食辛辣、刺激性食物。

1. 全身治疗 全身治疗主要为镇静止痒。

（1）抗组胺药：可选择各种抗组胺药（组胺 H_1 受体拮抗剂），如扑尔敏、赛庚啶、酮替芬、多赛平、西替利嗪、氯雷他定、地氯雷他定、依巴斯汀等。

（2）静脉注射钙剂、维生素 C、硫代硫酸钠等，口服镇静安眠药。

（3）严重瘙痒者可做普鲁卡因静脉封闭。

（4）性激素治疗：男性患者用丙酸睾酮 25mg，肌内注射，每周 2 次，或口服甲基睾酮 5mg，一日 2 次；女性患者用黄体酮 10mg，肌内注射，每日一次，或口服己烯雌酚 0.5mg，一日 2 次。

2. 外用药治疗 根据季节和皮肤情况选择不同剂型的外用药。一般夏季选择洗剂、搽剂或酊剂，如炉甘石洗剂、醋酸铝搽剂、复方地塞米松搽剂、樟酚酊等；冬季选择具有润肤作用的霜剂如醋酸去炎舒松霜、樟脑霜、苯唑卡因霜、多赛平霜等。

麻醉药可以减轻疼痛及瘙痒，临床上已证实利多卡因/丙胺卡因乳膏能有效缓解瘙痒症状。辣椒碱可影响神经肽 P 物质的合成、释放和聚积，从而发挥镇痛和止痒作用，外用 0.025% ~ 0.3% 的辣椒碱，每天 3 ~ 5 次，可达到最佳止痒效果。

3. 中医中药 中药以养血、祛风、安神为主，可选用乌蛇止痒丸、肤痒冲剂等。

4. 物理疗法 紫外线（UVB）照射、药浴、淀粉浴、矿泉浴等。

5. 心理治疗 心理压力可通过组胺、神经肽等介质激发或加重瘙痒，心理疗法、行为疗法、生物反馈疗法等有助于控制瘙痒症状，提高患者的生活质量。

七、预后

本病可影响患者的生活质量，部分患者的瘙痒不能被常规治疗所缓解，预后取决于潜在疾病，但一般不会直接影响寿命，如果伴有系统性疾病而未予以及时处理，则可发生顽固性皮肤瘙痒。

（廖文俊）

参考文献

［1］ Cevenini E1, Caruso C, Candore G, et al. Age-related inflammation：thecontribution of different organs, tissues and systems. How to face it for therapeutic approaches. Curr Pharm Des, 2010, 16：609 –618.

［2］ Leng S, Chaves P, Koenig K, et al. Serum interleukin-6 and hemoglobin as physiological correlates in the geriatric syndrome of frailty：a pilot study. J Am Geriatr Soc, 2002, 50 (7)：1268 –1271.

［3］ Yao X, Li H, Leng SX. Inflammation and immune system alterations in frailty. Clin Geriatr Med, 2011, 27：79 –87.

［4］ Fried LP, Tangencm, Walston J, et al. Frailty in older adults：evidence for a pheno- type. J Gerontol A Biol Sci Med Sci, 2001, 56：M146 –156.

［5］ Morley JE, Vellas B, van Kan GA, et al. Frailty consensus：a call to action. J Am Med Dir Assoc, 2013, 14：392 –397.

［6］ Laosa O, Alonso C, Castro M, et al. Pharmaceutical interventions for frailty and sarcopenia. Curr Pharm Des, 2014, 20：3060 –3082.

［7］ Shorr RI, Chandler AM, Mion LC, et al. Effects of an intervention to increase bed alarm use to prevent falls in hospitalized patients：a cluster randomized trial. Ann Inter Med, 2012, 157 (10)：692 –699.

［8］ Perell KL, Nelson A, Goldman RL, et al. Fall risk assessment measures：an analytic review. J Gerontol Med Sci, 2001, 56A：M761.

［9］ Jeffrey B Halter, Joseph G Ouslander, Mary E Tinetti, et al. 哈兹德老年医学. 6 版. 李小鹰, 王建业, 译. 北京：人民军医出版社, 2015.

［10］ 董碧蓉. 新概念老年医学. 北京：北京大学医学出版社, 2015.

［11］ 刘晓红, 朱鸣雷. 老年医学诊疗常规. 北京：人民卫生出版社, 2012.

［12］ Crowley K. Sleep and Sleep Disorders in Older Adults. Neuropsychol Rev, 2011, 21 (1)：41 –53.

［13］ 中华医学会神经病学分会睡眠障碍学组. 中国成人失眠诊断与治疗指南. 中华神经科杂志, 2012, 4 (7)：534 –540.

［14］ Inouye SK, Westendorp RG, Saczynski JS. Delirium in elderly people. Lancet, 2014, 383 (9920)：911 –922.

［15］ Cereda E. Mini nutrition assessment. Curr Opin Clin Nutr Metab Care, 2012, 15 (1)：29 –41.

［16］ 郑秋甫. 老年晕厥的诊治. 中华保健医学杂志, 2008, 10 (3)：161 –164.

［17］ Puppala VK, Dickinson O, Benditt DG. Syncope：classification and risk stratification. J Cardiol, 2014, 63 (3)：171 –177.

［18］ Thuroff J, Abrams P, Anderson KE, et al. Guidelines on urinary incontinence. European Actas Urol Esp, 2011, 35 (7)：373 –388.

［19］ 王侠生, 廖康煌. 杨国亮. 皮肤病学. 上海：上海科学技术文献出版社, 2005.

［20］ 赵辨. 中国临床皮肤病学. 南京：江苏科学技术出版社, 2010.

［21］ 吴志华. 皮肤科治疗学. 北京：科学技术出版社, 2006.

［22］ 朱学骏, 王宝玺, 孙建方, 等. 皮肤病学. 北京：北京大学医学出版社, 2011.

第三篇

常见老年疾病

第一章　神经系统疾病

第一节　神经系统的老化改变

神经系统包括中枢神经系统、外周神经系统两部分。其中，脑和脊髓是整个神经系统的主宰，通过神经系统的活动，一方面使各器官之间互相配合协调一致，另一方面使机体的活动与外界环境的变化相适应。神经系统是全身各个系统中衰老发生最早、最灵敏、最复杂的系统。

脑的老化大体改变主要表现为老年人的大脑体积缩小，重量减轻，脑萎缩，尤以额叶及颞叶明显，脑沟、脑裂增宽，脑回缩窄，脑室扩大，脑血管的老化表现为脑动脉硬化。脑的老化组织学改变表现为神经细胞数量减少，尤以大脑及小脑皮质更明显，到达 70 岁的老年人神经元细胞总数将会减少 45%，神经细胞突起明显减少，神经胶质细胞会增生，神经细胞内脂褐素沉积增加，神经纤维缠结，所以多数老年人都会出现老年斑。生物化学改变：老年人大脑中乙酰胆碱减少，容易出现记忆力减退，多巴胺减少，容易出现动作缓慢、运动震颤；去甲肾上腺素含量减少，表现出睡眠不好、智力减退或狂躁等症。

脊髓老化形态学改变以后索较为明显，从 50 岁以后开始见到后索脱髓鞘改变，与后索变性同时并行的还有薄束核、楔束核、脊髓后根和后根神经节变性。60 岁以后脊髓运动神经元细胞数量进行性减少、树突减少和突触变性，淀粉样小体和细胞内脂褐素沉积也随年龄增大而增加。

周围神经的老化表现为感觉功能下降，听觉神经、视觉神经、味觉神经的衰老及躯体感觉神经的衰老等，所以老年人容易出现耳聋，味觉不灵敏，运动功能失调表现为步态、姿势、平衡上的改变。组织学改变表现为神经纤维数量减少、轴索肿胀或萎缩、节段性脱髓鞘，亦可见神经纤维再生和髓鞘化。

第二节　缺血性脑血管病

一、概述

（一）基本概念

脑血管病（cerebral vascular diseases）是指由多种病因导致脑部血液循环障碍和脑功能缺失的一组疾病总称。脑卒中（stroke）是一组以突然发病、迅速出现局限性或弥散性脑功能缺损为共同临床特征、出现器质性脑损伤的脑血管疾病。二者意义基本相同，分为出血性和缺血性脑血管病两大类。

（二）流行病学

患病率（2010 年）超过 336.3/10 万，死亡率（2010 年）为（103 ～ 136.7）/10

万，致残率（DALYs）接近 40/10 万。《中国脑卒中防治报告（2015）》显示，脑卒中在中国为第一位死亡原因，且患病率呈上升趋势，城市高于农村。急性缺血性卒中是最常见的卒中类型，我国患者中缺血性卒中占 65.9%，较西方国家的 46% 有明显升高；脑出血比例（23.40%）明显高于西方（7.1%）；短暂性脑缺血发作比例降低（6.3% 与 33.8%）。我国缺血性卒中患者发病平均年龄为 66 岁，病死率与致残率随着年龄增高而增加，发病 1 年后的随访数据表明，18 ～ 45 岁人群的病死率为 3.31%，80 岁以上人群病死率为 29.25%，致残率分别为 7.65% 和 53.75%。

（三）脑部的血液供应及其特征

脑组织由四条大动脉供血，即左右两条颈内动脉构成的颈内动脉系统（前循环）和左右两条椎动脉构成的椎 - 基底动脉系统（后循环）。脑部血液供应量 80% ～ 90% 来自颈内动脉系统，10% ～ 20% 来自椎 - 基底动脉系统。

脑的动脉主要来自前循环和后循环。前者供应大脑半球的前 2/3 和部分间脑，后者供应脑干、小脑、间脑后部和大脑半球的后 1/3。脑的动脉的分支有两类：①皮质支，分布于大脑皮质和髓质浅层；②中央支，供应髓质的深部、基底核、内囊和间脑等。

颈内动脉系统（前循环）起自颈总动脉，经颈动脉管入颅，向前穿海绵窦至视交叉外侧。主要分支有：①眼动脉；②后交通动脉；③脉络膜前动脉；④大脑前动脉，主要供应顶枕沟以前的大脑半球内侧面和上外侧面的上部及部分间脑；⑤大脑中动脉，是颈内动脉的延续，沿途发出的分支有豆纹动脉（分布于纹状体和内囊）、额顶升动脉（分布于额叶和顶叶前部）、顶后动脉（分布于顶叶外侧面）、角回动脉（分布于角回及其邻区）和颞后动脉（分布于颞叶后部）。

椎 - 基底动脉系统（后循环）起自锁骨下动脉，向上穿行上六位颈椎横突孔，经枕骨大孔入颅腔，在脑桥、延髓交界处左、右椎动脉合并成一条基底动脉。基底动脉的分支有：①脑桥动脉，为十余条细支，分布于脑桥；②小脑下后动脉，分布于小脑下面后部；③小脑上动脉，分布于小脑上面；④大脑后动脉，主要布于大脑枕叶和颞叶下面，还发出脉络膜后动脉进入侧脑室及第三脑室脉络丛。

脑底动脉环（Willis 环）位于脑底、蝶鞍上方，由前交通动脉、两侧大脑前动脉、颈内动脉的终支、后交通动脉和大脑后动脉吻合而成，是一种代偿的潜在装置。当动脉环的某一处发育不良或阻断时，可在一定程度上通过大脑动脉环使血液重新分配和代偿，以维持脑的血液供应。脑的代谢活动特别旺盛，并完全依赖着血液循环的连续供应。正常人脑的重量约为 1400g，占体重的 2%，为了维持其正常功能和代谢，不管是在睡眠、觉醒、安静或活动时，机体始终保持着相对恒定的脑血液循环，即成年人脑组织每 100g 每分钟需 42 ～ 53ml 的氧和 75 ～ 100mg 的葡萄糖。在正常氧分压和葡萄糖含量下，要求有 750 ～ 100ml/min 的血液进入脑血液循环，约占总输出量的 1/5。当心脏停搏后，脑电活动可迅速消失；若供血连续停止 30 秒则神经细胞代谢受累，2 分钟后则代谢停止，5 分钟后神经细胞开始死亡，大脑皮质开始出现永久性损害，10 ～ 15 分钟后小脑出现永久性损害，20 ～ 30 分钟后延脑的呼吸、血管运动中枢开始出现不可逆的损害。

二、脑梗死（cerebral infarct）

【病因和发病机制】

除性别、种族等不可改变因素外，高血压是最重要的可改变危险因素，是降低全球卒中负担的重要干预靶标。积极控制高血压、体力活动、改善饮食、戒烟可分别使卒中发生风险降低48%、36%、19%和12%；积极控制糖尿病、限制酒精摄入、避免应激、控制血脂及心血管疾病可分别使上述风险降低4%、6%、6%、27%和9%。上述很多危险因素之间存在相互关联。总的来说，积极控制上述危险因素可预防91%卒中的发生，且在各地区、各年龄及不同性别人群中均是如此。

依据局部脑组织发生缺血坏死的机制，可将脑梗死分为3种主要病理生理学类型：脑血栓形成（cerebral thrombosis）、脑栓塞（cerebral embolism）、血流动力学机制所致的脑梗死。

脑梗死的病因及发病机制如下。

1. 血管壁病变　高血压性动脉硬化和动脉粥样硬化所致的血管损害最常见，其次为结核、梅毒、结缔组织疾病和钩端螺旋体等所致的动脉炎，其他如动脉瘤、血管畸形、外伤所致的血管损伤，以及药物、毒物、恶性肿瘤等所致的血管损伤。

2. 心脏病和血流动力学改变　高血压、低血压或血压的急骤波动，心功能障碍，风湿性或非风湿性心瓣膜病，心肌病等，特别是心房纤颤在老年人中比例增加。

3. 血液成分和血液流变学改变　各种原因所致的高黏血症，如脱水、红细胞增多症、高纤维蛋白原血症等，凝血机制异常，特别是应用抗凝剂、服用避孕药物、弥漫性血管内凝血和各种血液性疾病。

4. 其他病因　空气、脂肪、癌细胞和寄生虫等栓子。部分脑梗死病因不明。

【病理】

脑梗死发生率在颈内动脉系统约占80%，椎-基底动脉系统约为20%。闭塞好发血管依次为颈内动脉、大脑中动脉、大脑后动脉、大脑前动脉及椎-基底动脉。

脑缺血性病变的病理分期如下。

1. 超早期（1～6小时）　病变脑组织变化不明显，可见部分血管内皮细胞、神经细胞及星形胶质细胞肿胀，线粒体肿胀空化。

2. 急性期（6～24小时）　缺血区脑组织苍白伴轻度肿胀，神经细胞、胶质细胞及内皮细胞呈明显缺血改变。

3. 坏死期（24～48小时）　大量神经细胞脱失，胶质细胞坏死，中性粒细胞、淋巴细胞及巨噬细胞浸润，脑组织明显水肿。

4. 软化期（3日至3周）　病变脑组织液化变软。

5. 恢复期（3～4周后）　液化坏死脑组织被格子细胞清除，脑组织萎缩，小病灶形成胶质瘢痕，大病灶形成中风囊。

【病理生理】

急性脑梗死病灶由中心坏死区及周围脑缺血半暗带（ischemic penumbra）组成。坏死区中脑细胞死亡，但缺血半暗带由于存在侧支循环，可获得部分血液供应，尚有大量存活的神经元。如果能在短时间内迅速恢复缺血半暗带血流，使脑代谢改善，该区脑组织损伤是可逆的，神经细胞可存活并恢复功能。缺血半暗带脑细胞损伤的可逆性是缺血性脑卒中患者急诊溶栓的病理学基础，缺血半暗带脑组织损伤的可逆性是有时间限制的，即治疗时间窗（therapeutic time window，TTW），如果脑血流再通超过TTW，脑损伤可继续加剧，甚至产生再灌注损伤。研究证实，脑缺血超早期治疗时间窗一般不超过 6 小时。

【临床表现】

本病好发于中老年人，男性稍多于女性，其常合并有动脉硬化、高血压、高脂血症或糖尿病等危险因素。脑梗死的前驱症状无特殊性，部分患者可能有头昏、一时性肢体麻木、无力等短暂性脑缺血发作的表现。脑梗死发病急，多在休息或睡眠中发病，其临床症状在发病后数小时或 1~2 天达到高峰。神经系统的症状与闭塞血管供血区域的脑组织及邻近受累脑组织的功能有关。以下将按主要脑动脉供血分布区对应的脑功能缺失症状叙述本病的临床表现。

（一）颈内动脉闭塞综合征

病灶侧单眼黑矇，或病灶侧 Horner 征（因颈上交感神经节后纤维受损所致）；对侧偏瘫、偏身感觉障碍和偏盲等；优势半球受累还可有失语，非优势半球受累可出现体象障碍等。尽管颈内动脉供血区的脑梗死出现意识障碍较少，但急性颈内动脉主干闭塞可产生明显的意识障碍。

（二）大脑中动脉闭塞综合征

1. 主干闭塞　出现对侧中枢性面舌瘫和偏瘫、偏身感觉障碍和同向性偏盲（三偏），可伴有不同程度的意识障碍，若优势半球受累还可出现失语，非优势半球受累可出现体象障碍。

2. 皮质支闭塞　上分支闭塞可出现对侧偏瘫和感觉缺失，Broca 失语（优势半球）或体象障碍（非优势半球）；下分支闭塞可出现 Wernicke 失语、命名性失语和行为障碍等，而无偏瘫。

3. 深穿支闭塞　对侧中枢性上下肢均等性偏瘫，可伴有面舌瘫；对侧偏身感觉障碍，有时可伴有对侧同向性偏盲；优势半球病变可出现皮质下失语。

（三）大脑前动脉闭塞综合征

1. 主干闭塞　前交通动脉以后闭塞时额叶内侧缺血，出现对侧下肢运动及感觉障碍，因旁中央小叶受累，小便不易控制，对侧出现强握、摸索及吸吮反射等额叶释放症状。若前交通动脉以前大脑前动脉闭塞时，由于有对侧动脉的侧支循环代偿，不一定出现症状。

2. 皮质支闭塞　对侧下肢远端为主的中枢性瘫痪可伴有感觉障碍、对侧肢体短暂性共济失调、强握反射及精神症状。

3. 深穿支闭塞　对侧中枢性面舌瘫及上肢近端轻瘫。

（四）大脑后动脉闭塞综合征

1. 主干闭塞　对侧同向性偏盲、偏瘫及偏身感觉障碍，丘脑综合征，主侧半球病变可有失读症。

2. 皮质支闭塞　因侧支循环丰富而很少出现症状，仔细检查可发现对侧同向性偏盲或象限盲，伴黄斑回避，双侧病变可有皮质盲；顶枕动脉闭塞可见对侧偏盲，可有不定型幻觉痫性发作，主侧半球受累还可出现命名性失语；矩状动脉闭塞出现对侧偏盲或象限盲。

3. **深穿支闭塞** 丘脑穿通动脉闭塞产生红核丘脑综合征，如病灶侧小脑性共济失调、肢体意向性震颤、短暂的舞蹈样不自主运动、对侧面部感觉障碍；丘脑膝状体动脉闭塞可出现丘脑综合征，如对侧感觉障碍（深感觉为主），以及自发性疼痛、感觉过度、轻偏瘫和不自主运动，可伴有舞蹈、手足徐动和震颤等锥体外系症状；中脑支闭塞则出现大脑脚综合征（Weber 综合征），如同侧动眼神经瘫痪，对侧中枢性面舌瘫和上下肢瘫或 Benedikt 综合征。

（五）椎 - 基底动脉闭塞综合征

1. **主干闭塞** 主干闭塞常引起广泛梗死，出现眩晕、共济失调、瞳孔缩小、四肢瘫痪、消化道出血、昏迷、高热等，患者常因病情危重而死亡。

2. **中脑梗死** 常见综合征如下。

（1）Weber 综合征：同侧动眼神经麻痹和对侧面舌瘫和上下肢瘫。

（2）Benedikt 综合征：同侧动眼神经麻痹，对侧肢体不自主运动，对侧偏身深感觉和精细触觉障碍。

（3）Claude 综合征：同侧动眼神经麻痹，对侧小脑性共济失调。

（4）Parinaud 综合征：垂直注视麻痹。

3. **脑桥梗死** 常见综合征如下。

（1）Foville 综合征：同侧周围性面瘫，双眼向病灶对侧凝视，对侧肢体瘫痪。

（2）Millard-Gubler 综合征：同侧面神经、展神经麻痹，对侧偏瘫。

（3）Raymond-Cesten 综合征：对侧小脑性共济失调，对侧肢体及躯干深、浅感觉障碍，同侧三叉神经感觉和运动障碍，双眼向病灶对侧凝视。

（4）闭锁综合征：系双侧脑桥中下部的腹侧基底部梗死。患者意识清楚，因四肢瘫痪、双侧面瘫及球麻痹，故不能言语、进食及做各种运动，只能以眼球上下运动来表达自己的意愿。

4. **延髓梗死** 最常见的是 Wallenberg 综合征（延髓背外侧综合征），表现为眩晕、眼球震颤、吞咽困难、病灶侧软腭及声带麻痹、共济失调、面部痛温觉障碍、Horner 综合征、对侧偏身痛温觉障碍。

5. **基底动脉尖综合征** 基底动脉尖综合征是椎 - 基底动脉供血障碍的一种特殊类型，即基底动脉顶端 2cm 内包括双侧大脑后动脉、小脑上动脉及基底动脉顶端呈"干"字形的 5 条血管闭塞所产生的综合征。其常由栓塞引起，梗死灶可分布于枕叶、颞叶、丘脑、脑干和小脑，出现眼部症状，意识行为异常及感觉运动障碍等症状。

（六）分水岭脑梗死

分水岭脑梗死系两支或两支以上动脉分布区的交界处或同一动脉不同分支分布区的边缘带发生的脑梗死。结合影像检查可将其分为以下常见类型：①皮质前型，如大脑前与大脑中动脉供血区的分水岭，出现以上肢为主的中枢性偏瘫及偏身感觉障碍，优势侧病变可出现皮质性运动性失语；②皮质后型，病灶位于顶、枕、颞交界处，如大脑中动脉与大脑后动脉，或大脑前、中、后动脉皮质支间的分水岭区，其以偏盲最常见，可伴有情感淡漠，记忆力减退和 Gerstmann 综合征；③皮质下型，大脑前、中、后动脉皮质支与深穿支或大脑前动脉回返支（Heubner 动脉）与大脑中动脉的豆纹动脉间的分水岭区梗死，可出现纯运动性轻偏瘫和（或）感觉障碍、不自主运动等。

【急性期诊断】

根据"中国急性缺血性脑卒中诊治指南"推荐意见，脑卒中的评估和诊断包括病史和体格检查、影像学检查、实验室检查、疾病诊断和病因分型等。

（一）病史和体征

1. 病史采集　询问症状出现的时间最为重要，若于睡眠中起病，应以最后表现正常的时间作为起病时间。其他包括神经症状发生及进展特征，血管及心脏病危险因素，用药史、药物滥用、偏头痛、痫性发作、感染、创伤及妊娠史等。

2. 一般体格检查与神经系统检查　评估气道、呼吸和循环功能后，立即进行一般体格检查和神经系统检查。

3. 用卒中量表评估病情严重程度　常用量表为中国脑卒中患者临床神经功能缺损程度评分量表（1995）。美国国立卫生研究院卒中量表（the National Institutes of Health Stroke Scale，NIHSS）是目前国际上最常用量表。

（二）脑病变与血管病变检查

1. 脑病变检查　具体如下。

（1）平扫 CT：急诊平扫 CT 可准确识别绝大多数颅内出血，并帮助鉴别非血管性病变（如脑肿瘤），是疑似脑卒中患者首选的影像学检查方法。

（2）多模式 CT：灌注 CT 可区别可逆性与不可逆性缺血，因此可识别缺血半暗带，对指导急性脑梗死溶栓治疗有一定参考价值。

（3）标准 MRI：标准 MRI（T_1 加权、T_2 加权及质子相）在识别急性小梗死灶及后颅窝梗死方面明显优于平扫 CT，可识别亚临床缺血灶，但有费用较高、检查时间长及患者本身的禁忌证（如有心脏起搏器、金属植入物或幽闭恐惧症）等局限。

（4）多模式 MRI：包括弥散加权成像（DWI）、灌注加权成像（PWI）、磁敏感加权成像（SWI）等。DWI 在症状出现数分钟内就可发现缺血灶并可早期确定大小、部位与时间，对早期发现小梗死灶较标准 MRI 更敏感。PWI 可显示脑血流动力学状态。弥散 - 灌注不匹配（PWI 显示低灌注区而无与之相应大小的弥散异常）提示可能存在缺血半暗带。

2. 血管病变检查　了解卒中的发病机制及病因，指导治疗方法。常用检查包括颈动脉超声、经颅多普勒（TCD）、磁共振脑血管造影（MRA）、CT 血管造影（CTA）和数字减影血管造影（DSA）等。

颈动脉超声对发现颅外颈部血管病变，特别是狭窄和斑块很有帮助；TCD 可检查颅内血流、微栓子及监测治疗效果，但其局限性受操作技术水平和骨窗影响较大。

MRA 和 CTA 都可提供有关血管闭塞或狭窄的信息。以 DSA 为参考标准，MRA 发现椎动脉及颅外动脉狭窄的敏感度和特异度为 70% ~ 100%。MRA 和 CTA 可显示颅内大血管近端闭塞或狭窄，但对远端或分支显示不清。DSA 的准确性最高，仍是当前血管病变检查的金标准，但主要缺点是有创性和有一定风险。

（三）实验室检查及选择

所有患者都应做的检查：①平扫脑 CT/MRI；②血糖、肝肾功能和电解质；③心电图和心肌缺血标志物；④全血计数，包括血小板计数；⑤凝血酶原时间（PT）/国际标准化比值（INR）和活化部分凝血活酶时间（APTT）；⑥氧饱和度。

部分患者必要时可选择的检查：①毒理学筛查；②血液酒精水平；③妊娠试验；④动脉血气分析；⑤腰椎穿刺（怀疑蛛网膜下腔出血而CT未显示或怀疑卒中继发于感染性疾病）；⑥脑电图（怀疑痫性发作）；⑦胸部X线检查。

（四）急性缺血性脑卒中的诊断标准

过去对脑梗死与短暂性脑缺血发作（TIA）的鉴别主要依赖症状、体征持续的时间。近年来影像技术的发展，对二者诊断的时间概念有所更新。目前国际上已经达成共识，即有神经影像学显示责任缺血病灶时，无论症状/体征持续时间长短都诊断脑梗死，但在无法得到影像学责任病灶证据时，仍以症状/体征持续超过24小时为时间界限诊断脑梗死。但应注意多数TIA患者症状不超过0.5~1小时。急性脑梗死的诊断标准是：①急性起病；②局灶神经功能缺损（一侧面部或肢体无力或麻木，语言障碍等），少数为全面神经功能缺损；③症状或体征持续时间不限（当影像学显示有责任缺血性病灶时），或持续24小时以上（当缺乏影像学责任病灶时）；④排除非血管性病因；⑤脑CT/MRI排除脑出血。

（五）病因分型

当前国际广泛使用TOAST病因/发病机制分型，将缺血性脑卒中分为大动脉粥样硬化型、心源性栓塞型、小动脉闭塞型、其他明确病因型和不明原因型。

（六）诊断流程

急性缺血性脑卒中诊断流程应包括如下5个步骤。

第一步，是否为脑卒中？排除非血管性疾病。

第二步，是否为缺血性脑卒中？进行脑CT/MRI检查排除出血性脑卒中。

第三步，卒中严重程度？根据神经功能缺损量表评估。

第四步，能否进行溶栓治疗？核对适应证和禁忌证。

第五步，病因分型参考TOAST标准，结合病史、实验室、脑病变和血管病变等影像检查资料确定病因。

推荐意见：①对所有疑似脑卒中患者应进行头颅平扫CT/MRI检查（Ⅰ级推荐）。②在溶栓等治疗前，应进行头颅平扫CT/MRI检查，排除颅内出血（Ⅰ级推荐）。③应进行上述血液学、凝血功能和生化检查（Ⅰ级推荐）。④所有脑卒中患者应进行心电图检查（Ⅰ级推荐），有条件时应持续心电监测（Ⅱ级推荐）。⑤用神经功能缺损量表评估病情程度（Ⅱ级推荐）。⑥应进行血管病变检查（Ⅱ级推荐），但在起病早期应注意避免因此类检查而延误溶栓时机。

【急性期治疗】

急性期治疗根据"中国急性缺血性脑卒中诊治指南"推荐意见进行。

（一）一般处理

1. 呼吸与吸氧　必要时吸氧，应维持氧饱和度>94%。气道功能严重障碍者应给予气道支持（气管插管或切开）及辅助呼吸。

2. 心脏监测与心脏病变处理　脑梗死后24小时内应常规进行心电图检查，根据病情，有条件时进行持续心电监护24小时或以上，以便早期发现阵发性心房纤颤或严重心律失常等心脏病变；避免或慎用增加心脏负担的药物。

3. 体温控制 ①对体温升高的患者应寻找和处理发热原因，如存在感染应给予抗生素治疗。②对体温 >38℃的患者应给予退热措施。

4. 血压控制 具体如下。

（1）高血压：约70%的缺血性卒中患者急性期血压升高，原因主要包括病前存在高血压、疼痛、恶心呕吐、颅内压增高、意识模糊、焦虑、卒中后应激状态等。多数患者在卒中后24小时内血压自发降低。目前关于卒中后早期是否应该立即降压、降压目标值、卒中后何时开始恢复原用降压药及降压药物的选择等问题尚缺乏充分的可靠研究证据。

（2）卒中后低血压：卒中后低血压很少见，原因有主动脉夹层、血容量减少以及心输出量减少等。应积极查明原因，给予相应处理。

推荐意见：①准备溶栓者，血压应控制在收缩压 <180mmHg、舒张压 <100mmHg。②缺血性脑卒中后24小时内血压升高的患者应谨慎处理。应先处理紧张焦虑、疼痛、恶心呕吐及颅内压增高等情况。血压持续升高，收缩压 ≥200mmHg 或舒张压 ≥110mmHg，或伴有严重心功能不全、主动脉夹层、高血压脑病的患者，可予降压治疗，并严密观察血压变化。可选用拉贝洛尔、尼卡地平等静脉药物，避免使用引起血压急剧下降的药物。③卒中后若病情稳定，血压持续≥140/90mmHg，无禁忌证，可于起病数天后恢复使用发病前服用的降压药物或开始启动降压治疗。④卒中后低血压的患者应积极寻找和处理原因，必要时可采用扩容升压措施，可静脉输注 0.9% 氯化钠溶液纠正低血容量，处理可能引起心输出量减少的心脏问题。

5. 血糖 具体如下。

（1）高血糖：约40%的患者存在卒中后高血糖，对预后不利。目前公认应对卒中后高血糖进行控制，但对采用何种降血糖措施及目标血糖值仅有少数随机对照试验，目前还无最后结论。

（2）低血糖：卒中后低血糖发生率较低，尽管缺乏对其处理的临床试验，但因低血糖直接导致脑缺血损伤和水肿加重而对预后不利，故应尽快纠正。

推荐意见：①血糖超过 10mmol/L 时，可给予胰岛素治疗。应加强血糖监测，血糖值可控制在 7.7 ~ 10mmol/L。②血糖低于 3.3mmol/L 时，可给予 10% ~20% 葡萄糖口服或注射治疗。目标是达到正常血糖。

6. 营养支持 卒中后由于呕吐、吞咽困难可引起脱水及营养不良，可导致神经功能恢复减慢，应重视卒中后液体及营养状况评估，必要时给予补液和营养支持。

推荐意见：①正常经口进食者无须额外补充营养。②不能正常经口进食者可鼻饲，持续时间长者可行胃造口管饲补充营养。

（二）特异性治疗

特异性治疗指针对缺血损伤病理生理机制中某一特定环节进行的干预。近年研究热点为改善脑血循环的多种措施（如溶栓、抗血小板、抗凝、降纤、扩容等方法）及神经保护的多种药物。

1. 溶栓 溶栓治疗是目前最重要的恢复血流措施，重组组织型纤溶酶原激活剂（rtPA）和尿激酶是我国目前使用的主要溶栓药，现认为有效抢救半暗带组织的时间窗为 4.5 小时内或 6 小时内。

（1）静脉溶栓：包括应用 rtPA 和尿激酶。

1）rtPA：已有多个临床试验对急性脑梗死患者 rtPA 静脉溶栓疗效和安全性进行了评价。研究的治疗时间窗包括发病后 3 小时内、3～4.5 小时及 6 小时内。NINDS 试验结果显示，3 小时内 rtPA 静脉溶栓组 3 个月完全或接近完全神经功能恢复者显著高于安慰剂对照组，两组病死率相似。症状性颅内出血发生率治疗组高于对照组。ECASS Ⅲ 试验结果显示在发病后 3～4.5 小时静脉使用 rtPA 仍然有效。IST－3 试验（包括 3035 例患者）提示发病 6 小时内进行 rtPA 静脉溶栓仍可获益。随后的系统评价分析了 12 项 rtPA 静脉溶栓试验，包括 7012 例患者，提示发病 6 小时内 rtPA 静脉溶栓能增加患者的良好临床结局，在发病 3 小时内，80 岁以上与 80 岁以下患者效果相似。

3 小时内静脉溶栓的适应证、禁忌证、相对禁忌证见表 3－1－1。

表 3－1－1　3 小时内 rtPA 静脉溶栓的适应证、禁忌证及相对禁忌证

适应证

1. 有缺血性卒中导致的神经功能缺损症状

2. 症状出现 <3 小时

3. 年龄 ≥18 岁

4. 患者或家属签署知情同意书

禁忌证

1. 近 3 个月有重大头颅外伤史或卒中史

2. 可疑蛛网膜下腔出血

3. 近一周内有在不易压迫止血部位的动脉穿刺

4. 既往有颅内出血

5. 颅内肿瘤，动静脉畸形，动脉瘤

6. 近期有颅内或椎管内手术

7. 血压升高：收缩压 ≥180mmHg，或舒张压 ≥100mmHg

8. 活动性出血

9. 急性出血倾向，包括血小板计数低于 $100 \times 10^9/L$ 或其他情况

10. 48 小时内接受过肝素治疗（APTT 超出正常范围上限）

11. 已口服抗凝剂者 INR >1.7 或 PT >15 秒

12. 目前正在使用凝血酶抑制剂或 Ⅹa 因子抑制剂，各种敏感的实验室检查异常（如 APTT，INR，血小板计数，ECT，TT 或恰当的 Ⅹa 因子活性测定等）

13. 血糖小于 2.7mmol/L

14. CT 提示多脑叶梗死（低密度影 >1/3 大脑半球）

相对禁忌证

下列情况需谨慎考虑或权衡溶栓的风险与获益（即虽然存在一项或多项相对禁忌证，但并非绝对不能溶栓）：

1. 轻型卒中或症状快速改善的卒中

2. 妊娠

3. 癫痫发作后出现的神经功能损害症状

4. 近 2 周内有大型外科手术或严重外伤

5. 近 3 周内有胃肠或泌尿系统出血

6. 近 3 个月内有心肌梗死史

注：rtPA：重组组织型纤溶酶原激活剂；INR：国际标准化比值；APTT：活化部分凝血活酶时间；ECT：蛇静脉酶凝结时间；TT：凝血酶时间。

3~4.5 小时内静脉溶栓的适应证、禁忌证、相对禁忌证及补充内容见表 3-1-2。

表 3-1-2 3~4.15 小时内 rtPA 静脉溶栓的适应证、禁忌证、相对禁忌证

适应证

   1. 缺血性卒中导致的神经功能缺损

   2. 症状持续 3~4.5 小时

   3. 年龄 ≥18 岁

   4. 患者家属签署知情同意书

禁忌证

   同表 3-1-1 "禁忌证"

相对禁忌证

   1. 年龄 >80 岁

   2. 严重卒中（NIHSS 评分 >25）

   3. 口服抗凝药（不考虑 INR 水平）

   4. 有糖尿病和缺血性卒中病史

注：NIHSS：美国国立卫生研究院卒中量表；INR：国标标准化比值。

2）尿激酶：我国"九五"攻关课题"急性缺血性脑卒中 6 小时内的尿激酶静脉溶栓治疗"试验分为 2 个阶段。第 1 阶段开放试验初步证实国产尿激酶天普洛欣的安全性，确定了尿激酶使用剂量为 100 万~150 万 U。第 2 阶段为多中心随机、双盲、安慰剂对照试验，将 465 例发病 6 小时内的急性缺血性脑卒中患者随机分为 3 组，静脉给予尿激酶（150 万 U 组 155 例，100 万 U 组 162 例）组和安慰剂组（148 例）。结果显示 6 小时内采用尿激酶溶栓相对安全、有效。

推荐意见：①对缺血性脑卒中发病 3 小时内（Ⅰ级推荐，A 级证据）和 3~4.5 小时（Ⅰ级推荐，B 级证据）的患者，应按照适应证和禁忌证严格筛选患者，尽快静脉给予 rtPA 溶栓治疗。使用方法：rtPA 0.9mg/kg（最大剂量为 90mg）静脉滴注，其中 10% 在最初 1 分钟内静脉推注，其余持续滴注 1 小时，用药期间及用药 24 小时内应严密监护患者（Ⅰ级推荐，A 级证据）。②如没有条件使用 rtPA，且发病在 6 小时内，可参照适应证和禁忌证严格选择患者，考虑静脉给予尿激酶。使用方法：尿激酶 100 万~150 万 U，溶于生理盐水 100~200ml 中，持续静脉滴注 30 分钟，用药期间应严密监护患者（Ⅱ级推荐，B 级证据）。③不推荐在临床试验以外使用其他溶栓药物（Ⅰ级推荐，C 级证据）。④溶栓患者的抗血小板或特殊情况下溶栓后还需抗凝治疗者，应推迟到溶栓 24 小时后开始（Ⅰ级推荐，B 级证据）。

（2）血管内介入治疗：包括动脉溶栓、桥接、机械取栓、血管成形和支架术。

1）动脉溶栓：动脉溶栓使溶栓药物直接到达血栓局部，理论上血管再通率应高于静脉溶栓，且出血风险降低。然而，其益处可能被溶栓启动时间的延迟所抵消。2010 年发表的动脉溶栓系统评价共纳入 5 个随机对照试验（395 例患者），结果提示动脉溶栓可提高再通率和改善结局，但增加颅内出血，病死率在 2 组间差异无统计学意义。

目前有关椎-基底动脉脑梗死溶栓治疗的时间窗、安全性与有效性只有少量小样本研究。尚无经颈动脉注射溶栓药物治疗缺血性脑卒中有效性及安全性的可靠研究证据。

2）桥接、机械取栓、血管成型和支架术研究进展可参见急性期脑梗死介入指南。

推荐意见：①静脉溶栓是血管再通的首选方法（Ⅰ级推荐，A级证据），静脉溶栓或血管内治疗都应尽可能减少时间延误（Ⅰ级推荐，B级证据）。②发病6小时内由大脑中动脉闭塞导致的严重卒中且不适合静脉溶栓的患者，经过严格选择后可在有条件的医院进行动脉溶栓（Ⅰ级推荐，B级证据）。③由后循环大动脉闭塞导致的严重卒中且不适合静脉溶栓的患者，经过严格选择后可在有条件的单位进行动脉溶栓，虽目前有在发病24小时内使用的经验，但也应尽早进行避免时间延误（Ⅲ级推荐，C级证据）。④机械取栓在严格选择患者的情况下单用或与药物溶栓合用可能对血管再通有效（Ⅱ级推荐，B级证据），但临床效果还需更多随机对照试验验证。对静脉溶栓禁忌的部分患者使用机械取栓可能是合理的（Ⅱ级推荐，C级证据）。⑤对于静脉溶栓无效的大动脉闭塞患者，进行补救性动脉溶栓或机械取栓（发病8小时内）可能是合理的（Ⅱ级推荐，B级证据）。⑥紧急动脉支架和血管成型术的获益尚未证实，应限于临床试验的环境下使用（Ⅲ级推荐，C级证据）。

2. 抗血小板 大型试验（CAST和IST）研究了卒中后48小时内口服阿司匹林的疗效，结果阿司匹林能显著降低随访期末死亡或残疾率，减少复发，仅轻度增加症状性颅内出血的风险。早期双重抗血小板治疗研究进展见中国二级预防指南。

推荐意见：①不符合溶栓适应证且无禁忌证的缺血性脑卒中患者应在发病后尽早给予口服阿司匹林150～300mg/d（Ⅰ级推荐，A级证据），急性期后可改为预防剂量（50～325mg/d）。②溶栓治疗者，阿司匹林等抗血小板药物应在溶栓24小时后开始使用（Ⅰ级推荐，B级证据）。③对不能耐受阿司匹林者，可考虑选用氯吡格雷等抗血小板治疗（Ⅲ级推荐，C级证据）。

3. 抗凝 急性期抗凝治疗一直存在争议。Cochrane系统评价纳入24个随机对照试验共23 748例患者，所用药物包括普通肝素、低分子肝素、类肝素、口服抗凝剂和凝血酶抑制剂等。其荟萃分析结果显示：抗凝药治疗不能降低随访期末病死率；随访期末的死亡或残疾率亦无显著下降；抗凝治疗能降低缺血性脑卒中的复发率、降低肺栓塞和深静脉血栓形成发生率，但被症状性颅内出血增加所抵消。心脏或动脉内血栓、动脉夹层和椎-基底动脉梗死等特殊亚组尚无证据显示抗凝的净疗效。3小时内进行肝素抗凝的临床试验显示治疗组90天时结局优于对照组，但症状性出血显著增加，认为超早期抗凝不应替代溶栓疗法。凝血酶抑制剂如阿加曲班（argatroban），与肝素相比具有直接抑制血块中的凝血酶、起效较快、作用时间短、出血倾向小、无免疫原性等潜在优点。一项随机、双盲、安慰剂对照试验显示症状性颅内出血无显著增高，提示安全。

推荐意见：①对大多数急性缺血性脑卒中患者不推荐无选择地早期进行抗凝治疗（Ⅰ级推荐，A级证据）。②关于少数特殊患者的抗凝治疗，可在谨慎评估风险/效益比后慎重选择（Ⅳ级推荐，D级证据）。③特殊情况下溶栓后还需抗凝治疗的患者，应在24小时后使用抗凝剂（Ⅰ级推荐，B级证据）。④对缺血性卒中同侧颈内动脉有严重狭窄者，使用急性抗凝的疗效尚待进一步研究证实（Ⅲ级推荐，B级证据）。⑤凝血酶抑制剂治疗急性缺血性卒中的有效性尚待更多研究进一步证实，目前这些药物只在临床研究环境中或根据具体情况个体化使用（Ⅲ级推荐，B级证据）。

4. 降纤 很多研究显示，脑梗死急性期血浆纤维蛋白原和血液黏滞度增高，蛇毒酶制剂可显著降低血浆纤维蛋白原，并有轻度溶栓和抑制血栓形成作用。

（1）降纤酶（defibrase）：2000年国内发表的多中心、随机、双盲、安慰剂对照试验（n=2244例）显示，国产降纤酶可改善神经功能，降低卒中复发率，发病6小时内效果更佳，但纤维蛋白原降至130mg/dl以下时增加了出血倾向。2005年发表的中国多中心降纤酶治疗急性脑梗死随机双盲对照试验纳入1053例发病12小时内的患者。结果显示治疗组3个月结局优于对照组，3个月病死率较对照组轻度增高；治疗组颅外出血显著高于对照组，颅内出血无显著增加。

（2）巴曲酶：国内已应用多年，积累了一定临床经验。一项多中心、随机、双盲、安慰剂平行对照研究提示巴曲酶治疗急性脑梗死有效，不良反应轻，但应注意出血倾向。另一随机、双盲、安慰剂对照研究比较了6小时内使用巴曲酶或尿激酶的疗效，显示两组残疾率差异无统计学意义。

（3）安克洛酶（ancrod）：安克洛酶是国外研究最多的降纤制剂，目前已有6个随机对照试验纳入2404例患者，但结果尚不一致。

推荐意见：对不适合溶栓并经过严格筛选的脑梗死患者，特别是高纤维蛋白血症者可选用降纤治疗（Ⅱ级推荐，B级证据）。

5. 扩容 对一般缺血性脑卒中患者，目前尚无充分随机对照试验支持扩容升压可改善预后。Cochrane系统评价（纳入18个随机对照试验）显示，卒中后早期血液稀释疗法有降低肺栓塞和下肢深静脉血栓形成的趋势，但对近期或远期死亡率及功能结局均无显著影响。

推荐意见：①对一般缺血性脑卒中患者不推荐扩容（Ⅱ级推荐，B级证据）。②对于低血压或脑血流低灌注所致的急性脑梗死如分水岭梗死可考虑扩容治疗，但应注意可能加重脑水肿、心功能衰竭等并发症，此类患者不推荐使用扩血管治疗（Ⅲ级推荐，C级证据）。

6. 扩张血管 目前缺乏血管扩张剂能改善缺血性脑卒中临床预后的大样本高质量随机对照试验证据，需要开展更多临床试验验证。

推荐意见：对一般缺血性脑卒中患者，不推荐扩血管治疗（Ⅱ级推荐，B级证据）。

7. 其他改善脑血循环药物 具体如下。

（1）丁基苯酞：丁基苯酞是近年国内开发的Ⅰ类新药，主要作用机制为改善脑缺血区的微循环，促进缺血区血管新生，增加缺血区脑血流。几项评价急性脑梗死患者口服丁基苯酞的多中心随机、双盲、安慰剂对照试验显示：丁基苯酞治疗组神经功能缺损和生活能力评分均较对照组显著改善，安全性好。一项双盲双模拟随机对照试验对丁基苯酞注射液和其胶囊序贯治疗组与奥扎格雷和阿司匹林先后治疗组进行比较，结果提示丁基苯酞组功能结局优于对照组，无严重不良反应。

（2）人尿激肽原酶：人尿激肽原酶是近年国内开发的另一个Ⅰ类新药，具有改善脑动脉循环的作用。一项评价急性脑梗死患者静脉使用人尿激肽原酶的多中心随机、双盲、安慰剂对照试验显示：人尿激肽原酶治疗组的功能结局较安慰剂组明显改善并安全。

推荐意见：在临床工作中，依据随机对照试验结果，个体化应用丁基苯酞、人尿激肽原酶（Ⅱ级推荐，B级证据）。

（三）神经保护治疗

理论上，针对急性缺血或再灌注后细胞损伤的药物（神经保护剂）可保护脑细胞，提高对缺血缺氧的耐受性。近20多年来，国际上进行了多种神经保护剂研究，基础研究和动物实验结果十分令人鼓舞，但临床试验尚未取得满意结果，仍任重而道远。国内常用药物的临床研究情况如下。

依达拉奉是一种抗氧化剂和自由基清除剂，多个随机双盲安慰剂对照试验提示依达拉奉能改善急性脑梗死的功能结局并安全。胞二磷胆碱是一种细胞膜稳定剂，几项随机双盲安慰剂对照试验对其在脑卒中急性期的疗效进行了评价，单个试验未显示差异有统计学意义。一项荟萃分析（4个试验共1372例患者）提示：卒中后24小时内口服胞二磷胆碱的患者3个月全面功能恢复的可能性显著高于安慰剂组，安全性与安慰剂组相似。Cerebrolysin（旧称脑活素）是一种有神经营养和神经保护作用的药物，一项随机双盲安慰剂对照试验提示其安全并改善预后。近期一个随机对照试验提示，cerebrolysin治疗组与安慰剂对照组主要结局未显示差异有统计学意义，但在重症卒中患者cerebrolysin治疗组显示获益趋势，需要更多临床试验进一步证实。吡拉西坦的临床试验结果不一致，目前尚无定论。近期研究认为，他汀类药物除具有降低低密度脂蛋白胆固醇的作用外，还具有神经保护等作用。一项小样本试验比较脑梗死后停用他汀3天或继续使用他汀治疗的效果，提示急性期短期停用他汀与3个月时死亡或残疾增加相关。

推荐意见：①神经保护剂的疗效与安全性尚需开展更多高质量临床试验进一步证实（Ⅰ级推荐，B级证据）。②缺血性脑卒中起病前已服用他汀的患者，可继续使用他汀治疗（Ⅱ级推荐，B级证据）。③上述一些有随机对照试验的药物在临床实践中应根据具体情况个体化使用（Ⅱ级推荐，B级证据）。

（四）其他疗法

高压氧和亚低温的疗效和安全性还需开展高质量的随机对照试验证实。

（五）中医中药治疗

1. 中成药　中成药在我国广泛用于治疗缺血性脑卒中已有多年。一项系统评价共纳入191个临床试验，涉及21种中成药共189个临床试验（19180例患者）的荟萃分析显示其能改善神经功能缺损，但研究质量有限，值得进一步开展高质量研究予以证实。一项研究中成药（MLC601/NeuroAiD）的国际多中心、随机、双盲、安慰剂对照试验（CHIMES）共纳入1100例急性缺血性脑卒中患者，结果显示远期结局指标mRS评分2组差异无统计学意义（OR=1.09，95%，CI 0.86～1.32）。亚组分析提示在卒中48小时后接受治疗的患者有获益趋势，有待进一步研究。

2. 针刺　目前已发表较多关于针刺治疗脑卒中疗效的临床试验，但研究质量参差不齐，结果不一致。Cochrane系统评价共纳入14个随机对照试验（共1208例患者），荟萃分析显示，与对照组相比，针刺组远期死亡或残疾人数降低，差异达统计学意义的临界值（$P = 0.05$），神经功能缺损评分显著改善，但对针刺与假针刺进行比较的试验未能重复以上结果。

推荐意见：中成药和针刺治疗急性脑梗死的疗效尚需更多高质量随机对照试验进一步证实。建议根据具体情况结合患者意愿决定是否选用针刺（Ⅱ级推荐，B级证据）或中成药治疗（Ⅲ级推荐，C级证据）。

【急性期并发症的处理】

1. 脑水肿与颅内压增高　严重脑水肿和颅内压增高是急性重症脑梗死的常见并发症，是死亡的主要原因之一。

推荐意见：①卧床，床头可抬高至20°~45°。避免和处理引起颅内压增高的因素，如头颈部过度扭曲、激动、用力、发热、癫痫、呼吸道不通畅、咳嗽、便秘等（Ⅰ级推荐，D级证据）。②可使用甘露醇静脉滴注（Ⅰ级推荐，C级证据），必要时也可用甘油果糖或速尿等（Ⅱ级推荐，B级证据）。③对于发病48小时内、60岁以下的恶性大脑中动脉梗死伴严重颅内压增高患者，可请脑外科会诊，考虑是否行减压术（Ⅰ级推荐，B级证据）。60岁以上患者手术减压可降低死亡和严重残疾，但独立生活能力并未显著改善。因此应更加慎重，可根据患者年龄及患者/家属对这种可能结局的价值观来选择是否手术（Ⅲ级推荐，C级证据）。④对压迫脑干的大面积小脑梗死患者可请脑外科会诊协助处理（Ⅰ级推荐，B级证据）。

2. 梗死后出血（出血转化）　脑梗死出血转化发生率为8.5%~30%，其中有症状的为1.5%~5%。心源性脑栓塞、大面积脑梗死、影像学显示占位效应、早期低密度征、年龄大于70岁、应用抗栓药物（尤其是抗凝药物）或溶栓药物等会增加出血转化的风险。

研究显示无症状性出血转化的预后与无出血转化相比并无差异，目前尚缺乏对其处理的研究证据；也缺乏症状性出血转化后怎样处理和何时重新使用抗栓药物（抗凝和抗血小板）的高质量研究证据。目前对无症状性出血转化者尚无特殊治疗建议。

推荐意见：①症状性出血转化。停用抗栓（抗血小板、抗凝）治疗等致出血药物（Ⅰ级推荐，C级证据），与抗凝和溶栓相关的出血处理可参见脑出血指南。②何时开始抗凝和抗血小板治疗。对需要抗栓治疗的患者可于症状性出血转化病情稳定后10天至数周后开始抗栓治疗，应权衡利弊；对于再发血栓风险相对较低或全身情况较差者，可用抗血小板药物代替华法林。

3. 癫痫　缺血性脑卒中后癫痫的早期发生率为2%~33%，晚期发生率为3%~67%。目前缺乏卒中后是否需预防性使用抗癫痫药或治疗卒中后癫痫的证据。

推荐意见：①不推荐预防性应用抗癫痫药物（Ⅳ级推荐，D级证据）。②孤立发作一次或急性期痫性发作控制后，不建议长期使用抗癫痫药物（Ⅳ级推荐，D级证据）。③卒中后2~3个月再发的癫痫，建议按癫痫常规治疗进行长期药物治疗（Ⅰ级推荐，D级证据）。④卒中后癫痫持续状态，建议按癫痫持续状态治疗原则处理（Ⅰ级推荐，D级证据）。

4. 吞咽困难　约50%的卒中患者入院时存在吞咽困难，3个月时降为15%左右。为防治卒中后肺炎与营养不良，应重视吞咽困难的评估与处理。

推荐意见：①建议于患者进食前采用饮水试验进行吞咽功能评估（Ⅱ级推荐，B级证据）。②吞咽困难短期内不能恢复者可早期安鼻胃管进食（Ⅱ级推荐，B级证据），吞咽困难长期不能恢复者可行胃造口进食（Ⅲ级推荐，C级证据）。

5. 肺炎 约5.6%的卒中患者合并肺炎，误吸是主要原因。意识障碍、吞咽困难是导致误吸的主要危险因素，其他包括呕吐、不活动等。肺炎是卒中患者死亡的主要原因之一，15%～25%卒中患者死于细菌性肺炎。

推荐意见：①早期评估和处理吞咽困难和误吸问题，对意识障碍患者应特别注意预防肺炎（Ⅰ级推荐，C级证据）。②疑有肺炎的发热患者应给予抗生素治疗，但不推荐预防性使用抗生素（Ⅱ级推荐，B级证据）。

6. 排尿障碍与尿路感染 排尿障碍在卒中早期很常见，主要包括尿失禁与尿潴留。住院期间40%～60%中、重度卒中患者发生尿失禁，29%发生尿潴留。尿路感染主要继发于因尿失禁或尿潴留留置导尿管的患者，约5%出现败血症，与卒中预后不良有关。

推荐意见：①建议对排尿障碍者进行早期评估和康复治疗，记录排尿日记（Ⅱ级推荐，B级证据）。②尿失禁者应尽量避免留置尿管，可定时使用便盆或便壶，白天每2小时1次，晚上每4小时1次（Ⅰ级推荐，C级证据）。③尿潴留者应测定膀胱残余尿，排尿时可在耻骨上施压加强排尿，必要时可间歇性导尿或留置导尿（Ⅳ级推荐，D级证据）。④有尿路感染者应给予抗生素治疗，但不推荐预防性使用抗生素（Ⅰ级推荐，D级证据）。

7. 深静脉血栓形成和肺栓塞 深静脉血栓形成（deep vein thrombosis，DVT）的危险因素包括静脉血流淤滞、静脉系统内皮损伤和血液高凝状态。瘫痪、高龄及心房颤动者发生DVT的比例更高，症状性DVT发生率为2%，DVT最重要的并发症为肺栓塞。

推荐意见：①鼓励患者尽早活动、抬高下肢，尽量避免下肢（尤其是瘫痪侧）静脉输液（Ⅰ级推荐）。②对于发生DVT及肺栓塞高风险且无禁忌者，可给予低分子肝素或普通肝素，有抗凝禁忌者给予阿司匹林治疗（Ⅰ级推荐，A级证据）。③可联合加压治疗（长筒袜或交替式压迫装置）和药物预防DVT，不推荐常规单独使用加压治疗，但对有抗栓禁忌的缺血性卒中患者推荐单独应用加压治疗预防DVT和肺栓塞（Ⅰ级推荐，A级证据）。④对于无抗凝和溶栓禁忌的DVT或肺栓塞患者，首先建议用肝素抗凝治疗，症状无缓解的近端DVT或肺栓塞患者可给予溶栓治疗（Ⅳ级推荐，D级证据）。

【早期康复】

卒中后在病情稳定的情况下应尽早开始坐、站、走等活动，卧床者病情允许时应注意肢体摆放，应重视语言、运动和心理等多方面的康复训练，目的是尽量恢复日常生活自理能力。详见《中国脑卒中康复治疗指南（2011版）》。

急性期卒中复发的风险很高，卒中后应尽早开始二级预防。血压控制、血糖控制、抗血小板、抗凝、他汀等治疗见《中国缺血性脑卒中和短暂性脑缺血发作二级预防指南2014》。

三、短暂性脑缺血发作

短暂性脑缺血发作（transient ischemic attack，TIA）是脑、脊髓或视网膜局灶性缺血所致的、未发生急性脑梗死的短暂性神经功能障碍。TIA 患者在近期有很高的卒中发生风险。相关荟萃分析指出，TIA 患者发病后 7 天、30 天和 90 天内的卒中复发风险率分别为 5.2%、8.0% 和 9.2%，上述数据证实 TIA 是完全性缺血性卒中的危险信号。2010 年我国 TIA 流行病学调查显示，我国成人标化的 TIA 患病率为 2.27%，知晓率仅为 3.08%，在整个 TIA 人群中，有 5.02% 的人接受了治疗，仅 4.07% 接受了指南推荐的规范化治疗。

2009 年，美国卒中协会（American Stroke Association，ASA）再次更新了 TIA 的定义："脑、脊髓或视网膜局灶性缺血所致的、不伴急性梗死的短暂性神经功能障碍"。新 TIA 定义认为有无梗死病灶是鉴别诊断 TIA 和脑梗死的唯一依据，而不考虑症状持续时间。

【早期诊断与评价】

1. TIA 发病后 7 天内为卒中的高风险期，建立以 ABCD2 评分分层以及影像学为基础的急诊医疗模式，尽早启动 TIA 的评估与二级预防。

2. 新发 TIA 按急症处理，如果患者在症状发作 72 小时内并存在以下情况之一者，建议入院治疗：①ABCD2 评分≥3 分；②ABCD2 评分 0~2 分，但不能保证系统检查 2 天之内能在门诊完成的患者；③ABCD2 评分 0~2 分，并有其他证据提示症状由局部缺血造成。

3. 对新发 TIA 患者进行全面的检查及评估 检查及评估内容包括以下几点。①一般检查：评估包括心电图、全血细胞计数、血电解质、肾功能及快速血糖和血脂测定。②血管检查：应用血管成像技术（CTA）、磁共振血管成像（MRA）、血管超声可发现重要的颅内外血管病变，全脑血管造影（DSA）是颈动脉内膜剥脱术（CEA）和颈动脉支架治疗（CAS）术前评估的金标准。③侧支循环代偿及脑血流储备评估：应用 DSA、脑灌注成像和（或）经颅彩色多普勒超声（TCD）检查等评估侧支循环代偿及脑血流储备，对于鉴别血流动力学型 TIA 及指导治疗非常必要。④易损斑块的检查：易损斑块是动脉栓子的重要来源，颈部血管超声、血管内超声、MRI 及 TCD 微栓子监测有助于对动脉粥样硬化的易损斑块进行评价。⑤心脏评估：疑为心源性栓塞时，或 45 岁以下颈部和脑血管检查及血液学筛选未能明确病因者，推荐进行经胸超声心动图（TTE）和（或）经食道超声心动图（TEE）检查，可能发现心脏附壁血栓、房间隔的异常（房室壁瘤、卵圆孔未闭、房间隔缺损）、二尖瓣赘生物以及主动脉弓粥样硬化等多栓子来源。⑥根据病史做其他相关检查。

【治疗】

由于 TIA 在发病机制方面与临床表现与缺血性卒中非常类似，因此国际上通常将 TIA 和缺血性卒中列入相同的预防及治疗指南中。TIA 治疗的指导规范具体循证医学证据请参见《中国缺血性卒中和短暂性脑缺血发作二级预防指南 2014》。

【危险因素控制】

1. **高血压** 具体如下。

（1）既往未接受降压治疗的 TIA 患者，发病数天后如果收缩压≥140mmHg 或舒张压≥90mmHg，应启动降压治疗；对于血压 < 140/90mmHg 的患者，其降压获益并不明确。

（2）既往有高血压病史且长期接受降压药物治疗的 TIA 患者，如果没有绝对禁忌，发病后数天应重新启动降压治疗。

（3）由于颅内大动脉粥样硬化性狭窄（狭窄率为 70% ~ 99%）导致的 TIA 患者，推荐收缩压降至 140mmHg 以下，舒张压降至 90mmHg 以下。由于低血流动力学原因导致的 TIA 患者，应权衡降压速度与幅度对患者耐受性及血流动力学影响。

（4）降压药物种类和剂量的选择以及降压目标值应个体化，应全面考虑药物、脑卒中的特点和患者个体差异等方面因素。

2. **脂代谢异常** 对于非心源性 TIA 患者，无论是否伴有其他动脉粥样硬化证据，推荐予高强度他汀类药物长期治疗以减少脑卒中和心血管事件的风险。有证据表明，当 LDL - C 下降≥50%、LDL≤70mg/dl（1.8mmol/L）时，二级预防更为有效。

第三节　阿尔茨海默病

人们通常所说的老年痴呆是指老年期易患的痴呆。痴呆是一种综合征，是以认知功能缺损为核心症状的获得性智能损害综合征，认知损害可涉及记忆、学习、定向、理解、判断、计算、语言、视空间等功能，其智能损害的程度足以干扰日常生活能力或社会职业功能。在病程某一阶段常伴有精神、行为和人格异常，通常具有慢性或进行性的特点。

痴呆综合征从不同角度有多种分型，最常见的为病因分型，可分为三大类：原发神经系统疾病导致的痴呆，神经系统以外疾病导致的痴呆和同时累及神经系统及其他脏器的疾病导致的痴呆。第一类包括神经变性性痴呆（如阿尔茨海默病等）、血管性痴呆、炎症性痴呆（如 Creutzfeldt-Jakob 病等）、正常颅压脑积水、脑肿瘤、外伤、脱髓鞘病等；第二类包括系统性疾病导致的痴呆（如甲状腺功能低下、维生素缺乏等）和中毒性痴呆（如酒精中毒、药物慢性中毒等）；第三类包括艾滋病（艾滋病痴呆综合征）、梅毒、Wilson 病等。

痴呆按病变部位可分为皮质性痴呆、皮质下痴呆、皮质和皮质下混合性痴呆和其他痴呆。皮质性痴呆包括阿尔茨海默病和额颞叶变性（额颞叶痴呆、语义性痴呆、原发性进行性失语等）；皮质下痴呆类型较多，如锥体外系病变、脑积水、脑白质病变、血管性痴呆等；皮质和皮质下混合性痴呆包括多发梗死性痴呆、感染性痴呆、中毒和代谢性脑病；其他痴呆包括脑外伤后和硬膜下血肿痴呆等。

根据治疗效果可分为不可逆性和可逆性，前者包括变性性痴呆和部分其他原因导致的痴呆（如 Creutzfeldt-Jakob 病等），后者主要包括可治疗的神经系统疾病（如脱髓鞘性疾病）或系统性疾病导致的痴呆（如甲状腺功能低下、维生素缺乏等）。

阿尔茨海默病（Alzheimer's disease，AD）亦称老年性痴呆（senile dementia），是一种原因不明，表现为智力和认知功能减退和行为及人格改变的进行性退行性神经系统疾病。阿尔茨海默病是老年人易患痴呆中最常见的一种类型，占 60% ~ 70%。其机制十分复杂，半个世纪以来，随着 AD 临床和病理研究的深入以及其诊断标准的不断完善，国际上针对其治疗的研究也越来越多，但迄今 AD 的治疗仍是难点。

阿尔茨海默病患病率随年龄增长而增高。世界阿尔茨海默病 2015 年报告的出炉提供了一些令人清醒的数据：2015 年全球约有 990 万例新发痴呆患者将被诊断，平均每 3 种就有 1 例痴呆新发病例。到 2050 年，全球患有痴呆的人数将从目前的 4600 万人增加至 1.3 亿人。在美国，AD 已成为继心脏病、肿瘤和脑卒中之后的第四位死亡原因。我国目前正面临着世界人口史上规模最大的老年人口增长，有研究显示，我国 2005 年 AD 患者为 598 万，到 2020 年将达 1020 万，到 2040 年达 2250 万，我国将成为 AD 第一大国。

【病因】

AD 的病因复杂，其发生为多种因素相互作用的结果。

1. 遗传因素　具体如下。

（1）载脂蛋白 E 基因：载脂蛋白 E（ApoE）基因定位于 19 号染色体长臂即 19q13.2，ApoE-4 基因与早发性和晚发性阿尔茨海默病均显著相关。

（2）早老素-1 和早老素-2 基因：早老素-1（PS-1）基因位于 14 号染色体，其蛋白质主要集中于海马、大脑皮质，是一种整合蛋白，对于神经元的发生和存活是必需的。

（3）APP 基因：APP 基因位于 21 号染色体，是最早发现的与阿尔茨海默病有关的突变基因，发病时呈常染色体显性遗传，与家族性早发性阿尔茨海默病密切相关。

（4）tau 蛋白基因：tau 蛋白基因位于 17 号染色体即 17q21，所表达的 tau 蛋白是一种能够与微管蛋白相结合，并对微管的形成起促进和稳定作用的微管相关蛋白。

（5）α_2 巨球蛋白基因：巨球蛋白 α_2 基因定位于 12 号染色体即 12p12-13 区域，其序列中的剪切受体缺失，可增加阿尔茨海默病发生的危险性。

2. Aβ 学说　β 淀粉样蛋白（β-amyloid protein，Aβ）沉积可导致阿尔茨海默病的发病，减少 Aβ 在脑组织中的沉积可延缓或减轻阿尔茨海默病的症状。Aβ 在脑组织内沉积的主要原因为：①Aβ 合成代谢异常；②Aβ 分解代谢水平降低；③Aβ 转运失平衡。Aβ 是由 β-淀粉样前体蛋白（β-amyloid precursor protein，β-APP）异常裂解而生成的，是老年斑形成的主要成分。

3. 中枢胆碱能损伤学说　胆碱能神经递质是脑组织中的重要化学物质，发生阿尔茨海默病时基底前脑区的胆碱能神经元减少，导致乙酰胆碱（ACh）合成、储存和释放减少，进而引起以记忆和识别功能障碍为主要症状的一系列临床表现。与此同时，阿尔茨海默病患者脑脊液和脑组织中的胆碱乙酰转移酶（ChAT）、乙酰胆碱酯酶（AChE）和乙酰胆碱功能均有不同程度的损害。组织形态学观察也证实，阿尔茨海默病患者脑组织中胆碱能神经元缺失和变性，进而提出了阿尔茨海默病的胆碱能神经损伤学说。在阿尔茨海默病的发病机制中，此学说已经被尸体解剖资料证实是目前较为公认的阿尔茨海默病的发病机制，但该学说并不具有特异性，其他类型痴呆也可见胆碱能神经受损的现象。

4. 兴奋性氨基酸毒性学说　兴奋性氨基酸，尤其是谷氨酸（Glu）的兴奋性神经毒性作用越来越受到关注。谷氨酸及谷氨酸受体参与了神经元的兴奋性突触传递，调节多种形式的学习和记忆过程等。谷氨酸是中枢神经系统的主要兴奋性神经递质，生理数量的谷氨酸受体活性是维持正常大脑活动所必需的物质。在阿尔茨海默病和其他神经退行性改变的疾病中，可以观察到谷氨酸的兴奋性反应是通过过量地激活 N－甲基－D－天冬氨酸（NMDA）受体，从而使细胞内钙离子增加，导致神经元死亡。谷氨酸参与阿尔茨海默病发病的机制可能为谷氨酸的快速兴奋作用引起神经元细胞膜去极化，氯离子、钠离子及水内流，导致细胞渗透性溶解；因去极化激活膜电位依赖性谷氨酸受体（GluR），使钙离子大量内流，细胞内钙超载，激活磷酸肌醇环路，破坏神经元超微结构，使其发生变性死亡。

5. 炎症与免疫机制　脑组织 Aβ 沉积诱导的炎性反应可能是阿尔茨海默病的发病机制之一。

6. 自由基与氧化应激学说　在脑组织老化过程中，神经元细胞膜上的不饱和脂肪酸被氧化而产生大量氧自由基，目前认为氧自由基损伤是引起阿尔茨海默病患者脑损伤的重要机制之一。

7. 其他病因　钙稳态失调、胰岛素相关糖代谢异常、脂质代谢异常。

【神经病理学】

1. 脑标本的肉眼观察　AD 脑标本的肉眼观察变异很大，可呈弥漫性或局限性、对称性或非对称性、明显或不明显的大脑萎缩。中度以上的脑萎缩可表现为脑沟变深、脑回变窄。

2. 病理组织学改变　老年性痴呆的神经组织学特点为复合性表现，分布于大脑皮质、海马、皮质下结构及基底内。老年斑（senile plaques，SP）和神经元纤维缠结（neurofibrillary tangles，NFT）是老年性痴呆的特征性病理改变，颗粒空泡变性（granulovacuolar degeneration，GD）、平野小体（hirano body，HB）和神经元减少分别可出现在正常老年人和其他变性病的脑中，但其数量要少得多。老年斑又称轴索斑，是老年性痴呆的特征性病变之一。它是神经细胞外的斑块状沉积，可以通过镀银或免疫组化方法显示，其核心含有淀粉样肽，并围绕变性的轴索、树突突起、类淀粉纤维和胶质细胞及其突起。神经元纤维缠结为第二个特征性组织学改变，是由异常细胞骨架组成的神经元内包涵体（其构形随神经元的形状不同而不同），在锥体细胞中呈火舌样，而在脑干神经元中呈线球样改变。电子显微镜下 NFT 是由配对缠绕的螺旋丝或 15nm 的直丝组成。颗粒空泡变性是海马锥体神经元细胞质内的一种异常结构，由一个或多个直径 3.5μm 的空泡组成，每个空泡的中心都有 1 个颗粒。平野小体在 HE 染色切片中呈突出的桃红色，均质状定位在海马锥体细胞的细胞质中，横切面呈圆形，纵切面上呈梭形，且随年龄的增加而增加。海马的神经元减少最严重，神经元受累平均达 47%，H1 区锥体细胞的数量减少 40%，而终板和 H2 区很少受影响。

【临床表现特点】

1. **起病隐匿, 病程呈不可逆进展** 常无确切起病时间和起病症状, 早期往往不易被发现, 一旦发生, 即呈不可逆的缓慢进展。

2. **老年性痴呆的核心症状** 痴呆的临床表现可以综合为 " A、B、C " 三大症状。

"A" 指的是日常生活能力降低 (ADL), 包括基本生活能力 (吃、穿、行、个人卫生、大小便和应用基本生活工具的能力如洗衣、做饭、花钱、使用电话) 降低或丧失。

"B" 指的是精神行为异常, 包括妄想、幻觉、焦虑、激越、侵扰等。

"C" 则指认知功能障碍, 是 AD 的基础症状, 即核心症状, 包括如下方面。

(1) 记忆障碍: 记忆障碍为老年性痴呆的初发症状, 既有遗忘, 又有健忘。遗忘是指记住新知识的缺陷, 与皮质功能障碍有关; 健忘是指远记忆缺陷, 即回忆过去已记住信息的能力低下, 与皮质下功能障碍有关。最初出现的是近记忆力受损, 随之远记忆力也受到损害, 最终远、近记忆力均有障碍。

(2) 认知障碍: 认知功能是指掌握和运用知识的能力, 包括语言和非语言技能、记住新知识的能力和从丰富的知识库中追忆知识的能力。认知功能障碍对诊断痴呆有决定意义, 发生非言语的认知功能障碍比出现言语障碍的速度更快, 时间更早, 在 AD 的早期就可出现失算、判断力差、概括能力丧失、注意力分散、左右失认, 且随病情发展愈加明显。

(3) 失语: 语言改变是皮质功能障碍的敏感指标。失语是 AD 的常见特征性症状, 在其他原因的痴呆中不常见。口语理解进行性受损, 复述功能相对保留, 直到晚期才受损, 语言的句法和发音相对地保留至晚期, 而语义方面则进行性损害, 可表现为找词困难、冗赘的自发语言、命名不能、流利性失语, 渐至错语症明显。到了疾病的中晚期, 可有各种明显的重复说话障碍, 如: 模仿语言 (echolalia), 为患者重复检查者对其说的词和词组; 重语症 (palilalia), 为患者重复自己说的词和词组; 词尾重复症 (logoclonia), 为患者重复词的最后一部分。至晚期出现构音障碍 (不可理解的声音), 甚至缄默 (哑口无言) (表 3 - 1 - 3)。

表 3 - 1 - 3　AD 语言的进行性变化

阶段 I	空洞、冗赘的自发语言
	列名困难
	轻度命名不能
阶段 II	命名不能
	错语症
	理解障碍
	流利性失语, 难于进行交谈
阶段 III	重复语言、模仿语言、词尾重复症
	构音障碍 (不可理解的声音)
	最后缄默 (哑口无言)

(4) 视空间技能障碍、失认及失用: 在 AD 的早期视空间技能即受损, 比其他类

型痴呆的视空间障碍严重，如不能临摹图形，不能做结构性作业、连线测验和摆积木、拼图等。近 1/3 的 AD 患者有视觉失认、面貌失认、体象障碍、视空间失认、地理失定向等，并随病情进展而加重。AD 患者可出现多种失用：结构失用、穿衣失用、意念运动性失用、意念性失用、步行失用、失用性失写等。

3. 老年性痴呆的伴随症状　精神病性症状即为 AD 的伴随症状，表现为主动性减少、情感淡漠或失控、抑郁、不安、兴奋或欣快、失眠或夜间谵妄、幻觉（听、视）、妄想（被害、被窃、嫉妒妄想等）、徘徊、无意义多动、自言自语或大声说话、焦躁不安、不洁行为、攻击倾向等。这些症状常常是 AD 患者求治的目的，在诊断痴呆时不应忽视。

4. 症状特点　核心症状随病程时间的推移逐渐加重，而伴随的精神症状随时间的推移无明显加重。

5. 体征不明显　AD 一般无神经系统体征，早期约 7% 的患者有肌阵挛发作，晚期可出现锥体束征阳性或癫痫（全身强直阵挛）发作。

6. 临床演变过程　AD 患者的高级认知功能相继丧失，以及行为和神经系统功能障碍发生的时间顺序，是临床诊断 AD 的重要线索。Cummings 等将 AD 的临床过程分为 3 个阶段，具体见表 3 - 1 - 4。

表 3 - 1 - 4　AD 三阶段的主要临床表现

第一阶段：轻度痴呆期（病期 1 ~ 3 年）

记忆力——近期记忆力下降，近事遗忘

视空间技能——复杂视空间能力差

语言——列述一类名词能力差，言语词汇少

人格——情感淡漠，偶然易激惹或悲伤

运动系统——正常

EEG——正常

CT——正常

第二阶段：中度痴呆期（病期 2 ~ 10 年）

记忆力——近及远记忆力明显损害

视空间技能——时间空间定向障碍

语言——流利性失语

计算力——失算

运用能力——意向运动性失用

人格——漠不关心，淡漠

运动系统——不安

EEG——背景脑电图为慢节律

CT——正常或脑室扩大和脑沟变宽

第三阶段：重度痴呆期（病期 5 ~ 12 年）

智能——严重衰退

运动——四肢强直或屈曲姿势

括约肌控制——大小便失禁

EEG——弥漫性慢波

CT——脑明显萎缩

【辅助检查】

1. 血叶酸、维生素 B_{12}、甲状腺功能检测　排除由于叶酸、维生素 B_{12} 缺乏及甲状腺功能低下导致的痴呆。

2. 基因检测　ApoE4 有利于痴呆的诊断。

3. 脑脊液　近期研究显示,同时检测脑脊液中 $A\beta 1 \sim 42$ 和 Tau 蛋白可能有特殊意义。据报道,AD 患者中约有 96% 的患者同时具有脑脊液 Tau 蛋白或 P-tau 蛋白水平的增高和 $A\beta 1 \sim 42$ 的降低。

4. 脑电图　脑电图可以表现正常或呈非特异性的弥漫性慢波,α 波节律变慢、波幅变低,甚至在疾病严重时可以消失。一般来说,脑电图变化的程度与患者的智能损害程度之间具有相关关系。

5. 头颅 CT　头颅 CT 主要显示脑萎缩。大脑灰质普遍萎缩,表现为两大脑半球脑沟增多、加深,脑裂增宽;颞叶(主要是颞中回)萎缩,表现为颞叶脑沟增多、加深,颞中回变窄,鞍上池和环池增宽,侧脑室颞角扩大;脑白质萎缩以三脑室和侧脑室体部扩大为主要表现。

6. 磁共振成像(MRI)　在所有医学影像学手段中 MRI 的软组织对比分辨率最高,可以清楚地分辨脑灰白质。所显示的脑萎缩或脑室扩大较 CT 更清晰、更敏感,且能测量整个颞叶或海马、杏仁核等结构的体积,对 AD 的早期诊断具有重要意义。

7. 单光子发射断层扫描(SPECT)　SPECT 是一种放射性核素显像与计算机技术相结合的医学影像学技术,能显示局部脑血流灌注,进而反映脑功能变化。AD 患者颞顶叶皮质脑血流量减少,以颞顶叶后部更为显著,表现为低灌注或灌注缺损区,左右两侧血流灌注下降的程度可以相似或明显不同。

8. 正电子发射断层扫描(PET)　PET 是一种借助于扫描放射性示踪剂在人体内的运动获取细胞活动或代谢的信息,并用于成像的核医学手段,是目前仅有的三维显示脑能量代谢的方法。可以显示颞顶部皮质葡萄糖代谢降低,表现为低代谢区或代谢缺损区。安静时检测的代谢率反映了形态损害的程度,活动状态下的代谢率反映的是大脑对功能试验的潜在能力。AD 的代谢在活动时比安静时受累更严重。

【诊断】

2007 年 Lancet 公布了修订版的美国国立神经病、语言交流障碍和卒中研究所(NINCDS-ADRDA)用于研究的 AD 诊断标准,该标准为"很可能 AD 标准",包括:A + (B、C、D、E 中至少一项)。A:早期,持续 6 个月以上的显著的情景记忆障碍,并有客观检查依据支持;B:存在内颞叶萎缩,经 MRI 定性或定量测量发现海马结构、内嗅皮质、杏仁核体积缩小(参考同龄人群的常模);C:脑脊液生物标记物异常,β 淀粉样蛋白($\beta - amyloid$,$A\beta$)$1 \sim 42$ 水平降低,总 Tau($T - tau$)蛋白或磷酸化 Tau($P - tau$)蛋白水平增高,或三者同时存在;D:$^{18}F - FDG$ 正电子发射断层显像(PET)显示双侧颞叶糖代谢减低,或 $^{18}F - FDDNPPET$ 脑显像显示 $A\beta$ 增多;E:直系亲属中有已证实的常染色体显性遗传突变导致的 AD。此诊断标准提高了 AD 诊断的特异性和敏感性，对 AD 早期诊断及进行相关研究有很大帮助。

迄今为止，AD 的诊断仍沿用 1984 年版的 NINCDs-ADRDA 诊断标准，其主要缺陷在于其临床诊断依赖于主观认知障碍的评测，缺乏客观影像、生物标志物等客观依据，对 AD 的极早期阶段不能识别而将其归入所谓的轻度认知功能障碍（MCI），可能延误早期治疗。在 2007 年版的 NINCDS-ADRDA 诊断标准中，对于 AD 的诊断，临床认知障碍症状的作用减弱，从 2 项认知障碍减少到只有一项情景记忆障碍即可，而强调客观依据，如影像学表现、分子生物学指标及基因等的辅助作用，病情处于 MCI 阶段者即可纳入 AD 诊断。

目前通过影像学结构评定脑萎缩尚缺乏特异性，功能性 Aβ-PET 的示踪剂还未被批准应用于临床，而且 PET 检查价格昂贵，脑脊液分子生物标志物检查仍未广泛用于临床，而基因突变检测对于大多数散发性 AD 并无帮助，还需进一步深入研究基因表达及基因组学，建立影像和分子生物标志物的常规检测方法。

正是由于检测技术和方法的发展和更新，以及对 AD 早期诊断的重视和需要，国际工作组（IWG）及美国国家老龄问题研究所——阿尔茨海默病协会于 2014 年在 The Lancet 杂志上提出了 AD 的诊断新标准（IWG - 2 诊断标准），对之前的诊断框架进行改善，使 AD 的诊断得以简化。新标准将该病分成 3 期。①阿尔茨海默病临床前期，该期无外显症状，仅生物标志物（如脑脊液标志物）存在可测改变；②轻度认知损害期（MCI），该期出现记忆力和思维改变，但不影响日常活动和功能；③晚期——痴呆期。该诊断标准将 AD 临床表现（典型/非典型）和与 AD 病理相一致的生物标志物联合，全面覆盖了疾病的各个时期（从无症状到最严重的痴呆阶段）。IWG - 2 标准分别详细阐述了典型 AD、非典型 AD、混合型 AD 以及 AD 的临床前阶段的特异诊断标准，具体如下。

（一）典型 AD 的 IWG - 2 诊断标准（各阶段均同时具有 A、B 两方面表现）

A. 核心标准：具有早期、显著的情景记忆损害（单独存在的，或与痴呆综合征或轻度认知障碍相关的其他认知或行为改变共存），包括以下特征：①患者本人或知情者报告的，持续 6 个月以上的，缓慢进展的记忆力能力下降；②存在海马类型遗忘综合征的客观证据，基于 AD 特异的检测方法如通过线索回忆测试发现情景记忆能力显著下降。

B. 体内 AD 病理改变的证据（具有下述之一）：①脑脊液中 Aβ1 ~ 42 水平下降以及 T-tau 或 P-tau 蛋白水平的上升；②特异性检测淀粉样斑块的 PET 成像显示示踪剂滞留增加；③存在 AD 常染色体显性突变（如 PSEN1、PSEN2、APP 突变）。

典型 AD 排除标准如下：

（1）病史：①突然发病；②早期合并下列症状：步态障碍、癫痫发作、行为异常。

（2）临床表现：①局灶性神经系统表现；②早期锥体外系表现；③早期幻觉；④认知波动。

（3）引起记忆减退及相关表现的其他疾病：①非 AD 性痴呆；②重度抑郁；③脑血管疾病；④中毒、炎症、代谢性疾病，需特异性检查明确；⑤MRI-FLAIR 或 T_2 加权像显示位于内侧颞叶的感染或血管损伤的异常信号等。

（二）非典型 AD 的 IWG－2 诊断标准（均同时具有 A、B 两方面）

A：特异临床表型（具有下述之一）。

（1）AD 后皮质异常，包括：①枕颞叶异常，早期主要为进展性视觉感知功能或视觉（目标、符号、单词、脸）辨认能力受损；②双顶叶异常，早期主要为进展性视觉空间能力障碍，Gerstmann 综合征、巴林特综合征、肢体失用症或忽视。

（2）AD 进行性失语：早期主要为进展性单词检索或句子重复能力的受损。

（3）额叶异常：早期主要为进展性的行为改变，包括相关的初级冷漠或行为失控或认知测试时主要执行能力的受损。

（4）AD 唐氏综合征改变：唐氏综合征患者中出现的痴呆，以早期行为改变及执行能力障碍为特征。

B：体内 AD 病理改变的证据（具有下述之一）。

（1）脑脊液中 Aβ1～42 水平的下降以及 T-tau 或 P-tau 蛋白水平的上升。

（2）淀粉样 PET 成像显示示踪剂滞留增加。

（3）存在 AD 常染色体显性突变（如 PSEN1、PSEN2、APP 突变）。

非典型 AD 的排除标准：

（1）病史：①发病突然；②早期或普遍的情景记忆障碍。

（2）引起记忆减退及相关表现的其他疾病：①重度抑郁；②脑血管疾病；③中毒、炎症、代谢性疾病等。

（三）混合型 AD 的 IWG－2 诊断标准（均同时具有 A、B 两方面）

A：临床及生物标志物的 AD 证据（两者均满足）。

（1）海马型遗忘综合征或非典型 AD 的临床表型之一。

（2）脑脊液中 Aβ1～42 水平的下降以及 T-tau 或 P-tau 蛋白水平的上升，或特异性检测淀粉样斑块的 PET 成像显示示踪剂滞留增加。

B：混合病理的临床和生物学标志物证据。

（1）对于脑血管疾病（两者均要满足）：①卒中或局灶神经学特征或者两者均有的病史记录。②下述一个或多个磁共振成像（MRI）证据：相应的血管病变、小血管疾病、腔隙性梗死或者脑出血。

（2）对于路易体病（两者均要满足）：①下述之一症状：锥体外系症状、早期幻觉或认知波动；②PET 扫描显示多巴胺转运体异常。

（四）AD 临床前阶段的 IWG－2 诊断标准

针对无症状高危 AD 的 IWG－2 诊断标准（均同时具有 A、B 两方面）：

A：缺少特异临床表现的存在（两者均要满足）：①无海马型遗忘综合征；②无任何非典型 AD 的临床表型。

B：体内 AD 病理改变证据（下述之一）：①脑脊液中 Aβ1～42 水平的下降以及 T-tau 或 P-tau 蛋白水平的上升；②特异性检测淀粉样斑块的 PET 成像显示示踪剂滞留增加。

针对症状前 AD 的 IWG－2 诊断标准（均同时具有 A、B 两方面）：

A：缺少特异的临床表型（两者均要满足）：①无海马遗忘综合征类型；②无任何

非典型 AD 的临床表型。

B：有明确的 AD 常染色体突变的存在（如 PSEN1、PSEN2、APP 或其他基因突变）。

【鉴别诊断】

（一）血管性痴呆

AD 与血管性痴呆（VD）是老年期痴呆的两种主要类型，其共同点为病变损伤了大脑认知区域，影响了认知相关的神经递质的合成、分泌及传导通路，导致临床痴呆症状出现，即因认知功能下降使日常生活、社交及工作能力受到影响，但两者具有不同的发病机制，疾病特点和诊断标准均不相同，是两种不同的疾病。血管性痴呆是由于缺血、出血、低灌注、栓塞、小血管病等血管因素引起，其病变包括：上述因素直接导致的认知功能区域病变，血管因素导致的脑萎缩变性改变，以及血管因素破坏血－脑脊液屏障，导致毒素物质入侵引起的脑组织损害。AD 则是由病理性老年斑和神经原纤维缠结（NFT）所致的以认知功能区颞、顶叶为主的大脑弥漫性退行性病变及血管损伤。VD 呈急性或亚急性起病，病程呈波动性、阶梯性恶化，发病年龄有时会相对年轻。VD 的临床表现因脑卒中病灶的部位及大小而异，痴呆症状差异较大，可伴随或不伴随记忆力障碍，临床出现的认知障碍如与影像所见脑卒中部位相符，则血管性认知障碍（vascular cognitive impairment，VCI）/VD 可能性大。应注意的是，有一部分患者属于 AD-MID 混合性痴呆，需通过 CT、MRI 及 PET 进行诊断。Hachinski 缺血指数量表可用于鉴别老年期痴呆（表 3－1－5，3－1－6）。

表 3－1－5　老年性痴呆 NINCDS-ADRDA 修订诊断标准

很可能的 AD：A 加上一个或者多个支持性特征 B，C，D 或 E

核心诊断标准

A. 出现早期的严重情景记忆损害，包括以下特征：

　1. 患者或家属主诉在疾病发展阶段出现缓慢的进行性记忆功能下降超过 6 个月

　2. 严重的情景记忆损害的客观检测证据：一般包括回忆损害，改善不明显，或通过暗示或再认测试，并在有效的信息预先提供后亦不正常

　3. 在 AD 起病或进展阶段情景记忆损害可以独立存在或与其他的认知改变共存

B. 颞中回萎缩的表现

　MRI 中海马、内嗅皮质、杏仁核体积萎缩，使用可视化评分定性等级（参考统计完善的平均年龄人群），或对感兴趣的区域定量测定体积（参考统计完善的平均年龄人群）

C. 异常的脑脊液生物标记

　Aβ1~42 浓度降低，Tau 浓度升高，或磷酸化 Tau 浓度升高，或三者的组合

　其他待发现的经验证标记

D. PET 功能神经影像的特异型

　双侧颞顶叶葡萄糖代谢减低

　其他经证实的受体，包括引起可预见适用的，如 PIB 或 FDDNP

E. 直系亲属中有明确的 AD 常染色体显性突变

（续表）

排除标准

既往史

起病突然

早期出现以下症状：步态障碍、癫痫发作、行为改变

临床特征

局灶性神经特征，包括轻偏瘫、感觉缺失、视野受损

早期的锥体外系症状

其他严重到足以解释记忆及相关症状的疾病

非 AD 痴呆

严重抑郁

脑血管病

中毒和代谢异常，这些需经专门调查

MRI 中，与感染性或血管性损伤相一致的颞中回 FLAKR 或 T_2 信号异常

确诊 AD 的标准

临床与组织病理（脑组织活检或尸检）的证据，如 NTA-Reagan 死后 AD 诊断标准所要求的；临床与基因（染色体 1，14 或 21 突变）的证据，两者都要满足

表 3 - 1 - 6 Hachinski 缺血指数量表

项目	是	否	项目	是	否
急性起病	2 分	0 分	情绪不稳定	1 分	0 分
阶梯性恶化	1 分	0 分	既往有高血压史	1 分	0 分
波动性病程	2 分	0 分	中风史（含 TIA）	2 分	0 分
夜间谵妄	1 分	0 分	合并动脉硬化	1 分	0 分
人格保持良好	1 分	0 分	神经系统局灶性症状	2 分	0 分
抑郁	1 分	0 分	神经系统局灶性体征	2 分	0 分
诉说躯体症状（如头痛、耳鸣、眩晕等）	1 分	0 分			

注：1. 此表仅用于 AD 和血管性痴呆的鉴别诊断；2. <4 分为 AD；≥7 分为血管性痴呆。

（二）Pick 病

Pick 病是另一种较少见的神经系统的原发性退行性疾病，病理特点为新皮质和海马的神经细胞内出现银染色的细胞质内涵体——Pick 体（表 3 - 1 - 7）。

表 3 - 1 - 7 ICD - 10 的 Pick 病诊断标准

1. 进行性痴呆

2. 有额叶病变的特征（欣快、情绪反应不明显、社交能力差、失抑制、淡漠或不安）

3. 在记忆障碍之前常先有行为异常表现

4. 额叶特征较颞、顶叶明显

（三）正压性脑积水

正压性脑积水痴呆发展较快，颅内压不高，双下肢步态失调，走路不稳，尿失禁，CT 或 MRI 示脑室扩大显著，皮质萎缩不明显。

（四）帕金森病

帕金森病是一种基底节的多巴胺能黑质纹状体系统变性疾病，临床表现以震颤、肌强直、动作减少等为特点，约 30% 的患者伴有智能障碍，运动症状出现于认知障碍之前，或至少是同时，神经系统检查有锥体外系的体征，葡萄糖代谢率通常不变。

（五）Lewy 体病（dementia with Lewy bodies，DLB）

Lewy 体病呈波动性进展，有认知障碍、视幻觉和帕金森病症状，上述 3 个症状中出现 2 个即可诊断。

【治疗】

（一）一般治疗

AD 患者常伴有躯体疾病，而且病程中又可出现新的认知功能损害和精神症状，涉及精神科、神经科、内科各学科等多学科治疗，应细致、定期地观察患者，对有明显幻觉、妄想等危险行为者，应及时住院治疗，对生活不能自理的晚期患者应建议在相关医院接受治疗，同时应向其家属普及安全和护理知识。应限制外出，或陪伴外出。饮食中补充富含卵磷脂、维生素 A、维生素 E、锌、硒等微量元素的食物，限制铝的摄入等。

（二）药物治疗

治疗原则：治疗行为异常，治疗 AD 的基本症状，减缓 AD 进展速度，延缓 AD 的发生。

1. 胆碱酯酶抑制剂　这是 AD 治疗过程中使用最多、历史最久的一类药物，通常只适用于轻、中度 AD 患者，因为其疗效依赖于胆碱能神经元的完整程度。在现有四种胆碱酯酶抑制剂中，多奈哌齐为选择性脑内乙酰胆碱酯酶抑制剂，对外周乙酰胆碱酯酶的作用少；卡巴拉汀为乙酰胆碱酯酶和丁酰胆碱酯酶双向抑制剂；加兰他敏有抑制胆碱酯酶和调节突触前膜烟碱受体发生变构的作用，减少乙酰胆碱重摄取，增加突触间隙内乙酰胆碱含量；石杉碱甲为选择性胆碱酯酶抑制剂。4 种胆碱酯酶抑制剂间作用机制和药物活性的差异，支持胆碱酯酶抑制剂药物间转换治疗，即：使用胆碱酯酶抑制剂治疗 AD 中，如使用一种药物治疗无效或因不能耐受药物不良反应停药时，换用其他胆碱酯酶抑制剂治疗，仍可能获得一定疗效（Ⅰ级证据）。

明确诊断为轻至中度 AD 患者可以选用胆碱酯酶抑制剂（多奈哌齐、卡巴拉汀、加兰他敏）治疗（A 级推荐）。

应用某一胆碱酯酶抑制剂治疗无效或因不良反应不能耐受时，可根据患者病情及出现不良反应程度，选择停药或调换其他胆碱酯酶抑制剂进行治疗，治疗过程中严格观察患者可能出现的不良反应（B 级推荐）。

2. 兴奋性氨基酸受体拮抗剂　AD 患者脑内兴奋性氨基酸含量降低。N－甲基－D－天冬氨酸（NMDA）受体开放是完成记忆－长时程效应的一个重要环节。AD 时 NMDA

受体处于持续的轻度激活状态，导致记忆－长时程效应缺失，认知功能受损，同时引发钙超载、细胞凋亡等兴奋性氨基酸毒性。盐酸美金刚是一具有非选择性、非竞争性、电压依从性、中亲和力的 NMDA 受体拮抗剂，为 FDA 批准的第一个用于治疗中、重度痴呆的治疗药物。

美金刚与胆碱酯酶抑制剂两种类型药物作用机制的差别，支持两者在治疗中可联合应用。研究证实，美金刚与胆碱酯酶抑制剂合用也可治疗中至重度 AD，能有效改善患者认知功能及日常生活能力，且与单独使用胆碱酯酶抑制剂相比，并不增加不良反应发生率（Ⅱ级证据）。明确诊断为中至重度 AD 患者可以选用美金刚或美金刚与多奈哌齐、卡巴拉汀联合治疗（A 级推荐）。另有研究报道，美金刚与胆碱酯酶抑制剂联合用于治疗轻、中度 AD，但疗效结果尚不一致。

3. 中药干预　有研究认为中药含有多种有效成分，可同时发挥多种作用靶点的药理特点，符合 AD 多因素、多种病理机制的变性病发病特点。现有报道对 AD 可能有治疗作用的中药主要包括银杏叶提取物（EGb761）和鼠尾草提取物（sage）。尽管中药治疗 AD 已有一些研究，但因现有试验设计缺乏在诊断标准、疗效评价等方面的一致性，因此中药提取物作为 AD 治疗药物尚缺少足够的循证医学证据。

4. 其他药物和干预　先前研究中曾认为抗氧化剂维生素 E 可以延迟 AD 患者发病的进程，在一项中度 AD 大样本、随机、安慰剂对照研究中，服用维生素 E（2000U/d）2 年可延迟痴呆恶化进程，但此试验中仅有少数服用维生素 E 的患者与安慰剂进行对比，因此结论尚待探讨（Ⅰ级证据）。另有报道维生素 E 与多奈哌齐合用治疗轻度 AD 有一定疗效（Ⅰ级证据），但该试验中未设单独服用维生素 E 或多奈哌齐的对照。基于现有研究结果，尚无充足的循证医学证据证实维生素 E 治疗 AD 有效。

与抗氧化剂研究相似，非甾体类抗炎药是否能降低 AD 发病危险的研究结果也存在争议（Ⅱ级证据）。新近一项随访 8 年时间的前瞻性、队列研究报道，联合服用维生素 E、维生素 C 与非甾体类抗炎药，可延缓 AD 患者认知功能下降和降低 AD 发病风险，且这一效果在"APOE4"携带者中更为明显，试验结果中单独服用维生素 E 和维生素 C 患者较空白对照组无显著差异（Ⅱ级证据），但这一结论尚需通过随机、双盲、大样本临床试验进一步验证。

他汀类作为降脂药，在动脉硬化、冠心病、痴呆等方面发挥多效性功能。先前部分回顾性研究及个别未基于随机原则的队列研究提示，服用他汀类药物或降低血清胆固醇可能降低 AD 发病率，对 AD 发病有一定预防作用（分别Ⅰ级证据、Ⅱ级证据）。Scott 等报道降脂药中阿托伐他汀在治疗 AD 6 个月内显示有一定效果，在治疗 12 个月时无效（Ⅰ级证据）。普伐他汀对改善认知功能和脑卒中导致的残障没有作用（Ⅰ级证据）。Zamrini Scott 等荟萃分析显示无有力的证据证实他汀类降脂药物可降低 AD 发病风险（Ⅰ级证据）。McGuinness 等对降脂药防治 AD 的随机、双盲、对照研究的 2001 年荟萃分析显示，他汀类药物不能降低 AD 发病风险（Ⅰ级证据）。2009 年该研究组对该数据库进行再次更新，统计后结果与 2001 年结论相同，进一步佐证他汀类降脂药物无降低 AD 发病风险作用（Ⅰ级证据）。

部分先前回顾性或横断面性研究结果显示，绝经后妇女使用雌激素可使痴呆发病率降低，提示雌激素可能降低 AD 风险，但多项前瞻性、随机、安慰剂对照研究，对行子宫切除术后或未行子宫切除术的中度 AD 患者使用雌激素治疗 1 年，无证据显示对认知功能有改善（Ⅰ级证据）。另一项大样本、对照、前瞻性研究"女性健康主观记忆研究"显示雌激素加孕激素用于绝经后的妇女，随访 4 年发现有增加痴呆的危险（Ⅰ级证据）。Hogervorst 等 2002 年报道一项基于随机、双盲、对照研究的荟萃分析结果显示，雌激素替代疗法对女性 AD 患者认知无改善（Ⅰ级证据）。2009 年该研究小组更新数据后，再次分析结果同样得出相同结论（Ⅰ级证据）。

奥拉西坦和茴拉西坦治疗 AD，在 1988 年和 1989 年两项随机、双盲试验中均显示有效，但试验纳入病例标准仅使用 MMSE，诊断标准不严格，所以结论不准确（Ⅱ级证据）。1992 年报道两项随机、双盲、安慰剂对照研究证实奥拉西坦治疗 AD、多发梗死痴呆无效，但该药安全性好，使用奥拉西坦（1600mg/d）治疗一年无不良反应事件发生。另有研究提示，奥拉西坦对于延缓老年人脑功能衰退和提高信息处理能力有效。一项茴拉西坦治疗 AD 研究的随机、双盲、安慰剂对照试验中，纳入经 NINCDS-ADR-DA 标准诊断为"可能 AD"患者，治疗 24 周，结果显示与基线期相比，治疗组患者认知功能方面有部分改善，耐受性较好。一项基于随机、安慰剂对照研究的荟萃分析提示没有充足的证据证实吡拉西坦对 AD 有效。

此外，针对临床医生广泛使用的尼麦角林、尼莫地平、司来吉兰等药物进行的荟萃分析研究显示，没有足够的循证医学证据证实尼麦角林、尼莫地平、司来吉兰对 AD 改善临床症状有效（均为Ⅱ级证据），但作为胆碱酯酶抑制剂、兴奋性氨基酸受体拮抗剂协同药治疗 AD 可能有益。

目前治疗 AD 新药"dimebon"现已完成Ⅱ期临床试验。试验通过对 183 例轻中度 AD 随机、双盲、安慰剂对照观察 26 周，结果显示，dimebon 可改善患者认知功能和日常生活能力，且大部分患者服用后耐受性较好，仅个别患者出现口干、抑郁情绪等不良反应。dimebon 原为抗组胺药，现发现其具有轻度抑制乙酰胆碱酯酶和丁酰胆碱酯酶活性，阻断 NMDA 受体通路，及抑制线粒体通道持续开放等作用，是一个潜在治疗阿尔茨海默病和亨廷顿病性痴呆的药物。目前，该药进入Ⅲ期临床试验，旨在探讨 dimebon 和胆碱酯酶抑制剂合用治疗轻中度 AD 的疗效和安全性。

轻至中度 AD 患者可以选用尼麦角林、尼莫地平、吡拉西坦或奥拉西坦、维生素 E 等作为胆碱酯酶抑制剂、兴奋性氨基酸受体拮抗剂的协同治疗药物。

5. 其他　对 AD 的治疗，除目前 FDA 已批准上市的乙酰胆碱酯酶抑制剂（AChEI）和谷氨酸受体（NMDAR）拮抗剂外，国际上仍在积极研发针对 AD 病理改变等其他途径的药物，并且有些药物正在用于Ⅱ期或Ⅲ期临床试验研究。针对 Aβ 水平变化的治疗：主要包括减少 Aβ 产生的制剂如 β-分泌酶抑制剂和 γ-分泌酶抑制剂、增加 Aβ 降解的药物如胰岛素受体增敏剂罗格列酮和降低 Aβ 寡聚体聚集、抑制 Aβ 沉积的药物包括免疫治疗药物和金属螯合物。此外，还有 NFT 抑制剂、NMDAR 及钙离子通道拮抗剂多靶点药物、特异性中枢神经系统烟碱受体激动剂（NNR）等。

（三）其他疗法

1. 3R 智力激发法　具体如下。

1R：往事回忆——用过去事件和相关物体通过回忆激发记忆。

2R：实物定位——激发老年痴呆者对于其有关的时间、地点、人物、环境的记忆。

3R：再激发——通过讨论思考和推论激发患者智力和认智能力。

2. 球体涂色法　直径 20cm 的圆球被曲波线划成 6 个区，涂红、黄、蓝三种颜色，相邻的两个或几个区不能涂同一种颜色，不限时间。

3. 血管弱激光照射法　He-Ne 激光（$\lambda = 632.8nm$）输出 ≤5mV，通常 1.0～2.5mV，可改善由衰老所致的多系统失调，使神经递质、生物胺类及受体功能得以恢复。

4. 亮光疗法　此疗法用于治疗 AD 患者的睡眠与行为障碍。AD 患者的睡眠觉醒节律破碎而零乱，白天睡眠时间增多，夜间睡眠时间减少。方法：每天上午 9—11 时，采用 3000～5000Lx 的全光谱荧光灯照射，灯距 1m，持续 4 周，可提高警觉水平，减少白天睡眠时间，使夜间睡眠得以整合，减少因白天或夜间谵妄而引起的异常行为。

（四）并发症的治疗

维持水及电解质平衡，防治感染、心衰及各种代谢障碍，加强营养，尽量排除能损害脑功能的任何原因。精神方面并发症可给予抗抑郁、抗焦虑、镇静及其他抗精神药物治疗。行为障碍的治疗主要是避免抑郁、焦虑及激怒，并可运用心理治疗、体育疗法、社会活动、定向治疗（熟悉数字、时刻表、日历等）和音乐疗法。

【预后】

AD 是一种不可逆性的慢性进展性疾病，现有的治疗措施均不能逆转其发展，其进展速度亦无法预测，且个体差异大。成活时间 2～20 年，平均 7 年，病程晚期多死于严重的并发症（如肺部感染等）。

第四节　老年帕金森病

帕金森病（Parkinson's disease，PD）由英国学者 James Parkinson（1817）首先描述，是一种常见的中老年人神经系统退行性疾病，主要以黑质多巴胺能神经元进行性退变和路易小体形成病理变化，震颤、肌强直、动作迟缓、姿势平衡障碍的运动症状，嗅觉减退、便秘、睡眠行为异常和抑郁等非运动症状的临床表现为显著特征。在我国 65 岁以上人群总体患病率为 1700/10 万，并随年龄增长而升高。

【临床症状】

（一）非运动症状

已知 PD 患者在出现运动症状前可有非运动症状，表现为非运动症状的患者可延误 PD 诊断 1.6 年，而运动症状患者则为 1 年。

1. 感觉症状　疼痛是 PD 最常见的非运动症状，占所有 PD 表现的 15% 以上。PD 疼痛最可能涉及运动受累一侧。许多 PD 患者先前因非运动症状（疼痛）和运动症状已被诊断为骨关节炎，退行性脊椎病和肩周炎。嗅觉减退是 PD 的一种常见的非运动症状，发生于 80%～90% 的患者。在前瞻性研究中，嗅觉受损比 PD 诊断早 4 年。然而，嗅觉受损很少孤立出现。

2. REM 睡眠行为障碍　通常由患者的同伴报告，并且可早于 PD 诊断许多年。证人（患者的同伴）可能会报告一个暴力性质的生动的梦，伴有睡眠时患者尖叫，叫喊和击打。几项研究报告说，80%的表现为睡眠障碍的特发型患者最终出现神经退行性疾病，最常见于PD，但有时还包括其他疾病，如多系统萎缩和路易体性痴呆。

3. **自主神经症状**　自主神经症状是PD的常见症状，尤其是便秘，可以早于运动障碍。便秘可早于PD运动症状达12年。在早期PD大型前瞻性研究中，55%的患者出现唾液分泌过多和流涎；46%的患者在诊断第一年之内报告有尿急症状。另一项特发性REM睡眠行为障碍前瞻性研究中，在PD诊断前5年即出现自主功能障碍。其他的自主功能方面的症状包括勃起功能障碍、头晕和多汗，这些特征通常不早于PD发病。体温调节紊乱和出汗是PD的常见前驱症状，或现在的症状。

4. **神经精神症状**　几项病例对照和前瞻性研究已经发现早期PD及PD运动前期的抑郁和焦虑患病率较高。抑郁症可在PD确诊前10年发生，研究表明，15%的PD患者在疾病早期或诊断前出现抑郁症。作为PD的现有症状，抑郁可发生于2.5%的患者，因此这也可能是PD的一个多见症状。另一项研究显示，抑郁症成人患者的PD发病率增加，这在老年患者中特别常见，既往无精神疾病的患者出现严重抑郁症提示急性PD或路易体性痴呆。其他非运动症状包括认知功能障碍、焦虑和嗜睡。

（二）运动症状

典型表现可涉及不对称性僵硬和感觉症状。许多患者描述他们的症状为肩部/手臂疼痛和僵硬，可能出现继发性风湿病，如肩周炎；这可能导致不恰当或不必要的治疗。而且罕见的运动症状包括复杂的任务和运动中（包括游泳和滑雪）的不对称性运动症状。大约20%的早发PD患者可发生运动诱发的肌张力障碍。

1. **震颤**　震颤患者通常见于一般神经学和运动障碍门诊。大多数具有显著非PD震颤而被转至运动障碍门诊的患者具有肌张力障碍性震颤。具有肌张力障碍性震颤和特发性震颤的患者经常出现动作性震颤和姿势性震颤，而非静止性震颤。一些患者具有静止性震颤的特点而导致诊断困难。震颤评估应该包括上臂举起以放松的姿势对患者进行检查，以寻找持续的姿势及动作中的静止性震颤。静止性震颤可能仅在其他分心任务中，如向后计数、步行或对侧手指敲击等情况下出现。震颤可能在指鼻试验中出现。我们经常在患者绘制阿基米德螺旋线和写句子时检查患者的书写，将水从一个水杯倒至另一个水杯时，肌张力障碍震颤可能特别严重。震颤症的临床分类，特别是那些可能与PD混淆的震颤可能很困难，非PD震颤的重要特点包括明显的书写震颤以及动作性震颤。

肌张力障碍性震颤和帕金森病的书写：肌张力障碍震颤——没有写字过小和不对称性震颤；帕金森症——不对称性渐进性写字过小。

2. **步态障碍**　PD很少主要表现为步态障碍和跌倒，虽然这可能发生，尤其是老年人。PD患者通常出现躯干弯曲和颈部姿势，摆臂减少、弯曲手肘和步长变短。步长正常或不稳定，颈部姿势延长和正常或夸张的臂摆是显著特征，提示其他诊断。

【诊断】

国际运动障碍协会（MDS）于2015年发布新的PD诊断标准，用于临床诊断。

先把临床相关资料整理成四类：①帕金森症状；②支持标准；③绝对排除标准；

④警示征象。

诊断的首要核心标准是明确帕金森病，定义为：出现运动迟缓，并且至少存在静止性震颤或强直这两项主症的一项。注意，诊断症状中没有姿势不稳，原因有二：其一，姿势不稳常在晚期出现，早期没那么普及；其二，早期出现时却常提示其他的诊断，比如进行性核上性麻痹、正常颅压脑积水、血管性帕金森病等。

（一）支持性标准

（1）对多巴胺能药物治疗具有明确且显著的有效应答。在初始治疗期间，患者的功能恢复正常或接近正常水平。在没有明确记录的情况下，初始治疗显著应答可分为以下两种情况：①药物剂量增加时症状显著改善，减少时症状显著加重；不包括轻微的改变。以上改变通过客观评分（治疗后 UPDRS–Ⅲ评分改善超过30%）或主观（可靠的患者或看护者提供明确证实存在显著改变）记录。②明确且显著的（开/关）期波动，必须在某种程度上，包括可预测的剂末现象。

（2）出现左旋多巴诱导的异动症。

（3）临床体格检查记录的单个肢体静止性震颤（既往或本次检查）。

（4）存在嗅觉丧失或心脏 MIBG 闪烁显像法显示存在心脏去交感神经支配。

（二）绝对排除标准

出现下列任何一项即可排除 PD 诊断。

（1）明确的小脑异常，比如小脑性步态、肢体共济失调，或者小脑性眼动异常（持续凝视诱发的眼震、巨大的方波急跳、超节律扫视）。

（2）向下的垂直性核上性凝视麻痹，或者选择性的向下的垂直性扫视减慢。

（3）在发病的前5年内，诊断为很可能的行为变异型额颞叶痴呆或原发性进行性失语（根据2011年发表的共识标准）。

（4）发病超过3年仍局限在下肢的帕金森病的表现。

（5）采用多巴胺受体阻滞剂或多巴胺耗竭剂治疗，且剂量和时间过程与药物诱导的帕金森病一致。

（6）尽管病情至少为中等严重程度，但对高剂量的左旋多巴治疗缺乏可观察到的治疗应答。

（7）明确的皮质性的感觉丧失（如在主要感觉器官完整的情况下出现皮肤书写觉和实体辨别觉损害），明确的肢体观念运动性失用或者进行性失语。

（8）突触前多巴胺能系统功能神经影像学检查正常。

（9）明确记录的可导致帕金森病或疑似与患者症状相关的其他疾病，或者基于整体诊断学评估，专业评估医生感觉可能为其他综合征，而不是 PD。

（三）警示征象

（1）在发病5年内出现快速进展的步态障碍，且需要规律使用轮椅。

（2）发病5年或5年以上，运动症状或体征完全没有进展；除非这种稳定是与治疗相关的。

（3）早期出现的延髓功能障碍：发病5年内出现的严重的发音困难或构音障碍（大部分时候言语难以理解）或严重的吞咽困难（需要进食较软的食物，或鼻胃管、胃造瘘进食）。

（4）吸气性呼吸功能障碍：出现白天或夜间吸气性喘鸣或者频繁的吸气性叹息。

（5）在发病 5 年内出现严重的自主神经功能障碍，包括：①体位性低血压——在站起后 3 分钟内，收缩压下降至少 30mmHg 或舒张压下降至少 15mmHg，且患者不存在脱水、其他药物治疗或可能解释自主神经功能障碍的疾病。②在发病 5 年内出现严重的尿潴留或尿失禁（不包括女性长期或小量压力性尿失禁），且并不是简单的功能性尿失禁。对于男性患者，尿潴留不是由于前列腺疾病引起的，且必须与勃起障碍相关。

（6）在发病 3 年内由于平衡损害导致的反复（＞1 次/年）摔倒。

（7）发病 10 年内出现不成比例地颈部前倾（肌张力障碍）或手足挛缩。

（8）即使是病程到了 5 年也不出现任何一种常见的非运动症状，包括睡眠障碍（保持睡眠障碍性失眠、日间过度嗜睡、快速眼动期睡眠行为障碍）、自主神经功能障碍（便秘、日间尿急、症状性体位性低血压）、嗅觉减退、精神障碍（抑郁、焦虑或幻觉）。

（9）其他原因不能解释的锥体束征，定义为锥体束性肢体无力或明确的病理性反射活跃（包括轻度的反射不对称以及孤立性的跖趾反应）。

（10）双侧对称性的帕金森病。患者或看护者报告为双侧起病，没有任何侧别优势，且客观体格检查也没有观察到明显的侧别性。

按照以下标准进行诊断：

临床确诊帕金森病（PD）需要具备：①不符合绝对排除标准；②至少两条支持性标准；③没有警示征象。

诊断为很可能 PD 需要具备：①不符合绝对排除标准；②如果出现警示征象需要通过支持性标准来抵消。

如果出现 1 条警示征象，必须需要至少 1 条支持性标准；如果出现 2 条警示征象，必须需要至少 2 条支持性标准。

注：该分类下不允许出现超过 2 条警示征象。

【治疗原则】

1. 综合治疗　应该对帕金森病的运动症状和非运动症状采取全面综合的治疗。治疗方法和手段包括药物治疗、手术治疗、运动疗法、心理疏导及照料护理等。药物治疗为首选，且是整个治疗过程中的主要治疗手段，手术治疗则是药物治疗的一种有效补充。目前应用的治疗手段，无论是药物或手术治疗，只能改善患者的症状，并不能阻止病情的发展，更无法治愈。因此，治疗不仅要立足当前，并且需要长期管理，以达到长期获益。

2. 用药原则　用药原则应该以达到有效改善症状、提高工作能力和生活质量为目标。提倡早期诊断、早期治疗，不仅可以更好地改善症状，而且可能会达到延缓疾病进展的效果。应坚持"剂量滴定"以避免产生药物的急性副作用，力求实现"尽可能以小剂量达到满意临床效果"的用药原则，避免或降低运动并发症尤其是异动症的发生率。

治疗应遵循循证医学的证据，也应强调个体化特点，不同患者的用药选择需要综合考虑患者的疾病特点（以震颤为主，还是以强直少动为主）和疾病严重程度、有无认知障碍、发病年龄、就业状况、有无共病、药物可能的副作用、患者的意愿、经济承受能力等因素，尽可能避免、推迟或减少药物的副作用和运动并发症。进行抗帕金森病药物治疗时，特别是使用左旋多巴时不能突然停药，以免发生撤药恶性综合征。

【药物治疗】

根据临床症状严重度的不同，可以将帕金森病的病程分为早期和中晚期，即将Hoehn-Yahr 1～2.5 级定义为早期，Hoehn-Yahr 3～5 级定义为中晚期。以下我们分别对早期和中晚期帕金森病提出具体的治疗意见。

（一）早期帕金森病的治疗

一旦早期诊断，即应尽早开始治疗，争取掌握疾病的修饰时机，对今后帕金森病的整个治疗成败起关键性作用。早期治疗可以分为非药物治疗（包括认识和了解疾病、补充营养、加强锻炼、坚定战胜疾病的信心以及社会和家人对患者的理解、关心与支持）和药物治疗。一般疾病初期多予单药治疗，但也可采用优化的小剂量多种药物（体现多靶点）的联合应用，力求达到疗效最佳、维持时间更长而运动并发症发生率最低的目标。

治疗药物包括疾病修饰治疗药物和症状性治疗药物。疾病修饰治疗药物除了可能的疾病修饰作用外，也具有改善症状的作用；症状性治疗药物除了能够明显改善疾病症状外，部分也兼有一定的疾病修饰作用。

疾病修饰治疗的目的是延缓疾病的进展。目前，临床上可能有疾病修饰作用的药物主要包括单胺氧化酶 B 型（MAO－B）抑制剂和多巴胺受体（DR）激动剂等。MAO－B 抑制剂中的司来吉兰＋维生素 E（DATATOP）和雷沙吉兰（ADAGIO）临床试验可能具有延缓疾病进展的作用；DR 激动剂中的普拉克索 CALM－PD 研究和罗匹尼罗REAL－PET 研究提示其可能具有疾病修饰的作用。大剂量（1200mg/d）辅酶 Q10 的临床试验也提示其可能具有疾病修饰的作用。

1. 首选药物原则　具体如下。

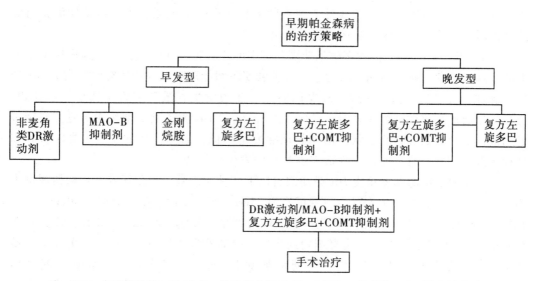

注：DR：多巴胺受体；MAO-B：单胺氧化酶 B 型；COMT：儿茶酚－O－甲基转移酶。

早发型患者在不伴有智能减退的情况下，可有如下选择：①非麦角类 DR 激动剂；②MAO-B 抑制剂；③金刚烷胺；④复方左旋多巴；⑤复方左旋多巴＋儿茶酚－O－甲基转移酶（COMT）抑制剂。首选药物并非按照以上顺序，需根据不同患者的具体情况选择不同方案。若遵照美国、欧洲的治疗指南应首选方案①、②或⑤；若患者由于经济原因不能承受高价格的药物，则可首选方案③；若因特殊工作之需，力求显著改善运动症状，或出现认知功能减退，则可首选方案④或⑤；也可在小剂量应用方案①、②或③时，同时小剂量联合应用方案④。对于震颤明显而其他抗帕金森病药物疗效欠佳的情况下，可选用抗胆碱能药，如苯海索。

晚发型或伴有智力减退的患者，一般首选复方左旋多巴治疗。随着症状的加重，疗效减退时可添加 DR 激动剂、MAO-B 抑制剂或 COMT 抑制剂治疗。尽量不应用抗胆碱能药物，尤其针对老年男性患者，因其具有较多的副作用。

2. 治疗药物　具体如下。

（1）抗胆碱能药：目前国内主要应用苯海索，剂量为 1～2mg，3/d，主要适用于伴有震颤的患者，而对无震颤的患者不推荐应用。对 <60 岁的患者，要告知长期应用本类药物可能会导致其认知功能下降，所以要定期复查认知功能，一旦发现患者的认知功能下降则应立即停用；对 ≥60 岁的患者最好不应用抗胆碱能药。闭角型青光眼及前列腺增生患者禁用。

（2）金刚烷胺：剂量为 50～100mg，2～3/d，末次应在下午 4 时前服用。对少动、强直、震颤均有改善作用，并且对改善异动症有帮助（C 级证据）。肾功能不全、癫痫、严重胃溃疡、肝病患者慎用，哺乳期妇女禁用。

（3）复方左旋多巴（苄丝肼左旋多巴、卡比多巴、左旋多巴）：初始用量为 62.5～125.0mg，2～3/d，根据病情而逐渐增加剂量至疗效满意和不出现副作用的适宜剂量维持，餐前 1 小时或餐后 1.5 小时服药。以往多主张尽可能推迟应用，因为早期应用会诱发异动症；现有证据提示早期应用小剂量（≤400mg/d）并不增加异动症的发生。复方左旋多巴常释剂具有起效快的特点，而控释剂维持时间相对长，但起效慢、生物利用度低，在使用时，尤其是 2 种不同剂型转换时需加以注意。活动性消化道溃疡者慎用，闭角型青光眼、精神病患者禁用。

（4）DR 激动剂：目前大多推崇非麦角类 DR 激动剂为首选药物，尤其适用于早发型帕金森病患者的病程初期。因为这类长半衰期制剂能避免对纹状体突触后膜的 DR 产生"脉冲"样刺激，从而预防或减少运动并发症的发生。激动剂均应从小剂量开始，逐渐增加剂量至获得满意疗效而不出现副作用为止。DR 激动剂的副作用与复方左旋多巴相似，不同之处是它的症状波动和异动症发生率低，而体位性低血压、脚踝水肿和精神异常（幻觉、食欲亢进、性欲亢进等）的发生率较高。

目前国内上市的非麦角类 DR 激动剂有以下几种。①吡贝地尔缓释剂：初始剂量为 50mg，每日 1 次，易产生副反应患者可改为 25mg，每日 2 次，第 2 周增至 50mg，每日 2 次，有效剂量为 150mg/d，分 3 次口服，最大剂量不超过 250mg/d。②普拉克索：有 2 种剂型，常释剂和缓释剂。常释剂的用法：初始剂量为 0.125mg，每日 3 次（个别易产生副反应患者则为 1～2 次），每周增加 0.125mg，每日 3 次，一般有效剂量为 0.50～0.75mg，每日 3 次，最大剂量不超过 4.5mg/d。缓释剂的用法：每日的剂量与常释剂相同，但为每日 1 次服用。③罗匹尼罗：初始剂量为 0.25mg，每日 3 次，每周增加 0.75mg 至每日 3mg，一般有效剂量为每日 3～9mg，分 3 次服用，最大日剂量为 24mg。

（5）MAO-B 抑制剂：主要有司来吉兰和雷沙吉兰，其中司来吉兰有常释剂和口腔黏膜崩解剂。司来吉兰（常释剂）的用法为 2.5～5.0mg，每日 2 次，在早晨、中午服用，勿在傍晚或晚上应用，以免引起失眠；口腔黏膜崩解剂的吸收、作用、安全性均好于司来吉兰常释剂，用量为 1.25～2.50mg/d。雷沙吉兰的用量为 1mg，每日 1 次，早晨服用。胃溃疡者慎用，禁与 5 - 羟色胺再摄取抑制剂（SSRI）合用。

（6）COMT 抑制剂：FIRST-STEP 及 STRIDE-PD 研究提示恩他卡朋双多巴早期应用并不能推迟运动并发症且增加异动症发生的概率，有待进一步验证；在疾病中晚期，应用复方左旋多巴疗效减退时可以添加恩托卡朋或托卡朋治疗而达到进一步改善症状的作用。恩托卡朋用量为每次 100～200mg，服用次数与复方左旋多巴相同，若每日服用复方左旋多巴次数较多，也可少于复方左旋多巴次数，需与复方左旋多巴同服，单用无效。托卡朋每次用量为 100mg，每日 3 次，第一剂与复方左旋多巴同服，此后间隔 6 小时服用，可以单用，每日最大剂量为 600mg。其药物副作用有腹泻、头痛、多汗、口干、转氨酶升高、腹痛、尿色变黄等。托卡朋可能会导致肝功能损害，需严密监测肝功能，尤其是在用药之后的前 3 个月。

（二）中晚期帕金森病的治疗

中晚期帕金森病，尤其是晚期帕金森病的临床表现极其复杂，其中有疾病本身的进展，也有药物副作用或运动并发症的因素参与其中。对中晚期帕金森病患者的治疗，一方面要继续力求改善患者的运动症状；另一方面要妥善处理一些运动并发症和非运动症状。

1. **运动并发症的治疗** 运动并发症（症状波动和异动症）是帕金森病中晚期常见的症状，调整药物种类、剂量及服药次数可以改善症状，手术治疗如脑深部电刺激术（DBS）亦有疗效。

症状波动的治疗：症状波动主要包括剂末恶化、开 - 关现象。

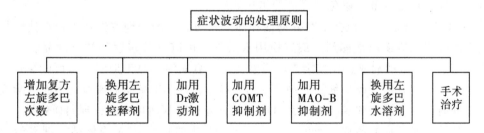

（1）剂末恶化的处理方法。

1）不增加服用复方左旋多巴的每日总剂量，而适当增加每日服药次数，减少每次服药剂量（以仍能有效改善运动症状为前提），或适当增加每日总剂量（原有剂量不大的情况下），每次服药剂量不变，而增加服药次数。

2）由常释剂换用控释剂以延长左旋多巴的作用时间，更适宜在早期出现剂末恶化，尤其是发生在夜间时为较佳选择，剂量需增加 20%～30%（美国指南认为不能缩短"关"期，为 C 级证据，而英国 NICE 指南推荐可在晚期患者中应用，但不作为首选，为 B 级证据）。

3）加用长半衰期的 DR 激动剂，其中普拉克索、罗匹尼罗为 B 级证据，卡麦角林、阿扑吗啡为 C 级证据，溴隐亭不能缩短"关"期，为 C 级证据，若已用 DR 激动剂而疗效减退可尝试换用另一种 DR 激动剂。

4）加用对纹状体产生持续性 DA 能刺激的 COMT 抑制剂，其中恩托卡朋为 A 级证据，托卡朋为 B 级证据。

5）加用 MAO-B 抑制剂，其中雷沙吉兰为 A 级证据，司来吉兰为 C 级证据。

6）避免饮食（含蛋白质）对左旋多巴吸收及通过血脑屏障的影响，宜在餐前 1 小时或餐后 1.5 小时服药，调整蛋白饮食可能有效。

7）手术治疗主要为丘脑底核（STN）行 DBS，可获裨益，为 C 级证据。对开 - 关现象的处理较为困难，可以选用口服 DR 激动剂，或可采用微泵持续输注左旋多巴甲酯或乙酯或 DR 激动剂（如麦角乙脲等）。

（2）异动症的治疗：异动症（AIMs）又称为运动障碍，包括剂峰异动症、双相异动症和肌张力障碍。

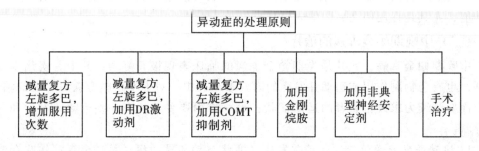

1）对剂峰异动症的处理方法：①减少每次复方左旋多巴的剂量。②若患者是单用复方左旋多巴，可适当减少剂量，同时加用 DR 激动剂，或加用 COMT 抑制剂。③加用金刚烷胺（C 级证据）。④加用非典型抗精神病药如氯氮平。⑤若使用复方左旋多巴控释剂，则应换用常释剂，避免控释剂的累积效应。

2）对双相异动症（包括剂初异动症和剂末异动症）的处理方法：①若在使用复方左旋多巴控释剂应换用常释剂，最好换用水溶剂，可以有效缓解剂初异动症。②加用长半衰期的 DR 激动剂或延长左旋多巴血浆清除半衰期的 COMT 抑制剂，可以缓解剂末异动症，也可能有助于改善剂初异动症。微泵持续输注 DR 激动剂或左旋多巴甲酯或乙酯可以同时改善异动症和症状波动，目前正在试验口服制剂是否能达到同样效果。

其他治疗异动症的药物如作用于基底节非 DA 能的腺苷 A2A 受体拮抗剂等治疗效果的相关临床试验正在开展。

3）晨起肌张力障碍的处理方法：睡前加用复方左旋多巴控释片或长效 DR 激动剂，或在起床前服用复方左旋多巴常释剂或水溶剂；对"开"期肌张力障碍的处理方法同剂峰异动症。手术治疗方式主要为 DBS，可获裨益。

2. 姿势平衡障碍的治疗　姿势平衡障碍是帕金森病患者摔跤的最常见原因，易在变换体位如转身、起身和弯腰时发生，目前缺乏有效的治疗措施，调整药物剂量或添加药物偶尔奏效。主动调整身体重心、踏步走、大步走、听口令、听音乐或拍拍子行走或跨越物体（真实的或假想的）等可能有益。必要时使用助行器甚至轮椅，做好防护。

帕金森病的治疗没有绝对的固定模式，因为不同患者之间的症状可能会存在区别，对治疗的敏感度也存在一定差异。不同患者对治疗的需求存在不同，同一患者在不同病情阶段对治疗的需求也不尽相同。在临床实际应用时，需注意详细了解患者的病情（疾病严重程度、症状类型等）、治疗反应情况（是否有效、起效时间、作用维持时间、"开期"延长和"关期"缩短时间、有无副作用或并发症）等，结合治疗经验，既遵循指南，又体现个体化原则，以期达到更为理想的治疗效果。

第五节 老年性眩晕

头晕（眩晕）是门（急）诊患者最常见的主诉。我国的研究报道，10 岁以上人群眩晕症的总体患病率为 4.1%，头晕（眩晕）是 65 岁以上人群就诊的主要原因。眩晕已经仅次于头痛和发热成为就医的第三位原因，其中包括一些所谓的头晕、头昏和眩晕症状，可以说这些症状是我们各科临床医生都经常碰到的一种现象，它是临床最常见的症状之一。近年来，随着理论普及和辅助检查技术的进步，绝大多数眩晕已能确诊；但由于眩晕的发生涉及神经科、耳鼻喉科和内科等众多领域，有些病理生理等基础问题至今仍未能明确，部分眩晕的病因在理论上尚难明确，因此给临床实践带来困难。

一、眩晕的概念和病因分类

头晕（dizziness）可分为下列四类情况：头昏（lightheadedness）、眩晕（vertigo）、晕厥前状态（presyncope）、失衡（disequilibrium）。这些症状发生在患者意识清醒之下。换言之，在意识丧失时发生的晕厥、癫痫等疾病是不包括在内的。

1. 头昏　非特异性头重脚轻，患者主诉为头昏或头沉，常见于精神因素、急性前庭疾病恢复期、内科疾病或药物相关。具有上述症状的患者都可以头晕（眩晕）为主诉，却可能具有不同的病因。

2. 眩晕　眩晕指的是自身或环境的旋转、摆动感，是一种运动幻觉，患者睁眼感到天旋地转，闭目可好转，常伴恶心及呕吐，是三维空间的视空间障碍，常见于外周前庭疾病，如良性阵发性位置性眩晕、前庭神经炎、梅尼埃病。

3. 晕厥前状态　患者感到眼前发黑、站立不稳、要摔倒的感觉，可伴有出冷汗、心悸，多由心血管疾病引起，常见于低血压、严重心律失常、低血糖、贫血等。

4. 失衡　患者感到走路不稳，感觉有"踩棉花感"，常于站立和行走时出现，是平衡障碍，多由神经系统疾病引起，常见于深感觉障碍、周围神经疾病、共济失调、视觉障碍、神经变性性疾病、双侧前庭病变等。

根据疾病发生的部位，眩晕往往分为周围性和中枢性，前者的发生率更高。眩晕的主要病因为前庭周围性疾病，占 70%～80%，其中良性阵发性位置性眩晕约占 50%，前庭神经炎占 15%～25%，梅尼埃病占 5%～10%，上述 3 种疾病是前庭周围性眩晕的主要病因。前庭中枢性疾病占眩晕病因的 20% ~ 30%，病种较多，每一种疾病所占的比例较少，其中包括血管性、神经系统退行性及变性性疾病、脱髓鞘、肿瘤、感染、外伤等。对于无基础疾病病史，症状发作不伴有小脑、脑干及其他前庭疾病表现的持续性眩晕患者，应进行焦虑和抑郁等相关精神心理量表评估。

二、眩晕的发病机制

人体平衡与定向功能有赖于视觉、本体觉及前庭系统（合称平衡三联）的协同作用来完成，以前庭系统对躯体姿位平衡的维持最为重要。前庭系统包括内耳迷路末梢感受器（半规管中的壶腹嵴、椭圆囊和球状囊中的位觉斑）、前庭神经、脑干中的前庭核、小脑蚓部、内侧纵束、前庭皮质代表区（颞叶）。

眩晕的临床表现、症状的轻重及持续时间的长短与起病的快慢、单侧或双侧前庭损害、是否具备良好的前庭代偿功能等因素有关。当病变刺激或损害一侧前庭时，由于左右两侧正常的前庭平衡系统被打破，严重的前庭失衡导致迅即出现眩晕。若起病急骤，自身的前庭代偿功能来不及建立，则患者眩晕重，视物旋转感明显。稍后由于自身调节性的前庭功能代偿，患者眩晕逐渐消失，故绝大多数前庭周围性眩晕呈短暂发作性病程。若双侧前庭功能同时损害，如耳毒性药物所致前庭病变，两侧前庭动作电位的释放在低于正常水平下基本维持平衡，故通常不产生眩晕，仅主要表现躯干平衡不稳和摆动幻觉；由于前庭不能自身调节代偿，症状持续较久，恢复慢。缓慢进展的单侧前庭损害，如听神经瘤，通常也可不产生眩晕，系两侧前庭兴奋传递的不平衡是逐渐形成和中枢神经系统代偿所致。由于前庭核与眼球运动神经核之间有密切联系，当前庭器受到病理性刺激时常出现眼球震颤。前庭诸核通过内侧纵束、前庭脊髓束及前庭—小脑—红核—脊髓等通路，与脊髓前角细胞相连接，所以，前庭病损时还可出现身体向一侧倾倒及肢体错物定位（指物偏斜）等体征。前庭核还与脑干网状结构中的血管运动中枢、迷走神经核等连接，因此损害时往往伴有恶心、呕吐、苍白、出汗，甚至血压、呼吸、脉搏等改变。前庭核是脑干最大的核团，对血供和氧供非常敏感。前庭及耳蜗的血液供应来自内听动脉，该动脉有两个分支，大的耳蜗支供应耳蜗和前庭迷路的下半部分，小的前庭前动脉支供应前庭迷路的上半部，包括水平半规管和椭圆囊，两支血管在下前庭迷路水平有吻合，但在前庭迷路的上半部则无吻合；此外，从耳囊到膜迷路并无侧支循环。因此，由于前庭前动脉的血管径较小、又缺乏侧支循环，故前庭迷路上半部分选择性地对缺血更敏感。所以当颅内血管即使是微小的改变（如狭窄或闭塞）或血压下降，均可影响前庭系统的功能而出现眩晕。

三、眩晕常见的病因及诊疗

临床实践中将脑干、小脑神经核以及核上性病变所造成的眩晕称为中枢性眩晕；反之，则称为周围性眩晕。

【中枢性眩晕】

多伴有其他神经系统损害的症状，体检可见神经系统局灶性损害的体征；大部分中枢性眩晕的病灶位于后颅窝。临床诊疗需遵从神经科的定位和定性诊断原则。需要强调的是，垂直性眼震、非共轭性眼震仅见于中枢性病变，无疲劳的位置性眼震常提示中枢性眼震。

（一）后循环缺血（posterior circulation ischemia，PCI）

后循环又称椎－基底动脉系统，由椎动脉、基底动脉和大脑后动脉组成，主要供血给脑干、小脑、丘脑、枕叶、部分颞叶及上段脊髓。PCI是常见的缺血性脑血管病，指后循环的TIA和脑梗死。对PCI的临床和病因的重要认识：PCI的主要病因是动脉粥样硬化，而颈椎骨质增生仅是罕见的情况；PCI的最主要机制是栓塞；无论是临床或影像学检查都无法可靠地界定既非正常又非缺血的状态；虽然头晕/眩晕是PCI的常见症状，但头晕/眩晕的常见病因却并不是PCI。诊断及治疗均需遵照脑血管病诊疗指南。

1. **主要病因和发病机制** 具体如下。

（1）动脉粥样硬化是PCI最常见的血管病理表现。导致PCI的机制包括：大动脉狭窄和闭塞引起低灌注、血栓形成及动脉源性栓塞等，动脉粥样硬化好发于椎动脉起始段和颅内段。

（2）栓塞是PCI的最常见发病机制，约占40%，栓子主要来源于心脏、主动脉和椎基底动脉。最常见的栓塞部位是椎动脉颅内段和基底动脉远端。

（3）穿支小动脉病变，包括玻璃样变、微动脉瘤和小动脉起始部的粥样硬化病变，好发于桥脑、中脑和丘脑。

2. **主要危险因素** PCI的危险因素与颈动脉系统缺血相似，除不可调节的年龄、性别、种族、遗传背景、家族史、个人史外，主要是生活方式（饮食、吸烟、活动缺乏等）、肥胖及多种血管危险因素，后者包括高血压、糖尿病、高脂血症、心脏病、卒中/TIA病史、颈动脉病及周围血管病等。

颈椎骨质增生不是后循环缺血的主要原因，以往认为转头/颈可使骨赘压迫椎动脉，导致后循环缺血，由于前庭神经核对缺血敏感，故而产生头晕/眩晕。而临床研究则证明颈椎骨质增生绝不是PCI的主要危险因素，因为在有或无PCI的中老年人群间，颈椎骨质增生的程度并无显著差别，只有血管性危险因素的不同；连续的椎动脉动态造影仅见个别有因骨赘引起的动脉受压；进行转颈后的多普勒超声检查，未见有或无后循环症状者间椎动脉颅外段受压比率有差异。

3. **临床表现和诊断** 具体如下。

（1）主要临床表现如下。①PCI的常见症状：头晕/眩晕、肢体/头面部麻木、肢体无力、头痛、呕吐、复视、短暂意识丧失、视觉障碍、行走不稳或跌倒。②PCI的常见体征：眼球运动障碍、肢体瘫痪、感觉异常、步态/肢体共济失调、构音/吞咽障碍、视野缺损、声嘶、Horner综合征等。出现一侧脑神经损害和另一侧运动感觉损害的交叉表现是PCI的特征表现。③PCI的常见综合征：后循环TIA、小脑梗死、延脑外侧综合征、基底动脉尖综合征、Weber综合征、闭锁综合征、大脑后动脉梗死、腔隙性梗死（运动性轻偏瘫、共济失调轻偏瘫、构音障碍－拙手综合征、纯感觉性卒中等）。绝大多数的PCI呈现为多种重叠的临床表现，极少只表现为单一的症状或体征。单纯的头晕/眩晕、晕厥、跌倒发作和短暂意识丧失等很少由PCI所致。

（2）评估和诊断：详细的病史、体格检查和神经系统检查是诊断的基础。要仔细了解病史，特别是症状的发生、形式、持续时间、伴随症状、演变过程及可能的诱发因素；要注意了解各种血管性危险因素；要注重对脑神经（视觉、眼球运动、面部感觉、听觉、前庭功能）和共济运动的检查。对所有疑为 PCI 的患者应进行神经影像学检查，主要是 MRI 检查。DWI 对急性病变最有诊断价值。头颅 CT 检查易受骨伪影影响，诊断价值不大，只适用于排除出血和不能进行 MRI 检查的患者。应积极开展各种血管检查，数字减影血管造影、CT 血管造影、MRI 血管造影和血管多普勒超声检查等有助于发现和明确颅内外大血管病变，经颅多普勒超声（TCD）检查可发现椎动脉的狭窄或闭塞，但不能成为诊断 PCI 的唯一依据。多种心脏检查有助于明确来自心脏或主动脉弓的栓塞。颈椎的影像学检查不是首选或重要检查。

4. 后循环缺血急性期治疗　对 PCI 的急性期处置与前循环缺血性卒中相同，应积极开展卒中单元的组织化治疗模式。对起病 4.5 小时内的合适患者可以开展静脉 rtPA 溶栓治疗。有条件者行动脉溶栓治疗，治疗时间窗可适当放宽。对所有不适合溶栓治疗且无禁忌证者，应予以阿司匹林 100～300mg/d 治疗。其他治疗措施可参考国内外相关的治疗指南。

（二）后循环出血

后循环出血主要是小脑或脑干出血，轻症表现为突发性头晕或眩晕，体检可见小脑性共济失调，大量出血的恢复期可出现头晕，需颅脑 CT 等影像学确诊。参照脑出血诊治指南，内科对症治疗为本，必要时需外科手术。

（三）肿瘤

肿瘤往往是亚急性或慢性起病，出现典型症状和体征时影像学多能明确诊断，治疗主要是外科手术。小脑或脑干肿瘤：常见头晕发作，可见小脑性共济失调、脑神经或交叉性锥体损害，有时合并眩晕或头晕发作。桥小脑角肿瘤：常见头晕发作，可见小脑性共济失调、病侧面部感觉障碍和外展神经麻痹，面瘫等体征。病理上常见为听神经瘤、脑膜瘤和胆脂瘤。

（四）脑干或小脑感染

脑干或小脑感染急性起病，伴有发热等全身炎症反应，常有上呼吸道感染或腹泻等前驱感染史。除小脑和脑干损害的临床表现外，有时出现眩晕。脑脊液学检查是主要的确诊依据，根据病原学结果，分别应用抗病毒剂、抗生素或激素等。

（五）多发性硬化或视神经脊髓炎谱系疾病

多发性硬化或视神经脊髓炎谱系疾病病灶累及脑干或小脑时可出现眩晕；眩晕表现没有特异性，可为位置性，可持续数天甚至数周。

（六）颅颈交界区畸形

颅颈交界区畸形常见 Chari 畸形、颅底凹陷、齿状突半脱位等，可出现锥体束损害、小脑症状、后组脑神经和高颈髓损害的表现，有时合并眩晕；瓦氏呼气动作有时可诱发眩晕。影像检查是确诊依据，需外科手术治疗。

（七）药物源性

有些药物可损害前庭末梢感觉器或前庭通路而出现眩晕。卡马西平能造成可逆性小脑损害，长期应用苯妥英钠可致小脑变性，长期接触汞、铅、砷等重金属可损害耳蜗、前庭器和小脑，有机溶剂甲醛、二甲苯、苯乙烯、三氯甲烷等可损害小脑。急性酒精中毒出现的姿势不稳和共济失调是半规管和小脑的可逆性损害结果。

常见的耳毒性药物有：氨基糖苷类、万古霉素、紫霉素和磺胺类等抗生素，顺铂、氮芥和长春新碱等抗肿瘤药，奎宁，大剂量水杨酸盐，速尿和利尿酸等利尿剂，部分中耳内应用的局部麻醉药，如利多卡因等。二甲胺四环素仅损害前庭，庆大霉素和链霉素的前庭毒素远大于其耳蜗毒性。

诊断建议：①从病史、体征和相关辅助检查并排除其他病因。②前庭功能检查和（或）听力检查可异常，也可正常。

治疗建议：停药，脱离环境，双侧前庭功能损害者可行前庭康复训练。

（八）其他的中枢性眩晕

1. 前庭偏头痛　具体如下。

（1）确诊标准。

1）至少5次中重度的前庭症状发作，持续5分钟到72小时。

2）既往或目前存在符合ICHD诊断标准的伴或不伴先兆的偏头痛。

3）50%的前庭发作时伴有至少1项偏头痛性症状：①头痛，至少有以下2项特点：单侧、波动性、中重度疼痛、日常体力活动加重头痛；②畏光及畏声；③视觉先兆。

4）难以用其他前庭或ICHD疾患更好地解释。

（2）很可能的前庭性偏头痛的诊断标准：①至少5次中重度的前庭症状发作，持续5分钟到72小时。②前庭性偏头痛的诊断条件2和3中仅符合1项。③难以由其他前庭或ICHD疾患更好地解释。

前庭性偏头痛在梅尼埃病患者中的发病率明显高于正常人群。

前庭性偏头痛是运动不耐受（motion intolerance），为身体不稳感、空间位置定向障碍或身体主动、被动运动时莫名地不安。前庭性偏头痛多为双侧听力下降的主观感觉，但无听力下降的客观证据。

建议：①诊断需依据上述标准。②参照偏头痛的治疗或预防措施用药。

2. 癫痫性眩晕　癫痫性眩晕（epileptic vertigo）临床少见，国际分类属于局灶性癫痫，通常持续数秒或数十秒，发作与姿势改变无关。能产生眩晕性癫痫的部位包括顶内沟、颞叶后上回、顶叶中后回、左侧额中回、颞顶叶交界区等。临床上以眩晕为主或仅仅表现为眩晕的癫痫实属罕见，眩晕可是部分性癫痫、特别是颞叶癫痫的先兆症状，确诊需要脑电图在相应导联显示痫样波放电。

（1）诊断建议：①眩晕发作时，脑电图上相应导联的异常放电。②需排除其他病因。

（2）治疗建议：按部分性癫痫发作用药。

3. 颈性眩晕　（cervical vertigo）　目前尚没有统一标准，倾向于采取排除法。至少应有以下特征：①头晕或眩晕伴随颈部疼痛。②头晕或眩晕多出现在颈部活动后。③部分患者颈扭曲试验阳性。④颈部影像学检查异常，如颈椎反屈、椎体不稳、椎间盘突出等。⑤多有颈部外伤史。⑥排除了其他原因。

（1）诊断依据：诊断需符合上述特征。

（2）治疗建议：主要治疗措施是纠正不良的头颈部姿势、理疗和局部封闭。

4. 外伤后眩晕（post-traumatic vertigo）　头部外伤后出现的一过性自身旋转感，有时为持久性的自身不稳感。①颞骨骨折和内耳贯通伤：部分累及颞骨的刀伤、枪伤同时损伤内耳，如果患者能有幸从外伤中恢复，常遗留听力损害和眩晕。有些患者苏醒后，可能仅有自身不稳感和听力下降而无眩晕发作；对症治疗为主，遗留永久性前庭功能损伤者需试用前庭康复训练。②迷路震荡（labyrinthine concussion）：属于周围性眩晕，发生于内耳受到暴力或振动波冲击后，表现为持续数天的眩晕，有时可持续数周或更长时间，常伴有听力下降和耳鸣，ENG 检查有位置性眼震，少数患者半规管麻痹、颞骨和耳部影像学检查无异常；治疗主要是对症和休息。

【周围性眩晕】

脑干神经核以下的病变绝大多数系耳部疾病引起，除眼震和有时可能伴听力障碍之外，患者没有相应的神经系统损害的症状和体征。

（一）良性发作性位置性眩晕

良性发作性位置性眩晕（benign paroxysmal positional vertigo，BPPV）由椭圆囊耳石膜上的碳酸钙颗粒脱落并进入半规管所致。85% ~ 90% 的异位耳石发生于后半规管，5% ~ 15% 见于水平半规管。临床上绝大多数 BPPV 属于"管结石型"，其特点为：①发作性眩晕出现于头位变动过程中；②Dix-Hallpike 或 Roll test 等检查可同时诱发眩晕和眼震，头位变动与眩晕发作及眼震之间存在 5 ~ 20 秒的潜伏期，诱发的眩晕和眼震一般持续在 1 分钟之内，表现为"由弱渐强，再逐渐弱"；患者由卧位坐起时常出现"反向眼震"。

极少部分 BPPV 属于"嵴帽结石型"，与"管结石型"的区别在于：前者 Dix-Hallpike 等检查时眼震无潜伏期、持续时间长。少数后颅窝和高颈段病变造成的所谓中枢性位置性眩晕，与"壶腹嵴耳石"症类似，需仔细询问病史、认真体检，必要时行神经影像检查。

1. 诊断依据　诊断参照巴拉尼协会 2015 标准。

（1）后半规管 BPPV 管石症诊断标准：①仰卧位躺或左右翻身时诱发的反复发作性位置性眩晕或位置性头晕；②持续时间 <1 分钟；③由 Dix-Hallpike 或侧卧手法（Semont 诊断方法）引出位置性眼震，该眼震是和眼球上极向朝下耳侧的扭转性眼震与向上的垂直性眼震的组合，持续时间 <1 分钟；④无另一种疾病引起。

解释：①最常见的 BPPV 类型，占 80% ~ 90%，右侧略高于左侧；②双侧后半规管耳石症多见于创伤后；③眼震潜伏期可达 40 秒；④位置性眼震典型表现：出现时迅速增加，下降时缓慢衰减（渐强—渐弱）；⑤位置性眼震停止之后会出现低强度反方向的眼震；⑥返回直立位后，常发生较弱、短时的反方向位置性眼震。

（2）水平半规管 BPPV 管石症诊断标准：①仰卧位躺或左右翻身时诱发的反复发作性位置性眩晕或位置性头晕；②发作持续时间 <1 分钟；③通过水平滚转（Roll）试验诱发的位置性眼震，水平眼震的方向为向下耳，当头部转向任何一侧时出现向地性变向性眼震，持续时间 <1 分钟；④无另一种疾病引起。

解释：①头部扭转的加速度越大，潜伏期越短，眼震越强；②头部扭转角度越大，眼震的强度往往越强；③眼震以水平为主，可伴有少许扭转成分；④水平半规管管石症也可出现背地性水平位置性眼震；⑤可见水平半规管轻瘫（可能因半规管部分阻塞），成功的定位治疗后会逆转；⑥可能会出现眼震由向地性到背地性的转变；⑦后半规管管石症转变为水平半规管管石症。

2. 治疗建议 耳石手法复位治疗。

（二）前庭神经炎

前庭神经炎（vestibular vertigo）也称为前庭神经元炎（vestibular neuronitis，VN），是病毒感染前庭神经或前庭神经元的结果。多数患者在病前数天或数周内有上呼吸道感染或腹泻史。剧烈的外周旋转感常持续 24 小时以上，有时可伴数天；伴随剧烈的呕吐、心悸、出汗等自主神经反应。ENG 检查可见病耳前庭功能低下。大多在数周内自愈，少见复发，有半数以上患者可在病后 1 年内出现瞬时不稳感，部分患者日后出现 BPPV 表现，冷热试验异常可能持续更长时间。

1. 诊断依据 具体如下。

（1）眩晕发作常持续 24 小时以上，部分患者患病前有病毒感染史。

（2）没有耳蜗症状；除外脑卒中及脑外伤。

（3）ENG 检查显示一侧前庭功能减退。

2. 治疗建议 应用糖皮质激素；呕吐停止后停用前庭抑制剂，尽早行前庭康复训练。

（三）梅尼埃病

梅尼埃病又称原发性膜迷路积水，是一种特发性内耳疾病。该病主要的病理改变为特发性、有症状的膜迷路积水，影响到前庭和耳蜗的功能，因此临床表现为同步出现反复发作的眩晕和听力下降。发病率大约为 46/10 万，无性别差异，首次发病小于 20 岁或大于 70 岁者少见。

2015 新版诊断标准将梅尼埃病简化为明确性（definite）和可能性（probable）两类。

1. 明确性梅尼埃病 具体如下。

（1）前庭症状：2 次以上自发性、发作性眩晕，每次发作的持续时间为 20 分钟至 12 小时。

（2）听力损失特点符合低频、中频感音神经性听力损失，具有反复波动性。

（3）患侧耳伴有波动性听觉症状，包括听力损失、耳鸣和耳闷胀感。

（4）排除其他前庭疾病。

2. 可能性梅尼埃病 具体如下。

（1）前庭症状：2 次以上自发性、发作性眩晕或头昏，每次发作的持续时间为 20 分钟至 24 小时。

（2）患侧耳伴有波动性听觉症状，包括听力损失、耳鸣和耳闷胀感。

（3）排除其他前庭疾病。

在梅尼埃病发作时间的定义上，是指患者由于眩晕发作，被迫休息，不能活动的时间。

在梅尼埃病听力损失程度上，单耳病变时，和对侧耳相比，患耳0.5、1.2kHz听力损失平均在30dB以上，双耳病变时，患耳0.5、1.2kHz平均听阈在35dB以上。

梅尼埃病患者需要限制食物摄入，利尿剂、钙离子拮抗剂/血管扩张剂等并未证实有效；欧洲RCT试验结果支持倍他司汀治疗梅尼埃病的有效性。内科治疗失败后，可考虑用庆大霉素鼓室内注射或行内淋巴囊减压、前庭神经或迷路切除等手术。

（四）迷路炎（labyrinthitis）

骨迷路或膜迷路感染后可造成眩晕。

1. **局限性迷路炎** 局限性迷路炎多由慢性化脓性中耳炎或乳突炎侵蚀骨迷路所致，病变局限于骨迷路。眩晕多在体位变动、头部受到震荡、压迫耳屏或挖掏耳道内耵聍时出现，持续数分钟到数小时；瘘管试验多为阳性，前庭功能正常或亢进；听力损害多为传导性，少数严重者为混合性。

2. **浆液性迷路炎** 浆液性迷路炎以浆液或浆液纤维素渗出为主，可以是局限性迷路炎未治疗的结果。眩晕程度较重、持续时间较长，患者喜卧向患侧；瘘管试验可为阳性；耳蜗损害较前庭损害的程度重，听力损害常为感音性。

3. **急性化脓性迷路炎** 化脓菌破坏骨迷路和膜迷路。在急性化脓期，患者因重度眩晕而卧床不起，患者听力急剧下降，体温一般不高，但若有发热、头痛，需警惕感染向颅内蔓延。急性期症状消失后2~6周进入代偿期，眩晕消失，患者全聋、冷热刺激试验无反应。以上3种情况均需在感染控制后及早手术。

【精神疾患及其他全身疾患相关性头晕】

精神疾患及其他全身疾患相关性头晕主要表现为自身不稳感，有时甚至是担心平衡障碍的恐怖感，患者通常伴有头脑不清晰感；出现入睡困难、易激惹等焦虑症状，易早醒、易疲劳、兴趣下降等抑郁表现，心悸、纳差、疼痛等躯体化症状，可伴有多汗、畏寒等表现。问诊如能全面，一般可以确诊；需要排除器质性病变时，适当的针对性辅助检查是必要的。

焦虑抑郁患者出现头晕的比例较高，而头晕和眩晕患者伴发精神障碍的比例也较高，两者是否共病，目前还有些争论。治疗主要为抗焦虑，抑郁和心理干预。

其他全身疾病相关性头晕也主要表现为自身不稳感，当病变损害前庭系统时可引发眩晕，见于血液病（白血病、贫血等），内分泌疾病（包括低血糖、甲状腺功能低下或亢进等），心脏疾病时的射血减少，低血压，各种原因造成的体液离子、酸碱度紊乱，眼部疾患（眼肌麻痹、眼球阵挛、双眼视力显著不一致性等）。

【原因不明性眩晕】

目前仍有15%~25%的眩晕患者虽经详细的病史询问、体格检查和辅助检查，但仍不能明确病因，建议对此类患者在对症治疗的同时进行随访。

四、常见眩晕发作时的症候学特点

（一）持续时间

（1）数秒或数十秒：BPPV、前庭阵发症、颈性眩晕、癫痫性眩晕等。

（2）数分钟：TIA、MV、前庭阵发症、癫痫性眩晕、上半规管裂等。

（3）20分钟以上：梅尼埃病和MV。

（4）数天：脑卒中、前庭神经炎和MV等。

（5）持续性头晕：双侧前庭功能低下和精神疾患。

（二）伴随症状

（1）脑神经或肢体瘫痪：后颅窝或颅底病变。

（2）耳聋、耳鸣或耳胀：梅尼埃病、听神经瘤、突发性聋、迷路炎、外淋巴瘘、大前庭水管综合征、前庭阵发症、耳硬化症和自身免疫性内耳病。

（3）畏光、头痛或视觉先兆：MV。

（三）诱发因素

（1）头位变化：BPPV、后颅窝肿瘤和MV等。

（2）月经相关或睡眠剥夺：MV等。

（3）大声或瓦式动作：上半规管裂和外淋巴瘘。

（4）站立位：体位性低血压等。

（5）视野内的物体运动：双侧前庭病。

（四）发作频率

（1）单次或首次：前庭神经炎、脑干或小脑卒中或脱髓鞘、首次发作的MV、首次发作的梅尼埃病、迷路炎、外淋巴瘘和药物性。

（2）复发性：BPPV、梅尼埃病、TIA、MV、前庭阵发症、外淋巴瘘、癫痫性眩晕、自身免疫内耳病、听神经瘤、耳石功能障碍、单侧前庭功能低下代偿不全。

五、眩晕的治疗

1. 病因治疗　病因明确者应及时采取针对性强的治疗措施，如耳石症患者应根据受累半规管的不同分别以不同的体位法复位；急性椎－基底动脉缺血性脑卒中，对起病3～6小时的合适患者可进行溶栓治疗等。

2. 对症治疗　对于眩晕发作持续数小时或频繁发作，患者因此出现剧烈的自主神经反应并需要临床卧床休息者，一般需要应用前庭抑制剂控制症状。目前临床上常用的前庭抑制剂主要分为抗组胺剂（异丙嗪、苯海拉明等）、抗胆碱能剂（东莨菪碱）和苯二氮䓬类；止吐剂有胃复安和氯丙嗪等。前庭抑制剂主要通过抑制神经递质而发挥作用，但如果应用时间过长，会抑制中枢代偿机制的建立，所以当患者的急性期症状控制后宜停用；抑制剂不适合用于前庭功能永久损害的患者，头晕一般也不用前庭抑制剂。心理治疗可消除眩晕造成的恐惧心理和焦虑、抑郁症状，需要时应使用帕罗西汀等抗抑郁、抗焦虑药物。

3. 手术治疗　对于药物难以控制的持续性重症周围性眩晕患者，需考虑内耳手术治疗。

4. 前庭康复训练　前庭康复训练主要针对因前庭功能低下或前庭功能丧失而出现平衡障碍的患者，这些平衡障碍往往持续了较长时间，常规药物无效。常用的训练包括适应、替代、习服等，其目的是通过训练，重建视觉、本体觉和前庭的传入信息整合功能，改善患者平衡功能，减少振动幻觉。

5.其他　倍他司汀是组胺 H_3 受体的强拮抗剂，欧洲一些 RCT 研究证实其治疗梅尼埃病有效。有报道应用钙拮抗剂、尼麦角林、银杏制剂，甚至卡马西平和加巴喷丁等治疗眩晕，亦有报告认为巴氯芬、肾上腺素和苯丙胺可加速前庭代偿。

（李宏增　葛　伟）

第二章 心血管疾病

第一节 循环系统的老化改变

随着年龄的增长，老年人循环系统（包括心脏和血管）发生一系列形态学和生理学改变，我们称其为老年循环系统的退行性改变。尽管这些退行性变化与人体对心脏的代谢要求是相适应的，但它在老年心血管疾病的发生与发展中发挥着重要作用。了解老年心血管系统这些老化的特点，有利于疾病的正确诊断和治疗。

一、老年循环系统形态学变化

（一）心脏形态解剖学变化

1. 心腔　老年人心底与心尖的距离缩短，左、右心室容积在收缩期和舒张期均有轻度缩小，但左房扩大20%。

2. 心内膜与心瓣膜胶原纤维和弹力纤维　心内膜与心瓣膜胶原纤维和弹力纤维随增龄而增生，一方面使心室舒张功能受限，另一方面可导致轻度的瓣膜反流。这种增龄性瓣膜反流量少，一般不产生明显的血流动力学改变，见于大多数高龄健康老年人。

3. 心肌组织　通常多数脏器随增龄而呈萎缩性改变，但心脏则相反，呈现肥大性改变，心脏重量增加，其形成原因主要是心肌细胞的体积增加，而不是心肌细胞数目增多。超声心动图检查提示80岁的健康老年人左室后壁厚度较30岁者增加25%，室间隔也增厚，有时酷似肥厚性心肌病。老年人心肌间质容易发生结缔组织增生、脂肪浸润及淀粉样变等改变。

4. 心脏传导系统　心脏传导系统随增龄而表现为细胞成分减少、纤维组织增多、脂肪浸润。窦房结的老化妨碍了激动的形成和传导，是老年人产生病态窦房结综合征的重要原因。房室结的老化和房室瓣环钙化导致房室传导阻滞。室内传导系统与心脏纤维支架间的纤维化、钙化及退行性变引起心脏传导障碍，称为原发性传导束退化症。

5. 心外膜与心包　心包的弹性纤维随增龄而增生，使心包增厚与变硬，导致左室舒张期顺应性降低。心外膜下脂肪随增龄而增多，尤其是大血管根部、左心室及房室沟等部位，从而增加了心脏负担。

（二）血管形态学变化

1. 动脉　主动脉胶原纤维增生和弹性纤维减少、断裂或变性，主动脉壁僵硬度增加。一方面表现为主动脉扩张性减退和主动脉脉搏波传递速度增快（5岁41m/s增至65岁的10.5m/s）；另一方面表现在主动脉容积增大，管壁增厚，长度延长，屈曲和下垂及主动脉根部右移。外周动脉随增龄而平滑肌减少，胶原纤维增生，弹性纤维减少，钙盐沉着及内膜增厚。由增龄引起的动脉老化与动脉粥样硬化既有区别，又有联系。

理论上，生理性动脉老化的特点是全层弥漫性和连续性地进展，管腔扩大。动脉粥样硬化是以内膜病变为主，局灶性细胞、纤维增殖性肥厚，通常伴有脂质和钙盐沉积，易形成血栓。

2. 静脉　静脉管壁胶原纤维增生、弹性降低，管腔扩大，内膜增厚，静脉瓣萎缩或增厚，因此老年人容易发生静脉曲张。一般浅层静脉可有轻度硬化，极少有脂质沉积或钙化，深层静脉则不发生硬化。

3. 毛细血管　毛细血管内皮细胞减少，基底膜增厚，弹性降低，脆性增加，单位面积内有功能的毛细血管数目减少。

二、老年循环系统生理学特点

（一）心脏生理学变化

1. 窦房结功能减退　老年人窦房结自律性降低，表现在最大心率和固有心率（交感和副交感神经封闭后的心率）随增龄而降低（表3-2-1），窦房结恢复时间随增龄而延长。窦房结自律性降低，削弱了对心脏其他节律点的控制，因而容易发生心律失常。

表3-2-1　年龄与心率的关系（次/分）

心率	30岁	40岁	50岁	60岁	70岁	80岁
固有心率	100	95	90	84	79	74
最大心率	190	182	174	164	155	146
静息心率	76	72	68	66	62	59

老年人房性心律失常较常见，窦房结的老化也可使冲动在窦房结内传导速度延缓。随着年龄增长，静息心率轻度降低，而最大运动心率明显减慢，固有心率与静息心率之差（反映迷走神经张力）和固有心率与最大心率之差（反映交感神经张力）均随增龄而减少，提示老年人窦房结对迷走神经和交感神经的敏感性降低。老年人活动时心率增加较年轻人少，其恢复时间也延长。此外，心脏其他传导组织的老化可使冲动传导速度减慢，表现为P-R间期和QRS时间随增龄而轻度延长。

2. 收缩功能减弱　老年人由于心肌ATP酶活性降低、心肌线粒体老化，使收缩蛋白合成减少以及心脏收缩和舒张时由肌质网释放和摄取钙离子的速度缓慢，引起心室收缩力随增龄而降低（每年降低1%），表现在左室射血期缩短，射血前期延长。

3. 舒张功能受损　老年人心肌肥厚、心肌间质纤维化、淀粉样变、脂肪浸润及心包增厚等变化，使心肌紧张度增加，其顺应性降低，心室舒张不充分，导致舒张早期被动充盈速率减慢，老年人较中年人降低50%。左心房代偿性收缩是老年人左心房轻度增大的原因。如老年人发生心房纤颤时，因丧失心房收缩作用，心率增快时可引起心衰。

4. 泵血功能下降　老化对收缩和舒张功能的影响，最终表现为泵血功能减退。由于心搏量和心率降低，静息心输出量（＝心搏量×心率）也随增龄而下降（每年降低1%），中青年人静息心输出量约为5L/min，体力活动时最大心输出量高达

$25\sim30L/min$，而老年人最大心输出量仅为$17\sim20L/min$。心输出量减少直接影响冠脉血流量，老年人冠脉最大流量较中青年人低35%。中年后心脏指数（＝心输出量/体表面积）每年降低0.8%。老年人因心室舒张容积缩小，静息射血分数（＝心搏量/心室舒张末期容积）并不降低，但运动时射血分数低于中青年人。由于老年人心搏量、心输出量、心脏指数及射血分数等降低，对外界适应能力减弱，在各种应激时容易发生心衰和心肌缺血。

5. 血压的变化 老年人表现为收缩压升高和脉压增大。老年人运动时收缩压升高比中青年人明显，且恢复时间延长，而舒张压无差异。老年人由于主动脉弓和颈动脉易发生动脉粥样硬化，其压力感受器的敏感性降低，对突然体位变化，就失去立即的、精确的调节，使老年人容易发生直立性低血压，导致意识障碍或晕倒。

（二）老年血管生理学变化

1. 大动脉弹性储备作用减弱 由于主动脉和大动脉老化，其弹性减退，伸展性降低，大约20岁后，大动脉伸展率每增长10岁减少10%，因而老年人大动脉弹性贮备作用降低。故老年人常表现为单纯收缩期高血压或以收缩压升高为主的高血压病。

2. 血流重新分布 由于老年人外周动脉弹性减弱，引起各器官局部血流阻力增加，通过血流重新分布，以适应这种高阻力状态。各器官血流减少，但其减少程度不一，一般心脑血流减少相对较轻，而肝肾血流减少显著。

3. 静脉压降低 老年人因静脉壁张力、弹性减退和静脉血管床扩大，静脉压随增龄而降低。

4. 毛细血管代谢率下降 毛细血管基膜增厚，外膜纤维化，孔径缩小，从而导致毛细血管代谢率下降。在肺循环方面，除了呼吸器官增龄性变化外，肺血管的老化导致肺血氧合作用障碍，即所谓老年性缺氧。由于毛细血管老化和功能性毛细血管数目减少，老年人容易出现肌肉疲劳。

（三）老年心血管生理指数的改变

（1）心搏出量随年龄增长而递减，如30岁的心搏出量为100%，每年约按1%下降。

（2）冠脉流量与增龄呈负相关，如60岁时冠脉流量约相当于30岁青年人的65%。

（3）心肌的收缩与舒张恢复时限均延长。

（4）外周阻力随增龄而增加。

（5）心肌细胞对O_2的利用率逐年下降。

（6）静息时左心室功效逐年下降。

（7）心脏储备力逐年下降。

（8）心脏对颈动脉压的敏感度随增龄而增加。

（四）心脏老化的心电图改变

由于上述老年性心肌细胞的自律性、传导性等电生理特性的改变，正常老年人心电图也逐渐发生了一些不显著的、非特异性的变化。其主要变化有以下几点。

（1）P波振幅降低，肢体导联P波甚至看不出，胸导联P波可见切迹，其中V_1导联多呈左房负荷型，与心房内传导阻滞有关。

（2）P-R间期轻度延长，由于房室交界处心肌传导系统的退行性变，可出现轻度房室传导阻滞，造成P-R间期轻度延长。

（3）QRS电轴左偏（左心室增厚所致），QRS波群振幅降低，时间延长（变宽），可有切迹，与胸壁厚度增加和心室内传导功能下降等因素有关。

（4）Q-T间期延长，但不超过青年人正常值上限。有报道老年人的Q-T间期随着增龄而延长。

（5）老年人T波低平，T波在Ⅱ、Ⅲ导联几乎均直立，Ⅲ导联呈多形性（直立、平坦、双向、倒置）。

第二节　高血压

随着社会经济的发展和居民生活方式的改变，慢性非传染性疾病（简称慢性病）已成为影响我国乃至全球居民健康的重大公共卫生问题，而高血压是患病率较高的慢性病之一，也是心脑血管疾病最重要的危险因素。据世界卫生组织（WHO）统计资料显示，2012年全球心血管病死亡人数为1700万，占慢性病死亡人数的46%，其中高血压并发症死亡940万，50%~75%的卒中和40%~50%的心肌梗死的发生与血压升高有关。高血压已成为影响全球疾病负担的首要危险因素。

高血压（hypertension）是导致老年人充血性心衰、卒中、冠心病、肾衰竭、主动脉瘤的发病率和病死率升高的主要危险因素之一，严重影响老年人的健康、长寿等生活质量，是老年人最常见的疾病之一。

一、老年高血压的流行特征

2002年全国营养调查数据显示，我国老年人群中，年龄≥60岁的高血压患病率为49.1%。据此患病率和2005年我国人口数推算，目前我国老年高血压患者已达8346万，约每2个老年人中就有1人患有高血压。而且，老年高血压患病人数呈持续增加趋势。其增加的主要原因有：①我国人口老龄化的不断发展。②人群高血压患病率增加。1991年全国高血压调查结果显示，年龄≥60岁人群的高血压患病率为40.4%，到2002年增加8.7%，增幅为21.5%。所以，作为高血压的一种特殊类型，老年人高血压正日益成为重要的研究课题。20世纪90年代高血压治疗的重要进展之一，就是老年高血压患者经过有效降压治疗能显著减少心脑血管病发生率和病死率，证明在心血管病高发的这类人群中实施降压治疗不仅是可行的、安全的，而且获得的益处较大。

二、老年高血压的诊断和评估

（一）定义与分级

老年高血压是指以动脉血压升高，伴有心、脑、肾损害为主要年龄特征的全身性疾病。其诊断标准是：在60岁以上、未服抗高血压药情况下，血压持续或非同日3次以上超过高血压的诊断标准（收缩压≥140mmHg及/或舒张压≥90mmHg），且伴有上述器官损害，排除假性或继发性高血压者称为老年高血压病。根据血压升高水平，又进一步将高血压分为1级、2级和3级（表3-2-2）。

表 3 - 2 - 2　血压水平分类和定义

分类	收缩压（mmHg）		舒张压（mmHg）
正常血压	＜120	和	＜80
正常高值血压	120～139	和（或）	80～89
高血压	≥140	和（或）	≥90
1级高血压（轻度）	140～159	和（或）	90～99
2级高血压（中度）	160～179	和（或）	100～109
3级高血压（重度）	≥180	和（或）	≥110
单纯收缩期高血压	≥140	和	＜90

注：当收缩压和舒张压分属于不同级别时，以较高的分级为准。

（二）老年高血压患者的危险因素和靶器官损害及临床疾病

高龄本身就是心血管病危险因素之一，因此，老年高血压患者多属高危及极高危患者。同时，在危险因素、靶器官损害及合并的临床疾病方面，老年高血压患者具有与中青年患者不同的特点。

1. 危险因素　老年人收缩压随年龄的增长而上升，而舒张压在＞60岁后则缓慢下降，脉压增大；Framingham 研究已表明，老年高血压患者脉压与严重的靶器官损害显著相关。同时，老年患者中代谢综合征的患病率高（最高可达30%～40%），而高血压与高胆固醇血症同时存在时动脉粥样硬化更易发生和发展。

2. 亚临床靶器官损害及并存的临床疾病　具体如下。

（1）心脏：心电图检查可以发现左心室肥厚、心肌缺血、心脏传导阻滞或心律失常。超声心动图在诊断左心室肥厚和舒张期心力衰竭方面优于心电图。同时，心房颤动在老年患者中较常见，我国学者研究显示，年龄＞80岁的人群心房颤动患病率达7.5%。高血压导致的左心室肥厚和左心房增大都是心房颤动发生的独立危险因素。

（2）血管：血管的损害以大动脉僵硬度增加为主要表现，与增高的脉压相关。老年患者的动脉硬化常表现为多支血管动脉硬化并存（颈动脉、股动脉、肾动脉内膜中层厚度增加或有斑块），颈 - 股动脉脉搏波传导速度＞12m/s 已被用于评估中年高血压患者的主动脉功能异常，踝臂指数＜0.9 也提示周围血管损害。

（3）肾脏：老年高血压患者的肾血流、肾小球滤过率（eGFR）和肾小管功能随着年龄增加而降低。早期血肌酐可能相对正常，但 eGFR 或肌酐清除率有下降趋势。微量白蛋白尿异常较为常见，中晚期肾功能不全的发生率明显增加且大于年轻人。

（4）脑：脑卒中常见于血压控制不佳的老年高血压患者，通过头颅 CT 及 MRI 检查发现腔隙性脑梗死以及脑血管狭窄、钙化和斑块病变。经颅多普勒超声可诊断脑血管痉挛、狭窄或闭塞。MRI 检测出小的无症状脑梗死、微小出血及脑白质损伤的患病率随着增龄及高血压值增加而增加，并与脑卒中、认知功能障碍、痴呆风险的增加相关。老年认知功能障碍至少部分与高血压有关。

（5）眼底：视网膜动脉病变可反映小血管病变情况。常规眼底镜检查的高血压眼底改变，按 Keith - Wagener 和 Backer 4级分类法，3级或4级高血压眼底对判断预后有价值。

3. **危险分层**   高血压心血管风险分层根据血压水平、心血管危险因素、靶器官损害、临床并发症和糖尿病，分为低危、中危、高危和很高危 4 个层次（表 3 - 2 - 3）。

表 3 - 2 - 3   高血压患者心血管风险水平分层（中国高血压防治指南 2010）

其他危险因素和病史	高血压（mmHg）		
	1 级	2 级	3 级
无	低危	中危	高危
1~2 个其他危险因素	中危	中危	很高危
≥3 个其他危险因素或靶器官损害	高危	高危	很高危
临床并发症或合并糖尿病	很高危	很高危	很高危

注：SBP：收缩压，DBP：舒张压；危险因素：SBP 和 DBP 水平（1~3 级）、年龄（男 > 55 岁，女 > 65 岁）、吸烟、血脂异常、早发心血管病家族史、肥胖、缺乏体力活动、C 反应蛋白升高。

三、发病机制

有学者认为，血压升高是伴随衰老而来的必然生理改变，然而这种观点正受到挑战。研究发现，发展中国家的某些农村地区成年人的血压并不随年龄而升高，因而血压随年龄而升高可能有其他一些因素在起作用。

（一）大动脉粥样硬化

老年人的动脉壁特别是主动脉壁发生许多病理改变，包括内膜和中层变厚，胶原、弹性蛋白、脂质和钙盐增加，中层弹性纤维丧失，内膜表层不规则，内膜下间隙的细胞浸润。这些病变导致大动脉僵硬、弹性减低，使舒张期顺应性下降。老年人高血压的实质就是动脉粥样硬化——动脉硬化性高血压。

（二）总外周血管阻力升高

由于小动脉壁的透明样变性，动脉壁与腔径的比值升高，对血管活性物质的反应性增强，总外周血管阻力明显升高，心输出量正常或降低。

（三）肾脏排钠能力减退

随着增龄，肾皮质变薄，有效肾单位减少，肾小球滤过率降低，肾曲小管的浓缩功能减退，故尽管尿量未减甚至夜尿增多，肾的排钠能力反而减退，致钠、水潴留。

（四）受体功能亢进

老年人体内去甲肾上腺素的灭活、清除能力减弱，致其血浆浓度升高。另一方面，血管平滑肌细胞上的 β 受体数目及敏感性下降，交感神经系统的 α 受体数目相对增多，造成 α 受体功能亢进，血管收缩性增加。

（五）血小板释放功能增强

血小板释放功能随年龄的增长而增强，尤其在其迅速通过有粥样斑块的血管时，贮存其中的致血栓与缩血管性物质，如血栓素 - B_2（TXB - 2）、血栓球蛋白（β -

TG)、血小板第四因子（PF－4）、5－羟色胺（5－HT）等较多地释放入血，使血液的黏滞度增大，进一步增强血管的阻力。动脉内皮细胞的变性、坏死，影响前列腺环素的合成，可能是血压升高的一个原因。

（六）压力感受器功能减退与失衡

随着年龄的增长，位于主动脉弓与颈动脉窦的压力感受器的敏感性减退，而位于肺循环的低压压力感受器功能正常，两种压力感受器之间的功能失衡是使血压升高的较重要的因素。

（七）不良生活方式的影响

体育锻炼降低血压的作用独立于年龄和体重的减轻，在各年龄段，体重和血压相关，10kg 体重的差异，就伴随着 2/3mmHg 的血压的差异。饮酒量和血压水平成正比，这在老年人尤为明显。研究还表明，每日摄入的钠每增加 1000mmol，收缩压和舒张压就会相应地增加 4mmHg 和 2mmHg，钠升高血压的作用随年龄增长而增强。

四、临床特点

（一）收缩压增高，脉压增大

老年单纯收缩期高血压占高血压的 60%，随着年龄增长其发生率增加，同时老年心脑血管并发症及靶器官受损程度与收缩压水平呈正相关。老年人脉压与总死亡率和心血管事件呈明显正相关。

（二）血压波动大

血压"晨峰"现象增多，体位性低血压和餐后低血压者增多。老年人血压波动大，可明显增加发生心血管事件的危险。

老年晨峰高血压是指血压从深夜的低谷水平逐渐上升，在凌晨清醒后的一段时间内迅速达到较高水平，这一现象称为晨峰高血压。

体位性低血压的定义：在改变体位为直立位的 3 分钟内，收缩压下降 >20mmHg 或舒张压下降 >10mmHg，同时伴有低灌注的症状，如头晕或晕厥。药物引起的体位性低血压较常见，应高度重视。容易引起体位性低血压的药物包括 4 类。

（1）抗高血压药物：可使血管紧张度降低，血管扩张和血压下降，尤其是在联合用药时，如钙通道阻滞（CCB）＋利尿剂等。

（2）镇静药物：以氯丙嗪多见。氯丙嗪除具有镇静作用外，还有抗肾上腺素作用，使血管扩张，血压下降；另外还能使小静脉扩张，回心血量减少。

（3）抗肾上腺素药物：如妥拉唑林、酚妥拉明等，作用在血管的 α 肾上腺素受体上，阻断去甲肾上腺素收缩血管的作用。

（4）血管扩张药物：如硝酸甘油等，能直接松弛血管平滑肌。

老年餐后低血压的定义：餐后 2 小时内每 15 分钟测量血压 1 次，与餐前比较收缩压下降 >20mmHg；或餐前收缩压 ≥100mmHg，但餐后 <90mmHg；或虽餐后血压仅有轻微降低，但出现心脑缺血症状（心绞痛、乏力、晕厥、意识障碍）。

（三）常见血压昼夜节律异常

血压昼夜节律异常的发生率高，表现为夜间血压下降幅度 <10%（非杓型）或超

过20%（超构型），导致心、脑、肾等靶器官损害的危险增加。

（四）白大衣高血压增多

有些患者在医生诊室测量血压时血压升高，但在家中自测血压或24小时动态血压监测（由患者自身携带测压装置，无医务人员在场）时血压正常。发生机制目前还不十分明确，可能与患者精神紧张，儿茶酚胺过多有关，产生所谓"白大衣效应"。

（五）假性高血压增多

假性高血压增多指袖带法所测血压值高于动脉内测压值的现象（收缩压升高≥10mmHg或舒张压升高≥15mmHg），可见于正常血压或高血压老年人。上述高血压的临床特点与老年动脉硬化性血管壁僵硬度增加及血压调节中枢功能减退有关。

（六）并发症多

老年高血压患者并发症发生率为40%，明显高于中青年患者（20.4%）。老年患者容易发生心、脑、肾等靶器官损害。老年高血压并发症不仅多而且严重，包括动脉硬化、脑卒中、冠心病、心肌肥厚、心律失常、心力衰竭等。长期持久的血压升高可致肾小球入球动脉硬化、肾小球纤维化、萎缩，最终导致肾衰竭。西方国家以冠心病为多见，我国则以脑卒中为多见。

五、诊断要点

诊断标准：老年高血压是指在年龄＞60岁的老年人群中，血压持续或3次非同日血压测量收缩压≥140mmHg和（或）舒张压≥90mmHg；若收缩压≥140mmHg及舒张压＜90mmHg，则诊断为老年单纯收缩期高血压。

（一）定期测血压

没有并发症的高血压通常无症状，本病是通过累及靶器官才表现出临床症状。对老年人特别有高血压家族史者，应定期测量血压，有利于早期诊断。如连续三次非同日血压测定，有两次收缩压≥140mmHg及（或）舒张压≥90mmHg，才认为有高血压。

（二）区分真假高血压

老年高血压患者中假性高血压患病率达50%，而中青年患者仅占16.7%~31.3%，可能与肱动脉硬化程度有关。假性高血压并非真正的高血压，因而不能耐受降压治疗，否则会出现严重的副作用。因此，临床上凡遇到收缩压明显升高，但无慢性高血压的视网膜病变或左室肥厚等靶器官损害的证据时，应考虑假性高血压的可能，可采用Osler试验辅助诊断，即将袖套充气，使其压力超过患者收缩压2.67kPa（20mmHg）以上，若此时仍能明显触及桡动脉搏动，表示Osler试验阳性，说明有假性高血压，有条件者做动脉内直接测压证实。

（三）明确病因

一旦高血压诊断确立，应明确是原发性高血压还是继发性高血压，前者采用内科治疗，后者多数可通过手术而得到根治或病情明显缓解。在老年继发性高血压中，肾动脉粥样硬化性狭窄相对常见，原发性醛固酮增多症和嗜铬细胞瘤等少见。

（四）评估病情

（1）有无靶器官损害。

（2）有无心血管危险因素。

（3）并存的临床情况如糖尿病、心、脑、肾血管病。

六、治疗要点

（一）治疗目标

高血压的主要治疗目标是最大限度地降低心脑血管并发症发生与死亡的总体危险。

1. **降低血压**　在患者能耐受的情况下，逐步降压达标。一般高血压患者应将血压降至 140/90mmHg 以下，65 岁及以上老年人的收缩压应控制在 140mmHg 以下，如能耐受还可进一步降低；伴有肾脏疾病、糖尿病和稳定型冠心病的高血压患者治疗宜个体化，一般可以将血压降至 130/80mmHg 以下，脑卒中后的高血压患者一般血压目标为<140/90mmHg。对急性期的冠心病或脑卒中患者应按照相关指南进行血压管理。舒张压低于 60mmHg 的冠心病患者，应在密切监测血压的前提下逐渐实现收缩压达标。

2. **纠正心血管病危险因素**　高血压是一种"心血管综合征"，需要治疗所有可逆性心血管危险因素、亚临床靶器官损害以及各种并存的临床疾病。要求医生在治疗高血压的同时，干预患者检测出来的所有可逆性危险因素（如吸烟、高胆固醇血症或糖尿病），并适当处理患者同时存在的各种临床情况。

（二）治疗原则

1. **先基础治疗，后药物治疗**　高血压是一种"生活方式病"，认真改变不良生活方式，限盐、戒烟、减重、限酒、增加钾摄入量及体力活动，对预防和控制高血压是有意义的。基础治疗包括改善生活方式，消除不利于心理和身体健康的行为和习惯，减少高血压以及其他心血管病的发病危险。最有效的措施是超重者控制体重和限制钠盐摄入。体重每减轻 0.45kg，血压降低 0.133/0.199kPa（1/1.5mmHg）。限钠（6g/d），对钠敏感性高血压有效，至少是利尿剂疗效的 1/2。此外，还应多吃蔬菜和水果，限制饮酒，增加体力活动，减轻精神压力，保持平衡心理等。

2. **高血压的药物治疗原则**　具体如下。

（1）采用最小的有效剂量以获得可能有的疗效而使不良反应减至最小。如有效，可以根据年龄和药物反应逐步递增剂量，以获得最佳的疗效。

（2）尽可能使用长效降压药物。为了有效地防止靶器官损害，要求 24 小时内稳态降压，能防止从夜间较低血压到清晨血压突然升高而导致猝死、脑卒中和心脏病发作。要达到此目的，最好使用一天一次有持续 24 小时降压作用的药物，其标志之一是降压谷峰比值>50%，即给药后 24 小时仍保持 50% 以上的最大降压效应，此种药物还可增加治疗的依从性。

（3）联合用药原则。已有大量临床试验显示利尿剂、钙离子拮抗剂（CCB）、血管紧张素转换酶抑制剂（ACEI）、血管紧张素Ⅱ受体拮抗剂（ARB）、β受体阻滞剂降压治疗的效果和益处。为使血压达标，尤其是控制老年收缩期高血压，单药治疗的效果有限，常需 2 种或 2 种以上药物联合应用。联合治疗可以从不同的机制来进行药物干预，降低每种药物的剂量，减少副作用，增加疗效，改善依从性。对 2、3 级高血压或高危/极高危的患者，应选择联合治疗，不能达标者可以增加剂量或联合应用 ≥3 种的药物。目前推荐的药物联合治疗是利尿剂与 CCB、ACEI、ARB 的联合；CCB 与 ACEI、ARB 及 β 受体阻滞剂的联合，也可以选择含有利尿剂的固定复方制剂，但需监测血钾。

（三）降压药物的分类及选择

抗高血压药物作用于血压调节系统中的一个或多个部位而发挥作用，故可根据药物主要作用部位的不同进行药理学分类。当前用于降压的药物主要为以下 6 类，即利尿药、β 受体阻滞剂、血管紧张素转换酶抑制剂（ACEI）、血管紧张素 Ⅱ 受体拮抗剂（ARB）、钙离子拮抗剂（CCB）和 α 受体阻滞剂。

（1）利尿剂：主要用于轻、中度高血压。利尿剂可与 CCB、ACEI、ARB 联合应用以增强效果，但利尿剂要从小剂量开始，并且需考虑到对血钾、钠等电解质的影响，以及对糖代谢、高尿酸血症、血脂异常的不利影响。噻嗪类利尿剂可用于单纯收缩期高血压、心力衰竭的老年患者。但痛风患者禁用，糖尿病和高脂血症患者慎用。药物可选择使用氢氯噻嗪（hydrochlorothizide）12.5mg，1～2/d；吲达帕胺（indapamide）1.25～2.5mg，1/d。

（2）β 受体阻滞剂：主要用于轻、中度高血压，尤其是静息心率较快（＞80 次/分）或合并心绞痛者。心脏传导阻滞、哮喘、慢性阻塞性肺病与周围血管病患者禁用。可选择使用的 β 受体阻滞剂有美托洛尔（metoprolol）25～50mg，1～2/d；比索洛尔（bisoprolol）2.5～5mg，1/d。

（3）钙拮抗剂：可用于各种程度的高血压，尤其是在老年高血压合并稳定型心绞痛时。并存心脏传导阻滞和心力衰竭高血压患者禁用非二氢吡啶类钙拮抗剂。优先选择使用长效制剂，例如非洛地平（felodipine）缓释片 5～10mg，1/d；硝苯地平（nifedipine）控释片 30mg，1/d；氨氯地平（amlodipine）5～10mg，1/d。

（4）血管紧张素转换酶抑制剂（ACEI）：ACEI 降低循环中血管紧张素（angiotensin，Ang）Ⅱ 水平，消除其直接的缩血管作用；此外，还可抑制缓激肽降解、促进血管紧张素的产生。ACEI 主要用于高血压合并糖尿病，或者并发心脏功能不全、肾脏损害有蛋白尿的患者。妊娠、肾动脉狭窄、肾衰竭（血肌酐 ＞265μmol/L 或 3mg/dl）患者禁用。可供选择使用的 ACEI 制剂有培哚普利（perindopril）4～8mg，1/d；贝那普利（benazepril）10～20mg，1/d 等。

（5）血管紧张素 Ⅱ 受体拮抗剂（ARB）：ARB 阻断通过血管紧张素转化酶（angiotensin- converting enzyme，ACE）和其他旁路途径参与生成的 Ang Ⅱ 与 Ang Ⅰ 型受体相结合，发挥降压作用，如缬沙坦（valsartan）80～160mg，1/d。适用证和禁忌证与 ACEI 相同，目前主要用于 ACEI 治疗后发生干咳的患者。

（6）α 受体阻滞剂：该类药物易引起体位性低血压，特别是老年患者发生率更高，不宜作为老年高血压治疗的一线用药，但老年高血压合并前列腺增生者仍可考虑应用，如特拉唑嗪等。

（四）其他药物治疗

1. 抗血小板凝聚治疗　阿司匹林或其他抗血小板药物的应用已被证明可减少冠心

病和脑血管病患者的致死性和非致死性冠心病事件、脑卒中和心血管病死亡的危险。

2. **调理血脂**　脂质代谢紊乱常与高血压伴随存在，使高血压危险性增加，也增加冠心病和缺血性脑卒中的危险。对伴脂质代谢紊乱的高血压患者应予以重视并积极治疗，改善生活方式是首要的，减少饱和脂肪酸、胆固醇、食盐、酒精摄入，加强身体锻炼，减轻体重，避免使用影响血脂的降压药，如大剂量的利尿剂（噻嗪类和袢利尿剂）和 β 受体阻滞剂。对血脂影响比较小的药物有：钙拮抗剂、ACEI、血管紧张素受体拮抗剂、α 受体阻滞剂和咪唑啉受体激动剂等。

（五）合并其他疾病时的降压目标及药物选择

老年高血压患者常并发冠心病、心力衰竭、脑血管疾病、肾功能不全、糖尿病等，选择降压药物时应充分考虑到这些特殊情况并确定个体化的治疗方案。老年高血压常见的合并疾病种类及推荐药物如下。

1. **老年高血压合并冠心病**　血压控制目标为 < 140/90mmHg。如无禁忌证，首选 β 受体阻滞剂，对于血压难以控制的冠心病患者，可使用 CCB。

2. **老年高血压合并慢性心力衰竭**　血压控制目标为 < 130/80mmHg，80 岁以上高龄老年患者 < 140/90mmHg。若无禁忌证，首选 ACEI、β 受体阻滞剂、利尿剂及醛固酮拮抗剂治疗，ACEI 不能耐受时可用 ARB 替代。若血压不能达标，可加用非洛地平缓释剂或氨氯地平。

3. **老年高血压合并糖尿病**　血压控制目标为 < 140/90mmHg，若能耐受可进一步降低。首选 ACEI 或 ARB，不能耐受或血压不达标时可选用或加用长效 CCB。

4. **老年高血压合并肾功能不全**　血压控制目标为 < 130/80mmHg，80 岁以上高龄老年患者 < 140/90mmHg。若无禁忌证首选 ACEI 或 ARB，可降低蛋白尿，改善肾功能，延缓肾功能不全进展，减少终末期肾病。严重肾功能不全时选用袢利尿剂。

5. **老年高血压合并急性缺血性脑卒中**　急性缺血性脑卒中发病 24 小时内降压治疗应谨慎，一般先处理焦虑、疼痛、恶心呕吐和颅压增高等情况。若血压持续升高 ≥ 200/110mmHg，可选择静脉降压药物缓慢降压（24 小时降压幅度 < 15%），并严密观察血压变化。对于缺血性脑卒中和 TIA 患者，应评估脑血管病变情况，血压控制目标为 < 140/90mmHg。双侧颈动脉狭窄 ≥ 70% 或存在严重颅内动脉狭窄时降压治疗应谨慎，收缩压一般不应 < 150mmHg。

七、小结

高血压对于老年人的危害很大，老年高血压患者发生靶器官损害以及死亡的危险显著增高。积极控制老年患者血压可获得与中青年患者相似甚至更大的益处。不断提高临床医生和患者对老年人群降压治疗的关注，使更多的老年高血压患者获益。

第三节　冠心病

冠状动脉粥样硬化性心脏病（coronary atherosclerotic heart disease）简称冠状动脉性心脏病或冠心病（coronary heart disease，CHD），亦称缺血性心脏病（ischemic heart disease）。冠心病是指由于冠状动脉粥样硬化使管腔狭窄或阻塞导致心肌缺血缺氧而引起的心脏病。

流行病学研究表明，近30年来，我国冠心病的患病率有增高的趋势。冠心病已成为威胁我国人民健康的主要疾病，而冠心病患者中老年人所占的比例较大。

一、危险因素

（一）老龄为冠心病患病重要危险因素之一

有报道提出，男性≥45岁、女性≥55岁可作为冠心病的危险因子。美国国家健康研究（National Health Interview Study）报告，20世纪80年代冠心病患病率增高最高的是75~84岁男性，1980—1989年间≥65岁年龄组冠脉造影增加了4倍，45~64岁者仅增加2倍。

（二）高血压为冠心病的重要的独立危险因素

北京地区防治冠心病协作组1972—1991年收治的急性心肌梗死患者中，有高血压病史者占57.7%（49.9%~70.2%）。老年收缩期高血压患者冠心病事件发生较多。

（三）糖尿病是另一种随着年龄增长而患病率增高的冠心病危险因素

在北京地区防治冠心病协作组收治的急性心肌梗死病例中，有糖尿病史者为8%（3.9%~13.3%），亦呈上升趋势。

（四）女性冠心病的发病危险因素和临床过程与男性有所不同

妇女更年期后患病率上升，绝经后患冠心病者为未绝经者的3倍。老年妇女冠心病增多与寿命延长以及雌激素分泌变化有关。

二、发病机制

（一）冠状动脉粥样硬化性狭窄

老年冠状动脉病变程度严重，多支病变、复杂病变、弥漫病变、钙化病变多。严重的斑块可以位于三条冠状动脉的任何部位，但以前降支、左旋支起始部的前2cm以及右冠状动脉近端1/3和远端1/3最多见。

（二）斑块的出血、破裂及溃疡

有些斑块尽管狭窄不重（只有50%~70%），但由于斑块偏心，纤维帽薄，含有大量的脂质及坏死组织核心，特别容易发生继发改变，如内膜下出血，斑块裂开或脱落形成溃疡，继发血栓形成。斑块内出血还可以导致斑块破裂。

（三）冠状动脉血栓形成

在冠心病的发展演变过程中，血栓形成起着重要的作用，在粗糙的粥样斑块及溃疡基础上，极易形成血栓。

（四）冠状动脉痉挛

在斑块破裂及血栓形成的基础上，常有短暂的血管痉挛发生。血管痉挛一般发生在无斑块一侧的动脉壁上，常常是由于血管收缩物质过多以及内皮受损后血管舒张因子减少所致。严重的血管痉挛也可造成心肌的明显缺血，甚至心肌梗死。

三、临床特点

老年冠心病患者有长期的冠状动脉粥样硬化病史，病变多、严重且累及多支，有长期的心肌缺血或陈旧性心肌梗死，心肌病变广泛并可伴有不同程度的心功能不全。患者可表现为慢性稳定性心绞痛，或以急性冠心病症候群为首发临床表现。

（一）疼痛部位不典型

典型心绞痛部位常位于胸骨及其附近区域，老年患者疼痛部位不典型发生率（35.4%）明显高于中青年（11%）。疼痛部位可以在牙部与上腹部之间的任何部位，如牙部、咽喉部、下颌、下颈椎、上胸椎、肩（尤其是左肩）、背部、上腹部及上肢等部位疼痛，易误诊。

（二）疼痛程度较轻

老年人由于痛觉减退，其心绞痛程度常比中青年人轻，有时难以区别是真正心绞痛还是由其他原因所致的胸痛。

（三）非疼痛症状多

近来强调心绞痛并不完全表现为痛，患者对心肌缺血的感觉可以是胸痛，也可以是其他症状，如气促、呼吸困难、疲倦、胸闷、咽喉部发紧、颈部紧缩感、左上肢酸胀、呃逆、烧心、出汗等症状。这些非疼痛症状在老年患者发生率明显高于中青年人，多与心衰和糖尿病自主神经病变有关。心肌缺血可引起左室舒张、收缩功能减退，表现为呼吸困难和疲倦，称为绞痛等同症状（angina equivalents），其同心绞痛一样，也是提示心肌缺血的征象，而由缺血所致的心律失常、晕厥和猝死则不能视为心绞痛等同症状。

（四）冠心病病史长，并存疾病多

老年患者有 5 年以上冠心病病史明显多于中青年人，同时常伴有糖尿病、慢性阻塞性肺病、高血压病等慢性疾病，往往导致表现不典型和诊断困难。

四、分类

由于冠状动脉病变的部位、范围和程度不同，本病有着不同的临床特点。按照 1979 年世界卫生组织（WHO）发表的"缺血性心脏病"的命名和诊断标准，可将本病归类为：①隐匿型或无症状性冠心病；②心绞痛；③心肌梗死；④缺血性心肌病；⑤猝死。该标准此后未再次修订。而近年来，为提高诊治效果和降低死亡率，临床上提出两种综合征的分类：①慢性心肌缺血综合征（chronic ischemic syndrome），包括隐匿型冠心病、稳定型心绞痛和缺血性心肌病；②急性冠状动脉综合征（acute coronary syndrome，ACS），包括非 ST 段抬高型 ACS（NSTE－ACS）和 ST 段抬高型 ACS（STE－ACS）两大类，前者包括不稳定型心绞痛（unstable angina，UA）、非 ST 段抬高型心肌梗死（non-ST-segment elevation myocardial infarction，NSTEMI），后者主要是 ST 段抬高型心肌梗死（ST-segment elevation myocardial infarction，NSTEMI）。

（一）稳定型心绞痛

稳定型心绞痛亦称稳定型劳力性心绞痛，是在冠状动脉固定性严重狭窄的基础上，由于心肌负荷的增加引起心肌急剧的、暂时的缺血与缺氧的临床综合征。

1. 病因　具体如下。

（1）老龄：老龄人口增多，冠心病诊断与治疗的改善是老年冠心病患者增多的重要原因。

（2）高血压：高血压的患病率随年龄增高而增加，高血压病患者冠心病的发生较多。血压升高通常伴有高脂血症、高血糖及纤维蛋白原的增高。这些都增加了冠心病的发病危险。

（3）糖尿病：老年糖尿病患者群的冠心病发病率显著增高，并呈上升趋势。

2. 临床表现　具体如下。

（1）患者的临床特点：①疼痛部位不典型。老年患者疼痛部位可以在牙部与上腹部之间的任何部位。②疼痛程度较轻。老年人心绞痛程度常比中青年人轻。③非疼痛症状多。心绞痛并不完全表现为痛，可以是疼痛以外的症状，如气促、呼吸困难、疲倦、胸闷、咽喉部发紧、颈部紧缩感、左上肢酸胀、呃逆、烧心、出汗等症状。④冠心病病史长，并存疾病多。

（2）症状和体征：心绞痛以发作性胸痛为主要临床表现，疼痛的特点如下。①部位：主要在胸骨体中段或上段之后，可波及心前区，有手掌大小范围，甚至横贯前胸，界限不很清楚。②性质：胸痛常为压迫、发闷或紧缩性，也可有烧灼感，偶伴濒死的恐惧感觉，有些患者仅觉胸闷不适，不认为有痛。③诱因：发作常由体力劳动或情绪激动所诱发，饱食、寒冷、吸烟、心动过速、休克等亦可诱发。④持续时间：疼痛出现后常逐步加重，然后在 3~5 分钟内渐消失，可数天或数星期发作一次，亦可一日内多次发作。⑤缓解方式：一般在停止原来诱发症状的活动后即可缓解，舌下含用硝酸甘油也能在几分钟内使之缓解。

平时一般无异常体征。心绞痛发作时常见心率增快、血压升高、表情焦虑、皮肤冷或出汗，有时出现第四或第三心音奔马律。可有暂时性心尖部收缩期杂音，是乳头肌缺血导致功能失调引起二尖瓣关闭不全所致。

3. 辅助检查　因心绞痛发作时间短暂，多数检查应在发作间期进行，可直接或间接反映心肌缺血。

（1）心脏 X 线检查：可无异常发现，如已伴发缺血性心肌病，可见心影增大、肺充血等。

（2）心电图：心电图检查是发现心肌缺血、诊断心绞痛最常用的检查方法。心绞痛发作时心电图绝大多数患者可出现暂时性心肌缺血引起的 ST 段移位。因心内膜下心肌更容易缺血，故常见反映心内膜下心肌缺血的 ST 段压低（≥0.1mV），发作缓解后恢复。有时出现 T 波倒置。

（3）运动负荷试验：运动中出现典型心绞痛，心电图改变主要以 ST 段水平型或下斜型压低≥0.1mV（J 点后 60~80 毫秒）持续 2 分钟为运动试验阳性标准。心肌梗死急性期，不稳定型心绞痛，明显心力衰竭，严重心律失常或急性疾病者禁做运动试验。

（4）心电图连续动态监测：又称 Holter 心电监测，可从中发现心电图 ST-T 改变和各种心律失常，出现时间可与患者的活动和症状相对照。胸痛发作时相应时间的缺血性 ST-T 改变有助于确定心绞痛的诊断。

（5）放射性核素检查：心肌显像或兼做负荷试验，Tl（铊）随冠状血流很快被正常心肌细胞所摄取。静息时铊显像所示灌注缺损主要见于心肌梗死后瘢痕部位。在冠状动脉供血不足时，则明显的灌注缺损仅见于运动后心肌缺血区。

（6）超声心动图检查：二维超声心动图可探测到缺血区心室壁的运动异常，心肌超声造影可了解心肌血流灌注。

（7）冠脉显像检查：电子束或多层螺旋 X 线计算机断层显像（EBCT 或 MDCT）冠状动脉造影二维或三维重建，磁共振显像（MRI）冠状动脉造影等，已用于冠状动脉的显像。冠脉造影、冠状动脉内超声显像有助于了解冠脉病变严重程度，指导冠心病介入治疗。

4. 诊断和鉴别诊断　具体如下。

（1）诊断：根据典型心绞痛的发作特点和体征，含用硝酸甘油后缓解，结合年龄和存在冠心病危险因素，除外其他原因所致的心绞痛，一般即可建立诊断。

（2）鉴别诊断：应与下列疾病进行鉴别。

1）急性心肌梗死：疼痛部位与心绞痛相仿，但性质更剧烈，持续时间多超过 30 分钟，可长达数小时，可伴有心律失常、心力衰竭或（和）休克，含用硝酸甘油多不能使之缓解。心电图中面向梗死部位的导联 ST 段抬高，及或同时有异常 Q 波。实验室检查示白细胞计数增高、红细胞沉降率增快、心肌坏死标记物增高。

2）其他疾病引起的心绞痛：包括严重的主动脉瓣狭窄或关闭不全、风湿性冠状动脉炎、梅毒性主动脉炎引起冠状动脉口狭窄或闭塞、肥厚型心肌病、X 综合征、心肌桥等病均可引起心绞痛。

3）肋间神经痛和肋软骨炎：常累及 1~2 个肋间，但并不一定局限在胸前，为刺痛或灼痛，多为持续性而非发作性，咳嗽、用力呼吸和身体转动可使疼痛加剧，沿神经行经处有压痛；后者则在肋软骨处有压痛。

4）心脏神经症：患者常诉胸痛，但为短暂（几秒）的刺痛或持久（几小时）的隐痛。胸痛部位多在左胸乳房下心尖部附近，或经常变动。症状多在疲劳之后出现，而不在疲劳的当时，做轻度体力活动反觉舒适，有时可耐受较重的体力活动而不发生胸痛或胸闷。

5）不典型疼痛：还需与反流性食管炎等食管疾病、膈疝、消化性溃疡、肠道疾病、颈椎病等相鉴别。

5. 防治　预防主要为预防动脉粥样硬化的发生和治疗已存在的动脉粥样硬化。针对心绞痛的治疗原则是改善冠状动脉的血供和降低心肌的耗氧，同时治疗动脉粥样硬化。

（1）发作时的治疗：具体如下。

1）休息：发作时立刻休息，一般患者在停止活动后症状即可消除。

2）药物治疗较重的发作，可使用作用较快的硝酸酯制剂。

①硝酸甘油：可用 0.3~0.6mg，置于舌下含化，迅速为唾液所溶解而吸收，1~2 分钟即开始起作用，约半小时后作用消失，老年患者用药时宜平卧片刻。

②硝酸异山梨酯：可用 5~10mg，舌下含化，2~5 分钟见效，作用维持 2~3 小时，还有供喷雾吸入用的制剂。

在应用上述药物的同时，可考虑用镇静药。

（2）缓解期的治疗：宜尽量避免各种确知足以诱致发作的因素。调节饮食，特别是一次进食不应过饱，禁绝烟酒。调整日常生活与工作量，减轻精神负担，保持适当的体力活动，但以不致发生疼痛症状为度。

1）药物治疗：使用作用持久的抗心绞痛药物，以防心绞痛发作，可单独、交替或联合应用下列药物。

①β受体阻滞剂：目前常用对心脏有选择性的制剂是美托洛尔 25～100mg，2/d，缓释片 95～190mg，1/d；比索洛尔 2.5～5mg，1/d 等。

②硝酸酯制剂：硝酸异山梨酯，口服，3/d，每次 5～20mg。5－单硝酸异山梨酯，2/d，每次 20～40mg。长效硝酸甘油制剂，服用长效片剂，持续可达 8～12 小时，可每 8 小时服 1 次。

③钙通道阻滞剂：抑制心肌收缩，减少心肌氧耗；扩张冠状动脉，解除冠状动脉痉挛，更适用于同时有高血压的患者。常用制剂有维拉帕米 40～80mg，3/d；硝苯地平，其缓释制剂 20～40mg，2/d；地尔硫䓬 30～60mg，3/d 等。

④曲美他嗪：通过抑制脂肪酸氧化和增加葡萄糖代谢，改善心肌氧的供需平衡而治疗心肌缺血，20mg，3/d，饭后服。

⑤中医中药治疗：目前以活血化瘀、芳香温通和祛痰通络最为常用。此外，针刺或穴位按摩治疗也可能有一定疗效。

2）介入治疗。

3）外科手术治疗：主要是在体外循环下施行主动脉－冠状动脉旁路移植手术。

4）运动锻炼疗法：谨慎安排进度适宜的运动锻炼，有助于促进侧支循环的形成，提高体力活动的耐受量而改善症状。

6. 预后　稳定型心绞痛患者大多数能生存很多年，但有发生急性心肌梗死或猝死的危险。有室性心律失常或传导阻滞者预后较差，合并有糖尿病者预后明显差于无糖尿病者，但决定预后的主要因素为冠状动脉病变范围和心功能，左冠状动脉主干病变最为严重。

（二）不稳定型心绞痛

这类心绞痛患者临床上不稳定，有进展至心肌梗死的危险，必须予以足够的重视。

1. 病因　冠脉内不稳定的粥样斑块继发病理改变，如斑块内出血、斑块纤维帽出现裂隙、表面上有血小板聚集及（或）刺激冠状动脉痉挛，导致缺血加重，虽然也可因劳力负荷诱发，但劳力负荷中止后胸痛并不能缓解。

2. 临床表现　胸痛的部位、性质与稳定型心绞痛相似，但具有以下特点之一。

（1）原为稳定型心绞痛，在 1 个月内疼痛发作的频率增加，程度加重，时限延长，诱发因素变化，硝酸类药物缓解作用减弱。

（2）1 个月之内新发生的心绞痛，并因较轻的负荷所诱发。

（3）休息状态下发作心绞痛或较轻微活动即可诱发，发作时表现有 ST 段抬高的变异型心绞痛也属此列。

此外，由于贫血、感染、甲亢、心律失常等原因诱发的心绞痛称之为继发性不稳定型心绞痛。

3. 防治 不稳定型心绞痛病情发展常难以预料，应使患者处于医生的监控之下，疼痛发作频繁或持续不缓解及高危组的患者应立即住院。

（1）一般处理：卧床休息 1 ~ 3 天，床边 24 小时心电监测。有呼吸困难、发绀者应给氧吸入，维持血氧饱和度达到 90% 以上。如有必要，应重复检测心肌坏死标记物。

（2）缓解疼痛：本型心绞痛单次含化或喷雾吸入硝酸酯类制剂往往不能缓解症状，建议每隔 5 分钟用药一次，共用 3 次，后再用硝酸甘油或硝酸异山梨酯持续静脉滴注或微量泵输注，直至症状缓解或出现血压下降。

（3）抗凝：阿司匹林、氯吡格雷和肝素（包括低分子量肝素）是不稳定型心绞痛中的重要治疗措施，其目的在于防止血栓形成，阻止病情向心肌梗死方向发展。

（4）其他：对于个别病情极严重者，保守治疗效果不佳，心绞痛发作时 ST 段压低 >1mm，持续时间 >20 分钟，或血肌钙蛋白升高者，在有条件的医院可行急诊冠脉造影，考虑 PCI 治疗。

（三）心肌梗死

心肌梗死（MI）是心肌缺血性坏死，是在冠状动脉病变的基础上，发生冠状动脉血供急剧减少或中断，使相应的心肌严重而持久地急性缺血导致的心肌坏死。

1. 病因 基本病因是冠状动脉粥样硬化，偶为冠状动脉栓塞、炎症、先天性畸形、痉挛和冠状动脉口阻塞所致，造成一支或多支血管管腔狭窄和心肌血供不足，一旦血供急剧减少或中断，使心肌严重而持久地急性缺血达 20 ~ 30 分钟以上，即可发生心肌梗死。

2. 临床表现 临床表现与梗死的大小、部位、侧支循环情况密切有关。

（1）症状：①疼痛是最先出现的症状，程度较重，持续时间较长，可达数小时或更长，休息和含用硝酸甘油片多不能缓解。患者常烦躁不安、出汗、恐惧、胸闷或有濒死感。老年患者可无疼痛，一开始即表现为休克或急性心力衰竭，部分患者疼痛放射至下颌、颈部和背部上方。②全身症状有发热、心动过速、白细胞增高和红细胞沉降率增快等，由坏死物质被吸收所引起。一般在疼痛发生后 24 ~ 48 小时出现，程度与梗死范围常呈正相关，体温一般在 38℃ 左右，很少达到 39℃，持续约一周。③胃肠道症状：疼痛剧烈时常伴有频繁的恶心、呕吐和上腹胀痛，肠胀气亦不少见，重症者可发生呃逆。④心律失常见于 75% ~95% 的患者，多发生在起病 1 ~ 2 天内，而以 24 小时内最多见，可伴乏力、头晕、晕厥等症状，各种心律失常中以室性心律失常最多。⑤低血压和休克：疼痛期中血压下降常见，休克多在起病后数小时至数日内发生，见于约 20% 的患者，主要是心源性，为心肌广泛（40% 以上）坏死、心排血量急剧下降所致。⑥心力衰竭主要是急性左心衰竭，可在起病最初几天内发生，或在疼痛、休克好转阶段出现，为梗死后心脏收缩力显著减弱或不协调所致，发生率为 32% ~48%。

（2）体征：心脏浊音界可正常，也可轻度至中度增大；心率多增快，少数也可减慢；心尖区第一心音减弱；可出现第四心音（心房性）奔马律，少数有第三心音（心室性）奔马律；患者在起病第 2 ~ 3 天出现心包摩擦音；心尖区可出现粗糙的收缩期杂音或伴收缩中晚期喀喇音，为二尖瓣乳头肌功能失调或断裂所致；可有各种心律失常。

除了极早期心梗血压可增高外，几乎所有患者都有血压降低。起病前有高血压者，血压可降至正常，且可能不再恢复到起病前的水平，亦可有与心律失常、休克或心力衰竭相关的其他体征。

3. 辅助检查 具体如下。

（1）心电图：ST 段抬高型 MI 者其心电图表现特点为 ST 段抬高，呈弓背向上型，在面向坏死区周围心肌损伤区的导联上出现；宽而深的 Q 波（病理性 Q 波），在面向透壁心肌坏死区的导联上出现；T 波倒置，在面向损伤区周围心肌缺血区的导联上出现，在背向 MI 区的导联则出现相反的改变，即 R 波增高、ST 段压低和 T 波直立并增高。

非 ST 段抬高型 MI 者心电图有 2 种类型：①无病理性 Q 波，普遍性 ST 段压低 ≥ 0.1mV，但 aVR 导联 ST 段抬高，或有对称性 T 波倒置，为心内膜下 MI 所致。②无病理性 Q 波，也无 ST 段变化，仅有 T 波倒置改变。

（2）放射性核素检查：静脉注射这种放射性核素进行扫描或照相，均可显示 MI 的部位和范围。目前多用单光子发射计算机化体层显像（SPECT）来检查，新的方法正电子发射体层显像（PET）可观察心肌的代谢变化，判断心肌的死亡或存活可能效果更好。

（3）超声心动图：二维和 M 型超声心动图也有助于了解心室壁的运动和左心室功能，诊断室壁瘤和乳头肌功能失调等。

（4）实验室检查：起病 24～48 小时后白细胞可增至（10～20）×10⁹/L，中性粒细胞增多；红细胞沉降率增快；C 反应蛋白（CRP）增高均可持续 1～3 周。

心肌坏死标记物：①肌红蛋白起病后 2 小时内升高，12 小时内达高峰，24～48 小时内恢复正常。②肌钙蛋白 I（cTnI）或 T（cTnT）起病 3～4 小时后升高，cTnI 于 11～24 小时达高峰，7～10 天降至正常；cTnT 于 24～48 小时达高峰，10～14 天降至正常，是诊断心肌梗死的敏感指标。③肌酸激酶同工酶 CK－MB 升高，在起病后 4 小时内增高，16～24 小时达高峰，3～4 天恢复正常，其增高的程度能较准确地反映梗死的范围。

4. 诊断和鉴别诊断 根据典型的临床表现，特征性的心电图改变以及实验室检查发现，诊断本病并不困难。对老年患者，突然发生严重心律失常、休克、心力衰竭而原因未明，或突然发生较重而持久的胸闷或胸痛者，都应考虑本病的可能。鉴别诊断要考虑以下一些疾病。

（1）心绞痛：鉴别要点见心绞痛。

（2）主动脉夹层：胸痛一开始即达高峰，常放射到背、肋、腹、腰和下肢，但无血清心肌坏死标记物升高等，可资鉴别，二维超声心动图检查、X 线或磁共振体层显像有助于诊断。

（3）急性肺动脉栓塞：可发生胸痛、咯血、呼吸困难和休克，但有右心负荷急剧增加的表现如发绀、肺动脉瓣区第二心音亢进、颈静脉充盈、肝大、下肢水肿等。

（4）急腹症：急性胰腺炎、消化性溃疡穿孔、急性胆囊炎、胆石症等均有上腹部疼痛，可能伴休克。仔细询问病史，做体格检查、心电图检查、血清心肌酶和肌钙蛋白测定可协助鉴别。

（5）急性心包炎：尤其是急性非特异性心包炎可有较剧烈而持久的心前区疼痛，但心包炎的疼痛与发热同时出现，呼吸和咳嗽时加重，早期即有心包摩擦音。

5. 并发症　具体如下。

（1）乳头肌功能失调或断裂：二尖瓣乳头肌因缺血、坏死等使收缩功能发生障碍，造成不同程度的二尖瓣脱垂并关闭不全，心尖区出现收缩中晚期喀喇音和吹风样收缩期杂音，第一心音可不减弱，可引起心力衰竭。轻症者可以恢复，其杂音可消失。乳头肌整体断裂极少见，多发生在二尖瓣后乳头肌，见于下壁 MI，心力衰竭明显，可迅速发生肺水肿，在数日内死亡。

（2）心脏破裂：少见，常在起病 1 周内出现，多为心室游离壁破裂，造成心包积血，引起急性心脏压塞而猝死。偶为心室间隔破裂造成穿孔，在胸骨左缘第 3～4 肋间出现响亮的收缩期杂音，常伴有震颤，可引起心力衰竭和休克而在数日内死亡。心脏破裂也可为亚急性，患者能存活数月。

（3）栓塞：左心室附壁血栓脱落，引起脑、肾、脾或四肢等动脉栓塞。因下肢静脉血栓形成部分脱落，则产生肺动脉栓塞。

（4）心室壁瘤：主要见于左心室。体格检查可见左侧心界扩大，心脏搏动范围较广，可有收缩期杂音。瘤内发生附壁血栓时，心音减弱。X 线透视、摄影、超声心动图、放射性核素心脏血池显像以及左心室造影可见局部心缘突出，搏动减弱或有反常搏动。

（5）心肌梗死后综合征：发生率约为 10%，于 MI 后数周至数月内出现，可反复发生，表现为心包炎、胸膜炎或肺炎，有发热、胸痛等症状，可能为机体对坏死物质的过敏反应。

6. 治疗　对 ST 段抬高的 AMI，强调及早发现，及早住院，并加强住院前的就地处理。治疗原则是尽快恢复心肌的血液灌注，到达医院后 30 分钟内开始溶栓，或 90 分钟内开始介入治疗，以挽救濒死的心肌、防止梗死扩大或缩小心肌缺血范围，保护和维持心脏功能。

（1）监护和一般治疗：急性期卧床休息，保持环境安静。减少探视，防止不良刺激，解除焦虑。在冠心病监护室进行心电图、血压和呼吸的监测，密切观察心律、心率、血压和心功能的变化，适时做出治疗措施，避免猝死。对有呼吸困难和血氧饱和度降低者，最初几日间断或持续通过鼻管面罩吸氧。急性期 12 小时卧床休息，若无并发症，24 小时内应鼓励患者在床上行肢体活动，若无低血压，第 3 天就可在病房内走动，梗死后第 4～5 天，逐步增加活动直至每天 3 次步行 100～150m。

（2）阿司匹林：无禁忌证者服水溶性阿司匹林或嚼服肠溶阿司匹林 150～300mg，然后每日 1 次，3 日后改为 75～150mg，每日 1 次，长期服用。

（3）解除疼痛：应尽快选用下列药物。①哌替啶，50～100mg，肌内注射；或吗啡 5～10mg，皮下注射，必要时 1～2 小时后再注射一次，以后每 4～6 小时可重复应用，注意防止对呼吸功能的抑制。②疼痛较轻者，可用可待因或罂粟碱 0.03～0.06g，肌内注射或口服。③或再试用硝酸甘油 0.3mg，或硝酸异山梨酯 5～10mg，舌下含服或静脉滴注。

（4）再灌注：心肌起病 3～6 小时，最多在 12 小时内，使闭塞的冠状动脉再通，心肌得到再灌注是一种积极的治疗措施。

1）介入治疗：具备施行介入治疗条件的医院在患者抵达急诊室明确诊断之后，对需施行直接 PCI 者边给予常规治疗和做术前准备，边将患者送到心导管室。

2）溶栓疗法：无条件施行介入治疗，因患者就诊延误或转送患者到可施行介入治疗的单位将会错过再灌注时机，如无禁忌证应立即行本法治疗。

适应证：①两个或两个以上相邻导联 ST 段抬高（胸导联 ≥0.2mV，肢导联 ≥0.1mV），或病史提示 AMI 伴左束支传导阻滞，起病时间 <12 小时，患者年龄 <75 岁。②ST 段显著抬高的 MI 患者，年龄 >75 岁，经慎重权衡利弊仍可考虑。③ST 段抬高型 MI，发病时间已达 12~24 小时，但如仍有进行性缺血性胸痛，广泛 ST 段抬高者也可考虑。

禁忌证：①既往发生过出血性脑卒中，1 年内发生过缺血性脑卒中或脑血管事件。②颅内肿瘤。③近期（2~4 周）有活动性内脏出血。④未排除主动脉夹层。⑤入院时有严重且未控制的高血压（>180/110mmHg）或慢性严重高血压病史。⑥目前正在使用治疗剂量的抗凝药或已知有出血倾向。⑦近期（2~4 周）创伤史，包括头部外伤、创伤性心肺复苏或较长时间（>10 分钟）的心肺复苏。⑧近期（<3 周）进行过外科大手术。⑨近期（<2 周）曾有在不能压迫部位的大血管行穿刺术。

溶栓药物的应用：以纤维蛋白溶酶原激活剂激活血栓中纤维蛋白溶酶原，使其转变为纤维蛋白溶酶而溶解冠状动脉内的血栓。国内常用：①尿激酶（UK），30 分钟内静脉滴注 150 万~200 万 U。②链激酶（SK）或重组链激酶（rSK），以 150 万 U 静脉滴注，在 60 分钟内滴完。③重组组织型纤维蛋白溶酶原激活剂（rt-PA）100mg 在 90 分钟内静脉给予，先静脉注入 15mg，继而 30 分钟内静脉滴注 50mg，其后 60 分钟内再滴注 35mg。根据：①心电图抬高的 ST 段于 2 小时内回降 >50%。②胸痛 2 小时内基本消失。③2 小时内出现再灌注性心律失常。④血清 CK-MB 酶峰值提前出现（14 小时内）等间接判断血栓是否溶解。

紧急主动脉 - 冠状动脉旁路移植术：介入治疗失败或溶栓治疗无效有手术指征者，宜争取 6~8 小时内施行主动脉 - 冠状动脉旁路移植术。再灌注损伤：急性缺血心肌再灌注时，可出现再灌注损伤，常表现为再灌注性心律失常。各种快速、缓慢性心律失常均可出现，应做好相应的抢救准备。但出现严重心律失常的情况少见，最常见的为一过性非阵发性室性心动过速，对此不必行特殊处理。

消除心律失常：发生心室颤动或持续多形性室性心动过速时，尽快采用非同步直流电除颤或同步直流电复律。单形性室性心动过速药物疗效不满意时也应及早用同步直流电复律。一旦发现室性期前收缩或室性心动过速，立即用利多卡因 50~100mg 静脉注射，每 5~10 分钟重复 1 次，持续至期前收缩消失或总量已达 300mg，继以 1~3mg/min 的速度静脉滴注维持。如室性心律失常反复可用胺碘酮治疗。对缓慢性心律失常可用阿托品 0.5~1mg 肌内或静脉注射。经静脉心内膜右心室起搏治疗，待传导阻滞消失后撤除。室上性快速心律失常选用维拉帕米、美托洛尔、洋地黄制剂或胺碘酮等药物治疗不能控制时，可考虑用同步直流电复律治疗。

控制休克，补充血容量：估计有血容量不足，或中心静脉压和肺动脉楔压低者，用右旋糖酐 40 或 5%~10% 葡萄糖液静脉滴注，输液后如中心静脉压上升 >18cmH$_2$O，肺小动脉楔压 >15mmHg，则应停止。右心室梗死时，中心静脉压的升高则未必是补充血容量的禁忌。应用升压药补充血容量后血压仍不升，而肺小动脉楔压和心排血量正常时，提示周围血管张力不足，可用多巴胺或去甲肾上腺素，亦可选用多巴酚丁胺静脉滴注。其他治疗休克的措施包括纠正酸中毒、避免脑缺血、保护肾功能，必要时应用洋地黄制剂等。为了降低心源性休克的病死率，有条件的医院考虑用主动脉内球囊反搏术进行辅助循环。

治疗心力衰竭：主要是治疗急性左心衰竭，以应用吗啡（或哌替啶）和利尿剂为主，亦可选用血管扩张剂减轻左心室的负荷，或用多巴酚丁胺 $10\mu g/$（$kg \cdot min$）静脉滴注，或用短效血管紧张素转换酶抑制剂从小剂量开始等治疗。洋地黄制剂可能引起室性心律失常，宜慎用。由于最早期出现的心力衰竭主要是坏死心肌间质充血、水肿引起顺应性下降所致，而左心室舒张末期容量尚不增大，因此在梗死发生后 24 小时内宜尽量避免使用洋地黄制剂。有右心室梗死的患者应慎用利尿剂。

其他治疗：下列疗法可能有助于挽救濒死心肌，防止梗死扩大，缩小缺血范围，加快愈合的作用。①β 受体阻滞剂和钙通道阻滞剂在起病的早期如无禁忌证，可尽早使用美托洛尔、阿替洛尔或卡维地洛等 β 受体阻滞剂，尤其是前壁 MI 伴有交感神经功能亢进者，可能防止梗死范围的扩大，改善急、慢性期的预后，但应注意其对心脏收缩功能的抑制。②血管紧张素转换酶抑制剂和血管紧张素受体阻滞剂在起病早期应用，从低剂量开始，如卡托普利（起始 6.25mg，然后 12.5 ~ 25mg，2/d）、依那普利（2.5mg，2/d）、雷米普利（5 ~ 10mg，1/d）、福辛普利（10mg，1/d）等，有助于改善恢复期心肌的重塑，降低心力衰竭的发生率，从而降低病死率。③极化液疗法：氯化钾 1.5g、胰岛素 10U，加入 10% 葡萄糖液 500ml 中，静脉滴注，1 ~ 2/d，7 ~ 14 天为一疗程，可促进心肌摄取和代谢葡萄糖，使钾离子进入细胞内，恢复细胞膜的极化状态，以利于心脏的正常收缩、减少心律失常，并促使心电图上抬高的 ST 段回到等电位线。④抗凝疗法：目前多用在溶解血栓疗法之后，单独应用者少，在梗死范围较广、复发性梗死或有梗死先兆者可考虑应用，维持凝血时间在正常的两倍左右（试管法 20 ~ 30分钟，APTT 法 60 ~ 80 秒，ACT 法 300 秒左右）。

7. 预后　预后与心肌梗死范围的大小、侧支循环产生的情况以及治疗是否及时有关。急性期住院病死率过去一般为 30% 左右，采用监护治疗后降至 15% 左右，采用溶栓疗法后再降至 8% 左右，住院 90 分钟内施行介入治疗后进一步降至 4% 左右。

8. 预防　以下预防措施亦适用于心绞痛患者。预防动脉粥样硬化和冠心病属一级预防，已有冠心病和 MI 病史者还应预防再次梗死和其他心血管事件，称为二级预防。二级预防应全面综合考虑，为便于记忆，可归纳为以 A、B、C、D、E 为符号的五个方面。

（1）Aspirin：抗血小板聚集（或氯吡格雷，噻氯匹定），anti-anginaltherapy 抗心绞痛治疗，硝酸酯类制剂。

（2）Beta-blocker：预防心律失常，减轻心脏负荷等，blood pressure control 控制好血压。

（3）Choleste rollowing：控制血脂水平，cigarette squiting 戒烟。

（4）Diet control：控制饮食，diabetes treatment 治疗糖尿病。

（5）Education：普及有关冠心病的教育，包括患者及其家属，exercise 鼓励有计划的、适当的运动锻炼。

（四）无症状性心肌缺血

无症状性心肌缺血是无临床症状，但客观检查有心肌缺血表现的冠心病，亦称隐匿型冠心病，在老年患者多见。

1. 临床表现　无症状性心肌缺血多见于中老年患者，无心肌缺血的症状，在体格检查时发现心电图（静息、动态或负荷试验）有 ST 段压低、T 波倒置等，或放射性核素心肌显像（静息或负荷试验）示心肌缺血表现。

此类患者与其他类型的冠心病患者之不同在于并无临床症状，但已有心肌缺血的客观表现。可以认为是早期的冠心病，但不一定是早期的冠状动脉粥样硬化，它可能突然转为心绞痛或 MI，亦可能逐渐演变为缺血性心肌病，发生心力衰竭或心律失常，个别患者亦可能猝死。

2. 诊断和鉴别诊断　诊断主要根据静息、动态或负荷试验的心电图检查和（或）放射性核素心肌显像，发现患者有心肌缺血的改变，而无其他原因，又伴有动脉粥样硬化的危险因素。进行选择性冠状动脉造影检查可确立诊断。鉴别诊断要考虑下列情况。

（1）自主神经功能失调：本病有肾上腺素能 β 受体兴奋性增高的类型，患者心肌耗氧量增加，心电图可出现 ST 段压低和 T 波倒置等改变，患者多表现为精神紧张和心率增快。服普萘洛尔 10～20mg 后 2 小时，心率减慢后再做心电图检查，可见 ST 段和 T 波恢复正常。

（2）其他：心肌炎、心肌病、心包疾病、其他心脏病、电解质紊乱、内分泌和药物作用等情况都可引起 ST 段和 T 波改变，诊断时要注意排除，但根据其各自的临床表现不难做出鉴别。

3. 防治　采用防治动脉粥样硬化的各种措施，以防止粥样斑块病变及其不稳定性加重，争取粥样斑块消退和促进冠状动脉侧支循环的建立。静息时心电图或放射性核素心肌显像示已有明显心肌缺血改变者宜适当减轻工作，或选用硝酸酯制剂、β 受体阻滞剂、钙通道阻滞剂治疗。

第四节　心力衰竭

心力衰竭（简称心衰）是一种复杂的临床症候群，是各种心脏疾病的严重和终末阶段，指在一定量的静脉回流情况下，由于心脏收缩功能和（或）舒张功能障碍，使心输出量绝对或相对减少，不能满足机体代谢需求所产生的以循环障碍为主的临床症候群。其发病率高，5 年存活率与恶性肿瘤相仿。在 2003 年美国心脏病学院年会上，Braunwald 教授将心衰称为心脏病最后的大战场。随着人口老龄化和心血管健康威胁因素的广泛流行，心衰患病率未来仍将呈上升趋势，且近期内心衰的患病率仍将继续增长。因此，心衰正在成为 21 世纪最重要的心血管疾病。老年心衰患病率很高，占全部心衰病例的 75%，50～60 岁人群的发病率为 1%，80 岁以上人群的发病率为 10%，提示心衰患病率随增龄而升高。

一、病因特点

（一）病因相同而构成比不同

在临床上，能够导致中青年心衰的病因也可引起老年人心衰，如冠心病、心肌病、高心病、肺心病、休克和严重贫血等，但病因构成比不同。老年心衰以冠心病（1/3）、高心病（1/4）和肺心病（1/10）多见。老年退行性心瓣膜病、老年传导束退化症及老年心脏淀粉样变等老年特有心脏病患病率随增龄而升高，这是老年心衰不可忽视的病因。

（二）多病因共存

老年心衰可以是两种或两种以上心脏病共同作用的结果。其中一种是引起心衰的主要原因，另一种则协同并加重心衰的严重程度，使病情复杂化。在老年心衰中，两种或两种以上心脏病并存的患病率可高达9%，以冠心病伴肺心病、高心病伴冠心病常见。四种甚至更多非心脏性并发症占55%。老年人多病因既可能是病因，也可能是诱因。

（三）诱因相同，但程度有异

老年心衰的诱因与中青年患者并无不同，常以感染（尤其是呼吸道感染）和急性心肌缺血多见，其次是快速心律失常（快速房颤、阵发性室上性心动过速），再次为抑制心肌药物、小灶性心肌梗死、输血、输液过快过量、劳累、激动、高血压、肾衰及肺栓塞等。但是，在诱因程度上有差异，由于老年人心脏储备功能差和心脏病相对较重，对于中青年患者无关紧要的负荷就可诱发老年患者的心衰，因此，诱因对老年心衰的影响比中青年患者更重要。此外，肺栓塞诱发心衰在老年人中相对常见，劳累、激动等均可诱发心衰。

二、病理生理

（一）病理生理改变

1. Frank-Starling 机制　前负荷主要受到静脉回心血量和室壁顺应性的影响，它是影响和调节心脏功能的第一个重要因素，一般用左心室舒张末期压作为前负荷的指标。前负荷增加反映舒张末期容量增多，心室做功增加。心室舒张末期容积的增加，意味着心室的扩张，舒张末压也增加，心房压和静脉压也随之升高。待后者达到一定高度时，即出现肺的淤阻性充血或腔静脉系统充血，肺毛细血管压异常升高与左室舒张压升高有关，使心力衰竭患者在静息时也发生呼吸困难；当左室功能低至心排出量不能满足静息时周围组织的需要或左室舒张末期压和肺毛细血管压升高时即产生肺水肿。

2. 心肌重塑（心室重塑）　从 20 世纪 90 年代以后，已逐渐明确心肌重塑（remodeling）是心衰发生、发展的分子细胞学基础。心肌重塑的特征是心肌细胞肥大、心肌细胞凋亡和心肌细胞外基质（ECM）的变化。

（1）病理性心肌细胞肥大的分子生物学特征就是胚胎基因再表达，包括与收缩功能有关的收缩蛋白和钙调节的基因的改变。这种胚胎表型的心肌不仅收缩功能低下，且生存时间缩短，从而促进心衰的发展。

（2）心肌细胞凋亡在心肌重塑中的作用愈来愈受到重视，很可能是使心衰从"代偿"向"失代偿"转折的关键因素。心肌细胞凋亡或坏死与调节收缩功能有关的病理性心肌细胞肥大胚胎基因再表达的改变，是产生进行性心衰的两个基本过程。

（3）心肌细胞外基质过度纤维化或降解增加。

3. 神经内分泌改变　当心脏排血量不足时，机体有多种内源性的神经内分泌和细胞因子的激活机制来进行代偿。

（1）交感神经兴奋性增强：心力衰竭发生时，全身交感－肾上腺素系统被激活，副交感神经活性受抑制，去甲肾上腺素（NE）水平增高，作用于心肌 β_1 受体，增强心肌收缩力使心排血量增加，以维持动脉压和保证重要脏器的血流灌注，它是早期有效的代偿机制。但与此同时，外周血管收缩，增加心脏后负荷，心率加快，使心肌耗氧量增加。

（2）肾素－血管紧张素系统（RAS）被激活：由于心排血量降低，肾血流量随之减低，RAS 被激活。其有利的一面是增强心肌收缩力，周围血管收缩以维持血压，调节血液的再分配，保证心、脑等重要脏器的血液供应。同时促进醛固酮（ALD）分泌，使水、钠潴留，增加总体液量及心脏前负荷，对心力衰竭起到代偿作用。

研究表明，除肾上腺素、血管紧张素外，醛固酮（ALD）、内皮素（ET）、肿瘤坏死因子（TNF-α）、心房钠尿肽（ANF）、β 内啡肽、NO、5－羟色胺、神经肽 Y、白介素（IL-2 和 IL-6）、细胞间黏附分子（ICAM1）和肾上腺髓质素（AM）均有升高，且与心衰严重程度相关。神经内分泌细胞因子系统的长期慢性激活促进心肌重塑，加重心肌损伤和心功能恶化，后者又进一步激活神经内分泌细胞因子，如此形成恶性循环。

上述一系列复杂的分子和细胞机制导致的心肌结构、功能和表型的变化中，心肌肥厚为主要的代偿机制。心肌肥厚，心肌收缩力增强，克服后负荷阻力，使心排血量在相当长时间内维持正常，患者无心力衰竭症状，但这并不意味着心功能正常。心肌肥厚者，心肌顺应性下降，舒张功能降低，心室舒张末压升高，客观上已存在心功能障碍。

4. 舒张功能衰竭　由于左心室舒张期主动松弛能力受损和心肌顺应性降低，即僵硬度增加（心肌细胞肥大、间质纤维化），导致心室在舒张期的充盈障碍，因而心搏量降低，左室舒张末压增高而发生心力衰竭，而代表收缩功能的射血分数正常。左室松弛性障碍主要受控于心肌肌质网 Ca^{2+} 摄取能力的减弱及心肌细胞内游离 Ca^{2+} 的水平降低缓慢。由于这两种过程均为耗能过程，因而当缺血引起 ATP 耗竭、能量供应不足时，主动舒张功能即会受到影响。如冠心病伴有明显心肌缺血时，在出现收缩功能障碍前即可出现舒张功能不全。心室肌的顺应性减退及充盈障碍，主要见于心肌肥厚如高血压及肥厚型心肌病，它明显影响心室充盈压，当左室舒张末压过高时，出现肺循环高压和肺淤血的表现，即舒张性心力衰竭。此时心肌收缩功能尚保持正常。

心力衰竭发展中的各种因素是互相关联，互为因果的。血流动力学异常可激活神经内分泌系统，加重心肌损害；神经内分泌系统的持续激活可直接损害心肌和加剧血流动力学异常；而心肌损害、左室进行性扩大和衰竭的结果又导致血流动力学紊乱的加重和神经内分泌系统的激活。

（二）老年性的病理生理特点

1. 心输出量明显降低 增龄所致的心脏退行性改变可使心输出量减少，30岁后每增长1岁，心输出量减少1%，老年人最大心排血量（17～20L/min）比中青年人（25～30L/min）明显减少。即使无心衰的老年人，心输出量亦较中青年人减少，因而老年人轻度心衰就有心输出量明显减少，重度心衰则极度减少。

2. 较易发生低氧血症 老年人心衰时，由于增龄性呼吸功能减退、低心输出量、肺淤血、肺血流及换气分布异常等原因，容易出现低氧血症，即使轻度心衰也可有明显的低氧血症。

3. 对负荷的心率反应低下 老年人因窦房结等传导组织的退行性变，患心衰时心率可以不增快，即使在运动和发热等负荷情况下，心率增快也不明显，这与中青年心衰不同。

三、临床表现

心力衰竭的临床表现取决于多种因素，如患者的年龄、心功能受损程度、病变发展速度及心室的受累状况等。

（一）左心衰竭

左心衰竭主要表现为肺循环淤血和心排血量降低所致的临床综合征。

1. 症状 具体如下。

（1）呼吸困难：劳力性呼吸困难是左心衰竭较早出现的主要症状。最先仅发生在重体力活动时，休息时可自行缓解。夜间阵发性呼吸困难常在夜间发作。严重者出现心源性哮喘，急性肺水肿是心源性哮喘的进一步发展。

（2）咳嗽、咳痰和咯血：咳嗽是较早发生的症状，常发生在夜间卧位时，坐位或立位时咳嗽可减轻或停止。痰通常为浆液性，呈白色泡沫状，有时痰内带血丝，如有肺水肿时，可有粉红色泡沫样痰。

（3）体力下降、乏力和虚弱：它们是几乎所有心衰患者都有的症状，最常见的原因是肺淤血后发生呼吸困难，以及运动后心排血量不能正常增加，导致组织器官灌注不足。老年人可出现意识模糊、记忆力减退、焦虑、失眠、幻觉等精神症状，动脉压一般正常，但脉压减小。

（4）泌尿系统症状：左心衰竭血流再分配时，早期出现夜尿增多。严重左心衰竭时心排血量重度下降，肾血流减少而出现少尿，或血尿素氮、肌酐升高并有肾功能不全的相应表现。

2. 体征 左心衰竭的体征变化主要有以下几个方面。

（1）一般体征：活动后呼吸困难，重症出现发绀、黄疸、颧部潮红、脉压减小、动脉收缩压下降、脉快。外周血管收缩，表现为四肢末梢苍白、发冷、窦性心动过速、心律失常等交感神经系统活性增高征象。

（2）心脏体征：一般以左心室增大为主。在急性病变，如急性心肌梗死还未及心脏扩大，可闻及舒张早期奔马律（S_3奔马律），P_2亢进；心尖部可闻及收缩期杂音。

（3）肺部体征：肺底湿啰音是左心衰竭时肺部的体征。阵发性呼吸困难者，两肺有较多湿啰音，并可闻及哮鸣音及干啰音。发生肺水肿时，双肺布满湿啰音及哮鸣音。心衰引起的肺淤血，湿啰音会随着体位的变动而移动。

（二）右心衰竭

右心衰竭主要表现为以体循环淤血为主的综合征。

1. 症状　具体如下。

（1）胃肠道症状：长期胃肠道淤血，可引起纳差、腹胀、恶心、呕吐、上腹隐痛等症状。

（2）肾脏症状：肾脏淤血引起肾功能减退，白天尿少，夜尿增多。可有少量蛋白尿、少数透明或颗粒管型和红细胞。血尿素氮可升高。

（3）肝区症状：肝脏淤血增大，肝包膜被扩张，右上腹饱胀不适，肝区疼痛，重者可发生剧痛而误诊为急腹症等疾病。长期肝淤血的慢性心力衰竭可发生心源性肝硬化。

（4）呼吸困难：单纯右心衰竭时通常不存在肺淤血。在左心衰竭基础上或二尖瓣狭窄发生右心衰竭时，因肺淤血减轻，故呼吸困难较左心衰竭时减轻。

2. 体征　除原有心脏病体征外，还可有以下体征。

（1）心脏体征：因右心衰竭多由左心衰竭引起，故右心衰竭时心脏增大较单纯左心衰竭时明显，呈全心扩大。单纯右心衰竭患者可有右心室和（或）右心房肥大。当右心室肥厚显著时，剑突下常可见明显搏动，亦为右室增大的表现。

（2）肝颈静脉反流征：轻度心力衰竭患者休息时颈静脉压可以正常，但按压右上腹时上升至异常水平，称肝颈静脉反流征，为右心衰竭的早期征象。

（3）淤血性肝大和压痛：常发生在皮下水肿出现之前，是右心衰竭最重要和较早出现的体征之一。严重者出现黄疸，转氨酶升高。长期慢性右心衰竭患者易发生心源性肝硬化，肝脏质地较硬，压痛不明显。

（4）水肿：是右心衰竭的典型体征。首先出现在足、踝、胫骨前，向上延及全身，发展缓慢。早期白天出现水肿，睡前水肿程度最重，睡后消失。晚期可出现全身性、对称性、凹陷性水肿。长期卧床的老年心衰患者往往在骶尾部出现明显的水肿。

（5）胸腔积液和腹水：一般以双侧胸腔积液多见，常以右侧胸水量较多。如为单侧，多见于右侧。腹水多发生在病程晚期，多与心源性肝硬化有关。

（6）其他：发绀多为周围性，或呈混合性，即中心性与周围性发绀并存；严重而持久的右心衰竭可有心包积液、脉压降低或奇脉等。

（三）全心衰竭

全心衰竭多见于心脏病晚期，病情危重，同时具有左、右心衰竭的临床表现。

（四）老年人心衰特点

1. 症状特点　具体如下。

（1）症状缓和。老年人日常活动量减少，可以不出现劳力性呼吸困难。轻度心衰可无症状，甚至中度心衰也可完全无症状。一旦存在某种诱因，则可发生危及生命的急性左心衰。夜间阵发性呼吸困难常常是左心衰早期具有的特征性症状，但老年左心衰可表现为白天阵发性呼吸困难,尤其是餐后或体力活动后。老年心衰因肺血管代偿性变化(肺静脉容积及压力缓慢增加),可以不产生端坐呼吸及夜间阵发性呼吸困难,重症肺水肿及粉红色泡沫痰少见。因此,老年心衰常表现为慢性干咳、疲乏、虚弱、不愿意行走等症状。

(2)常表现为非特异性症状。①疲乏、虚弱、不愿意行走;②大汗淋漓:尤其是不寻常的面部、颈部大汗淋漓,往往是心衰发作的象征;③慢性咳嗽:主要症状为干咳,白天轻,平卧或夜间加重;④胃肠道症状明显:因肝及胃肠淤血所致的腹痛、恶心及呕吐等消化道症状多见;⑤味觉异常:常感到口腔内有一种令人讨厌的味道,可随心衰的控制而消失;⑥神经精神症状突出:明显的低心输出量和低氧血症,使脑组织供血和供氧减少,从而出现注意力减退、淡漠、焦虑、失眠、昏睡、精神错乱等症状;⑦肾功能不全较常见:由于低心输出量和利尿治疗,使肾脏供血减少,表现为尿量减少和肾前性氮质血症(BUN升高),在老年心衰中,其患病率可高达65%。

2. 体征特点 具体如下。

(1)发绀明显:老年心衰患者嘴唇和指甲发绀一般较中青年患者明显。

(2)潮式呼吸:老年心衰患者由于低氧血症和循环时间延长,导致呼吸中枢缺氧,表现为潮式呼吸,常见于伴有脑血管病的患者。

(3)呼吸增快:老年人呼吸>25次/分,如无其他原因解释,应考虑心衰的可能。

(4)心率不快:一部分老年心衰患者由于窦房结及传导组织退行性变、病态窦房结综合征或房室传导阻滞等原因,即便发生心衰,心率也不快,甚至心动过缓。

(5)体循环淤血轻:老年人静脉压较中青年人低,故老年心衰静脉压升高的程度不如中青年患者明显,体循环淤血体征相对轻。老年人颈静脉怒张虽常见于心衰,但也见于肺气肿、纵隔肿瘤或因伸长扭曲的主动脉压迫所致。

(6)湿啰音和水肿常见:如湿啰音呈活动性,且伴有心率增快、奔马律,而且在利尿后啰音减少或消失,则应视为心衰的表现,但湿啰音和足部水肿在老年人中特别常见,不一定都是心衰所致,应结合其他表现综合判断。

(7)胸腔积液:老年慢性心衰患者可发生不同程度的胸腔积液,这与体静脉压升高和低蛋白血症有关。一般以双侧多见,右侧次之,左侧较少见;漏出液多见。心性胸腔积液可发生于典型心衰症状之前,容易误诊。

3. 并发症多 具体如下。

(1)心律失常:窦性心动过缓和心房颤动最多见,室性心律失常、房室传导阻滞也常见,心律失常可诱发和加重心衰。

(2)肾功能不全:低心输出量和利尿治疗使肾脏供血减少,表现为尿量减少和肾前性氮质血症(BUN升高)。

(3)水、电解质及酸碱失衡:由于水、电解质及酸碱平衡等调节能力随增龄而减退,老年心衰患者发生低钾血症、低镁血症、低钠血症、低氯性碱中毒、代谢性酸中毒等明显高于中青年患者。这些因素常使心衰变为难治性心衰,各种治疗措施难以见效,因此必须及时识别与处理。

四、诊断

（一）检查项目

1. **实验室检查** 常规化验检查有助于对心力衰竭的诱因、诊断与鉴别诊断提供依据，指导治疗。

（1）血常规：贫血为心力衰竭加重因素，白细胞增加及核左移提示感染，为心力衰竭常见诱因。

（2）尿常规及肾功能：有助于与肾脏疾病所致的呼吸困难和肾病性水肿的鉴别。

（3）水、电解质紊乱及酸碱平衡的检测：低钾、低钠血症及代谢性酸中毒等是难治性心力衰竭的诱因。

（4）肝功能：有助于与门脉性肝硬化所致的非心源性水肿的鉴别。

（5）神经内分泌激素测定：主要测定去甲肾上腺素（NE）、血管紧张素Ⅱ（AngⅡ）、醛固酮（Ald）、B型利尿钠肽（BNP）等。最具价值的是血浆利钠肽（BNP或NT-proBNP），BNP水平与心衰的严重程度和纽约心脏协会（NYHA）心功能分级相平行，治疗好转时，BNP水平下降。需要强调的是，BNP不能单独用于确定或排除心衰的诊断，也不能用于指导药物剂量调整。BNP<35ng/L，NT-proBNP<125ng/L不支持慢性心衰。BNP<100pg/dl或NT-ProBNP<300pg/dl不支持急性心衰综合征，BNP>500pg/dl或NT-ProBNP>1000pg/dl，急性心衰综合征是可能的。

2. **心电图检查** 心力衰竭本身无特异性心电图变化，但心电图有助于心脏基本病变的诊断，如提示心房、心室肥大，心肌劳损，心肌缺血，为治疗提供依据。

3. **超声心动图** 采用M型、二维超声心动图或彩色多普勒超声技术可测定左室收缩功能、舒张功能及心脏结构，并推算出左室容量及心搏量（SV）和射血分数（EF）。用于估测肺动脉压，区别收缩功能不全和舒张功能不全；为评价治疗效果提供客观依据。

4. **X线检查** 左心衰竭X线表现为心脏扩大，X线显示肺静脉扩张、肺门阴影扩大且模糊、肺野模糊、肺纹理增强、两肺上野静脉影显著、下野血管变细，呈血液再分配现象。当肺静脉压>25mmHg（3.3kPa）时产生间质性肺水肿，显示Kerley B线，肺门影增大，可呈蝴蝶状，严重者可见胸腔积液。单纯右心衰竭可见右房及右室扩大，肺野清晰。右心衰竭继发于左心衰竭者，X线显示心脏向两侧扩大。

5. **6分钟步行试验** 6分钟步行试验结果可用于评价老年患者心脏储备功能，评价药物治疗疗效，是老年慢性心衰患者最适合的运动试验。根据US Carvedilol研究设计的标准（作参考）：6分钟内若步行距离<150m，表明心衰程度严重，150～450m为中度心衰，>450m为轻度心衰。

6. **心脏核素检查** 核素检查包括核素心室造影和核素心肌灌注显像，前者可准确评价左、右心室容量，左室射血时间及室壁运动；后者可诊断心肌缺血和心肌梗死。

7. **有创性血流动力学** 监测多采用Swan-Ganz漂浮导管和温度稀释法进行心脏血管内压力和心排血功能的测定，用于评估心泵功能、泵衰竭分型及指导临床用药。

（二）诊断要点

1. **寻找心衰早期征象** 左心衰的早期表现有活动后气短、平卧气短而高枕缓解、夜间干咳而坐位缓解、夜间阵发性呼吸困难、睡眠中气短憋醒、交替脉、奔马律、胸片示中上肺静脉纹理增粗等。右心衰的早期征象有颈静脉搏动增强、颈静脉压随吸气而升高（Kussmaul 征阳性）、左叶肝大、尿少及体重增加等。

2. 重视心衰不典型表现　有心衰的典型表现容易诊断，但老年心衰常常表现不典型（见临床特点），故诊断中应特别重视心衰的不典型表现。若有提示心衰的征象，应及时做超声心动图、血 B 型尿钠肽、心电图、胸片、超声、核素心室造影等检查。

3. 明确类型　根据心脏收缩功能（EF）将心衰分为左室射血分数（LVEF）降低的心衰（heart failure with reduced left ventricular ejection fraction，HF-REF）和 LVEF 保留的心衰（heart failure with preserved left ventricular ejection fraction，HF-PEF）。HF-REF 的特点是左心室腔扩大、左心室收缩末期容积增大和 LVEF 降低≤40%，通常有基础心脏病病史，也称为收缩性心衰（systolic heart failure，SHF）。HF-PEF 指具有心衰的症状和（或）体征，LVEF 相对正常且舒张功能异常的一种临床综合征，通常 LVEF ≥ 45%。主要危险因素有长期高血压、老年、女性、肥胖、糖尿病和冠心病等，其特点是心肌肥厚、心室腔大小和射血分数正常、峰充盈率和峰充盈时间异常，常伴有心率增快，也称为舒张性心衰（diastolic heart failure，DHF）。

心力衰竭根据发病急缓分为急性心力衰竭（acute heart failure，AHF）和慢性心力衰竭（chronic heart failure，CHF）。急性心力衰竭临床上以急性左心衰竭最为常见，急性右心衰竭则较少见。急性左心衰竭指急性发作或加重的左心功能异常导致心肌收缩力明显降低、心排血量骤降、肺循环压力突然升高、周围循环阻力增加，引起肺循环充血而出现急性肺淤血、肺水肿并可伴组织器官灌注不足和心源性休克的临床综合征。急性右心衰竭是指某些原因使右心室心肌收缩力急剧下降或右心室的前后负荷突然加重，从而引起右心排血量急剧减低的临床综合征。慢性心力衰竭临床上以反复发作、迁延不愈的左心衰竭和全心衰竭最为常见。

（三）心功能分级

1. 纽约心脏协会（NYHA）分级　一般将心功能分为 4 级，将心力衰竭分为 3 度。

Ⅰ级：体力活动不受限，日常活动不引起过度的乏力、呼吸困难或心悸，即心功能代偿期。

Ⅱ级：体力活动轻度受限，休息时无症状，日常活动即可引起乏力、心悸、呼吸困难。

Ⅲ级：体力活动明显受限，休息时无症状，轻于日常的活动即可引起上述症状。

Ⅳ级：不能从事任何体力活动，休息时亦有充血性心力衰竭症状，任何体力活动后加重。

2. 美国心脏学院和美国心脏协会（ACC/AHA，2009 年）分期　共分为 4 期。

A 期：患者有发生心衰的高度危险，但无器质性心脏病，为"前心衰阶段"，如高血压。

B 期：患者有器质性心脏病，但未发生过心衰症状，为"前临床心衰阶段"，如高血压性心脏病。

C 期：患者过去或目前有心衰症状，且有器质性心脏病，为临床心衰阶段，如高血压性心脏病导致心衰。

D 期：为终末期患者，需要如机械辅助循环、持续静脉滴注正性肌力药物、心脏移植或临终关怀等特殊治疗，为难治性终末期心衰阶段。

五、治疗要点

（一）治疗模式的转变

心衰治疗模式从改善血流动力学观点进展到生物学调整的观点，从短期的药理学措施改善症状转变为长期的、修复性策略。

（二）治疗目标

老年心衰患者治疗的近期目标是缓解症状和改善生活质量，其远期目标是通过逆转进行性心肌损害、防止和延缓心肌重构的发展，预防急性心衰发作及病情恶化，延长生存时间，降低心衰的死亡率和住院率。

（三）心力衰竭分级防治措施

1. A 期　A 期主要是控制高危因素，积极治疗高危人群原发病，如纠正高血压、血脂异常、代谢综合征等，规律运动，限制饮酒，有多重危险因素者可应用 ACEI 或 ARB。

2. D 期　治疗的关键是阻断或延缓心肌重构。治疗措施：ACEI、β 受体阻滞剂可用于左室射血分数低下患者，不能耐受 ACEI 者可用 ARB。

3. C 期　建议常规应用利尿剂、ACEI、β 受体阻滞剂，为改善症状可加用地高辛，醛固酮受体拮抗剂、ARB 可用于某些选择性心衰患者。

4. D 期　治疗上需要以下手段：心脏移植、左室辅助装置、静脉滴注正性肌力药以缓解症状，严重肾功能不全可应用超滤法或血液透析。

（四）EF 降低心衰（HF-REF）的治疗原则

1. 去除诱因　需预防、识别与治疗能引起或加重心衰的特殊事件，特别是感染。同时应注意控制血压、纠正急性心肌缺血和快速心律失常、纠正贫血、调整酸碱平衡、调整电解质紊乱、改善肾功能等。去除诱因可以使约90%的心衰症状得到缓解，对控制老年心衰仍然起重要作用，不能忽视。

2. 病因治疗　治疗心脏原发疾病，如高血压，既是心衰的病因，又是心衰的诱因，是导致慢性心力衰竭最常见的主要危险因素。肺心病心衰重点是抗感染和改善通气换气功能。

3. 监测体重　每日测体重以早期发现液体潴留非常重要。如在 3 天内体重突然增加 2kg 以上，应考虑已有钠、水潴留，可增加利尿剂剂量。

4. 一般治疗　具体如下。

（1）充分休息：老年心衰的急性期必须禁止行走，卧床休息，但应鼓励在床上活动，以免发生压疮和形成下肢深静脉血栓。心衰控制（水肿消失、体重维持恒定）后，应逐渐开始活动。起初可上厕所，然后室内活动，最后室外活动或上楼，每周增加一级，不要在一周内连续增加活动量，以免再次诱发心衰。

（2）合理饮食：少量多餐，宜低脂饮食，保证足够蛋白质及钾的摄入。与中青年患者相比，老年人限钠不能太严格，因为老年人肾小管浓缩功能和钠重吸收功能减退，如同时使用利尿剂，限钠可影响食欲，引起失水、低钠血症及醛固酮升高，反而加重水肿。故射血分数（EF）≥35%的老年患者一般不需要限钠（3～4g/d），但EF<20%和伴有肾功能不全者则需适当限钠（2～3g/d）。限水：将水摄入量限制在1.5～2.0L/d，肺淤血、体循环淤血及水肿明显者应严格限制饮水量和静脉输液速度，保持水出入量负平衡，约500ml/d。

（3）积极吸氧：老年人轻度心衰可有明显的低氧血症，应积极吸氧，从低氧流量（1～2L/min）开始。低氧血症重、动脉血气分析未见CO_2蓄积，可采用高流量给氧（6～8L/min），使患者血氧饱和度≥95%。面罩吸氧：适用于伴呼吸性碱中毒的心衰患者。低氧血症严重时可采用无创性或气管插管呼吸机辅助通气治疗。

（4）适当镇静：老年心衰患者如伴有烦躁、定向力障碍等精神症状，应注意床周加栏杆，预防坠床。烦躁不安者可用少量地西泮，避免用巴比妥类（加重定向力障碍）。急性左心衰应用吗啡3～5mg静脉注射或5mg肌内注射，但对于伴有脑循环障碍或慢性阻塞性肺病者，吗啡可抑制呼吸中枢诱发或加重潮式呼吸，故应禁用，可用哌替啶50mg肌内注射或溶于20ml液体中静脉注射。

5. **药物治疗** 具体如下。

（1）慢性心力衰竭的药物治疗：慢性心力衰竭的常规治疗包括联合使用三大类药物，即利尿剂、ACEI（或）ARB和β受体阻滞剂。为改善症状、控制心率，地高辛应是第四个联用的药物。

1）利尿剂：减轻容量负荷，缓解心衰症状。利尿剂是唯一能减轻心衰患者液体潴留的药物，所有有液体潴留的心衰患者均应给予利尿剂，争取使心衰患者处于"干重状态"。由于老年人体液总量和血钾比中青年人少，过急过猛的利尿易引起失水及电解质紊乱。因此，利尿剂应从小剂量开始，缓慢利尿，尽量选择口服利尿剂，如呋塞米20mg/d，或氢氯噻嗪25mg/d，逐渐加量至尿量增加，体重每日减轻0.5～1.0kg，一旦病情控制，即以最小有效剂量长期维持。氢氯噻嗪对肌酐清除率（Ccr）<30ml/min者无效，故仅用于无明显肾损害的轻中度水肿。若合并肾衰，袢利尿剂是唯一有效的药物，但Ccr<20ml/min，需增大剂量才生效。当呋塞米>40mg/d时，可加用ACEI对抗利尿剂所致的低钾和神经内分泌激活等不良反应，以提高生存率。老年患者常有肾脏损害，单独应用保钾利尿剂和（或）补钾，可以出现高钾血症，故最好联合使用排钾与保钾利尿剂。如水肿消退后，体重不再下降，恢复发病前活动量也无心衰表现，可考虑停用利尿剂。

利尿剂常见的副作用是电解质丢失，低钾、低镁血症诱发心律失常。过量应用利尿剂可降低血压，损伤肾功能。

2）血管紧张素转换酶抑制剂（ACEI）：ACEI可改善心衰患者预后，是心衰治疗的基石，是降低心衰患者死亡率的第一类药物。ACEI同时抑制肾素-血管紧张素系统（RAS）和交感神经系统（SNS），抑制醛固酮生成，逆转心室肥厚，防止和延缓心室重构。美国和欧洲的心力衰竭治疗指南认为：所有LVEF下降的心衰患者必须且终身使用，除非有禁忌证或不能耐受，包括无症状性心力衰竭。阶段A为心衰高发危险人群，应考虑用ACEI预防心衰。

老年人用ACEI治疗宜从小剂量或极小剂量开始，依临床反应逐渐增加至最大耐受量或靶剂量。注意观察低血压或低灌注，监测肾功能和血钾等。肌酐增高 < 30% 为预期反应，肌酐增高 > 30% 为异常反应，此时 ACEI 应减量使用或停用。如培哚普利起始剂量为 2mg，1/d，目标剂量为 4 ~ 8mg，1/d。

ACEI 应用注意事项：禁用于以下情况。①曾发生致命性不良反应如喉头水肿、严重血管性水肿；②严重肾衰竭；③妊娠妇女。慎用于以下情况。①双侧肾动脉狭窄；②血肌酐 > 265.2mmol/L；③血钾 > 5.5mmol/L；④伴症状性低血压（收缩压 < 90mmHg）；⑤左心室流出道梗阻（如主动脉瓣狭窄，肥厚型梗阻性心肌病）。

3）血管紧张素 II 受体拮抗剂（ARB）：ARB 对缓激肽的代谢无影响，故一般不引起咳嗽，推荐用于不能耐受 ACEI 的患者。ARB 用于不能耐受 ACEI 的 B、C 和 D 期患者，替代 ACEI 作为一线用药，以降低死亡率和合并症发生率。常用的 ARB 有氯沙坦钾、厄贝沙坦、缬沙坦、替米沙坦等。ARB 应用注意事项同 ACEI。

4）β 受体阻滞剂：β 受体阻滞剂可减轻儿茶酚胺对心肌的毒性作用，使 β 受体数量上调，增加心肌收缩反应性，并改善舒张功能；减少心肌细胞 Ca^{2+} 内流，减少心肌耗氧量；减慢心率和控制心律失常；防止、减缓和逆转肾上腺素能介导的心肌重塑和内源性心肌细胞收缩功能的异常。长期应用 β 受体阻滞剂可对心脏产生有益的"生物学效应"，应用 3 个月可改善心功能，提高 LVEF；应用 4 ~ 12 个月，可延缓或逆转心肌重构，显著降低心脏性猝死率 41% ~ 44%。

选择性 $β_1$ 受体阻滞剂（比索洛尔、美托洛尔）和非选择性 β 受体阻滞剂（卡维地洛）能显著降低慢性充血性心力衰竭患者的总死亡率、猝死率及心血管事件发生率。因此，β 受体阻滞剂用于所有慢性收缩性心衰，无症状性心衰，NYHA I 级、II 级、III 级患者（LVEF < 40%），且需终身使用，除非有禁忌证或不能耐受。NYHA IV 级心衰患者需待病情稳定后在利尿剂和 ACEI 的基础上加用 β 受体阻滞剂。

β 受体阻滞剂的使用原则：①充分应用 ACEI/ARB、利尿剂和洋地黄类等药物控制心力衰竭，应在血流动力学稳定的基础上，患者保持"干体重"时开始使用 β 受体阻滞剂。②从小剂量开始，如比索洛尔从 1.25mg/d，琥珀酸美托洛尔 12.5mg/d 起始。③递增剂量渐进缓慢，每 1 ~ 4 周增加剂量，达最大耐受量或靶剂量。以用药后的清晨静息心率 55 ~ 60 次/分为达到目标剂量或最大耐受量，但不宜低于 55 次/分。

β 受体阻滞剂使用注意事项：禁用于支气管痉挛性疾病，如活动性哮喘、反应性呼吸道疾病患者，心动过缓（心率低于 60 次/分）、二度及以上房室传导阻滞（除非已安置起搏器）患者。

5）地高辛：洋地黄制剂仍然是治疗老年心衰的重要药物，可改善慢性心衰患者症状，但对心衰患者总病死率的影响为中性。地高辛适用于已应用 ACEI（或 ARB）、β 受体阻滞剂和利尿剂治疗仍有症状的慢性收缩性心衰患者。地高辛更适用于伴快速房颤的心衰或无诱因而且心脏明显增大的慢性心衰，宜长期服用维持量。地高辛需采用维持量疗法（0.25mg/d）；70 岁以上，肾功能减退者宜用 0.125mg，1/d 或隔日 1 次。

地高辛不能用于窦房传导阻滞、二度或高度房室传导阻滞患者，除非已安置永久性起搏器，与抑制窦房结或房室结功能的药物（如胺碘酮、β 受体阻滞剂）合用时，必须谨慎。

6）醛固酮受体拮抗剂：醛固酮在心衰患者心肌细胞外基质重塑中起重要作用；心

衰患者长期应用 ACEI 时，常出现 "醛固酮逃逸" 现象，即 ACEI 不能保持血醛固酮水平稳定而持续降低。醛固酮受体拮抗剂可以更好地阻断醛固酮的作用，降低重度心衰患者的死亡率，特别是降低心衰患者心脏性猝死率，适用于 NYHA Ⅱ～Ⅳ级的中、重度心衰患者和梗死后心衰患者。

螺内酯起始量为 10mg/d，最大剂为 20mg/d。该药的主要危险是高钾血症和肾功能异常。入选患者的血肌酐浓度应在 176.8（女性）～221.0（男性）μmol/L（2.0～2.5mg/dl）以下，血钾低于 5.0mmol/L。一旦开始应用醛固酮受体拮抗剂，应立即加用袢利尿剂，停用钾盐，ACEI 减量。

7）其他药物：①硝酸酯类。硝酸酯类药物治疗慢性心衰尚缺乏证据。硝酸甘油静脉用药从小剂量开始，逐渐增量，欲停药时逐渐减量，以免发生 "反跳"。初始剂量为 10μg/min，最高剂量为 200μg/min。单硝酸异山梨醇酯半衰期长达 4～5 小时，有效血浆浓度维持 17 小时，是理想的口服制剂。硝酸酯类制剂应用时注意低血压及反射性心动过速等副作用。②钙拮抗剂（CCB）。CCB 对心力衰竭患者并未证实有益，因此不主张应用于收缩性心力衰竭患者，但临床试验证明，长效非洛地平、氨氯地平对收缩性心力衰竭患者是安全的，故可用于心衰合并高血压或心绞痛患者。具有负性肌力作用的 CCB（如维拉帕米），对心肌梗死后伴 LVEF 下降、无症状的心衰患者可能有害，不宜应用。

（2）急性左心衰竭的药物治疗：具体如下。

1）镇静剂：老年患者应慎用或减量使用。吗啡：2.5～5.0mg 静脉缓慢注射，亦可皮下或肌内注射，伴明显和持续低血压、意识障碍、慢性阻塞性肺疾病（COPD）等患者禁忌使用，可产生呼吸抑制，亦可应用哌替啶 50～100mg 肌内注射。

2）支气管解痉剂：一般用氨茶碱 0.125～0.25g，以葡萄糖水稀释后静脉推注（10 分钟），4～6 小时后可重复一次。此类药物不宜用于冠心病急性心肌梗死或不稳定性心绞痛所致的急性心衰，不可用于伴心动过速或心律失常的患者。

3）利尿剂：首选袢利尿剂呋塞米，静脉注射 20～40mg，继以静脉滴注 5～40mg/h，总剂量起初 6 小时不超过 80mg，24 小时不超过 200mg，也可用托拉塞米 10～20mg 静脉注射。噻嗪类利尿剂、保钾利尿剂仅作为袢利尿剂的辅助或替代药物，需要时联合用药。

注意事项：大剂量和较长时间的应用可发生低血容量和低钾、低钠血症，伴低血压（收缩压 <90mmHg）、严重低钾血症或酸中毒患者不宜应用。

4）血管扩张药物：收缩压 >110mmHg 的急性心衰患者可以安全使用，收缩压在 90～110mmHg 之间者应谨慎使用，而收缩压 <90mmHg 时则禁忌使用。

①硝酸酯类药物：扩张外周静脉、肺小动脉及冠状动脉，对外周小动脉的扩张较弱。可减少回心血量，使肺循环阻力、肺毛细血管楔嵌压、左室舒张末压下降，减轻肺淤血和肺水肿。适用于急性左心衰和肺水肿、严重难治性心力衰竭及二尖瓣狭窄和（或）关闭不全伴肺循环阻力增高和肺淤血者。特别适用于伴急性冠状动脉综合征的心衰患者。硝酸甘油应用时要从小剂量开始，逐渐增量，停药时逐渐减量，以免发生 "反跳"。静脉滴注起始剂量为 5～10μg/min，每 5～10 分钟递增 5～10μg，最大剂量为 100～200μg/min，或舌下含服，每次 0.3～0.6mg。硝酸异山梨酯半衰期为 20～30 分

钟，静滴后 2 小时即达到稳态血药浓度，静脉滴注 5 ~ 10mg/h。静脉应用硝酸酯类药物应十分小心滴定剂量和速度，监测血压。硝酸酯类制剂应用时注意低血压及反射性心动过速等副作用。长期应用时最主要的副作用是耐药，应间歇用药，每天保留数小时空隙，减少耐药性的产生。

②硝普钠：适用于严重心衰伴高血压患者。宜从小剂量 10μg/min 开始，可酌情逐渐增加剂量至 50 ~ 250μg/min 静脉滴注。应用过程中要密切监测血压，根据血压调整合适的维持剂量。停药应逐渐减量，并加用口服血管扩张剂，以避免反跳现象。

③rhBNP：商品名为新活素。该药兼具多重作用，可以促进钠的排泄，有一定的利尿作用；抑制 RAAS 和交感神经系统，阻滞急性心衰演变中的恶性循环。方法：先给予负荷剂量 1.5μg/kg，静脉缓慢推注，继以 0.0075 ~ 0.015μg/（kg·min）静脉滴注；也可不用负荷剂量而直接静脉滴注。疗程一般为 3 天，不超过 7 天。

④ACEI：急性心衰病情尚未稳定的患者不宜应用，但急性心肌梗死后的急性心衰可以应用，口服起始剂量宜小。

5）正性肌力药物：适用于低心排血量综合征，血压较低和对血管扩张药物及利尿剂不耐受或反应不佳的患者尤其有效。常用药物有洋地黄类、多巴胺、多巴酚丁胺和磷酸二酯酶抑制剂。

①洋地黄类：一般用毛花苷 C 0.2 ~ 0.4mg 缓慢静脉注射，2 ~ 4 小时后可以再用 0.2mg。对急性心肌梗死 24 小时内、预激综合征伴房颤以及心室率在 60 次/分以下者，应禁用。

②多巴胺：250 ~ 500μg/min 静脉滴注。此药应用个体差异较大，一般从小剂量起始，逐渐增加剂量，短期应用。多巴酚丁胺用法：100 ~ 250μg/min 静脉滴注。使用时注意监测血压，常见不良反应有心律失常、心动过速，偶尔可因加重心肌缺血而出现胸痛。多巴酚丁胺的强心作用大于多巴胺，多巴胺的升压作用大于多巴酚丁胺。此类药物连续使用，因 β 受体下调而出现耐受现象，可采用间歇用药来避免。

③磷酸二酯酶抑制剂：对儿茶酚胺类发生耐受现象者有较好的疗效，但该药除增强心肌收缩力外，还有较强的扩血管作用，故伴低血压老年患者不宜使用。米力农，首剂 25 ~ 50μg/kg 静脉注射（大于 10 分钟），继以 0.25 ~ 0.5μg/（kg·min）静脉滴注。氨力农，首剂 0.5 ~ 0.75mg/kg 静脉注射（大于 10 分钟），继以 5 ~ 10μg/（kg·min）静脉滴注。常见不良反应有低血压和心律失常。长期使用非洋地黄类药物可使病死率和室性心律失常增加，故此类药仅用于急性心衰或慢性心衰恶化时做短期辅助治疗。

④左西孟旦：这是一种钙增敏剂，通过结合于心肌细胞上的肌钙蛋白 C 促进心肌收缩，还通过介导 ATP 敏感的钾通道而发挥血管舒张作用和轻度抑制磷酸二酯酶的效应。冠心病患者应用不会增加心肌耗氧量和病死率。用法：首剂 12 ~ 24μg/kg 静脉注射（大于 10 分钟），继以 0.1μg/（kg·min）静脉滴注，可酌情减半或加倍。

（3）急性右心衰竭的药物治疗：右心室梗死伴急性右心衰竭的治疗如下。

1）扩容治疗：如存在心源性休克，在监测中心静脉压的基础上首要的是大量补液，可应用 706 代血浆，低分子右旋糖酐或生理盐水 20ml/min 静脉滴注，直至肺动脉楔压（PCWP）上升至 15 ~ 18mmHg，血压回升和低灌注症状改善。对于充分扩容而血压仍低者，可给予多巴胺或多巴酚丁胺。禁用利尿剂、吗啡和硝酸甘油等血管扩张剂，以避免进一步降低右心室充盈压。如同时合并左心室梗死，则不宜盲目扩容，防止造成急性肺水肿。

2）急性大块肺栓塞所致急性右心衰竭的治疗：主要是针对急性肺栓塞治疗，充分止痛，及时溶栓治疗。内科治疗无效的危重患者，若经肺动脉造影证实肺总动脉或较大分支内栓塞，可做介入治疗。

3）右心瓣膜病所致右心衰竭的治疗：右心衰竭的治疗主要应用利尿剂，以减轻水肿。

6. 非药物治疗　具体如下。

（1）主动脉内球囊反搏术（IABP）：IABP 主要适用于急性心肌梗死或严重心肌缺血并发心源性休克，且不能由药物治疗纠正和心肌缺血伴顽固性肺水肿者。

IABP 的禁忌证：存在严重的外周血管疾病、主动脉瘤、主动脉瓣关闭不全、活动性出血或其他抗凝禁忌证以及严重血小板缺乏者。

（2）机械通气：急性心衰时行机械通气的指征包括出现心搏、呼吸骤停需进行心肺复苏时及合并 I 型或 II 型呼吸衰竭。

（3）血液净化治疗：本法对急性心衰有益，但并非常规应用的手段。出现下列情况之一时可以考虑采用：①高容量负荷如肺水肿或严重的外周组织水肿，且对袢利尿剂和噻嗪类利尿剂抵抗；②低钠血症（血钠 <110mmol/L）且有相应的临床症状如神志障碍、肌张力减退、腱反射减弱或消失、呕吐以及肺水肿等；③肾功能进行性减退，血肌酐 >500mmol/L 或符合急性血液透析指征的其他情况。

（4）心室机械辅助装置：急性心衰经常规药物治疗无明显改善时，有条件的可应用此种技术。此类装置有：体外模式人工肺氧合器（ECMO）、心室辅助泵（如可置入式电动左心辅助泵、全人工心脏）。

（5）CRT 治疗：NYHA III ～ IV 级伴低 LVEF 的心衰患者，其中约 1/3 有 QRS 时间延长 >120 毫秒。凡是符合以下条件的慢性心衰患者，除非有禁忌证，均应接受 CRT：①LVEF≤35%，窦性心律，左室舒张末期内径 ≥55mm，心脏不同步（目前标准为 QRS >120 毫秒）；②尽管使用了优化药物治疗，仍为 NYHA III ～ IV 级。对于中到重度（NYHA III ～ IV 级）心衰患者，CRT 治疗可降低死亡率和因心衰恶化住院的风险，改善症状、提高生活质量。

（6）植入型心律转复除颤器（ICD）：主要适用于心衰伴低 LVEF 者，曾有心脏停搏、心室颤动（室颤）或伴有血流动力学不稳定的室速和缺血性心脏病，心肌梗死后至少 40 天，LVEF <30%，长期优化药物治疗后 NYHA II ～ III 级，预期生存期超过 1 年且功能良好。ICD 降低猝死率，用于心衰患者猝死的一级预防；降低心脏停搏存活者和有症状的持续性室性心律失常患者的病死率，用于心衰患者猝死的二级预防。

六、舒张性心衰

舒张性心力衰竭是由于舒张期左心室的主动松弛能力受损和心肌顺应性降低导致心室在舒张期的充盈障碍，因而心搏量降低，左室舒张末压增高而发生心力衰竭，而代表收缩功能的射血分数正常。HF-PEF 患者多为老年女性，心衰的病因多为高血压，可伴糖尿病、肥胖、房颤。本病可与收缩功能障碍同时出现，也可单独存在，占心衰总数的 40% ~71%，其预后与 HF-REF 相仿或稍好。

1. 诊断　具体如下。

（1）有典型心衰的症状和体征。

（2）LVEF 正常或轻度下降（≥45%），且左心室不大。

（3）有结构性心脏病存在的证据（如左室肥厚、左房扩大）和（或）舒张功能不全。

（4）超声心动图检查排除心包疾病、肥厚型及限制型心肌病等。BNP 和（或）NT-proBNP 测定有参考价值，但尚有争论。

2. 治疗　目前 DHF 的治疗多为经验性治疗，尚无一种有效的药物可改善 HF-PEF 患者的预后和降低病死率，针对症状、并存疾病及危险因素，采用综合性治疗。

舒张性心衰的治疗目标是尽可能改善心室舒张期充盈和降低心室舒张末压。其一般治疗（休息、吸氧等）与收缩性心衰相同，但药物治疗有相当大的区别。如洋地黄类药物不能增加心肌的松弛性，不推荐使用，可应用 CCB。大剂量利尿剂与扩血管剂可使心室充盈进一步减少，以致舒张性心衰加重，形成顽固性心衰。

根据老年舒张性心衰的发病基础、病理生理特点，与收缩性心衰比较，去除诱因，原发病治疗与一般治疗相同，但针对心衰的药物治疗有原则性的不同。舒张性心衰的治疗原则为改善心室舒张期充盈，降低心室舒张末压。根据 2009 年 ACC/AHA 慢性心衰诊断治疗指南，推荐治疗要点如下。

（1）纠正病因：舒张性心衰多有明确的病因，如高心病、冠心病。积极控制血压，舒张性心衰患者的达标血压宜低于单纯高血压标准，即血压 <130/80mmHg。冠心病的患者必要时进行血运重建治疗。

（2）维持适当的心率：心率过快或过慢都使心输出量减少，多数舒张性心衰患者伴有心率增快，因而舒张期充盈时间缩短，心输出量降低。应用 β 受体阻滞剂和钙拮抗剂使心率维持在 60 ~90 次/分。

（3）改善舒张早期充盈：改善心室舒张早期充盈对舒张性心衰治疗十分重要，钙拮抗剂是比较有效的药物。逆转左室肥厚，改善舒张功能可用 ACEI、ARB、β 受体阻滞剂等。

（4）恢复窦性节律：老年人心室充盈量特别依赖于心房收缩，房颤时心房失去有效收缩，使心输出量减少约 1/3，因此对房颤患者应尽可能用药物或电复律恢复窦性节律，控制慢性房颤的心室率。对完全性房室传导阻滞者，应安装房室顺序性起搏器，以维持心房功能。

（5）减轻肺淤血：肺淤血症状明显者可用小剂量静脉扩张剂和作用缓和的利尿剂，以降低前负荷，减轻肺淤血。但舒张性心衰患者常需较高充盈量，才能维持正常心搏量。如前负荷过度降低，心室充盈压下降，心输出量减少，因此，利尿剂和静脉扩张剂的用量以能缓解呼吸困难为止，切勿过量和久用。

（6）如同时有 HF-REF，则以治疗后者为主。

七、混合性心衰

对于收缩与舒张功能障碍的混合性心衰的处理较困难，长期使用洋地黄类可加重舒张功能损害，应用改善舒张功能药物又抑制了心脏收缩功能，故舒张功能障碍已成为老年心衰恶化的重要因素。对此种情况应仔细分析病情，抓住主要矛盾，酌情采取两者兼顾的方法进行处理。

八、预后特点

最新资料表明，男、女性老年心衰 2 年病死率分别为 37% 和 38%，6 年病死率分别为 82% 和 61%。老年心衰病死率比中青年患者高 4～8 倍，高龄者预后最差。心衰的死亡原因依次为：泵衰竭（59%），心律失常（13%）和猝死（13%）。抗心衰治疗不会延长慢性严重心衰患者的生存期，但可提高生存质量。治疗老年心衰的最终目的是改善生存质量，延长生存期。

第五节　心律失常

心律失常在老年心血管疾病诊疗中占有重要地位。与中青年患者比较，老年心律失常有以下特点：①发生率高，用动态心电图检测 >60 岁的老年人，发现房性早搏检出率高达 96%、室性早搏为 67.1%、窦性心动过速为 19.7%、室上性心动过速为 15%、房颤为 8.5%、窦性心动过缓及窦性静止占 6.5%。②绝大多数是器质性心脏病所致，而且同一患者心律失常可由多种病因引起。③感染、电解质紊乱、药物、应激等因素是引起心律失常的重要诱因。④老年人肝肾功能减退，容易出现抗心律失常药物的毒副作用。⑤预后较差，由于老年人多有不同程度心、脑、肾功能衰退，或早已存在显著的重要器官供血不足，尤其是脑动脉硬化，任何类型的心律失常都会激惹出心、脑严重症状群。因此，对老年人的心律失常必须给予足够重视。

一、病态窦房结综合征

病态窦房结综合征（sick sinus syndrome，SSS）简称病窦综合征，是由窦房结病变导致功能减退，产生多种心律失常的综合表现。患者可在不同时间出现一种以上的心律失常，常同时合并心房自律性异常，部分患者同时有房室传导功能障碍。由于窦房结细胞随增龄而减少，病窦综合征发生率随增龄而升高，<60 岁为 0.33%，>60 岁为 1.7%、>70 岁为 2%。高发年龄为 60～70 岁。

（一）病因

病态窦房结综合征是由多种病因导致的一组临床综合征。因其发生的病因不同，其转归也不同，根据病因及转归不同可将其分为三类。

1. 可逆性病态窦房结综合征（急性病态窦房结综合征）　此病患者的病因多较明确，当去除这些病因后，病态窦房结综合征的临床表现、心电图改变均可以在较短时间内消除，窦房结可恢复正常功能。但有些学者认为，这类患者不应归于真正的病态窦房结综合征，因为真正的病态窦房结综合征的基本病因是窦房结的病理解剖学改变，使窦房结产生持久而不可逆的功能改变。常见的病因如下。

（1）药物：各类抗心律失常药均可对窦房结功能产生一定影响。

（2）急性心肌梗死或缺血。

（3）急性心脏炎症、瓣膜和结构病变。

（4）任何原因引起的迷走神经张力过高。

（5）电解质紊乱、高钾血症、高碳酸血症、低温等。

（6）其他：如甲状腺功能亢进症、肺部疾病、黏液性水肿、颅内高压、阻塞性黄疸、胆石症、胆囊炎、革兰阴性杆菌败血症、精神抑郁、眼科手术等。

2. 不可逆性病态窦房结综合征（慢性病态窦房结综合征）　这类患者大多由于疾病引起病态窦房结综合征表现，多为器质性窦房结病变。病程发展大多缓慢，从出现症状到症状严重可长达 5~10 年或更长。

（1）窦房结非特异性退行性纤维变性：是最常见的病因，除窦房结及其邻近组织外，心脏传导系统其余部分，如房室结、希氏束及束支系统等也可受累。随年龄的增长，窦房结内逐渐发生纤维化，起搏细胞被纤维组织所取代，窦房结的正常功能逐渐丧失。

（2）冠心病：冠心病是病态窦房结综合征常见的病因，主要为窦房结的血管缺血或硬化。老年患者常见病态窦房结综合征与冠心病两者并存。

（3）心肌病：在病态窦房结综合征的病因中，心肌病也较多见。据国外报道发生率约为 16.4%，据国内报道发生率为 13.9%。

（4）其他疾病：具体如下。①全身免疫性疾病：如风湿性全心炎、风湿性心脏病（发生率为 6.4%~8%）、系统性红斑狼疮等。②先天性疾病：先天性心脏病、家族性 Q-T 间期延长综合征、家族性病态窦房结综合征、家族性先天性窦房结自身发育异常、Friedreich 遗传性共济失调、进行性肌萎缩、肌营养不良症等。③心肌代谢或浸润性病变：心肌淀粉样变、结节病、恶性肿瘤。④外科手术损伤：外科手术直接损伤，如心脏直视手术，心肌导管检查也可损伤窦房结及其周围的组织。⑤克山病、高血压性心脏病、心包炎、梅毒性心脏病、二尖瓣脱垂综合征、甲状腺功能亢进性心脏病、糖尿病性心肌病及纵隔放射治疗后。

3. 家族性病态窦房结综合征　发生率不高，仅占病态窦房结综合征的少数，是由于先天性窦房结的结构异常所致。

近来认为，老年窦房结及其周围组织退行性变是本病最常见的原因（>50%），其次是冠心病（<25%）。

（二）临床特点

患者可出现与心动过缓有关的心、脑等脏器供血不足的症状，如发作性头晕、黑矇、乏力等，严重者可发生晕厥。如有心动过速发作，可出现心悸、心绞痛等症状。本病是在持续缓慢心率的基础上，伴有或不伴有快速性心律失常。与中青年人比较，老年患者临床表现有以下特点。

1. 双结病变多见　窦房结病变引起显著窦性心动过缓、窦房阻滞及窦性静止，在此基础上如交界性逸搏出现较迟（≥2 秒）或交界性逸搏心率缓慢（<35 次/分）或伴房室传导阻滞（AVB）者，说明病变同时累及窦房结及房室结，称为双结病变。老年

人双结病变明显多于中青年人，提示老年患者病变广泛、病情严重。

2. 慢 - 快综合征常见　老年患者在持续缓慢心率的基础上，较易出现短暂快速心律失常（室上速、房扑、房颤），说明有心房病变。如伴有脏器供血不足的表现，轻者乏力、头昏、眼花、失眠、记忆力减退、反应迟钝，重者可发生阿 - 斯综合征。

（三）诊断要点

病窦综合征心电图主要表现：①持续而显著的窦性心动过缓（50 次/分以下），且并非由药物引起；②窦性停搏与窦房传导阻滞；③窦房传导阻滞与房室传导阻滞并存；④心动过缓 - 心动过速综合征，这是指心动过缓与房性快速心律失常（心房扑动、心房颤动或房性心动过速）交替发作。

病窦综合征的其他心电图改变为：①在没有应用抗心律失常药物下，心房颤动的心室率缓慢，或其发作前后有窦性心动过缓和（或）一度房室传导阻滞；②房室交界区性逸搏心率等。

根据心电图典型表现以及临床症状与心电图改变存在明确的相关性，便可确诊。为确定症状与心电图改变的关系，可做单次或多次动态心电图时间或事件记录器检查，如在晕厥等症状发作的同时记录到显著的心动过缓即可提供有力佐证。

对于疑为病窦综合征的患者，经上述检查仍未能确定诊断，下列试验将有助于诊断。

1. 固有心率（IHR）测定　应用药物完全阻断自主神经对心脏的支配后，测定窦房结产生冲动的频率。方法是以普萘洛尔（0.2mg/kg）静注 10 分钟后，再以阿托品（0.04mg/kg）静注，然后检测心率。固有心率正常值可参照公式计算：118.1 - （0.57×年龄）。窦房结综合征患者心率低于正常值。

2. 检测窦房结功能的电生理试验　①窦房结恢复时间（SNRT）测定：采用人工心房内或食管内心房快速起搏法。SNRT 正常值为小于 1400 毫秒，60 岁以上可达 1500 毫秒，大于 1500 毫秒提示窦房结功能低下。②校正窦房结恢复时间（CSNRT）：即对窦房结恢复时间做心率方面的校正，等于 SNRT 减去基础窦性周期长度。正常值应小于 450 毫秒，超过此值说明窦房结功能异常。③ 窦房传导时间（SACT）测定：采用人工心房内或食管内心房程序起搏。一般认为 SACT 最高限度为 120 毫秒，大于 150 毫秒提示有窦房传导障碍。

（四）治疗

本病的治疗应针对病因，无症状者可定期随访，密切观察病情。对于有症状的病态窦房结综合征患者应接受起搏器治疗。慢 - 快综合征患者发生心动过速，单独应用抗心律失常药物可能加重心动过缓，在应用起搏器治疗后，若仍有心动过速发作，可单独应用抗心律失常药物。

老年患者本病治疗困难，因为对缓慢心率缺乏有效而无副作用的药物，使用防治快速心律失常的药物又加重缓慢性心律失常，且快速心率转为缓慢心率时心搏停顿时间较长。因此老年人治疗本病应注意三点：①任何提高心率的药物只能做急症处理，不宜久用。②以症状作为选择治疗方案的依据。如有不明原因的黑矇、晕厥等症状，应安装起搏器。老年人安装 VVI 型起搏器易发生起搏器综合征，如将起搏器频率调慢，尽量保持患者自己的窦性心律，能减少其发生。③安装起搏器前应避免使用抑制窦房结的药物（维拉帕米、β 受体阻滞剂等）。

二、心房颤动

心房颤动简称房颤，是一种十分常见的心律失常。据统计，我国 30 岁以上的人群，房颤患病率约为 0.77%，并随年龄增加，男性高于女性。75 岁以下人群房颤发生率为 2%，>75 岁的人群为 5%。在房颤病例中，老年患者房颤占 15% ~ 20%，其中阵发性为 33%，持续性为 67%。因此房颤为老年人最常见的心律失常之一。

（一）病因特点

房颤的发作呈阵发性或持续性。房颤可见于正常人，可在情绪激动、手术后、运动或大量饮酒时发生。心脏与肺部疾病患者发生急性缺氧、高碳酸血症、代谢或血流动力学紊乱时亦可出现房颤。房颤常发生于原有心血管疾病者，常见于风湿性心脏病、冠心病、高血压性心脏病、甲状腺功能亢进症、缩窄性心包炎、心肌病、感染性心内膜炎以及慢性肺源性心脏病。房颤发生在无心脏病变的中青年，称为孤立性房颤。

老年房颤患者中部分是心动过缓 – 心动过速综合征的心动过速期表现。近来强调心房纤维化和脂肪浸润是老年房颤的重要原因。一组 604 例房颤中，55% 的患者有二尖瓣钙化，其中 20%（67 例）有左房扩大，提示老年房颤不仅与左房大有关，而且与二尖瓣钙化有关。因此，心房退行性变是老年人房颤的主要原因。老年房颤的其他重要病因有高心病、慢性阻塞性肺疾病、病窦等疾病。风心病是年轻患者房颤的主要原因，老年人则明显降低。甲亢伴房颤主要见于老年人，而且多以房颤作为唯一表现。在老年阵发性房颤中，激动、劳累、失眠、发热、缺氧、电解质紊乱等是重要诱因。

（二）临床特点

房颤症状的轻重受心室率快慢的影响。心室率超过 150 次/分，患者可发生心绞痛与充血性心力衰竭。心室率不快时，患者可无症状。房颤时心房有效收缩消失，心排血量比窦性心律时减少达 25% 或更多。

房颤并发体循环栓塞的危险性甚大。栓子来自左心房，多在左心耳部，因血流淤滞、心房失去收缩力所致。据统计，非瓣膜性心脏病者合并房颤，发生脑卒中的机会较无房颤者高出 5 ~ 7 倍。二尖瓣狭窄或二尖瓣脱垂合并房颤时，脑栓塞的发生率更高。对于孤立性房颤是否增加脑卒中的发生率，尚无一致见解。

心脏听诊第一心音强度变化不定，心律极不规则。当心室率快时可发生脉短绌，原因是许多心室搏动过弱以致未能开启主动脉瓣，或因动脉血压波太小，未能传导至外周动脉。颈静脉搏动 α 波消失。

一旦房颤患者的心室律变得规则，应考虑以下的可能性：①恢复窦性心律；②转变为房性心动过速；③转变为房扑（固定的房室传导比率）；④发生房室交界区性心动过速或室性心动过速。如心室律变为慢而规则（30 ~ 60 次/分），提示可能出现完全性房室传导阻滞。心电图检查有助于确立诊断。房颤患者并发房室交界区性与室性心动过速或完全性房室传导阻滞，最常见原因为洋地黄中毒。

房颤的危害主要有三个：①心房泵血作用消失，心室充盈不足，心输出量减少

30%，表现为低排血量症状；②心室率快，舒张期缩短，冠脉供血不足，表现为心绞痛等心肌缺血症状；③房颤持续 3 天以上，心房内可有血栓形成，血栓脱落导致肺栓塞和体循环栓塞（10%～30%）。老年器质性心脏病、持续性房颤、f 波波幅大，左房大及纤维蛋白原升高是促使血栓形成的危险因素。与中年患者比较，缓慢型房颤在老年人多见（1/3～1/2），这是因为老年患者同时伴有双结病变、房颤时心室率不快，因无症状，常在体检中发现。房颤间歇期表现为窦性心动过缓。快速性房颤多有心悸、晕厥等症状。

（三）诊断要点

心电图对房颤诊断有确诊价值。心电图表现包括：①P 波消失，代之以小而不规则的基线波动，形态与振幅均变化不定，称为 f 波，频率为 350～600 次/分；②心室率极不规则，房颤未接受药物治疗、房室传导正常者，心室率通常在 100～160 次/分，药物（儿茶酚胺类等）、运动、发热、甲状腺功能亢进等均可缩短房室结不应期，使心室率加速；相反，洋地黄延长房室结不应期，减慢心室率；③QRS 波群形态通常正常，当心室率过快，发生室内差异性传导，QRS 波群增宽变形。

临床检查可提示有房颤征象，心电图有确诊价值，心脏超声对明确病因、了解预后有帮助。

（四）治疗

老年人缓慢型房颤多无症状，除病因治疗外，无须特殊处理。

1. 急性心房颤动 初次发作的房颤且在 24～48 小时以内，称为急性房颤。通常，发作可在短时间内自行终止。对于症状显著者，应迅速给予治疗。最初治疗的目标是减慢快速的心室率。有症状房颤，静息心率控制在 80 次/分以下；有症状房颤且左室射血分数保留的患者心率控制可以适当放宽（平静心率＜110 次/分）；静脉注射 β 受体阻滞剂或钙通道阻滞剂，洋地黄仍可选用，但已不作为首选用药，必要时，洋地黄与 β 受体阻滞剂或钙通道阻滞剂合用。心力衰竭与低血压者忌用 β 受体阻滞剂与维拉帕米，预激综合征合并房颤禁用洋地黄、β 受体阻滞剂与钙通道阻滞剂。经以上处理后，房颤常在 24～48 小时内自行转复，仍未能恢复窦性心律者，可应用药物或电复律。如患者发作开始时已呈现急性心力衰竭或血压下降明显，宜紧急施行电复律。ⅠA（奎尼丁、普鲁卡因胺）、ⅠC（普罗帕酮）或Ⅲ类（胺碘酮）抗心律失常药物均可能转复房颤，成功率 60% 左右。奎尼丁可诱发致命性室性心律失常，增加死亡率，目前已很少应用。ⅠC 类药亦可致室性心律失常，严重器质性心脏病患者不宜使用。胺碘酮致心律失常发生率最低。药物复律无效时，可改用电复律。

2. 慢性心房颤动 慢性房颤根据发生的持续状况，可分为阵发性、持续性与永久性三类。阵发性房颤常能自行终止，急性发作的处理如上所述。当发作频繁或伴随明显症状时，可应用口服普罗帕酮、莫雷西嗪或胺碘酮，减少发作的次数与持续时间。

持续性房颤不能自动转复为窦性心律。复律治疗成功与否与房颤持续时间的长短、左房大小和年龄有关。如选择复律，普罗帕酮、莫雷西嗪、索他洛尔与胺碘酮可供选用。复律后复发机会仍很高，上述药物亦可用作预防复发。选用电复律治疗，应在电复律前几天给予抗心律失常药，预防复律后房颤复发，部分患者亦可能在电复律前用药中已恢复窦性心律。低剂量胺碘酮（200mg/d）的疗效与患者的耐受性均较好。近来的研究表明，持续性房颤选择减慢心室率的同时注意血栓栓塞的预防，其预后与经复律后维持窦律者并无显著差别，并且更为简便易行，尤其适用于老年患者。

慢性房颤经复律与维持窦性心律治疗无效者，称为永久性房颤。此时，治疗目的应为控制房颤过快的心室率，可选用 β 受体阻滞剂、钙通道阻滞剂或地高辛，但应注意这些药物的禁忌证。

房颤属于快 - 慢综合征，上述药物均应慎用，安装人工心脏起搏器后可常规使用。

3. 预防栓塞并发症　慢性房颤患者有较高的栓塞发生率。过去有栓塞病史、瓣膜病、高血压、糖尿病、老年患者、左心房扩大、冠心病等使发生栓塞的危险性更大。对于阵发性、持续性或永久性的非瓣膜性房颤，建议既往有卒中、TIA 或 CHA2DS2-VASc 评分≥2 分者进行抗凝治疗，可给予华法林（A 级证据）或直接凝血抑制剂或 Xa 因子抑制剂；口服华法林，使凝血酶原时间国际标准化比值（INR）维持在 2.0～3.0 之间，能安全而有效预防脑卒中发生。新型口服抗凝药（NOAC）在卒中预防方面不劣于或优于华法林，药物和食物相互作用更少，起效和失效快，药理作用可预测，因此不需要常规检测。口服抗凝药可有效预防房颤患者的血栓栓塞。抗凝的主要风险是出血，包括危及生命的胃肠道出血或颅内出血。卒中风险高且有长期抗凝禁忌的患者，可考虑行左心耳封堵，其降低卒中风险的作用至少与华法林相似。房颤持续不超过 2 天，复律前无须做抗凝治疗，否则应在复律前接受 3 周华法林治疗，待心律转复后继续治疗 3～4 周。紧急复律治疗可选用静注肝素或皮下注射低分子量肝素抗凝。

4. 老年患者　一般不采用电除颤复律，因为除颤后复发可能性大，心室率快且能耐受，加之老年人常伴有窦房结病变（复律后不能由窦房结取代而继以更为不利的心率，如需除颤复律，在复律前后应备有临时起搏器）。

5. 老年人　老年人应慎重行药物复律，因为老年人多有不同程度窦房结功能不全，任何抗心律失常的药物都会进一步加重窦房结的抑制。另一方面，老年人房颤经转复为正常心律后，长期用药维持亦不易，不仅房颤可因多种诱因易于复发，更因老年人肝肾衰竭容易诱发药物中毒。慢性房颤患者须抗凝治疗，以预防血栓栓塞的发生。

房颤发作频繁、心室率很快、药物治疗无效者，可施行房室结阻断消融术，并同时安置心室按需或双腔起搏器。其他治疗方法包括射频消融、外科手术、植入式心房除颤器等。近年来有关房颤消融的方法，标测定位技术及相关器械的性能均有了较大的进展。房颤消融的适应证有扩大趋势，但其成功率仍不理想，复发率也偏高。目前国际权威指南中仍将消融疗法列为房颤的二线治疗，不推荐作为首选治疗方法。房颤时心室率较慢，患者耐受良好者，除预防栓塞并发症外，通常无须特殊治疗。

三、室性心律失常

（一）室性期前收缩

室性期前收缩是一种最常见的心律失常。

1. 病因　正常人与各种心脏病患者均可发生室性期前收缩。正常人发生室性期前收缩的机会随年龄的增长而增加。心肌炎、缺血、缺氧、麻醉和手术均可使心肌受到机械、电、化学刺激而发生室性期前收缩。洋地黄、奎尼丁、三环类抗抑郁药中毒发生严重心律失常之前常先有室性期前收缩出现。电解质紊乱（低钾、低镁等），精神不安，过量烟、酒、咖啡亦能诱发室性期前收缩。

室性期前收缩常见于高血压、冠心病、心肌病、风湿性心脏病与二尖瓣脱垂的患者。

2. 临床表现　一般偶发的期前收缩不引起任何不适。每一个患者是否有症状或症状的轻重程度与期前收缩的频发程度不直接相关。当期前收缩频发或连续出现时，可使心排出量下降及重要器官灌注减少，可有心悸、胸闷、乏力、头昏、出汗、心绞痛或呼吸困难等症状。听诊时可听到突然提前出现心搏，第一心音较正常响亮，第二心音微弱或听不到，随后有较长的代偿间歇。脉诊可以触到提前出现的微弱脉搏，随后有一较长的代偿间歇。颈静脉可见正常或巨大的 α 波。

3. 治疗　首先应对患者室性期前收缩的类型、症状及原有心脏病变做全面了解，然后根据不同的临床状况决定是否给予治疗，采取何种方法治疗以及给予治疗的终点。

（1）无器质性心脏病：室性期前收缩不会增加此类患者发生心脏性死亡的危险性，如无明显症状，不必使用药物治疗。如患者症状明显，治疗以消除症状为目的。应特别注意对患者做好耐心解释，说明这种情况的良好预后，减轻患者焦虑与不安。避免诱发因素，如吸烟、咖啡、应激等。药物宜选用 β 受体阻滞剂、美西律、普罗帕酮、莫雷西嗪等。

（2）急性心肌缺血：在急性心肌梗死发病的 24 小时内，患者有很高的原发性心室颤动的发生率。过去认为，急性心肌梗死可发生室性期前收缩（每分钟超过 5 次），多源（形）性室性期前收缩，成对或连续出现的室性期前收缩，室性期前收缩落在前一个心搏的 T 波上（R-on-T），因而提出所有患者均应预防应用抗心律失常药物，首选药物为静注利多卡因。近年研究发现，原发性心室颤动与室性期前收缩并无必然联系。自从开展冠心病加强监护病房处理急性心肌梗死患者后，尤其是近年来成功开展溶栓或直接经皮介入干预，早期开通梗死相关血管的实现，使原发性心室颤动的发生率大大下降。目前不主张预防性应用抗心律失常药物，若急性心肌梗死发生窦性心动过速与室性期前收缩，早期应用 β 受体阻滞剂可以减少室颤的危险。急性肺水肿或严重心力衰竭并发室性期前收缩，治疗应针对改善血流动力学障碍，同时注意有无洋地黄中毒或电解质紊乱（低钾、低镁）。

（3）慢性心脏病变：心肌梗死后或心肌病患者常伴有室性期前收缩。研究表明，应用 I A 类抗心律失常药物治疗心肌梗死后室性期前收缩，尽管药物能有效减少室性期前收缩，总死亡率和猝死风险反而增加。原因是这些抗心律失常药物本身具有致心律失常的作用。因此，应避免应用 I 类药物治疗心肌梗死后室性期前收缩。β 受体阻滞剂对室性期前收缩的疗效不显著，但能降低心肌梗死后猝死发生率、再梗率和总病死率。

（二）室性心动过速

1. 病因　老年人室速不多见，但危险性大，属于致命性心律失常，常见于急性心肌梗死（AMI）、室壁瘤、心衰、电解质紊乱及药物中毒等情况。室速常发生于各种器质性心脏病患者。最常见为冠心病，特别是曾有心肌梗死的患者。其次是心肌病、心力衰竭、二尖瓣脱垂、心脏瓣膜病等，其他原因包括代谢障碍、电解质紊乱、长 QT 综合征等。室速偶可发生在无器质性心脏病者。

2. 临床表现　室速临床症状轻重视发作时心室率、持续时间、基础心脏病变和心功能状况不同而异。非持续性室速（发作时间小于 30 秒，能自行终止）的患者通常无症状。持续性室速（发作时间超过 30 秒，需药物或电复律始能终止）常伴有明显血流动力学障碍与心肌缺血。临床症状包括低血压、少尿、晕厥、气促、心绞痛等。

听诊心律轻度不规则，第一、二心音分裂，收缩期血压可随心搏变化。如发生完全性房室分离，第一心音强度经常变化，颈静脉出现巨大 α 波。

心电图检查心电图可明确诊断，可记录到连续 3 次以上快速的宽大畸形 QRS 波，与 P 波无关，有时可见心室夺获和室性融合波。发作不频繁或较短暂者 24 小时动态心电图检查有助于诊断。心脏超声能明确心脏基础疾病。①心室率常在 150～250 次/分，心律规则，但亦可不规则；QRS 波宽大畸形，时限增宽。②T 波方向与 QRS 波主波相反，P 波与 QRS 波之间无固定关系。③Q-T 间期多正常，可伴有 Q-T 间期延长，多见于多形室速。④心房独立活动与 QRS 波群无固定关系，形成室房分离，偶尔个别或所有心室激动逆传夺获心房。⑤心室夺获与室性融合波：室速发作时少数室上性冲动可下传心室，产生心室夺获，表现在 P 波后提前发生一次正常的 QRS 波群。室性融合波的 QRS 波群介于窦性与异位心室搏动之间，其意义为部分夺获心房。心室夺获及室性融合波对确立室性心动过速提供重要依据。依室速发作时 QRS 波群的形态，可将室速分为单形性室速及多形性室速。QRS 波群方向呈交替变换的称双向性室速。

室性心动过速与室上性心动过速伴有室内差异传导的心电图十分相似，两者的临床意义与处理截然不同，因此应注意鉴别。

下列心电图支持室上性心动过速伴有室内传导性差异的诊断：①每次心动过速均由提前发生的 P 波开始；②P 波与 QRS 波群相关，通常呈 1∶1 房室比例；③刺激迷走神经可以减慢或终止心动过速。此外，心动过速在未应用药物前，QRS 波时限超过 0.20 秒，宽窄不一，心率明显不规则，心率超过 200 次/分，应怀疑预激综合征合并心房颤动。

下列心电图提示室性心动过速：①室性融合波；②心室夺获；③房室分离；④整个心前区导联 QRS 波群方向呈同向性，即同上或同下。

3. 治疗　首先应决定哪些患者应给予治疗。目前除了 β 受体阻滞剂、胺碘酮外，尚未证实其他抗心律失常药物能降低猝死发生率。况且，抗心律失常药物本身亦会导致或加重原有心律失常。目前对于室速的治疗，一般遵循的原则是：无器质性心脏病者发生非持续性室速，如无症状及晕厥发作，无须进行治疗；持续性室速发作，无论有无器质性心脏病，均应给予治疗；有器质性心脏病的非持续性室速亦应考虑治疗。

（1）终止室速发作：室速患者如无显著血流动力学障碍，首先静注利多卡因或普鲁卡因胺，同时静脉持续滴注。静脉注射普罗帕酮亦十分有效，但不宜用于心肌梗死或心力衰竭患者，其他药物无效时，可以选用胺碘酮静脉注射或改用直流电复律。如患者已发生低血压、休克、心绞痛、充血性心力衰竭或脑血流灌注不足等病变，应迅速施行电复律。洋地黄中毒引起的室速，不宜用电复律，应给予药物治疗。

（2）预防复发：预防复发的首要步骤为去除病因，如治疗心肌缺血，纠正水、电解质平衡紊乱，治疗低血压、低血钾，治疗充血性心力衰竭等有助于减少室速发作的次数。窦性心动过缓或房室传导阻滞时，心室率过于缓慢，有利于室性心律失常的发生，可给予阿托品治疗，或应用人工心脏起搏。在药物预防效果大致相同的情况下，应选择其潜在毒副反应较少者。Q－T间期延长的患者优先选用Ⅰβ类药，如美西律。普罗帕酮疗效确切，副作用较少，亦可优先选用。胺碘酮亦十分有效，但长期应用可能发生严重的不良反应。β受体阻滞剂能降低心肌梗死后猝死发生率，对预防心梗后心律失常的疗效较好。单一药物无效时，可选用作用机制不同的药物联合应用，各自用量均可减少。

抗心律失常药物可与埋藏式心室起搏器合用，治疗复发性室性心动过速。植入式心脏复律除颤器、外科手术亦已成功应用于选择性病例。对于无器质性心脏病的特发性单源性室速，导管射频消融根除发作疗效甚佳。对于某些冠心病合并室速患者，单独的冠脉旁路移植术不能保证达到根除室速发作的目的。

四、房室传导阻滞（AVB）

房室传导阻滞又称房室阻滞，是指房室交界区脱离了生理不应期后，心室冲动传导延迟或不能传导至心室。房室阻滞可以发生在房室结、希氏束以及束支等不同部位。由于传导系统老化及供血不足，老年人传导障碍发生率随增龄而升高，其中以房室结及三个束支最易受累。

1. 病因特点 具体如下。

（1）AMI下后壁梗死多为高位阻滞（房室结），呈一过性，QRS波正常，心室率40～50次/分，并发症少，死亡率低（20%）。前壁梗死常为低位梗死（希氏束和束支），呈永久性，QRS波群Q波增宽，心室率＜40次/分，并发症多，病死率高（85%）。

（2）药物：常见于洋地黄、维拉帕米、β受体阻滞剂等药物，如P－R间期＞0.25秒应禁用此类药物。

（3）感染性心肌炎。

（4）原发性传导束退化症（50%）是慢性AVB最常见的病因。

（5）冠心病（20%～30%）：AMI有AVB，以后持续存在，AMI预后可引起慢性AVB。慢性冠脉供血不足AVB常位于交界区以下，多为束支阻滞，先出现一支阻滞，后出现另一支阻滞，再发展成完全性AVB。

（6）钙化性AVB（5%～10%）：主动脉瓣环和二尖瓣前环最易发生钙化，这些钙化团块损伤希氏束贯穿支主干而引起AVB。常见于钙化性心瓣膜病和其他原因所致的主动脉瓣狭窄。

（7）心肌病（10%）：原发性扩张型心肌病常有传导系统的广泛损害，以束支系统明显，其发生率较高。肥厚型心肌病主要是增厚的室间隔压迫左束支所致。

（8）心肌淀粉样变性：常累及整个心脏，房室结和结间束更明显。

（9）传导系统的退行性变：可使其传导速度减慢，健康老人P－R间期可延至0.22秒，故老年人P－R间期＞0.22秒才能诊断AVB一度。由于老年人AVB二度以上所致的心动过缓耐受力差，重者可发生阿－斯综合征。治疗目的是提高心室率，预防阿－斯综合征。一度、二度Ⅰ型AVB无须治疗，应定期随访。二度Ⅱ型及Ⅲ度AVB可用阿托品和异丙肾上腺素，但效果不佳，唯一有效的措施是安装永久性人工心脏起搏器，不受年龄限制。

2. 临床表现　一度房室阻滞听诊时，因 P - R 间期延长，第一心音强度减弱。二度Ⅰ型房室阻滞的第一心音强度逐渐减弱并有心搏脱漏。二度Ⅱ型房室传导阻滞亦有间歇性心搏脱漏，但第一心音强度恒定。三度房室阻滞第一心音强度经常变化，第二心音可呈正常或反常分裂，间或听到响亮亢进的第一心音。凡遇心房与心室收缩同时发生，颈静脉可出现巨大 α 波（大炮音）。

3. 治疗　应针对不同病因进行治疗。一度房室阻滞与二度Ⅰ型房室阻滞心室率不太慢者，无须特殊治疗；二度Ⅱ型与三度房室阻滞如心室率显著缓慢，伴有明显症状或血流动力学障碍，甚至阿 - 斯综合征发作者，应给予起搏治疗。

阿托品（0.5 ~ 2.0mg，静脉注射）可提高房室阻滞的心率，适用于阻滞位于房室结的患者。异丙肾上腺素（1 ~ 4μg/min，静脉滴注）适用于任何部位的房室传导阻滞，但应用于急性心肌梗死应十分慎重，因可能导致严重的心律失常。以上药物使用超过数天，往往效果不佳且易发生严重不良反应，仅适用于无心脏起搏条件的应急情况。因此，对于症状明显、心室率缓慢者，应及早给予临时性或永久性心脏起搏治疗。

第六节　老年退行性心脏瓣膜病

老年退行性心脏瓣膜病是一种常见的老年人心脏瓣膜病变。近年来，随着人类寿命的延长，超声心动图的普遍应用，老年退行性心脏瓣膜病的发病率不断增加，已经成为老年人心力衰竭、心律失常、晕厥及猝死的主要原因之一。

早在 1904 年，Monchkebery 首先发现人在衰老过程中会出现退行性变，引起主动脉瓣的钙化、狭窄，1910 年 Dewisky 首先描述了二尖瓣环的钙化。随着心脏超声技术的普及和发展，人们对此的认识逐步深入。不少国际性研究涉及瓣膜疾病的领域，尤其是发达国家较早地关注到了老年人退行性心脏瓣膜病的问题。

一、老年退行性心脏瓣膜病的危险因素

老年退行性心脏瓣膜病有其独立的危险因素，包括年龄（每 10 年危险性增加 2 倍）、性别（男性主动脉硬化或钙化发生率高，女性二尖瓣环钙化发生率高）、吸烟（吸烟使危险性增加 35%）、高血压（有高血压病史者危险性增加 20%）。其他显著危险因素包括超体重、高瘦蛋白（a）和低密度脂蛋白（LDL）水平及糖尿病等。

二、病理学特征

60 岁以上的老年人心瓣膜内膜逐渐增厚，瓣膜的胶原纤维及弹力纤维增多，逐渐发生断裂、分解，弹力纤维染色不规则。

（一）主动脉瓣钙化

病变主要集中表现在瓣膜主动脉侧内膜下，瓣膜不均匀增厚、增生、硬化；半月瓣小结增大、变硬，无冠瓣最明显。钙质一般从主动脉面的基底部开始，沿主动脉环沉积。随着病变的加重，逐渐向瓣膜游离缘扩展，轻者呈米粒状或针状钙化，重者钙

化斑块可填塞瓦窦。主动脉瓣的钙化多为 2 个或 3 个瓣叶同时受累，但病变程度不同，一般无冠瓣和右冠瓣重于左冠瓣，也可向下延伸至纤维三角区，当肌部与膜部交界处有钙化时，可累及心脏传导系统，引起心律失常。重度主动脉瓣钙化常合并二尖瓣环钙化。

（二）二尖瓣环钙化

病变主要累及二尖瓣环，可沿瓣环形成 "C" 形钙化环；尚可累及左心房、左心室、二尖瓣孔周围，形成僵硬的支架，限制后瓣活动，导致二尖瓣狭窄及关闭不全。当本病瓣膜改变以二尖瓣关闭不全为主时，可引起血流动力学障碍；由于钙化不会造成瓣缘的粘连及融合，二尖瓣狭窄是相对性的，一般不导致血流动力学改变，一旦发生二尖瓣狭窄，提示二尖瓣环钙化病变严重。由于房室结、希氏束与二尖瓣纤维支架的解剖关系极为密切，二尖瓣环的退行性改变可直接累及传导系统，引起不同程度的房室传导阻滞和室内传导阻滞。窦房结的解剖位置虽距二尖瓣较远，但二尖瓣环的退行性病变多与传导系统内弥漫性硬化并存，且二尖瓣环钙化往往可扩展到左心房，阻断房内或房间束传导阻滞，二尖瓣环钙化合并病窦综合征的发生率较高，反映了整个心肌纤维组织的弥漫性退行性变。

光镜下瓣膜钙化可分为 5 级。①0 级：镜下无钙盐沉积，伴或不伴瓣膜纤维结缔组织变性；②Ⅰ级：局灶性细小粉尘状钙盐沉积；③Ⅱ级：局灶性密集粗大粉尘状钙盐沉积或多灶性钙盐沉积；④Ⅲ级：弥漫性或多灶性密集粗大粉尘状钙盐沉积，部分融合成小片状；⑤Ⅳ级：无定形钙斑形成。也可根据瓣膜僵直与钙化程度将其分为轻、中、重 3 度。①轻度：瓣膜轻度增厚、变硬，局灶性点片状钙盐沉积；②中度：瓣膜增厚、硬化，瓦氏窦有弥漫性斑点状或针状钙盐沉积，瓣环多呈灶性钙化；③重度：瓣叶明显增厚，僵硬变形，或瓣叶间粘连，瓦氏窦内结节状钙盐沉积，瓣环区域钙化灶融合成 "C" 形，或钙化累及周围的心肌组织。

三、发病机制

老年退行性心脏瓣膜病被认为是心脏瓣膜中纤维结构的非炎性、慢性退行性改变，除了心脏瓣膜的衰老和长期的血流动力学因素外，研究提示还有其他参与因素。确切机制目前尚不清楚，可能与以下因素有关。

1. 血流动力学说　因本病最常受累及承受压力最高的左心瓣膜（主动脉瓣、二尖瓣），又以主动脉瓣的主动脉面和二尖瓣的心室面最明显；另外，高循环阻力（高血压）状况下，瓣膜钙化的发生率增高，先天性主动脉二瓣钙化者，瓣膜分别承受压力高于正常三瓣所承受的压力，主动脉瓣钙化发生年龄提前，病情进展更快。以上均提示心瓣膜及其支架长期受血流冲击、磨损，机械应力作用是促进其钙化的重要因素。然而，所有个体主动脉瓣膜均长期处于高压力状态下，却有很大一部分老年人群并未出现临床所见的退行性改变。因此，即使机械压力是诱发因素，其他因素在疾病的进展中也起了很大作用。

2. 骨化学说　已证明衰老的过程常伴随有细胞内钙含量的增加，钙跨膜分布梯度下降，从而导致钙由骨组织向软组织转移，即异位骨化过程。有学者通过测定老年人椎骨的矿物质代谢对主动脉瓣和二尖瓣病变的影响，发现二尖瓣环沉积的钙盐主要来源于椎骨的脱钙，主动脉瓣钙化也有类似情况。因此，骨质脱钙异位地沉积于瓣膜及瓣环是导致本病发生的原因之一。

3. 早期钙调节学说 骨桥蛋白是一种调节正常钙化及病理性钙化的蛋白。O'Brien 的研究发现，从早期到晚期损害的主动脉瓣膜中均有这种蛋白的表达，其 mRNA 水平与钙化及巨噬细胞积聚程度均有高度的相关性，说明钙化作用在钙化性心瓣膜病中是可调节的。原位杂交显示主动脉瓣中的巨噬细胞能合成骨桥蛋白。尚能调节其他慢性炎症部位钙化的蛋白有 BMP - 2α、基质 Glα 蛋白及骨连蛋白。

4. 慢性炎症学说 临床和病理组织研究的深入，人们发现此病和其他退行性疾病一样，也是一个慢性炎症过程，有炎症细胞参与和脂质浸润。退行性主动脉瓣狭窄早期损害包括：①慢性炎症细胞浸润，主要是巨噬细胞和 T 淋巴细胞；②损伤区及其毗邻纤维层脂质聚集；③纤维层增厚，主要是胶原纤维和弹性纤维聚集；④钙质沉积。其终末期表现为在主动脉侧瓣叶的非结合部位不规则纤维钙化斑块积聚，显微镜下表现为瓣叶厚度增加、脂质聚集、胶原纤维排列紊乱、钙质沉积，且炎性细胞趋向定位于损害的表面，钙化位于损害的较深部位，说明随疾病发展，损害也是逐层发展的。肺炎衣原体是呼吸道感染的常见原因。Juvoven 等的研究发现，在狭窄及早期病变的主动脉瓣膜上找到了肺炎衣原体，在早期损害瓣膜的检出率是 83%，而在正常瓣膜的检出率为 44%。宿主对感染的反应可能是疾病发生及发展的重要原因。

5. 脂质聚集学说 免疫组化研究发现，损伤局部的脂质能与 ApoB、ApoA、ApoE、修饰性 LDL 抗体反应，说明脂蛋白在主动脉瓣的积聚可能是主动脉瓣狭窄的原因。

6. 其他 本病在糖尿病和变形性骨炎患者中发病率较高，改善糖代谢可减轻瓣膜钙化程度，说明糖代谢异常在本病发病中起一定作用。其他易患因素如高脂血症、二尖瓣脱垂及慢性肾功能不全等疾病，都可能是促使本病发生发展的因素。

四、临床表现

老年退行性心脏瓣膜病起病隐匿，发展过程缓慢，瓣膜狭窄和（或）关闭不全程度多不严重，患者很长时间可无明显症状，甚至终身呈亚临床型。一旦进入临床期，则表明病变已较重，可以出现心力衰竭、心律失常、心绞痛、晕厥及猝死等。主动脉瓣钙化常见于男性，往往伴有高血压和（或）冠状动脉粥样硬化性心脏病。二尖瓣环钙化多见于女性。

1. 主动脉瓣钙化 钙化性主动脉瓣狭窄可引起呼吸困难、心力衰竭、心绞痛、晕厥及猝死。呼吸困难与心力衰竭最常见。由于钙化病灶对心脏传导系统的影响，可产生严重的心律失常及传导功能障碍。尚可出现体循环栓塞的表现，系由慢性房颤使心房内血栓形成，栓子或钙化斑块的脱落所致。主动脉瓣区出现收缩期杂音的最佳听诊部位常在心尖部，多向腋下传导而不向颈部传导，响度为轻、中度，可呈乐音样；一般无收缩早期喷射音。脉压正常或增宽。若出现舒张期杂音则表明主动脉瓣钙化程度较重。

2. 二尖瓣环钙化 绝大多数患者无明显临床症状，当瓣环钙化累及二尖瓣后叶时，出现二尖瓣关闭不全，一般症状较轻，严重时可感到极度疲劳，活动受限。少数瓣口狭窄者程度较轻；若钙化物大，突向心腔时，可致瓣口相对狭窄，发生充血性心力衰竭而出现劳力性或夜间阵发性呼吸困难。二尖瓣环钙化引起的二尖瓣关闭不全体征与一般二尖瓣关闭不全相似，可以出现房颤、房室传导阻滞，也可以并发细菌性心内膜炎及体循环栓塞。

五、超声显像

超声诊断老年退行性心脏瓣膜病必须结合临床并鉴别其他原有瓣膜病。病变常先发生在瓣叶的基底部，程度加重时钙化可沿纤维层扩展，很少侵害瓣叶边缘，因此一般情况下瓣叶交界处无粘连融合。

1. 主动脉瓣退行性变　主动脉瓣增厚及回声增强，可用瓣膜回声反射大于或等于主动脉根部后壁或以相应的左心房后壁回声减弱相比。无冠瓣受累率最高，其次为右冠瓣及左冠瓣。可单叶或 2 叶以上的瓣叶同时受累。硬化的反射回声增强增厚，钙化可呈斑点、结节及斑片状。受累瓣膜活动受钙化物机械作用，开放幅度减少引起瓣口狭窄，影响闭合运动，引起关闭不全。

2. 二尖瓣退行性变　二尖瓣退行性变以瓣环钙化为主，瓣叶改变较少。超声表现为在二尖瓣叶之后、左心室后壁内膜前方于二尖瓣交界处前方有局限性增厚，呈斑点或斑块样反射增强，且与左心房及左心室不相连，因而灶性钙化见于环的一部分，以内侧二尖瓣交界处前方附着的中央处最明显。钙化也可侵入前叶的基底部，使瓣膜僵硬、缩小，活动受限。收缩期瓣环不能相应缩小，加之钙化物的机械牵张影响了二尖瓣的正常闭合产生反流，若伴腱索、乳头肌钙化，则关闭不全程度加重，但很少产生狭窄。严重钙化表现为瓣环全部钙化，瓣环成为强回声反射改变。

六、诊断

老年人退行性心脏瓣膜病的诊断：大部分老年人退行性心脏瓣膜病患者早期常无症状，或虽有临床症状但无特异性。老年患者既往无心脏病病史，近期内出现以下表现之一可供参考：①发现心脏杂音；②出现心功能不全；③出现心律失常，尤其是房颤或房室传导阻滞者。超声显像具有较高的敏感性及特异性，可确定病变的部位及严重程度，是目前诊断老年退行性心脏瓣膜病的依据。

老年退行性心脏瓣膜病应与以下可以发生瓣膜钙化的疾病进行鉴别：风湿性心瓣膜病、先天性主动脉瓣二叶畸形；梅毒性、乳头肌功能不全、腱索断裂及黏液样变性所致的瓣膜损害。老年退行性心脏瓣膜病患者常合并冠状动脉粥样硬化性心脏病及高血压病，它们可掩盖原来的症状及体征，易漏诊及误诊，应予以足够的重视。

七、治疗

老年退行性心脏瓣膜病病因不清楚，因此无法进行病因治疗，也无有效的方法遏制其发展。早期无症状，无须治疗，可以动态观察病情。当出现症状及体征时，则给予相应处理。

1. 并存基础疾病及有关症状的治疗　老年退行性心脏瓣膜病可并存高血压病、冠状动脉粥样硬化性心脏病、糖尿病及高脂血症，应予以相应治疗。心绞痛：轻、中度单纯主动脉瓣狭窄者可用硝酸酯类药物，但剂量不宜过大，如疑有冠脉痉挛参与时可考虑用硫氮䓬酮，如无心动过缓尚可使用β受体阻滞剂。晕厥：主要针对诱因治疗，如为心律失常所致则给予相应处理。心力衰竭：根据血流动力学情况及伴存疾病进行综合治疗。

2. 介入治疗及外科手术治疗　球囊扩张对主动脉瓣狭窄晚期的再狭窄率高，故只作为短期缓解症状的姑息疗法或病情严重者换瓣前的基础治疗，所以应手术换瓣。少数中、重度二尖瓣狭窄患者，只要二尖瓣解剖结构允许可考虑球囊扩张；重度瓣膜病变、钙化或有血栓者应手术治疗。二尖瓣关闭不全者如反流严重，在瓣膜可修补的情况下，二尖瓣修补较换瓣的死亡率低。

3. 组织工程和干细胞　外科的瓣膜修补术和机械或生物瓣膜置换术是退行性瓣膜病治疗的最后手段。近年来手术技术和瓣膜设计已改进了许多，但诸如血栓栓塞、人工瓣膜置换术后心内膜炎、抗凝治疗和血流动力学的影响等始终困扰着患者。生物人工瓣膜的血栓栓塞风险小一些，但其使用寿命较机械瓣膜短。组织工程心脏瓣膜作为一个活体器官，避免了机械瓣膜和生物瓣膜置入后的缺点和不足，其生长、修复和重建能力与正常人体瓣膜十分相似，组织工程心脏瓣膜有着良好的应用前景，但目前还有很多问题需要解决，还处于研究的初级阶段。

由于干细胞具有分化为不同细胞类型的特点，很多研究将干细胞作为组织工程学心脏瓣膜的细胞来源。组织工程学和干细胞的联合应用可能将为瓣膜疾病的治疗提供乐观的前景。

第七节　外周血管疾病

主动脉病最主要的有主动脉夹层和主动脉瘤。周围血管病包括周围动脉闭塞病、血管炎、血管痉挛、静脉血栓、静脉功能不全和淋巴系统疾病。本节重点叙述主动脉夹层、闭塞性周围动脉粥样硬化和静脉血栓症。

主动脉夹层

主动脉夹层（aortic dissection）是心血管疾病的灾难性危重急症，如不及时诊治，48小时内死亡率可高达50%。美国心脏协会（AHA）2006年报道本病年发病率为（25～30）/100万，国内无详细统计资料，但临床上近年来病例数有明显增加趋势。根据现有的文献资料对比，国内的发病率高于西方发达国家。本病系主动脉内的血液经内膜撕裂口流入囊样变性的中层，形成夹层血肿，随血流压力的驱动，逐渐在主动脉中层内扩展，是主动脉中层的解离过程。临床特点为急性起病，突发剧烈疼痛、休克和血肿压迫相应的主动脉分支血管时出现的脏器缺血症状。本病起病凶险，死亡率极高，但如能及时诊断，尽早积极治疗，特别是近十年来采用主动脉内支架植入术，挽救了大量患者的生命，使本病预后大为改观。

一、病因、病理与发病机制

目前认为本病的基础病理变化是遗传或代谢性异常导致主动脉中层囊样退行性变，部分患者为伴有结缔组织异常的遗传性先天性心血管病，但大多数患者基本病因并不清楚。马方（Marfan）综合征患者并发本病者约为40%，先天性二叶主动脉瓣患者并发本病占5%。研究资料认为，囊性中层退行性变是结缔组织的遗传性缺损，原纤维基因突变，使弹性硬蛋白（elastin）在主动脉壁沉积，进而使主动脉僵硬扩张，致中层弹力纤维断裂，平滑肌局灶性丧失和中层空泡变性并充满黏液样物质。还有资料证明，主动脉中层的基质金属蛋白酶（metrix metal proteinase，MMPs）活性增高，从而降解主动脉壁的结构蛋白，可能也是发病机制之一。

高血压、动脉粥样硬化和增龄为主动脉夹层的重要促发因素，约3/4的主动脉夹层患者有高血压，60~70岁的老年人发病率较高。此外，医源性损伤如安置主动脉内球囊泵，主动脉内造影剂注射误伤内膜等也可导致本病。

二、分型

本病最常用的分型或分类系统为De Bakey分型，根据夹层的起源及受累的部位分为三型。

Ⅰ型：夹层起源于升主动脉，扩展超过主动脉弓到降主动脉，甚至腹主动脉，此型最多见。

Ⅱ型：夹层起源并局限于升主动脉。

Ⅲ型：病变起源于降主动脉左锁骨下动脉开口远端，并向远端扩展，可直至腹主动脉。

病变涉及升主动脉的约占夹层的2/3，即De Bakey Ⅰ、Ⅱ型又称Stanford A型，而De Bakey Ⅲ型的病变不涉及升主动脉的约占1/3，又称Stanford B型。以升主动脉涉及与否的Stanford分型有利于治疗方法的选择。

三、临床分期

依据病程：病程短于2周为急性主动脉夹层，占夹层的2/3；病程长于2周为慢性主动脉夹层，占夹层的1/3。

四、临床表现

根据起病后存活时间的不同，本病可分为急性期和慢性期两期。急性期指发病至2周以内，病程在2周以上则为慢性期。以2周作为急、慢性分界，是因为本病自然病程的死亡曲线从起病开始越早越高，而至2周时死亡率达到70%~80%，趋于平稳。

（一）疼痛

疼痛为本病突出而有特征性的症状，约96%的患者有突发、急起、剧烈而持续且不能耐受的疼痛，不像心肌梗死的疼痛是逐渐加重且不如主动脉夹层疼痛剧烈。疼痛部位有时可提示撕裂口的部位；如仅前胸痛，90%以上在升主动脉，痛在颈、喉、颌或脸部强烈提示升主动脉夹层，若为肩胛间最痛，则90%以上在降主动脉，背、腹或下肢痛强烈提示降主动脉夹层。极少数患者仅诉胸痛，可能是升主动脉夹层的外破口破入心包腔而致心脏压塞的胸痛，有时易忽略主动脉夹层的诊断，应引起重视。

（二）休克、虚脱与血压变化

约半数或1/3患者发病后有苍白、大汗、皮肤湿冷、气促、脉速、脉弱或消失等表现，而血压下降程度常与上述症状表现不平行。某些患者可剧痛，甚至血压增高。严重的休克仅见于夹层瘤破入胸膜腔引起大量内出血时。低血压多数是心脏压塞或急性重度主动脉瓣关闭不全所致。两侧肢体血压及脉搏明显不对称，常高度提示本病。

（三）其他系统损害

由于夹层血肿的扩展可压迫邻近组织或波及主动脉大分支，从而出现不同的症状与体征，致使临床表现错综复杂，应引起高度重视。

1. 心血管系统　最常见的损害是以下三个方面。

（1）主动脉瓣关闭不全和心力衰竭：由于升主动脉夹层使瓣环扩大，主动脉瓣移位而出现急性主动脉瓣关闭不全；心前区可闻及典型叹气样舒张期杂音，且可发生充血性心衰，在心衰严重或心动过速时杂音可不清楚。

（2）心肌梗死：当少数近端夹层的内膜破裂下垂物遮盖冠状窦口时可致急性心梗；多数影响右冠窦，因此多见下壁心梗。该情况下严禁溶栓和抗凝治疗，否则会引发出血大灾难，死亡率可高达71%，应充分提高警惕，严格鉴别。

（3）心脏压塞：当主动脉破裂时可引起急性心脏压塞，出现明显心动过速、血压下降、脉压变小和静脉压明显上升，如心排量显著下降，可产生急性循环衰竭、休克等。如积液积聚较慢，可出现亚急性或慢性心脏压塞，表现为体循环静脉淤血、颈静脉怒张、静脉压升高、奇脉等。

2. 其他　神经、呼吸、消化及泌尿系统均可受累。夹层压迫脑、脊髓的动脉可引起神经系统症状，如昏迷、瘫痪等，多数为近端夹层影响无名或左颈总动脉血供；当然，远端夹层也可因累及脊髓动脉而致肢体运动功能受损。夹层压迫喉返神经可引起声音嘶哑。夹层破入胸腹腔可致胸腹腔积血，破入气管、支气管或食管可导致大量咯血或呕血，这种情况常在数分钟内死亡。夹层扩展到腹腔动脉或肠系膜动脉可致肠坏死。夹层扩展到肾动脉可引起急性腰痛、血尿、急性肾衰或肾性高血压。夹层扩展至髂动脉可导致股动脉灌注减少而出现下肢缺血以致坏死。

五、辅助检查

（一）X线胸部平片与心电图检查

X线胸部平片与心电图检查一般均无特异性诊断价值。胸片可有主动脉增宽，约占主动脉夹层患者的81%～90%；少见的为上纵隔增宽，虽无诊断价值，但可提示进一步做确诊检查。心电图在急性主动脉夹层本身无特异性改变，除在很少数急性心包积血时可有急性心包炎改变，高血压者有左室肥大劳损，冠状动脉受累出现心肌缺血或心梗改变，心包积血时出现急性心包炎的心电图改变，或累及冠状动脉时可出现下壁心梗的心电图改变外，一般无特异性ST段改变，故急性胸痛患者心电图常作为与急性心梗鉴别的重要手段。

（二）超声心动图检查

二维超声心动图可观察到分离内膜片的摆动征、真假双腔征、主动脉根部扩张、主动脉增宽、主动脉瓣关闭不全和识别并发症（心包积血、胸腔积血等）；多普勒超声可检出主动脉夹层分离管腔双重回声之间的异常血流，还可进行夹层分型、破口定位、主动脉瓣反流定量分析和心室功能测定，然而难以清晰显示主动脉全貌，假阳性较高。

（三）CT 血管造影、螺旋 CT 及磁共振血管造影检查

CT 有很高的决定性诊断价值，其敏感性与特异性可达 98% 左右，可显示主动脉扩张、钙化而向管腔中央移位的内膜或动脉内膜撕裂所致的内膜瓣（呈极薄的低密度线影）、假腔内新鲜血栓形成所致的密度增高影等，然而其对降主动脉夹层准确性高，而对升主动脉、弓段扭曲可致假阳性或假阴性，不能确定夹层分离的入、出口和分支血管情况；不能估计主动脉瓣关闭不全。MRI 可横轴位、矢状位、冠状位及左前斜位等多方位、多参数成像，且不需造影剂即可全面观察病变类型和范围及解剖形态的变化，尤其是夹层累及腹主动脉时，可清晰显示夹层的真、假腔，内膜撕裂的位置及病变与主动脉分支的关系，然而对于戴起搏器和人工关节等金属的患者不能进行该项检查；同时也不能满意显示冠状动脉及主动脉瓣情况。

（四）数字减影血管造影（DSA）

DSA 对Ⅲ型主动脉夹层的诊断价值可与主动脉造影媲美，而对Ⅰ、Ⅱ型的分辨力较差。

（五）主动脉逆行造影

主动脉逆行造影为术前确诊、判定破口部位及假腔血流方向，并制订介入或手术计划而必须进行的检查。此检查为创伤性检查，对急性期极危重者有一定危险性。

六、诊断与鉴别诊断

根据急发的胸背部撕裂样剧痛，伴有虚脱表现，但血压下降不明显甚至增高，脉搏速弱甚至消失或两侧肢体动脉血压明显不等，突然出现主动脉瓣关闭不全或心脏压塞体征，急腹症或神经系统障碍，肾功能急剧减退伴血管阻塞现象，即应考虑主动脉夹层的诊断。随即运用超声、CT、MRI 等诊断手段进行诊断并予以快速处理，以降低死亡率。

由于本病以急性胸痛为首要症状，鉴别诊断主要考虑急性心肌梗死和急性肺栓塞。此外，本病可产生多系统血管的压迫，导致组织缺血或夹层破入某些器官，引发多种症状，因而从病史、体检的全面分析，注意与各相关系统类似表现的疾病进行鉴别显得格外重要，如其他原因引起的主动脉瓣关闭不全与充血性心衰、脑血管意外、急腹症和肾功能不全等。

七、治疗

本病系危重急症，死亡率高，如不处理，约 3% 可猝死，2 天内死亡率为 37%～50%，甚至达 72%，1 周内为 60%～70%，甚至 91% 死亡，因此要求及早诊断，及早治疗。

（一）即刻处理

严密监测血流动力学指标，包括血压、心率、心律及出入液量平衡；凡有心衰或低血压者还应监测中心静脉压、肺毛细血管楔压和心排血量。绝对卧床休息，强效镇静与镇痛，必要时静脉注射较大剂量吗啡或行冬眠治疗。

（二）随后的治疗决策的原则

（1）急性患者无论是否采取介入或手术治疗，均应首先给予强化的内科药物治疗。

（2）升主动脉夹层特别是波及主动脉瓣或心包内有渗液者宜急诊外科手术。

（3）降主动脉夹层急性期病情进展迅速，病变局部血管直径≥5cm或有血管并发症者应争取介入治疗置入支架（动脉腔内隔绝术）。夹层范围不大，无特殊血管并发症时，可试行内科药物保守治疗，若一周不缓解或发生特殊并发症，如血压控制不佳、疼痛顽固、夹层扩展或破裂，出现神经系统损害或证明有膈下大动脉分支受累等，应立即行介入或手术治疗。

（三）内科药物治疗

1. 降压　及时降低收缩压，控制在100～110mmHg或降至能足够维持心、脑、肾等重要器官灌注量的最低水平。

2. β受体阻滞剂　控制心室率，无论是否有高血压或疼痛，均应给予β受体阻滞剂，使心率控制在60～70次/分，以便降低脉搏的陡度（dp/dt）。

（四）介入治疗

介入治疗继1994年国外首次报道以后，1998年开始，国内各大医院陆续开展以导管介入方式程主动脉内置入带膜支架，压闭撕裂口，扩大真腔，治疗主动脉夹层。目前，此项措施已成为治疗大多数降主动脉夹层的优选方案，不仅疗效明显优于传统的内科保守治疗和选择性外科手术治疗，且避免了外科手术的风险，术后并发症大大减少，总体死亡率也显著降低。

（五）外科手术治疗

外科手术治疗的主要目的是切除内膜撕裂的主动脉，消灭夹层假腔的入口，包括重建主动脉置换人造血管和瓣膜，手术死亡率及术后并发症发生率均很高，仅适用于升主动脉夹层及少数降主动脉夹层有严重并发症者。

八、预后

本病未经治疗死亡率极高，以下因素可影响预后。

（1）夹层发生的部位，愈在主动脉远端预后愈好，Ⅲ型较Ⅰ、Ⅱ型好。

（2）诊断及处理愈及时愈好。

（3）合理选择有效的治疗方案：药物、介入或手术。

（4）夹层内血栓形成可防止夹层向外膜破裂，避免内出血的危险。

闭塞性周围动脉粥样硬化

闭塞性周围动脉粥样硬化系指周围的大、中动脉由于阻塞性动脉粥样硬化病变而致肢体血供受阻，主要病因是动脉粥样硬化，表现为肢体缺血的症状与体征，多数在60岁后发病，男性明显多于女性。从上、下肢的情况来看，下肢动脉粥样硬化的发病率远远超过上肢。在美国，>70岁人群的患病率>5%。

一、病因与发病机制

动脉粥样硬化是四肢动脉疾病的主要原因，是全身动脉粥样硬化的一部分，迄今仍不清楚，与冠状动脉粥样硬化、脑动脉粥样硬化等一样，以下易患因素应引起充分关注并应用于防治：①吸烟使发病率增加2～5倍，糖尿病使发病率增加2～4倍。②影响远端血管以胫、腓动脉为多，也较多发展至坏疽而截肢。③血脂异常、高血压和高半胱氨酸血症也可致发病率增加且病变广泛易钙化。④纤维蛋白原、C反应蛋白增高也易增加发病率。

二、病理生理

本病产生肢体缺血症状的主要病理生理机制是肢体的血供调节功能减退，包括动脉管腔狭窄的进展速度与程度、斑块增厚的进程、出血或血栓形成和侧支循环建立不足，以及代偿性血管扩张不良，NO产生减少，对血管扩张剂反应减弱和循环中血栓烷、血管紧张素Ⅱ、内皮素等血管收缩因子增多以及一些血液流变学异常，由此导致血供调节失常和微血栓形成。在骨骼肌运动时耗氧量增加而上述调节功能减退，以致出现氧的供需平衡失调，从而诱发缺血症状。由于缺氧，以致运动早期就出现低氧代谢，增加了乳酸和乙酰肉毒碱的积聚，也可加重疼痛症状。

三、临床表现

本病下肢受累远多于上肢，病变累及主－髂动脉者占30%，股－腘动脉受累者占80%～90%，而胫－腓动脉受累者占40%～50%。

（一）症状

本病主要和典型的症状是间歇性跛行（intermittent claudication）和静息痛。肢体运动引发局部疼痛、紧束、麻木或无力，停止运动后即缓解为其特点。疼痛部位常与病变血管相关，臀部、髋部及大腿部疼痛导致的间歇跛行常提示主动脉和髂动脉部分阻塞。临床最多见的小腿疼痛性间歇跛行常为股、腘动脉狭窄。踝、趾间歇跛行则多为胫、腓动脉病变。病变进一步加重致血管闭塞时，可出现静息痛，多见于夜间肢体处于平放状况时，可能与丧失了重力性血液灌注作用有关，若将肢体下垂，可使症状减轻，更严重时肢体下垂也不能缓解症状，患者丧失行走能力，并可出现缺血性溃疡。

（二）体征

（1）狭窄远端的动脉搏动消失，狭窄部位可闻及收缩期杂音；若远端侧支循环形成不良致舒张压很低，则可为连续性杂音。

（2）患肢温度较低及营养不良，皮肤薄、亮、苍白，毛发稀疏，趾甲增厚，严重时有水肿、坏疽与溃疡。

（3）肢体位置改变测试：肢体自高位下垂到肤色转红时间＞10秒和表浅静脉充盈时间＞15秒，提示动脉有狭窄及侧支形成不良。反之，肢体上抬60°，若在60秒内肤色转白也提示有动脉狭窄。

（4）缺血性神经炎可导致肢体麻木和腱反射减弱，晚期在骨凸及易磨损部位可见缺血性溃疡。

四、辅助检查

(一) 节段性血压测量

在下肢不同动脉供血节段用 Doppler 装置测压，如发现节段间有压力阶差，则提示其间有动脉狭窄存在。

(二) 踝/肱指数 (ABI) 测定

ABI 测定是诊断下肢动脉疾病的简单、可靠、无创性技术，用相应宽度的压脉带分别测定踝及肱动脉的收缩压计算而得。ABI = 踝动脉收缩压/肱动脉收缩压，正常值为 $0.9 \sim 1.3$，$0.4 \sim 0.9$ 为轻中度狭窄，< 0.4 为重度狭窄，> 1.3 为可能下肢动脉僵硬度明显增加；≥ 1 且 < 0.9 为异常，敏感性达 95%；< 0.5 为严重狭窄。

(三) 活动平板负荷试验

ABI 较运动前下降 20% 或恢复之前数值需要 3 分钟以上，应高度怀疑下肢血管有狭窄或阻塞。以缺血症状出现的运动负荷量和时间客观评价肢体的血供状态，有利于定量评价病情及治疗干预的效果。

(四) 多普勒血流速度曲线分析及多普勒超声显像

随动脉狭窄程度的加重，血流速度曲线会趋于平坦，结合超声显像则结果更可靠。

(五) 磁共振血管造影和 CT 血管造影

磁共振血管造影和 CT 血管造影具有肯定的诊断价值。

(六) 动脉造影

动脉造影可直接显示动脉闭塞的确切部位和程度以及侧支循环形成的情况。目前此项检查在国内已相当普及，对已有症状者宜行此检查，为手术或介入治疗决策的选择作依据。

五、诊断与鉴别诊断

当患者有典型间歇性跛行的症状与肢体动脉搏动不对称、减弱或消失，再结合诸多危险因素的存在及上述某些辅助检查的结果，诊断并不困难。然而，有资料提示，在确诊患者中有典型间歇跛行症状者不足 20%，应引起高度重视。按目前公认的 Fontain 分期可提示早期识别本病：Ⅰ期为无症状期，患肢怕冷，皮温稍低，易疲乏或轻度麻木，ABI 正常；Ⅱa 期为轻度间歇跛行，较多发生小腿肌痛；Ⅱb 期为中、重度间歇跛行，ABI $0.7 \sim 0.9$。Ⅲ期为静息痛，ABI $0.4 \sim 0.7$。Ⅳ期为溃疡坏死，皮温低，色泽暗紫，ABI < 0.4。

本病主要应与多发性大动脉炎累及腹主动脉 - 髂动脉者及血栓栓塞性脉管炎 (Buerger 病) 相鉴别。前者多见于年轻女性，活动期有全身症状，发热、血沉增高及免疫指标异常，病变部位多发，也常累及肾动脉而有肾性高血压。后者好发于青年男性重度吸烟者，累及全身中、小动脉，上肢也经常累及，常有反复发作的浅静脉炎及雷诺现象。缺血性溃疡伴有剧痛应与神经病变与下肢静脉曲张所致溃疡鉴别。此外，应鉴别假性跛行，如椎管狭窄、关节炎、骨筋膜间隔综合征等各具特点，应予以区分。

六、治疗

（一）内科治疗

1. 对症治疗　对症治疗主要是对患肢的精心护理，经常保持清洁，涂敷乳膏保湿，绝对避免外伤。鞋、袜的选择也应十分注意，使之不影响局部血流，不会造成皮肤损伤。对已有静息痛的患者，可采用抬高床头的斜坡床，以增加下肢血流灌注，减少肢痛发作。

对于有间歇性跛行发作的患者，应鼓励其有规律地进行步行锻炼，坚持每日步行至出现症状为止，长此下去，可延长步行距离，其他如骑自行车或游泳等也是较好的运动。有关导致动脉粥样硬化的危险因素更应积极治疗或禁忌，如调整饮食，控制体重，治疗高血压、高脂血症、糖尿病及戒烟等。

积极干预发病相关的危险因素：戒烟、控制高血压与糖尿病、调脂等以及对患肢的精心护理；清洁、保湿、防外伤，对有静息痛者可抬高床头，以增加下肢血流，减少疼痛。

2. 抗血小板治疗　阿司匹林或氯吡格雷可抑制血小板聚集，对动脉粥样硬化病变的进展有效，有报道可降低与本病并存的心血管病25%的死亡率。

3. 血管扩张剂的应用　无明确长期疗效，肢体动脉狭窄时，在运动状态下，其狭窄的远端血管扩张而使组织的灌注压下降，而因肌肉运动所产生的组织间的压力甚至可超过灌注压。此时使用血管扩张剂将加剧这种矛盾，除非血管扩张剂可以促进侧支循环，否则不能使运动肌肉的灌注得到改善。换言之，缺血症状不可能缓解。对严重肢体缺血者静脉滴注前列腺素，对减轻疼痛和促使溃疡的愈合可能有效。

4. 其他　抗凝药无效，而溶栓剂仅在发生急性血栓时有效。

（二）血运重建

经积极内科治疗后仍有静息痛、组织坏疽或严重生活质量降低致残者可做血运重建再管化治疗，包括导管介入治疗和外科手术治疗；这类治疗仅适用于缺血性症状急剧加重，出现休息痛并有致残危险者，或由于职业的需要必须消除症状者。

1. 导管介入治疗　具体如下。

（1）经皮血管腔内成形术（PTA），经球囊导管对狭窄部位进行扩张。

（2）激光血管成形术，经导管引入激光光纤，切除粥样硬化斑块。

（3）支架植入，一般是施行上述治疗措施后，防止再度狭窄而植入支架。主 - 髂动脉的PTA治疗近期成功率可达90%～95%，3年通畅率为60%左右。术前动脉狭窄的程度直接影响PTA的疗效，术前血管完全闭塞者疗效较差。斑块切除及植入支架的远期疗效仍在观察中。

2. 手术治疗　手术治疗即血管旁路移植，有几种可供选择的手术。手术的效果取决于狭窄的部位、范围和患者的一般情况。对主 - 髂动脉狭窄最常用的是以编网涤纶人工血管进行主动脉 - 双侧股动脉旁路移植术，术后再通率为99%，5年及10年的通畅率仍分别为90%及80%。手术的并发症有急性心肌梗死、脑血管意外、人工血管移植处感染、远端动脉栓塞及由于盆腔自主神经的离段而造成性功能障碍等。手术死亡率为 10% ~30%，绝大多数是死于缺血性心脏病。股 – 腘动脉狭窄以大隐静脉做旁路移植的预后较好，1 年的通畅率约为 90%，5 年通畅率达 80%。手术死亡率为1% ~3%。

腰交感神经切除术对本病无效，它只能增加患肢皮肤的供血而不能增加肌肉的供血，并不能改善预后。

七、预后

由于本病是全身性疾病的一部分，其预后与同时并存的冠心病、脑血管疾病密切相关。经血管造影证实，约 50% 有肢体缺血症状的患者同时有冠心病。寿命表分析（life table analysisi）表明，间歇性跛行患者 5 年生存率为 70%，10 年生存率为 50%。死亡者大多死于心肌梗死或猝死，直接死于周围血管闭塞的比例甚小。伴有糖尿病及吸烟的患者预后更差，约 5% 的患者需行截肢术。

静脉血栓症

肢体静脉可分为浅静脉与深静脉。下肢浅静脉包括大隐静脉、小隐静脉及其分支；下肢深静脉与大动脉伴行。深、浅静脉间有多处穿支静脉连接。两叶状静脉瓣分布在整个静脉系统内，以控制血流单向流回心脏。下肢静脉系统的疾病以静脉血栓最具临床意义。

一、深静脉血栓形成

（一）病因与发病机制

Virchow 早在 1856 年就归纳了促发静脉血栓形成的因素包括静脉内膜损伤、静脉血流淤滞及高凝状态，凡涉及以上因素的临床情况均可导致静脉血栓形成。①手术：损伤血管内膜，尤其是骨科、胸腔、腹腔及泌尿生殖系统手术；②肿瘤：确切机制不清，通常认为致癌因素可激活凝血瀑布，形成促血栓环境，特别是胰腺、肺、生殖腺、乳腺及泌尿系恶性肿瘤；③外伤：特别是脊柱、骨盆及下肢骨折；④长期卧床：血流缓慢因素之一；⑤妊娠：雌激素的作用；⑥高凝状态：抗凝物质缺乏、骨髓增生性疾病、异常纤维蛋白血症和弥散性血管内凝血等；⑦静脉炎或医源性静脉内膜损伤如静脉介入诊疗操作。

（二）病理

深静脉血栓形成主要是由于血液淤滞及高凝状态所引起，所以血栓与血管壁仅有轻度粘连，容易脱落成为栓子而形成肺栓塞。同时，深静脉血栓形成使血液回流受到明显的影响，导致远端组织水肿及缺氧，形成慢性静脉功能不全综合征。

（三）临床表现

深静脉血栓形成可有以下的局部症状，但临床上有些患者可以毫无局部症状，而以肺栓塞为首发症状，系严重的致死性并发症。

1. 髂、股深静脉血栓形成　髂、股深静脉血栓形成常为单侧。患肢肿胀发热，沿静脉走向可能有压痛,并可触及索状改变,浅静脉扩张并可见到明显静脉侧支循环。有些病例皮肤呈紫蓝色,系静脉内淤积的还原血红蛋白所致,称为蓝色炎性疼痛症,有时腿部明显水肿使组织内压超过微血管灌注压而导致局部皮肤发白,称为白色炎性疼痛症,并可伴有全身症状,又称中央型深静脉血栓形成。

2. 小腿深静脉血栓形成 小腿深静脉血栓因有较丰富的侧支循环可无临床症状,偶有腓肠肌局部疼痛及压痛、发热、肿胀等,又称为周围型深静脉血栓形成。

由于锁骨下静脉穿刺及置管操作日益增多,上肢静脉血栓形成病例也日渐增多,波及上肢的症状体征与下肢者相同。

(四) 诊断

本病诊断一般不困难,可应用以下诊断方法。

1. 静脉压测定 患肢静脉压升高,提示测压处近心端静脉有阻塞。

2. 超声 二维超声显像可直接见到大静脉内的血栓,配合 Doppler 测算静脉内血流速度,并观察对呼吸和压迫动作的正常反应是否存在。此种检查对近端深静脉血栓形成的诊断阳性率可达 95%;而对远端者诊断敏感性仅为 50% ~ 70%,但特异性可达 95%。

3. 放射性核素检查 ^{125}I 纤维蛋白原扫描偶用于本病的诊断。与超声检查相反,本检查对腓肠肌内的深静脉血栓形成的检出率可高达 90%,而对近端深静脉血栓诊断的特异性较差。本检查的主要缺点是注入放射性核素后需要滞后 48 ~ 72 小时方能显示结果。

4. 阻抗容积描记法(IPG)和静脉血流描记法(PRG) 前者应用皮肤电极,后者采用充气袖带测量在生理变化条件下静脉容积的改变。当静脉阻塞时,随呼吸或袖带充、放气而起伏的容积波幅度小。这种试验对近端深静脉血栓形成诊断的阳性率可达 90%,对远端者诊断敏感性明显降低。

5. 深静脉造影 从足部浅静脉内注入造影剂,在近心端使用压脉带,很容易使造影剂直接进入深静脉系统,如果出现静脉充盈缺损,即可做出定性及定位诊断。

(五) 治疗

治疗深静脉血栓形成的主要目的是预防肺栓塞,特别是病程早期,血栓松软,与血管壁粘连不紧,极易脱落,应采取积极的治疗措施。

(1) 卧床:抬高患肢超过心脏水平,直至水肿及压痛消失。

(2) 抗凝:防止血栓增大,并可启动内源性溶栓过程。肝素 5000 ~ 10000U,一次静脉注射,以后以 1000 ~ 1500U/h 持续静脉滴注,其滴速以激活的部分凝血活酶时间(APTT)2 倍于对照值为调整指标。随后肝素间断静注或低分子肝素皮下注射均可。用药时间一般不超过 10 天。

华法林在用肝素后 1 周内开始或与肝素同时开始使用,与肝素重叠用药 4 ~ 5 天。调整华法林剂量的指标为 INR(国际标准化凝血酶原时间比值 2.0 ~ 3.0)。新型口服抗凝药(NOAC)包括阿哌沙班、利伐沙班、依度沙班、达比加群,抗凝作用不依赖于抗凝血酶,口服起效快,相对于华法林半衰期较短,具有良好的剂效关系,与食物和药物之间很少相互作用,口服使用无须监测常规凝血指标。

急性近端深静脉血栓形成抗凝治疗至少持续 6~12 个月，以防复发。对复发性病例或恶性肿瘤等高凝状态不能消除的病例，抗凝治疗的持续时间可无限制。

孤立的腓肠肌部位的深静脉血栓形成发生肺栓塞的机会甚少，可暂不用抗凝治疗，密切观察，如有向上发展趋势再考虑用药。

（3）溶栓治疗：血栓形成早期，尿激酶等也有一定的效果，虽不能证明在预防肺栓塞方面优于抗凝治疗，但如早期应用，可促使尚未机化的血栓溶解，有利于保护静脉瓣，减少后遗的静脉功能不全。

（4）如因出血体质而不宜用抗凝治疗者，或深静脉血栓进展迅速，已达膝关节以上者，预防肺栓塞可用经皮穿刺做下腔静脉滤器放置术。

（六）预防

为避免肺栓塞的严重威胁，对所有易发生深静脉血栓形成的高危患者均应提前进行预防。股骨头骨折，较大的骨科或盆腔手术，中老年人如有血液黏稠度增高等危险因素者，在接受超过 1 小时的手术前大多采用小剂量肝素预防。术前 2 小时皮下注射肝素 5000U，以后每 8~12 小时 1 次，直至患者起床活动。急性心肌梗死用肝素治疗，也同时对预防静脉血栓形成有利。华法林和其他同类药物也可选用。

阿司匹林等抗血小板药物无预防作用，对于有明显抗凝禁忌者，可采用保守预防方法，包括早期起床活动，穿弹力长袜。定时充气压迫腓肠肌有较好的预防效果，但患者多难以接受。

二、浅静脉血栓形成

由于本症不会造成肺栓塞和慢性静脉功能不全，因此在临床上远不如深静脉血栓形成重要。本症是血栓性浅静脉炎的主要临床表现，在曲张的静脉中也常可发生。本症多伴发于持久、反复静脉输液，尤其是输入刺激性较大的药物时。由于静脉壁有不同程度的炎性病变，腔内血栓常与管壁粘连，不易脱落。有文献报道，本病约有 11% 的血栓可蔓延，导致深静脉血栓。

游走性浅静脉血栓往往是恶性肿瘤的征象，也可见于脉管炎，如闭塞性血栓性脉管炎。

本症诊断较容易：沿静脉走向部位疼痛、发红，局部有条索样或结节状压痛区。

治疗多采取保守支持疗法。①去除促发病因：如停止输注刺激性液体，去除局部静脉置管的感染因素。②休息、患肢抬高、热敷。③止痛：可用非甾体类抗炎药。④由于本病易复发，宜穿循序减压弹力袜。⑤对大隐静脉血栓患者应严密观察，应用多普勒超声监测；若血栓发展至股隐静脉连接处时，应使用低分子肝素抗凝或做大隐静脉剥脱术或股隐静脉结合点结扎术，以防深静脉血栓形成。

（苏　慧　刘　军）

第三章　呼吸系统疾病

第一节　呼吸系统的老化改变

人体呼吸系统的结构在 25～30 岁时发育成熟，肺功能也达到峰值。30 岁以后的呼吸系统随着增龄，其组织结构逐渐出现退行性改变，各项功能也开始减退。

一、呼吸系统的组织结构改变

（一）鼻

老年人鼻黏膜变薄，腺体萎缩，分泌功能减退，上呼吸道的加温和湿化作用明显减弱，呼吸道变得比较干燥，防御功能减退。

（二）咽、喉

老年人咽黏膜及淋巴组织萎缩，尤其是腭扁桃体萎缩最明显。由于老年人上气道结构萎缩、防御功能下降，故老年人易患上呼吸道感染，乃至感染波及下呼吸道。喉黏膜随年龄增长而变薄，甲状软骨钙化，防御反射功能变得迟钝，因此，老年人吸入性肺炎比年轻人多见。此外，老年人咽肌萎缩、咽腔塌陷、舌根后坠，这可能是老年人睡眠呼吸暂停综合征患病率高的原因之一。

（三）气管、支气管

老年人气管内径增大，以横径增大为主，呼吸性细支气管口径可大于 1.0mm 而无破坏性改变。气管和支气管黏膜上皮萎缩、增生、鳞状上皮化生、纤毛倒伏、杯状细胞减少，黏膜弹性组织减少、纤维组织增生，黏膜下腺体萎缩，外膜中软骨随增龄而逐渐发生退行性改变。老年人小气道杯状细胞数量增多，分泌亢进，黏液滞留，部分管腔变窄，气流阻力增大，容易发生呼气性呼吸困难。老年人支气管内由浆细胞与上皮细胞共同合成释放的分泌性免疫球蛋白比青年人少，使细菌容易在呼吸道内黏附、定植、侵入而发生感染。

（四）肺

肺组织结构老化性改变主要表现为：①肺组织呈灰黑色，乃是长期吸入的尘粒沉积在肺组织所致；②剖开胸腔时，肺组织回缩速度慢且回缩程度小，表明肺组织顺应性差；③肺体积变小，重量变轻，质地松软，这是肺实质减少而含气量相对较多的缘故；④肺泡壁断裂，肺泡互相融合，肺泡数减少但肺泡腔变大，呈现为"老年肺气肿"；⑤由于肺泡壁周围弹性组织退变和长期过度通气，肺泡壁变薄，壁间毛细血管床及血流量减少；⑥肺泡管及呼吸性支气管增大。以上这些肺老化性改变必然引起肺功能的降低，而老年人呼吸道局部防御和免疫功能及肺功能的降低，使老年人易患慢性阻塞性肺疾病。

（五）胸廓

老年人胸廓最典型的改变是由青年时的扁圆形变为桶形，即胸廓的前后径增大，横径变小，前后径与横径的比值接近，此乃老年人椎骨退行性变和骨质疏松，且椎骨前端的压缩大于后部，形成胸椎后凸，胸骨前凸。椎骨变形引起肋骨走向改变，由青年时的从后上方向前下方斜行变成老年时的从后向前的水平走向。肋软骨钙化甚至骨化，胸廓的顺应性降低，活动度减弱。呼吸肌肌纤维数量随增龄而减少，肌肉萎缩，导致呼吸肌肌力下降，呼吸频率降低。老年人膈肌本身退行性变，膈收缩时的下降度每减少1cm，可使肺容量减少250ml。

二、呼吸系统的生理功能改变

老年人呼吸系统组织结构上的变化必然导致功能的降低，且随增龄而加速。如以20岁的肺功能为100%，60岁的肺功能则为75%，到80岁时降到60%。呼吸贮备功能变化最早而且受损最为明显。

（一）肺通气功能

1. 肺容量　具体如下。

（1）潮气量（TV）：是指在平静呼吸时一次吸入或呼出的气量，不随增龄而改变。

（2）补吸气量（IRV）：是指在平静吸气末，再用力吸气所增加的最大气量，代表吸气的贮备能力，随增龄逐渐减少，主要原因是呼吸肌肌力及胸廓和肺顺应性减弱的缘故。

（3）补呼气量（ERV）：是指平静呼气末尽力呼气所增加的气量，表示呼气的贮备能力，老年人ERV随增龄而逐渐减少，且补呼气量更容易受到损害。

（4）肺活量（VC）：是指一次深吸气后能呼出的最大气量，反映一次呼吸中肺的最大通气能力，是静态肺通气功能的最重要指标，在进入老年期后随增龄而降低。有资料报道，男性随增龄的年减少值为 $17.5ml/m^2$。70~80岁老人VC只有年轻人的40%左右。

（5）残气量（RV）和功能残气量（FRV）：RV是指尽力呼气后肺内残留的气量，FRV是指平静呼气末在肺内残留的气量，亦随增龄而降低。

（6）肺总量（TLC）：即肺能容纳的最大气量，TLC＝TV＋IRV＋ERV＋RV。TLC是判断肺是否存在限制性损害及其程度的指标之一。上述数值的下降必然带来TLC的降低。

2. 肺通气量　每分通气量（MV）、最大通气量（MVV）和肺泡通气量（AVV）均随增龄而有不同程度的降低，表明老年人肺通气及通气贮备能力均降低。

（二）肺换气功能

1. 动脉血氧分压（PaO_2）和二氧化碳分压（PCO_2）　安静时PCO_2和肺泡氧分压（PaO_2）基本上不随增龄而改变，PaO_2却随增龄而减少，表明CO_2在肺内的弥散不受增龄的影响，而氧在肺内的弥散则随增龄而降低。

2. 呼吸膜的厚度和有效面积　老年肺气肿可使肺泡管至肺泡壁的距离增大到7.0mm，肺泡气均匀混合的时间延长到0.38秒左右；老年人呼吸膜的最大有效面积减少，30 岁为 $75m^2$，70 岁为 $60m^2$，致使弥散功能下降，O_2 的最大弥散功能每增加 10 岁减少 7.7ml/（min·mmHg）。

3. 肺通气量与肺血流量的比值（V/Q） 由于老年人心输出量的减少，使肺上、下区血流量不均匀分布加大，肺最大通气量减少，且各肺区通气分布也不均匀，必然导致 V/Q 的失调。一般而言，老年人肺上区通气量减少比血流减少幅度小，故 V/Q 增大，而肺下区 V/Q 减小，结果均使肺换气的效能降低。V/Q 失调以及它在各肺区分布的不均匀性扩大是老年肺内氧弥散降低的主要原因。

第二节 肺 炎

一、概述

肺炎是一种常见病、多发病。近年来，随着抗生素的普遍使用，某些传染性疾病的有效控制，社会老龄化和人群中老年人比例的增高，老年人生理变化对肺部感染的防御能力减低，使得老年人成为肺炎的好发人群，并且老年人肺炎的发病率与死亡率相对于年轻人均显著升高。对老年人肺炎的临床表现不典型认识不足，往往导致诊断延误或治疗不及时。因此更需要早期诊断，及时治疗，减少并发症，降低死亡率。

二、病因与发病机制

（一）流行病学

各个国家对于老年人肺炎的流行病学统计报道不尽相同。有资料显示，美国肺炎的发病率：<45 岁年龄阶段为 91.6/10 万，45～64 岁阶段为 277.1/10 万，≥65 岁阶段为 1012.3/10 万。美国老年人肺炎病死率为 10.77%。我国国内资料显示：65 岁以上的老人社区获得性肺炎（community acquired pneumonia，CAP）发病率约为 1.6‰，75 岁以上老年人的 CAP 发病率则升高到 11.6‰；老年人医院获得性肺炎（hospital acquired pneumonia，HAP）的发病率为 1.93%，比其他年龄阶段高出 5～10 倍。综合资料显示，75 岁以上老年人肺炎的总病死率高达 50%～61%；80 岁以上老年人第一死亡原因为肺炎；肺炎在老年患者尸检中的发现率为 25%～60%。

（二）老年人肺炎病原学特点

不同情况下 CAP 病原学特点：不同人群感染不同病原体的概率不同。CAP 的病原体包括细菌、非典型病原体、病毒等。常见的细菌包括肺炎链球菌、流感嗜血杆菌、卡他莫拉菌等。非典型病原体包括肺炎支原体、肺炎衣原体、嗜肺军团菌。常见病毒包括流感病毒、副流感病毒、呼吸道合胞病毒、EB 病毒和腺病毒。

1. 不同疾病严重程度 CAP 患者病原学特点 刘又宁等进行的一项我国城市成人 CAP 病原学调查发现，肺炎支原体（20.7%）超过了肺炎链球菌，成为成人 CAP 的首要致病原，其后依次是肺炎链球菌（10.3%）、流感嗜血杆菌（9.2%）、肺炎克雷伯杆菌（6.1%）、嗜肺军团菌（5.1%）、金黄色葡萄球菌（3.8%）等。细菌合并非典病原体的混合感染占 10.2%。陈旭岩等对北京地区三级甲等综合医院急诊科成人重症社区获得性肺炎诊治现状和致病原进行过调查，针对细菌的培养检测发现最常见的是流感嗜血杆菌（24.2%）、肺炎链球菌（22.7%）、肺炎克雷伯杆菌（13.6%），未进行非典型病原体检测。有研究发现，随着病情严重程度的改变，肺炎链球菌和混合感染的检出率上升。

2. 不同临床特点或合并不同基础疾病 CAP 患者的病原学特点　不同临床特点或合并不同基础疾病 CAP 患者，其病原学也呈现不同特点，治疗时应予考虑。合并支气管扩张等结构性肺病患者，铜绿假单胞菌、洋葱伯克霍尔德菌、金黄色葡萄球菌是常见病原体；合并慢性阻塞性肺疾病伴/或吸烟患者，流感嗜血杆菌、肺炎链球菌、卡他莫拉菌是主要病原体；对于存在误吸危险因素及肺脓肿、支气管阻塞患者，常合并厌氧菌感染。

3. 不同年龄 CAP 患者的病原学特点　不同年龄 CAP 患者的主要病原学特点有所不同。病毒是婴幼儿 CAP 常见病原体，也是儿童 CAP 患者区别于成人的重要特征；儿童 CAP 常见的细菌病原体以肺炎链球菌、流感嗜血杆菌、大肠埃希菌等为主；非典型病原体是儿童 CAP 的重要病原体，较成人 CAP 患者比例高。成人 CAP 主要病原体以非典型病原体、肺炎链球菌和混合感染为主；老年人（>65 岁）CAP 主要病原体以肺炎链球菌、非典型病原体、病毒等为主。

4. 不同季节 CAP 患者的病原学特点　季节亦是影响病原体分布的重要因素之一。肺炎链球菌、流感嗜血杆菌、流感病毒所致 CAP 在冬季高发，肺炎衣原体与军团菌属散发感染无明显季节性差异，但军团菌属的暴发流行常在夏季，肺炎支原体一般秋冬季节高发。肺炎支原体流行性较明显，3~6 年流行 1 次，流行年份的发病率约是非流行年份发病率的数倍。

老年人 HAP 则以革兰阴性杆菌最为常见，可占 50%~70%，其中多见肺炎克雷伯杆菌、铜绿假单胞菌、肠杆菌属以及变形杆菌等。

（三）常见病原体耐药趋势和机制

国内外耐药监测研究显示，肺炎链球菌对 β-内酰胺类和大环内酯类药物耐药率均有上升趋势。我国肺炎链球菌对大环内酯类药物的耐药率近几年始终较高。调查 2012 年我国 11 家医院成人社区获得性呼吸道感染病原体的耐药性，按照肺炎链球菌口服青霉素的折点标准，56.7% 的肺炎链球菌为青霉素不敏感菌株（PNSSP），肺炎链球菌对大环内酯类的耐药率超过 90%，对口服头孢菌素的耐药率为 39.9%~50.7%。PNSSP 对头孢曲松、阿莫西林/克拉维酸、头孢克洛、头孢呋辛的耐药率显著高于青霉素敏感菌株（PSSP）。2013 年我国 CHINET 细菌耐药性监测报告显示：成人肺炎链球菌对红霉素及克林霉素的耐药率仍然在 85%~90%，对氟喹诺酮的耐药率低于 5%。与欧美国家不同，我国肺炎支原体对大环内酯类药物耐药率较高，近几年的耐药率达 95% 以上，耐药形势更为严峻。最新报道的我国北京地区成人 CAP 肺炎支原体耐药情况的多中心调查显示：肺炎支原体对红霉素的耐药率达 71.7%，未发现对喹诺酮及四环素类药物耐药的菌株。

三、临床表现

(一) 老年人肺炎的临床特点

1. 发病率和死亡率高　肺炎是导致老年人死亡的最常见感染。导致老年人肺炎发病率和死亡率升高的因素，客观上是机体老化、呼吸系统解剖和功能改变，导致机体防御和免疫功能下降，以及各种重要脏器功能储备减弱和基础疾病的存在，主观上则是诊断的延误和治疗措施不当。

2. 起病隐匿　老年人肺炎起病隐匿，多表现为患者健康状况的恶化，主诉常常含糊，包括食欲减低、厌食、疲倦、头晕、尿失禁、体重减轻、精神萎靡，均为非特异表现；另外，还可以是基础疾病的恶化或恢复缓慢。老年人肺炎的发病时间和持续时间较难确定。

3. 症状不典型　首发症状常是非呼吸道症状。老年肺炎患者可首先表现为腹痛、腹泻、恶心、呕吐及食欲减退等消化道症状，或心悸、气促等心血管症状，或表情淡漠、嗜睡、谵妄、躁动及意识障碍等神经精神症状。高龄者常以典型的老年病五联征（尿失禁、精神恍惚、不想活动、跌倒、丧失生活能力等）之一或多项而表现之。老年人肺炎常无咳嗽、咳痰、发热、胸痛等，较常见的是呼吸频率增加，呼吸急促或困难，与呼吸道症状缺如相反，全身症状较常见，并可早期出现。

4. 体征无特异　老年人肺炎典型肺实变体征少见，极少出现典型肺炎的语颤增强、支气管呼吸音等肺实变体征。国外报道显示，49% 的患者在肺部听不到湿啰音，19% 的患者在相应部位可闻及干鸣音、喘鸣音或呼吸音减低，29% 的患者没有异常听诊发现。患者可出现脉速、呼吸快、呼吸音减弱，肺底部可闻及湿啰音，但易于与并存的慢性支气管炎、心衰等相混淆。

5. 实验室及其他辅助检查不典型　具体如下。

（1）血液检查：血常规检查白细胞总数可增高或不高，但半数以上可见核左移、C反应蛋白阳性、血沉快等炎症表现。

（2）动脉血气分析：可出现动脉血氧分压下降、二氧化碳分压下降，但合并慢性阻塞性肺疾病时，因肺泡换气不良可出现二氧化碳分压升高。

（3）胸片：80% 以上呈现为支气管肺炎，多表现为两肺中下野内中带肺纹理增多增粗和沿肺纹理分布的斑片状模糊、密度均匀的阴影。节段性肺炎也可见，较少出现大叶性肺炎。应注意的是，老年人常因病情严重或意识障碍，难以摄出满意的吸气相胸片，从而影响病灶的显示。另外，又因肺组织弹性差、支气管张力低、肺通气不足、淋巴回流障碍等原因，致使病灶吸收缓慢，多数需 4～6 周才能完全吸收。

6. 并发症多而重　老年人基础疾病多，易发生多脏器功能衰竭。老年人肺炎易发生水、电解质及酸碱平衡紊乱，呼吸衰竭，低蛋白血症，心律失常及休克等严重并发症，死亡率高。国内报道老年多器官衰竭以感染为主要诱因，肺部感染占首位。

(二) 老年人肺炎的常见类型

根据感染获得场所的不同，经常将肺炎分为社区获得性肺炎（CAP）和医院获得性肺炎（HAP）两类。这种分类方法能够反映出两者在发病环境、感染来源、病原体组成、发病人群以及治疗方向上的不同特点。两类肺炎的主要区别是患者的肺部感染是否为住院期间获得。大多数细菌感染的平均潜伏期不超过 48 小时，所以住院后 48 小时发生的肺炎则认为是 HAP。两类肺炎各有不同的临床特点（表3-3-1）。CAP 和 HAP 突出特点是：①CAP 多发生于健康人，而后者多见于有基础疾病者；②CAP 多见革兰阳性球菌，后者多见革兰阴性杆菌；③CAP 临床表现较典型，后者往往不典型。除以上两种肺炎以外，老年人中还有一类常见肺炎为吸入性肺炎。

表 3-3-1　社区获得性肺炎和医院获得性肺炎的特点

	社区获得性肺炎	医院获得性肺炎
发病时间	住院前或住院 48 小时内	住院 48 小时后
患者基础情况	多发于健康人，劳累或受凉后发病	多见于老年人或患有基础疾病者、免疫功能低下者，手术后或机械通气等
病原学	多为致病菌，多见革兰阳性球菌	多为条件致病菌，多见革兰阴性杆菌
感染方式	空气-飞沫传播	口咽部寄殖菌吸入、误吸，空气-飞沫传播
发病情况	发病较急	发病缓慢
症状体征	较典型	不典型
病变分布	多为局限性，大叶或肺段分布	多为双肺下叶病变，呈散在、小叶、灶性分布
X 线表现	大片致密影，边界清楚	多呈弥漫性结节状、斑点状、小片状阴影，其内可见小透亮区，病变范围不清
治疗反应	对抗生素敏感，疗效好	细菌多耐药，治疗困难，疗效欠佳
病程	较短	迁延
预后	较好，多可治愈	不佳，死亡率高

1. 老年人社区获得性肺炎　这类老年患者通常原来身体状况及肺部情况尚可，常因受凉发病，以上呼吸道症状为前驱症状。起病较急，开始常表现为中度发热（少数也可出现高热或体温正常）、鼻塞、流涕、咽部不适、乏力，继而出现咳嗽、咳痰（多见黄黏痰），常有胸闷、气促、呼吸困难、心慌。有些高龄患者因为体弱、长期卧床、脑血管病、痴呆等，可因呛食或隐匿性误吸而发生吸入性肺炎。这类患者起病急，发热、中毒症状突出，常见精神萎靡、神志模糊、呼吸困难、发绀、咳嗽、咳痰（部分患者还有恶臭痰）、咯血、心慌，甚至可出现呼吸衰竭、休克、心力衰竭等。需要警惕的是不少老年患者缺乏呼吸道症状而以消化道症状（如纳差、恶心、呕吐、腹泻）或精神、神志症状（如乏力、倦怠、精神萎靡、意识模糊）为主要表现。常见体征有肺底或局限性啰音、呼吸音减弱、痰鸣音，多数老年患者呼吸频率加快，大约半数患者出现心动过速和期前收缩，而肺实变并不多见。

2. 老年人医院获得性肺炎　此即因为其他疾病住院的老年人在医院内感染发生的肺炎。这类患者的发病可以无明显诱因，多为亚急性起病，有的起病隐匿，临床症状更加不典型，且轻重不一。原有慢性肺部疾病的患者其呼吸道症状多表现为原有症状的加重，痰由原来白黏痰转为黄黏痰或脓痰，痰量增多，不易咳出，胸闷、气促更为突出，呼吸困难、发绀、心动过速更多见，常并发呼吸衰竭。若继发于非呼吸系统疾病，如心血管疾病、脑血管疾病、肝肾衰竭、手术后等，则临床表现更加复杂和不典型，常表现为原有症状的加重、气促、倦怠、精神萎靡或意识模糊，而发热、咳嗽、咳痰的症状可能并不突出。老年人 HAP 的病情往往比较严重、病程迁延、合并症较多。

3. 吸入性肺炎　吸入性肺炎是指吸入食物、口咽分泌物、胃内容物及其他液体或固体物质引起的肺化学性或合并细菌性炎症。由于老年人咽喉腔黏膜萎缩、变薄，喉的感觉减退，咽缩肌活动作用减弱，或意识障碍等原因，产生吞咽困难，使食物、胃液及寄生于咽喉部的细菌进入下呼吸道，引起吸入性肺炎。根据吸入的物体不同可分为三种。①吸入固体食物：吸入大的固体食物可阻塞气管，引起突然呼吸困难、剧烈咳嗽、发绀等类似肺梗死的症状；吸入小的固体食物颗粒可阻塞支气管，导致严重呼吸困难、喘鸣等类似支气管哮喘的表现。②吸入胃液：若吸入 pH < 2.5 的胃液 > 50ml，可引起胃酸性肺炎（Mendelson 综合征），表现为吸入后 2 ~ 12 小时发生急性呼吸困难、发绀、呼吸衰竭等 ARDS 的表现。③吸入致病菌：表现为低热、干咳等症状，长期卧床者常侵犯上叶后段和下叶背段。

四、诊断与鉴别诊断

（一）诊断

由于老年人肺炎的临床特点，使得老年人肺炎易发生漏诊和误诊。对于具有以下征象的老年人应高度警惕肺炎可能：①不能用其他原因解释的精神萎靡、意识模糊、呼吸急促、心动过速、食欲不振；②不能用其他原因解释的心功能不全、休克、呼吸衰竭；③不能用其他原因解释的原有慢性肺部疾病患者肺部症状加重；④不能用其他原因解释的发热、白细胞总数或中性粒细胞增高；⑤既往健康者出现轻微呼吸道症状、咳痰及肺部湿啰音。

拟诊断肺炎的患者，应该及早进行病原体鉴定。痰直接涂片或痰培养仍然是病原体鉴定的最主要手段。但需要注意的是，老年患者往往不易得到合格的痰标本，故假阴性和假阳性率均较高。即使使用综合方法检查，仍有半数患者难以明确鉴定病原体。

胸部影像学检查是老年人肺炎诊断的最重要的方法。但在肺炎早期，特别是脱水患者，胸片可能是正常的，纠正脱水 24 小时后才会出现浸润病灶影，短期内同一部位多次出现肺炎者应警惕肺癌可能。

1. 社区获得性肺炎　具体如下。

（1）CAP 定义：指在医院外罹患的感染性肺实质（含肺泡壁，即广义上的肺间质）炎症，包括具有明确潜伏期的病原体感染而在入院后潜伏期内发病的肺炎。临床主要表现为新近出现的咳嗽、咳痰或原有呼吸道疾病症状加重，并出现脓性痰，伴或不伴胸痛，发热，肺实变体征和（或）闻及湿啰音，白细胞异常，胸部 X 线检查显示片状、斑片状浸润性阴影或间质性改变，伴或不伴胸腔积液，但由于不同地域、不同国家、不同的医疗卫生状况，其定义也有所差异。

（2）CAP 临床诊断依据：①新近出现的咳嗽、咳痰，或原有呼吸道疾病症状加重，并出现脓性痰，伴或不伴胸痛；②发热；③临床体征：肺实变体征和（或）闻及干、湿啰音；④实验室检查：血白细胞 $>10 \times 10^9 /$ L 或 $< 4 \times 10^9$/L，少数患者可在正常范围，伴或不伴核左移，淋巴细胞和血小板的减少；⑤影像学检查：胸部 X 线检查显示片状、斑片状浸润性阴影，可出现间质性改变、伴或不伴胸腔积液。同时患者需排除纳入《传染病防治法》管理的传染性肺炎、肺结核、肺部肿瘤、非感染性肺间质性疾病、肺水肿、肺不张、肺栓塞、肺嗜酸性粒细胞浸润症、肺血管炎等。具有以上 1～4 项中任何 1 项加第 5 项，可建立临床诊断依据。

（3）重症 CAP 患者的诊断标准：我国急诊 CAP 专家诊治共识中重症 CAP 的判断标准为满足以下两个主要标准之一。①气管插管机械通气；②感染性休克，须使用血管活性药物。或满足以下次要标准之中的三项：①呼吸频率 ≥30 次/分；②PaO_2/ FiO_2 <250；③多叶、段性肺炎；④意识障碍/定向障碍；⑤氮质血症（BUN ≥7mmol/L）；⑥白细胞减少症（白细胞 ≤ 4×10^9/L）；⑦血小板减少症（血小板 ≤100 $\times 10^9$/L）；⑧低体温（中心体温 < 36℃）；⑨低血压、需积极的液体复苏。

CAP 的诊断内容：临床急诊 CAP 的诊断内容主要包括以下 5 个方面的内容：早期识别细菌和病毒感染、临床表现、影像学检查、病原学检查（表 3-3-2，3-3-3）、实验室检查。

表 3-3-2　不同基础状况的 CAP 患者的病原学检查方案

指征	血培养	痰培养	军团菌尿抗原检测	肺炎链球菌尿抗原检测	其他
急诊重症监护病房患者	√	√	√	√	√[a]
门诊抗菌治疗无效		√		√	√
空洞性阴影					√[b]
白细胞减少	√				
酗酒	√	√	√	√	
慢性严重肝脏疾病	√			√	
严重阻塞性/结构性肺疾病		√			
解剖性或功能性肺疾病	√			√	
近期旅行（2 周内）			√		√
军团菌尿抗原检测阳性	√[c]		无须		
肺炎链球菌尿抗原检测阳性	√	√		无须	
胸腔积液	√	√		√[d]	√

注：a：如果插管则气管内吸引，可能支气管镜下或非支气管镜下支气管肺泡灌洗；b：真菌和结核杆菌培养；c：军团菌的特殊培养基；d：胸穿和胸腔积液培养。

表 3 - 3 - 3　不同病原学检测方案适用的 CAP 患者

血培养	·如果患者明确诊断为非重症肺炎且无合并疾病，血培养可以省略 ·对于所有中、重度 CAP 患者推荐行血培养，适宜在抗生素治疗开始前进行
痰培养	·对于中度 CAP 并咳脓性痰，既往没有接受抗生素治疗的 CAP 患者，痰标本应该送培养和敏感度检查。样本须迅速送至实验室 ·对于重度 CAP 患者或没有改善的患者，应行痰培养或其他下呼吸道标本培养 ·军团菌尿抗原阳性的患者应该尽可能行痰液军团菌培养，以便为流行病学提供菌株类型数据，并与推测环境来源的菌株类型进行比较
革兰氏染色痰涂片	·高危或存在并发症的 CAP 患者需行革兰染色痰涂片检查，或许可以快速提供可能的病原体提示。不必要对所有患者常规行革兰染色痰涂片检查，但它有助于解释实验室细菌培养结果 ·既往已接受抗菌治疗的患者标本对诊断鲜有帮助 ·实验室应严格按照当地实验标准行革兰染色涂片检查，并对报告进行合理解读
肺炎支原体的检测	·呼吸道样本例如痰液的 PCR 检查应作为支原体肺炎的重要诊断方法 ·临床和流行病学背景怀疑支原体肺炎，患者缺乏痰液或下呼吸道样本的情况下，可行咽喉拭子肺炎支原体 PCR 检测 ·可行其他检测手段，如血清补体结合实验，但对检测结果的解读需谨慎
肺炎衣原体的检测	·重症 CAP 患者或高度怀疑鹦鹉热患者，应行侵入性呼吸道标本衣原体抗原和（或）PCR 检测 ·补体结合试验是常规诊断呼吸道衣原体感染最合适、最具实用性的血清学检测方法

2. 医院获得性肺炎　HAP 的临床诊断应包括两层含义，一方面确定是否患有肺炎，另一方面确定肺炎的病原学。影像学见肺部浸润影加两项临床表现（发热、白细胞增高、脓性痰）是目前最准确的临床诊断标准。HAP 病原学的诊断往往需要获得下呼吸道分泌物，可以通过纤维支气管镜或非支气管镜的方法获得。痰涂片革兰染色直接镜检，通过仔细检查多型核白细胞及细菌形态，并与细菌培养结果比较，可提高 HAP 诊断的准确性。确定属于本类肺炎的标准如下。

（1）发生肺炎前至少住院已 48 小时以上。

（2）肺炎症状和体征出现于出院后 8 天内。

（3）患病前至少 48 小时，每天在医院停留数小时的门诊患者或住院患者的探视者。

（4）因肺部炎症而住院，经治疗一度好转，但以后再次出现发热及肺炎症状，体征更明显，白细胞再度升高，胸部 X 线检查发现新的浸润影。

（5）痰培养连续 2 次分离出相同病原菌。

医疗机构相关性肺炎（HCAP）指具有以下特点的肺炎患者：①本次感染前 90 天内因急性病住院治疗，且住院时间超过 2 天者；②住在养老院和康复机构中者；③本次感染前 30 天内接受过静脉抗生素治疗、化疗或伤口护理者；④到医院或透析门诊定期接受血液透析者。

（二）鉴别诊断

老年人肺炎需要和以下疾病鉴别。

1. 心力衰竭　左心衰竭的呼吸困难、心慌更加突出，不能平卧，两肺底密集中、小啰音，PaO_2 显著下降，$PaCO_2$ 正常或降低，多有心脏病史有助于鉴别。

2. 肺栓塞　肺栓塞起病急骤，胸痛、呼吸急促往往更突出，心电图常有 $S_I Q_{III} T_{III}$ 动态典型变化以及 $V_1 \sim V_2$ 的 T 波倒置、肺性 P 波及右束支传导阻滞有助于鉴别，必要时可以行同位素肺通气/灌注扫描检查以鉴别。

3. 肺结核　有结核病史，X 线胸片常有陈旧结核病灶，淋巴细胞升高，抗生素治疗效果差，痰结核菌检查阳性而有别于肺炎。

4. 其他　伴有消化道症状者应与急性胃肠炎鉴别，休克性肺炎应与其他原因所致休克相鉴别。

五、治疗

（一）治疗策略

综合治疗的理念尤为重要，包括：①早期识别；②把握最佳治疗时机；③建立整体治疗的观念。老年肺炎治疗时应遵循"整体、平衡、个体化"原则。所谓整体治疗，是指根据抗感染治疗的三要素"人、菌、药"制订抗感染治疗方案。患者是一个整体，抗菌治疗不是唯一的治疗方案，患者免疫状况、营养情况、咳痰和引流是否通畅等对于整体治疗均十分重要。另外，不同患者间的个体差异很大，临床医生应该对每一个患者做出最适宜的个体化决策和病情分层，优先处理重症，充分考虑患者自身因素及抗菌药物的自身特点，遵循指南，依据药动学/药效学（PK/PD）原理，正确使用药物（包括足够的剂量、给药次数及静脉滴注持续时间等），优化整体的治疗方案。

（二）抗菌药物治疗

本病一经诊断应立刻给予抗生素治疗，不必等待病原学鉴定与药敏结果。老年人肺炎抗生素治疗原则为早期、足量、针对致病菌选药、重症者联合用药、适当延长疗程。老年人口服吸收不稳定，宜注射给药。老年患者往往肾脏功能不全，凡经肾脏排泄的药物需要慎重给药。一般初始采用经验给药，然后根据病原菌检查与药敏实验结果，结合临床予以修正。抗菌药物治疗需要注意个体化，原则上抗生素应用到 X 线胸片的阴影基本或完全吸收。部分老年人，尤其是 COPD 患者或长期卧床患者，肺底常持续或间断有细小啰音，不应强调湿啰音完全消失作为停药指征。

经验性抗菌治疗在老年 CAP 治疗中占有重要地位。由于老年 CAP 具有特殊性，如基础疾病多、易造成全身损害（如肾损伤）、常伴有吸入因素等，因此，应给予及时、正确的经验性抗生素治疗。非典型病原体和肺炎链球菌在我国老年 CAP 患者中占有重要地位，肺炎链球菌为伴合并症老年 CAP 患者中最常见病原体，混合感染和非典型病原体不容忽视，伴合并症老年 CAP 患者推荐使用氟喹诺酮类（莫西沙星、左氧氟沙星、吉米沙星）、阿莫西林联合大环内酯类或阿莫西林/克拉维酸联合大环内酯类；疑有吸入危险因素时应考虑覆盖厌氧菌，可以选择莫西沙星等对厌氧菌有效的呼吸喹诺酮类药物，也可选择氨苄西林/舒巴坦钠、阿莫西林/克拉维酸等有抗厌氧菌作用的药物，或联合应用甲硝唑、克林霉素等；老年人肾功能处于临界水平，肺部感染易引发肾功能不全，应用抗菌药物时，应注意保护肝肾，尽量避免使用肝肾毒性大或主要经肾脏排泄的药物，使用主要经肾排泄的药物时，应酌情减量。临床医师应对患者的免疫状况、基础疾病及临床表现等进行全面评估，抗生素选择应确保广谱覆盖 CAP 可能病原体，如肺炎链球菌、非典型病原体等。此外，还应兼顾当地流行病学及耐药现状，选择更有效的药物，以保证覆盖耐药肺炎链球菌。基于上述原因，在选择抗菌药物时，建议根据老年患者的基础状态、治疗场所、可能的病原体等选择氟喹诺酮类、β 内酰胺类或联合用药方案。

合理应用抗生素，防止滥用，尽量减少不良反应及耐药菌的产生，应掌握以下原则。

（1）熟悉所选药物的适应证、抗微生物活性、药动学、药效学和副作用。

（2）根据患者的生理、病理、免疫状态，合理用药。老年人血浆白蛋白减少，肾功能减退，肝脏酶活力下降，用药后血药浓度较青年人高，半衰期延长，易发生毒副作用，故用药量应小，为成人用药量的 50% ~ 70%（1/2 ~ 2/3）。并应根据肾功能情况选择用药，慎用氨基糖苷类。

（3）老年人胃酸分泌减少，胃排空时间长，肠蠕动减弱，易影响药物的吸收，口服给药不稳定，对中、重症患者，应采用静脉给药为主，病情好转后改为口服。

（4）及早确定病原学诊断，根据致病菌及药物敏感度测定，及时修正用药。

（5）掌握给药方案及疗程，实施个体化治疗。因老年人多伴有其他基础疾病，故给药方法途径选择要适当。适当延长用药时间，防止反复。一般体温下降，症状消退后 7 ~ 14 天停用，特殊情况，如军团菌肺炎用药时间可达 3 ~ 4 周。急性期用药 48 ~ 72 小时无效者应考虑换药。

（6）治疗中还应严密观察不良反应。老年人易发生菌群失调、假膜性肠炎、二重感染，应及时防治。

（7）熟悉药物间的相互作用，避免增加毒副作用，发挥协同作用。

（三）免疫调节治疗

免疫功能异常可以分为两种类型：过度炎症反应与免疫功能抑制。老年肺炎产生的全身炎症反应及进而导致的多器官功能衰竭综合征（MODS）是机体防御机制的过度激活而引起自身破坏的结果，而不是细菌、毒素等直接损伤的结果。因此，对重症肺炎的治疗不应局限在目前的控制感染和支持治疗方面。免疫调节主要治疗免疫过度或免疫缺陷，调节机体免疫平衡状态。

（四）器官功能支持治疗

1. 呼吸支持治疗　呼吸支持治疗包括常规机械通气、无创性通气、体位变化改善通气状况。

2. 连续性肾脏替代治疗（CRRT）　重症肺炎合并休克或 MODS 的患者体内大量代谢产物堆积，中性粒细胞、白细胞介素、肿瘤坏死因子、黏附分子等细胞因子过度表达。为保持内环境平衡，不仅需要行血液净化，还应彻底纠正代谢紊乱及清除炎症介质。重症感染患者早期 CRRT 治疗既可以稳定机体内环境，保证液体平衡；亦可在血液净化实施过程中吸附一定的炎性介质，控制病情进展。

3. 营养支持治疗　重症感染患者处于高分解代谢状态，合理的营养支持是机体恢复的物质基础，可提高机体免疫力、纠正电解质紊乱。加强全身支持治疗，尽可能经口摄食，鼻饲饮食，只有完全无法进食的患者，才考虑全胃肠道外营养（TPN），并尽可能缩短 TPN 时间，减轻脏器损伤，为进一步治疗争取时机。

4. 体外膜氧合（ECMO）　重症 CAP 可导致各系统的严重并发症，例如 ARDS、严重心功能不全、感染性休克等，在综合治疗仍然无法使病情得到缓解的情况下，可以考虑对适合的患者实施 ECMO。

5. 内分泌功能支持　重症肺炎患者可能存在一定程度的内分泌功能异常，应根据临床评估患者是否存在内分泌功能异常，给予针对性治疗。

（五）并发症的处理

本病的并发症包括呼吸衰竭、脓胸、心力衰竭、缺氧性脑病、急性肾衰竭、感染性休克。通过清除积痰、密切观察生命体征变化等措施可减少并发症的出现。此外，肺炎是上述并发症的原发疾病，从长远角度来讲，预防肺炎的发生意义更加深远。肺炎患者均有不同程度的通气及换气功能障碍，维持呼吸道通畅至关重要。清除积痰是保持呼吸道通畅的重要环节，首先应嘱其采取最有利于呼吸道通畅的体位，鼓励用力咳嗽排痰，若痰液不易咳出，可用平喘药通过氧气雾化吸入。对于重症肺炎患者，其病情变化常较迅速，应密切观察生命体征变化，尤其是呼吸的变化，防止呼吸衰竭的出现。对于合并各种基础疾病的患者，也应密切监测相关指标，防止病情的加重。当患者合并有肾脏疾病时，用药过程需观察尿量的变化，合并有肝功能障碍的患者，观察其食欲、大便性状及其他胃肠道症状。老年患者维持机体内环境平衡的能力差，容易发生电解质平衡失调，及时纠正电解质紊乱，有利于心力衰竭的控制。

（六）护理

老年人肺炎治疗过程中，精心的护理是非常重要的。老年人肺炎应住院治疗，早期卧床休息，保持室内空气新鲜、温度适当，应定时给予翻身、拍背和及时吸痰。

六、预后

影响 CAP 患者预后的因素主要包括两个方面：患者本身病情严重程度和基础状况；患者治疗情况，如治疗时机、治疗药物的选择等。不同严重程度、不同基础状况的患者及重症 CAP 的患者，由于其感染的病原体和初始治疗方案的不同，都可能会影响患者的预后。同时调查显示，呼吸频率、低血压、血肌酐、空腹血糖和多叶病变、诊断治疗、合并症等均会影响 CAP 患者的预后。

临床中，一些实验室检查指标同样可作为预后评估参数，如 C 反应蛋白、降钙素原和 D-二聚体等。

1. CRP　作为炎症急性时相反应的一个灵敏指标，可用于评估炎症性疾病的活动度和预后情况。一项对 CAP 患者的回顾性分析显示：入院 4 天内，CRP 减少幅度低于

50% 以上是患者的 30 天病死率的独立危险因素（OR = 24.5%；95% CI 6.4 ~ 93.4），$P < 0.01$，对患者住院期间的死亡事件具有较高的预测能力。

2. 降钙素原（PCT） PCT 是一种甲状腺细胞产生的无激素活性的糖蛋白，是降钙素的前肽物质。PCT 在发生感染后 2 小时即可升高，12 ~ 24 小时可达高峰，稳定性良好，且 PCT 水平的升高不受体内激素水平和机体免疫抑制状态的影响。当机体发生严重的细菌感染时，即使患者处于严重免疫抑制状态，血浆中 PCT 浓度也可显著升高，其升高程度与感染的严重度成正比，所以 PCT 除用作细菌感染的诊断标志物外，还可以评估感染患者的病情和预后。

3. D - 二聚体 D - 二聚体是纤溶酶水解交联纤维蛋白降解后形成的纤维蛋白特异性降解产物，为纤维蛋白降解产物中的最小片段，是体内高凝状态和纤溶亢进的分子标志物之一。目前认为凝血/纤溶系统功能障碍在炎症的发生、发展中起着重要作用，随着感染程度的不同，可伴有不同程度的凝血系统的激活。患者血浆 D - 二聚体水平与 CAP 患者病情严重度密切相关。相关研究提示，D - 二聚体水平的升高对预测患者预后有重要意义。

除患者本身存在的因素外，临床治疗也同样影响患者预后。临床诊断失误、延迟治疗或错误地使用抗感染药物会影响治疗结果，增加治疗失败率和患者病死率。总而言之，根据患者病情严重程度及实验室指标等可综合评估 CAP 患者预后情况。对预后不佳的患者，在 CAP 处理过程中，应密切关注各种功能指标，采取有效措施控制和改善患者病情，以达到改善预后的目的。

第三节 慢性阻塞性肺疾病

一、概述

慢性阻塞性肺疾病（chronic obstructive pulmonary disease，COPD）是一种严重危害人类健康的常见病、多发病，严重影响患者的生命质量，病死率较高，并给患者及其家庭甚至社会带来沉重的经济负担。中国疾病预防与控制中心、美国华盛顿大学健康指标和评估研究所（IHME）等机构联合剖析我国近 20 年疾病谱的变化，提示 COPD 与卒中、缺血性心脏病共同成为 2010 年导致我国人口死亡的重要原因。

COPD 是一种可以预防和可以治疗的常见疾病，其特征是持续存在的气流受限。气流受限呈进行性发展，伴有有害颗粒或气体所致的气道和肺慢性炎症反应。急性加重和合并症影响患者整体疾病的严重程度。定义中阐述的观点：①慢性阻塞性肺疾病急性加重期（AECOPD）是一种急性起病的过程，其特征是患者的呼吸系统症状恶化，超过日常的波动范围，使未来风险加重，且导致需要改变药物治疗。②COPD 慢性炎症反应主要累及肺脏，但炎症外溢可引起全身（肺外）的不良效应，包括全身炎症反应和骨骼肌功能不良，并促进或加重合并症的发生。常见的合并症包括心血管疾病、骨质疏松、焦虑和抑郁、肺癌、感染、代谢综合征和糖尿病等，其中最常见的合并症是心血管疾病、抑郁和骨质疏松。机体氧负荷增加产生活性氧簇（ROS），活化敏感的转录因子和促炎症反应信号路径，是 COPD 全身炎症反应的重要机制之一。全身炎症表现使全身氧化负荷异常增高，循环血液中促炎症细胞因子浓度异常增高及炎症细胞异常活化等，骨骼肌功能不良表现为骨骼肌重量逐渐减轻等。全身不良效应导致的多种合并症可使患者的活动能力受限加剧，严重影响 COPD 的进展，生命质量下降，病情复杂多变，预后差；COPD 慢性炎症反应诱发肺实质的破坏（产生肺气肿），损伤正常的修复和防御机制（造成小气道纤维化），这些病理学改变导致气体陷闭和进行性、持续存在的气流受限，从而诱发呼吸困难和 COPD 的其他症状。

二、病理机制与危险因素

（一）病理机制

COPD 的发病机制尚未完全明了。目前普遍认为，COPD 以气道、肺实质和肺血管的慢性炎症为特征，在肺的不同部位有肺泡巨噬细胞、T 淋巴细胞（尤其是 CD）和中性粒细胞增加，部分患者有嗜酸性粒细胞增多。激活的炎症细胞释放多种介质，包括白三烯 B4（LTB4）、白细胞介素 8（IL-8）、肿瘤坏死因子 α（TNF-α）和其他介质。这些介质能破坏肺的结构和（或）促进中性粒细胞炎症反应。除炎症外，肺部的蛋白酶和抗蛋白酶失衡、氧化与抗氧化失衡以及自主神经系统功能紊乱（如胆碱能神经受体分布异常）等也在 COPD 发病中起重要作用。吸入有害颗粒或气体可导致肺部炎症；吸烟能诱导炎症并直接损害肺脏，COPD 的各种危险因素都可产生类似的炎症过程，从而导致 COPD 的发生。

1. 病理　COPD 特征性的病理学改变存在于中央气道、外周气道、肺实质和肺的血管系统。在中央气道（气管、支气管以及内径 >2mm 的细支气管），炎症细胞浸润表层上皮，黏液分泌腺增大和杯状细胞增多，使黏液分泌增加。在外周气道（内径 <2mm 的小支气管和细支气管）内，慢性炎症导致气道壁损伤和修复过程反复循环发生。修复过程导致气道壁结构重塑，胶原含量增加及瘢痕组织形成，这些病理改变造成气道腔狭窄，引起固定性气道阻塞。

COPD 患者典型的肺实质破坏表现为小叶中央型肺气肿，涉及呼吸性细支气管的扩张和破坏。病情较轻时这些破坏常发生于肺的上部区域，但随着病情发展，可弥漫分布于全肺，并有肺毛细血管床的破坏。由于遗传因素、炎症细胞和介质的作用，肺内源性蛋白酶和抗蛋白酶失衡，为肺气肿性肺破坏的主要机制，氧化作用和其他炎症后果也起作用。

COPD 肺血管的改变以血管壁的增厚为特征，这种增厚始于疾病的早期。内膜增厚是最早的结构改变，接着出现平滑肌增多和血管壁炎症细胞浸润。COPD 加重时平滑肌、蛋白多糖和胶原的增多进一步使血管壁增厚。COPD 晚期继发肺心病时，部分患者可见多发性肺细小动脉原位血栓形成。

2. 病理生理　在 COPD 肺部病理学改变的基础上出现相应 COPD 特征性病理生理学改变，包括黏液高分泌、纤毛功能失调、气流受限、肺过度充气、气体交换异常、肺动脉高压和肺心病以及全身的不良效应。黏液高分泌和纤毛功能失调导致慢性咳嗽及多痰，这些症状可出现在其他症状和病理生理异常发生之前。小气道炎症、纤维化及管腔的渗出与 FEV_1、FEV_1/FVC 下降有关。肺泡附着的破坏，使小气道维持开放的能力受损亦有作用，但这在气流受限中所起的作用较小。

随着 COPD 的进展，外周气道阻塞、肺实质破坏及肺血管的异常等降低了肺气体交换能力，产生低氧血症，以后可出现高碳酸血症。长期慢性缺氧可导致肺血管广泛收缩和肺动脉高压，常伴有血管内膜增生，某些血管发生纤维化和闭塞，造成肺循环的结构重组。COPD 晚期出现的肺动脉高压是其重要的心血管并发症，并进而产生慢性肺源性心脏病及右心衰竭，提示预后不良。

COPD 可以导致全身不良效应，包括全身炎症和骨骼肌功能不良等方面。全身炎症表现为全身氧化负荷异常增高、循环血液中细胞因子浓度异常增高以及炎症细胞异常活化等；骨骼肌功能不良表现为骨骼肌重量逐渐减轻等。COPD 的全身不良效应具有重要的临床意义，它可加剧患者的活动能力受限，使生活质量下降，预后变差。

（二）危险因素

引起 COPD 的危险因素包括个体易感因素及环境因素两个方面，两者相互影响。

1. **个体因素**　具体如下。

（1）遗传：某些遗传因素可增加 COPD 的危险性。已知的遗传因素为 α_1 - 抗胰蛋白酶缺乏。重度 α_1 - 抗胰蛋白酶缺乏与非吸烟者的肺气肿形成有关。在我国 α_1 - 抗胰蛋白酶缺乏引起的肺气肿迄今尚未见正式报道。

（2）气道高反应性：支气管哮喘和气道高反应性是 COPD 的危险因素，气道高反应性可能与机体某些基因和环境因素有关。

（3）发育：肺的发育和妊娠过程中的发育进程、出生时的体重、儿童期接触的环境因素等相关，如果儿童时期肺功能指标明显降低，其发展成为 COPD 的危险性增高。

2. **环境因素**　具体如下。

（1）吸烟：吸烟是 COPD 重要的发病因素。吸烟者肺功能的异常率较高，FEV_1 的年下降率较快，吸烟者死于 COPD 的人数较非吸烟者为多。被动吸烟也可能导致呼吸道症状以及 COPD 的发生。孕期妇女吸烟可能会影响胎儿肺脏的生长及其在子宫内的发育，并对胎儿的免疫系统功能有一定影响。

（2）空气污染：化学气体如氯、氧化氮、二氧化硫等，对支气管黏膜有刺激和细胞毒性作用。空气中的烟尘或二氧化硫明显增加时，COPD 急性发作显著增多。其他粉尘如二氧化硅、煤尘、棉尘、蔗尘等也刺激支气管黏膜，使气道清除功能遭受损害，为细菌入侵创造条件。烹调时产生的大量油烟和生物燃料产生的烟尘与 COPD 发病有关，生物燃料所产生的室内空气污染可能与吸烟具有协同作用。

（3）职业性粉尘和化学物质：当职业性粉尘及化学物质（烟雾、过敏原、工业废气及室内空气污染等）的浓度过大或接触时间过久，均可导致与吸烟无关的 COPD 发生。接触某些特殊的物质、刺激性物质、有机粉尘及过敏原能使气道反应性增加。

（4）感染：呼吸道感染是 COPD 发病和加剧的另一个重要因素，肺炎链球菌和流感嗜血杆菌可能为 COPD 急性发作的主要病原菌。病毒也对 COPD 的发生和发展起作用。儿童期重度下呼吸道感染和成年时的肺功能降低及呼吸系统症状发生有关。

（5）社会经济地位：慢性阻塞性肺疾病（COPD）的发病与患者社会经济地位相关。这也许与室内外空气污染的程度不同、营养状况或其他和社会经济地位等差异有一定内在的联系。

三、临床表现

（一）病史

COPD 患者的病史具有以下特征。

（1）吸烟史：多有长期较大量吸烟史。

（2）职业性或环境有害物质接触史：如较长期粉尘、烟雾、有害颗粒或有害气体接触。

（3）家族史：COPD 有家族聚集倾向。

（4）发病年龄及好发季节：多于中年以后发病，症状好发于秋冬寒冷季节，常有反复呼吸道感染及急性加重史。随病情进展，急性加重愈渐频繁。

（5）慢性肺源性心脏病史：COPD 后期出现低氧血症和（或）高碳酸血症，可并发慢性肺源性心脏病和右心衰竭。

（二）症状

（1）慢性咳嗽：通常为首发症状。初起咳嗽呈间歇性，早晨较重，以后早晚或整日均有咳嗽，但夜间咳嗽并不显著。少数病例咳嗽不伴咳痰，也有部分病例虽有明显气流受限，但无咳嗽症状。

（2）咳痰：咳嗽后通常咳少量黏液性痰，部分患者在清晨较多；合并感染时痰量增多，常有脓性痰。任何形式的慢性咳嗽均可提示 COPD。

（3）气短或呼吸困难：这是 COPD 的标志性症状，是使患者焦虑不安的主要原因，也是大多数患者就医的原因。早期仅于劳力时出现，后逐渐加重，以致日常活动甚至休息时也感气短，患者生活自理能力下降，患者诉"呼吸费力""沉重""憋气""缺乏空气"等。

（4）喘息和胸闷：不是 COPD 的特异性症状。部分患者特别是重度患者有喘息；胸部紧闷感通常于劳累后发生，与呼吸费力、肋间肌等容性收缩有关。

（5）全身性症状：在疾病的临床过程中，特别在较重患者，可能会发生全身性症状，如体重下降、食欲减退、外周肌肉萎缩和功能障碍、精神抑郁和（或）焦虑等。合并感染时可咳血痰或咯血。

（三）体征

COPD 早期可无明显体征异常，但随疾病进展可以逐步出现明显体征。

1. 视诊及触诊　胸廓前后径增大，剑突下胸骨下角增宽（即桶状胸）；部分患者呼吸变浅，频率增快，辅助呼吸肌参加呼吸运动；触诊时语颤减弱或消失。严重者可有胸腹矛盾运动，缩唇呼吸，以增加呼出气量；呼吸困难时需要采取前倾坐位；低氧血症者出现皮肤黏膜发绀，伴有心衰者还可见下肢水肿、肝脏增大。

2. 叩诊　肺部过清音，心浊音界缩小，肺下界和肝浊音界下降。

3. 听诊　两肺呼吸音减弱，呼气延长，并发感染时可闻及干啰音和（或）湿啰音。若出现剑突下心脏搏动及心音较心尖部明显增强时，提示并发肺源性心脏病。

（四）辅助检查

1. 肺功能检查　肺功能检查是判断气流受限的客观指标，其重复性好，对 COPD

的诊断、严重程度评价、疾病进展、预后及治疗反应等均有重要意义。气流受限是以 FEV_1 和 FEV_1/FVC 降低来确定的。FEV_1/FVC 是 COPD 的一项敏感指标，可检出轻度气流受限。FEV_1 占预计值的百分比是中、重度气流受限的良好指标，它变异性小，易于操作，应作为 COPD 肺功能检查的基本项目，应在患者吸入支气管舒张剂后进行检查。患者在不同的时间进行支气管舒张试验，其结果也可能不同。但在某些患者（如儿童时期有不典型哮喘史、夜间咳嗽、喘息表现），则有一定意义。

2. 胸部 X 线检查　X 线检查对确定肺部并发症及与其他疾病（如肺间质纤维化、肺结核等）鉴别有重要意义。COPD 早期 X 线胸片可无明显变化，以后出现肺纹理增多、紊乱等非特征性改变；主要 X 线征为肺过度充气：肺容积增大，胸腔前后径增长，肋骨走向变平，肺野透亮度增高，横膈位置低平，心脏悬垂狭长，肺门血管纹理呈残根状，肺野外周血管纹理纤细稀少等，有时可见肺大疱形成。并发肺动脉高压和肺源性心脏病时，除右心增大的 X 线表现外，还可有肺动脉圆锥膨隆，肺门血管影扩大及右下肺动脉增宽等。

3. 胸部 CT 检查　CT 检查一般不作为常规检查。但是，在鉴别诊断时高分辨率 CT（HRCT）对辨别小叶中心型或全小叶型肺气肿及确定肺大疱的大小和数量有很高的敏感性和特异性，对预计肺大疱切除或外科减容手术等的效果有一定价值。

4. 血气检查　$FEV_1 < 40\%$ 预计值，或具有呼吸衰竭，或右心衰竭的 COPD 患者均应做血气检查。血气异常首先表现为轻、中度低氧血症。随疾病进展，低氧血症逐渐加重，并出现高碳酸血症。呼吸衰竭的血气诊断标准为静息状态下海平面吸空气时动脉血氧分压（PaO_2）$< 60mmHg$（$1mmHg = 0.133kPa$），伴或不伴动脉血二氧化碳分压（$PaCO_2$）增高 $> 50mmHg$。

5. 其他实验室检查　低氧血症，即 $PaO_2 < 55mmHg$ 时，血红蛋白及红细胞可增高，红细胞压积 $> 55\%$ 可诊断为红细胞增多症。并发感染时痰涂片可见大量中性粒细胞，痰培养可检出各种病原菌，常见者为肺炎链球菌、流感嗜血杆菌、卡他摩拉菌、肺炎克雷伯杆菌等。

四、诊断与鉴别诊断

凡有呼吸困难、慢性咳嗽和（或）咳痰症状，和（或）有危险因素接触者，均应考虑到 COPD 的可能。做出 COPD 的诊断需要进行肺功能检查，吸入支气管扩张剂之后 $FEV_1/FVC < 0.70$ 表明存在气流受限，即可诊断 COPD。但目前已经认识到，应用这一固定比值（FEV_1/FVC）可能在老年人群中导致诊断过度。因为正常情况下，随着年龄的增长，肺容积和气流可能受到影响，从而导致某些老年人有可能被诊断为轻度的 COPD；相反，年龄 < 45 岁的成人有可能导致 COPD 的诊断不足。我国 2013 年慢性阻塞性肺疾病（简称慢阻肺）诊治指南关于肺功能检查修改意见：肺功能检查是判断气流受限的重复性较好的客观指标，对慢阻肺的诊断、严重程度评价、疾病进展、预后及治疗反应等均有重要意义，但目前很难科学地确定用哪项标准诊断慢阻肺更合适。应用固定比值造成个别患者产生慢阻肺的误诊和诊断过度，其风险有限。因为肺功能仅仅是确立慢阻肺临床诊断的一项参数，其他参数包括症状和危险因素。在临床中，AECOPD、呼吸衰竭、心力衰竭等危重患者及衰老的老年人因病情不允许做肺功能检

查，即使稳定期患者在不同的时间也难以进行支气管舒张试验辅助检查。因此，COPD的诊断应根据病史，危险因素暴露史，临床症状、体征，结合影像学检查结果综合分析诊断。

鉴别诊断：COPD 应与支气管哮喘、支气管扩张症、充血性心力衰竭、肺结核等鉴别。对于有些慢性哮喘患者，用目前的影像学及生理学检查很难与 COPD 明确鉴别。这些患者可能同时合并 COPD 和哮喘（表 3-3-4）。

表 3-3-4　慢性阻塞性肺疾病的鉴别诊断

疾病	鉴别诊断要点
慢性阻塞性肺疾病	中年发病，症状缓慢进展，长期吸烟史，活动后气促，大部分为不可逆性气流受限
支气管哮喘	早年发病（通常在儿童期），每日症状变化快，夜间和清晨症状明显，可有过敏性鼻炎和（或）湿疹史，哮喘家族史，气流受限大多可逆
充血性心力衰竭	听诊肺基底部可闻及细啰音，胸部 X 线片示心脏扩大、肺水肿，肺功能测定示限制性通气障碍（而非气流受限）
支气管扩张症	大量脓痰，常伴有细菌感染、粗湿啰音、杵状指，X 线胸片或 CT 示支气管扩张、管壁增厚
结核病	所有年龄均可发病，X 线胸片示肺浸润性病灶或结节状空洞样改变，细菌学检查可确诊
闭塞性细支气管炎	发病年龄较轻，且不吸烟；可能有类风湿关节炎病史或烟雾接触史，CT 片在呼气相显示低密度影
弥漫性细支气管炎	大多数为男性非吸烟者，几乎所有患者均有慢性鼻窦炎，X 线胸片和高分辨率 CT 显示弥漫性小叶中央结节影和过度充气征

五、严重程度分级

根据 FEV_1 占预计值 80%、50%、30% 为分级标准，可将 COPD 患者气流受限分级为轻、中、重和非常严重 4 级（表 3-3-5）。

表 3-3-5　COPD 患者气流受限分级（吸入支气管舒张剂后的 FEV_1）

分级	$FEV_1/FVC < 70\%$
GOLD1：轻度	$FEV_1 \geq 80\%$ 预计值
GOLD2：中度	50% 预计值 $\leq FEV_1 < 80\%$ 预计值
GOLD3：重度	30% 预计值 $\leq FEV_1 < 50\%$ 预计值
GOLD4：非常严重	$FEV_1 < 30\%$ 预计值

六、COPD 的评估

COPD 的评估包括 4 个方面：症状评估、肺功能评价气流受限的程度、急性加重风险评估和合并症的评估。COPD 评估的目的是确定疾病的严重程度，包括气流受限的严重程度，患者的健康状况和未来的风险程度（例如急性加重、住院或死亡），最终目的是指导治疗。

（一）症状评估

症状评估选用：①改良英国 MRC 呼吸困难指数（modified british medical research council，mMRC）（表 3 - 3 - 6）；②COPD 问卷评估测试（COPD assessment test，CAT）。CAT 问卷评估包括 8 个常见临床问题，以评估 COPD 患者的健康损害。评分范围为 0 ~ 40 分（表 3 - 3 - 7）。

表 3 - 3 - 6　改良英国 MRC 呼吸困难指数问卷

mMRC 分级	mMRC 评估呼吸困难严重程度
0 级	我仅在费力运动时出现呼吸困难
1 级	我平时快步行走或步行爬小坡时出现气短
2 级	我由于气短，平均行走时比同龄人慢或者需要停下来休息
3 级	我在平地行走 100m 左右或数分钟需要停下来喘气
4 级	我因严重呼吸困难以至于不能离开家，或在穿衣服、脱衣服时出现呼吸困难

表 3 - 3 - 7　COPD 问卷评估问卷

我从不咳嗽	0	1	2	3	4	5	我总是咳嗽
我一点痰都没有	0	1	2	3	4	5	我有很多很多痰
我一点也没有胸闷的感觉	0	1	2	3	4	5	我有很重的胸闷的感觉
当爬坡或上一层楼时，我并不感到喘不上气	0	1	2	3	4	5	当我爬坡或上一层楼时，我感到非常喘不上气
我在家里的活动和劳动都不受慢阻肺的影响	0	1	2	3	4	5	我在家里的任何活动都受慢阻肺的影响
每当我想外出时我就能外出	0	1	2	3	4	5	因为我有慢阻肺，我从不外出
我睡眠非常好	0	1	2	3	4	5	因为我有慢阻肺，我的睡眠非常不好
我精力旺盛	0	1	2	3	4	5	我一点精力都没有

（二）肺功能评估

气流受限程度采用肺功能严重度分级，即 FEV_1 占预计值 80%、50%、30% 为分级标准。COPD 患者的气流受限依据肺功能分级为 4 级（Grades）即：GOLD1——轻度，GOLD2——中度，GOLD3——重度，GOLD4——非常严重（表 3 - 3 - 5）。

（三）急性加重风险评估

采用急性加重病史和肺功能评估急性加重的风险。上一年发生 2 次或以上的急性

加重或 $FEV_1 < 50\%$ 预计值提示风险增加，需要正确评估合并症并给予恰当的治疗。因 COPD 急性加重 1 次以上者被认为高风险，提示临床医生在询问患者急性加重病史时要关注患者是否有急性加重住院史。

(四) 合并症评估

COPD 全身炎症反应可引起心血管疾病、骨质疏松、焦虑和抑郁、肺癌、感染、代谢综合征和糖尿病等多种合并症，可发生在轻度、中度、重度和严重气流受限的患者中，并且分别影响患者的住院和死亡，应该努力发现患者的合并症并给予适当的治疗。

(五) 综合评估

应对 COPD 患者的症状、气流受限、急性加重风险和合并症进行综合评估，真实反映 COPD 的复杂性，使 COPD 疾病严重度评估更准确、全面，使临床医生对患者的治疗更有针对性，从而达到改善 COPD 的疾病管理的目的。根据上述综合评估结果，将 COPD 患者分成 A、B、C、D 4 个组（图 3-3-1）。临床上推荐 mMRC 或者 CAT 分值作为症状评估，两者选其一。mMRC 分级 ≥2 或者 CAT 分值≥10 表明症状较重。全球策略修订版推荐应用 CAT 分值，因为 CAT 能够提供较为准确的临床症状评估，如果无 CAT 分值评估，mMRC 分级也能提供呼吸困难的影响评估。综合评估：A 组——低风险，症状少；B 组——低风险，症状多；C 组——高风险，症状少；D 组——高风险，症状多（表 3-3-8）。

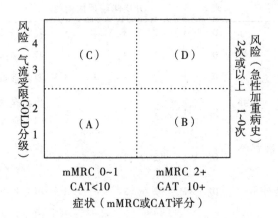

图 3-3-1 COPD 的综合评估

表 3-3-8 COPD 的综合评估

患者	特征	肺功能分级	每年急性加重次数	mMRC	CAT
A	低风险，症状少	GOLD 1~2	≤1	0~1	<10
B	低风险，症状多	GOLD 1~2	≤1	≥2	≥10
C	高风险，症状少	GOLD 3~4	≥2	0~1	<10
D	高风险，症状多	GOLD 3~4	≥2	≥2	≥10

七、治疗

COPD 治疗需根据患者的症状、健康状态的未来风险评估来综合评价患者的病情，指导 COPD 患者个体化治疗。治疗重点为 COPD 稳定期的处理、COPD 急性期处理和 COPD 合并症处理。

（一）稳定期治疗

稳定期治疗目标：①迅速缓解患者的症状和改善患者的运动耐力和健康状态；②降低患者未来健康恶化的风险（包括阻止疾病进展、预防和治疗急性加重及降低病死率）。

稳定期的治疗包括常规治疗和按需治疗，常规治疗推荐药物治疗和非药物治疗，治疗原则如表 3 - 3 - 9 所示。

表 3 - 3 - 9　COPD 稳定期治疗

常规治疗	药物治疗	支气管扩张剂	长/短期 β_2 受体激动剂（LABA/SABA），长/短期抗胆碱能制剂（LAMA/SAMA），支气管扩张剂联合治疗，茶碱
		糖皮质激素	长/短期口服激素，单用吸入激素（ICS），ICS 与支气管扩张剂联合治疗（加 ICS/LABA）
		PDE - 4 抑制剂	罗氟司特
		其他药物治疗	疫苗接种、抗生素、祛痰剂、抗氧化剂、免疫调节剂、止咳剂、血管扩张剂、吗啡（用于治疗非常严重的 COPD 患者的呼吸困难）
	非药物治疗	康复治疗	运动锻炼、营养建议、健康教育
		避免危险因素	戒烟、减少室内空气污染、减少职业性粉尘暴露、室内通风
		氧疗	
		通气支持	无创通气
		姑息治疗，终末期治疗	
按需治疗	药物治疗	短期按需使用支气管扩张剂	
	外科治疗	肺大疱切除术、肺减容术（LVRS）、肺移植	

在 COPD 稳定期，支气管扩张剂是控制 COPD 症状的主要治疗措施，首选吸入疗法。短期按需使用支气管扩张剂可缓解症状，长期规律使用可预防和减轻症状。如何选择 β_2 受体激动剂、抗胆碱能药、茶碱类或联合使用，取决于药物是否可以获得以及不同个体的反应（包括症状是否能控制、不良反应等）。与应用一种支气管扩张剂相比，联合应用多种支气管扩张剂可以增加疗效，减少不良反应。目前研究证实，现有的药物治疗并不能缓解 COPD 患者肺功能长期下降的趋势。每一项药物治疗措施的实施需要因人而异，并根据疾病严重程度、现有的药物和患者的治疗反应综合考虑。临床常用治疗 COPD 的支气管扩张药物与治疗特点见表 3 - 3 - 10。

表 3-3-10　支气管扩张剂类型与治疗特点

药　物		治疗特点
β₂ 受体激动剂	短效（SABA）：非洛特罗，左旋沙丁胺醇，舒喘灵，特布他林	短效 β₂ 受体激动剂药效通常可维持 4～6 小时，规律和按需使用。短效 β₂ 受体激动剂能够改善 FEV_1 和症状。如果患者已经使用长效支气管扩张剂治疗，不推荐应用高剂量的短效 β₂ 受体激动剂进行按需治疗，按需使用短期支气管扩张剂可缓解症状
	长效（LABA）：沙美特罗吸入剂，福莫特罗吸入剂	长效 β₂ 激动剂吸入作用时间达 24 小时，能够显著改善 FEV_1 和肺容积，缓解呼吸困难，改善生命质量，减少急性加重的频率。吸入长效支气管扩张剂更为方便，而且效果更好
抗胆碱能药物	短效（SAMA）：异丙托溴铵吸入剂	吸入短效抗胆碱能药比吸入短效 β₂ 受体激动剂作用时间要长，一般可维持 8 小时以上
	长效（LAMA）：噻托溴铵吸入剂	＞24 小时，噻托溴铵选择性作用于 M_3 和 M_1 受体，能够降低急性加重和相关的住院率，改善症状和健康状态，并可以有效地提高肺康复治疗的效果
糖皮质激素	联合吸入糖皮质激素/支气管扩张剂治疗	FEV_1 ＜60% 预计值的 COPD 患者中，规律吸入糖皮质激素治疗可以改善症状、肺功能和生命质量，降低急性加重的频率，某些患者停用吸入糖皮质激素治疗可能导致急性加重
甲基黄嘌呤（茶碱）	短效：氨茶碱中长效：安塞玛	茶碱可改变患者吸气肌功能，治疗效应的证据来自缓释制剂。低剂量茶碱能减少 AECOPD 发作，但不能增加应用支气管扩张剂后的肺功能，如果可以获得和应用长效支气管扩张剂，则不推荐应用茶碱制剂

β₂ 受体激动剂和抗胆碱能药物的长效制剂均优于短效制剂，如果单一制剂不能控制症状，则联合应用短效 β₂ 受体激动剂或长效 β₂ 受体激动剂和胆碱能药物。联合应用不同药理机制和不同作用时间的支气管扩张剂可以增加支气管扩张的程度，并可以减少药物不良反应。与各自单用相比，联合应用短效 β₂ 受体激动剂和抗胆碱能药可使 FEV_1 获得更大、更持久的改善。联合应用 β₂ 受体激动剂、抗胆碱能药和（或）茶碱类可进一步改善肺功能和生命质量。短期联合应用福莫特罗和噻托溴铵与应用单一制剂相比，对 FEV_1 有较大的改善。在非药物治疗中，包括姑息治疗、终末期治疗和养老院治疗，对于重度 COPD 患者，临床医生应该与患者及家属进行沟通，帮助患者及家属做出与患者价值一致的选择。其目标是能改善患者生活质量，提供情感和精神方面的支持，有助于改善医疗质量，降低医疗费用。

（二）急性加重期的治疗

1. 确定 COPD 急性加重的原因　引起 COPD 加重的最常见原因是气管-支气管感染，主要是病毒、细菌的感染。部分病例加重的原因难以确定，环境理化因素改变可能有作用。肺炎、充血性心力衰竭、心律失常、气胸、胸腔积液、肺血栓栓塞症等可引起酷似 COPD 急性发作的症状，需要仔细加以鉴别。

2. AECOPD 的住院治疗指征和分级治疗　AECOPD 的治疗目标为减轻急性加重的临床表现，预防再次急性加重的发生。根据 AECOPD 严重程度的不同和

（或）伴随疾病严重程度的不同，患者可采取门诊治疗或住院治疗。当患者紧急就诊时，要首先进行氧疗，并判断是否为致命的急性加重。如果判断为致命的急性加重，需尽快将患者收住 ICU。如果不是致命的 AECOPD，患者可急诊或入住普通病房治疗。

普通病房住院治疗指征：①症状显著加剧，如突然出现的静息状态下呼吸困难；②重度慢阻肺；③出现新的体征或原有体征加重（如发绀、神志改变、外周水肿）；④有严重的合并症（如心力衰竭或新出现的心律失常）；⑤初始药物治疗急性加重失败；⑥高龄患者；⑦诊断不明确；⑧院外治疗无效或医疗条件差。

入住 ICU 的指征：①严重呼吸困难且对初始治疗反应差；②意识状态改变（如意识模糊、昏睡、昏迷等）；③经氧疗和无创机械通气（NIV）后，低氧血症（$PaO_2 < 40mmHg$）仍持续或呈进行性恶化，和（或）严重进行性加重的呼吸性酸中毒（$pH < 7.25$）；④需要有创机械通气；⑤血流动力学不稳定，需要使用升压药。

（1）Ⅰ级：门诊治疗（表 3 - 3 - 11）。

表 3 - 3 - 11　门诊 AECOPD 患者的处理

患者教育	检查吸入技术，考虑应用储雾罐装置
支气管扩张剂	短效 β_2 受体激动剂和（或）应用储雾罐或湿化器定量吸入异丙托溴铵，可考虑加用长效支气管扩张剂
糖皮质激素 （实际应用剂量可能有所不同）	泼尼松 30 ~ 40mg，口服 10 ~ 14 天，考虑使用吸入糖皮质激素
抗菌药物	按照患者痰液特征的改变，初始抗菌药物治疗应该根据当地细菌耐药的情况选用抗菌药物

（2）Ⅱ级：普通病房治疗。表 3 - 3 - 12 列举了重症 AECOPD（但无生命危险）患者入住普通病房后的治疗方案。

表 3 - 3 - 12　普通病房 AFCOPD 患者的处理

氧疗和系列测定动脉血气	增加短效支气管扩张剂和剂量和（或）次数 联合应用短效 β_2 受体激动剂和抗胆碱能药物 应用储雾罐或气动雾化装置
支气管扩张剂	
加用口服或静脉滴注糖皮质激素	
当有细菌感染时，考虑应用抗菌药物	
考虑无创通气	
随时注意	监测液体平衡和营养 考虑应用肝素或低分子肝素皮下注射 鉴别和治疗合并症（心力衰竭、心律失常） 密切监护患者

（3）Ⅲ级：入住 ICU 治疗（急性呼吸衰竭）（表 3 - 3 - 13）。

表 3 - 3 - 13　ICU AECOPD 患者的处理

氧疗或机械通气支持	
支气管扩张剂	应用气动雾化装置雾化吸入短效 β_2 受体激动剂、异丙托溴铵或复方异丙托溴铵；如果患者已经进行呼吸机治疗，考虑应用进行定量雾化吸入
糖皮质激素	如果患者耐受，口服泼尼松 30～40mg/d，10～14 天 如果患者不耐受口服，则可以应用相等剂量的糖皮质激素进行静脉滴注，10～14 天 考虑应用定量吸入或雾化吸入糖皮质激素
抗菌药物 （根据当地细菌耐药情况 选用抗菌药物）	阿莫西林/克拉维酸，喹诺酮类（左氧氟沙星、莫西沙星） 如果怀疑有铜绿假单胞菌和（或）其他肠道细菌感染，考虑抗菌药物联合治疗 可选择环丙沙星和（或）抗铜绿假单胞菌的 β 内酰胺类，同时可加用氨基糖苷类抗菌药物
随时注意	监测液体平衡和营养 考虑应用肝素或低分子肝素皮下注射 鉴别和治疗合并症（心力衰竭、心律失常） 密切监护患者

3. AECOPD 的出院标准　①临床医师认为患者可以适应在家中治疗。②患者能够使用长效支气管扩张剂，应用 β_2 受体激动剂和（或）抗胆碱药，联合或不联合吸入糖皮质激素进行稳定期吸入治疗；吸入短效 β_2 受体激动剂应少于每 4 小时 1 次。③如果患者以前没有卧床，需能在室内行走。④患者能够进食，且睡眠不受呼吸困难影响。⑤患者临床稳定 12～24 小时。⑥动脉血气分析稳定 12～24 小时。⑦患者（或家庭保姆）完全明白稳定期药物的正确使用方法。⑧随访和家庭护理计划安排妥当（如随访社区医师、家庭氧疗等）。

AECOPD 患者出院时，应该已明确制订了有效的长期家庭维持药物治疗方案，也就是慢阻肺稳定期药物治疗的方案。对患者的药物吸入技术进行再次培训，并针对慢阻肺稳定期维持治疗方案的疗效进行宣教，指导如何停止全身糖皮质激素和抗菌药物治疗，评价是否需要长期氧疗。确定已安排 4～8 周后随访，提供合并症的处理和随访计划。

4. AECOPD 的预防　AECOPD 通常是可以预防的。戒烟、流感疫苗接种和肺炎球菌疫苗接种、掌握药物吸入技术等现有治疗的相关知识，长效支气管扩张剂治疗联合或不联合吸入糖皮质激素，应用磷酸二酯酶 - 4 抑制剂，均可减少 AECOPD 的发生和住院次数。国际权威文献尤其最强力推荐慢阻肺稳定期患者吸入糖皮质激素/支气管扩张剂治疗，适用于 AECOPD 预防的 N - 乙酰半胱氨酸可能具有抗氧化作用，故推测这类药物对反复急性加重的慢阻肺患者有一定治疗作用。有证据表明，在没有应用吸入糖皮质激素的慢阻肺患者中，应用化痰剂羧甲司坦、N - 乙酰半胱氨酸或许可以减少急性加重次数。应用免疫调节剂治疗慢阻肺可降低严重程度及急性加重频率。AECOPD

患者出院后尽早进行肺康复，能显著改善出院 3 个月时的运动能力和健康状态（表 3 - 3 - 14）。必须指出，上述预防 AECOPD 的方法不一定完全有效，尚需要探索和研发更为有效的能预防 AECOPD 的新药和新方法。

表 3 - 3 - 14　减少 AECOPD 发生频率和住院次数的预防措施

药物预防措施	非药物预防措施
吸入糖皮质激素	戒烟
氟替卡松（fluticasone）、布地奈德（budesonide）	家庭氧疗
吸入长效支气管扩张剂	无创通气支持
茚达特罗（indacaterol）、沙美特罗（salmeterol）、	肺康复
福莫特罗（formoterol）、噻托溴铵（tiotropium）	肺减容术
磷酸二酯酶 - 4 抑制剂	
罗氟司特（roflumilast）	
茶碱（theophylline）	
黏液溶解剂	
氨溴索、厄多司坦、羧甲司坦（carbocysteine）	
抗氧化剂药物	
N - 乙酰半胱氨酸	
免疫调节剂	
疫苗	
流感疫苗和肺炎球菌疫苗接种	

第四节　睡眠呼吸暂停低通气综合征

睡眠呼吸暂停低通气综合征（sleep apnea hypopnea syndrome，SAHS）是指睡眠状态下反复发生呼吸暂停和（或）低通气，引起低氧血症和（或）高碳酸血症，从而导致一系列病理生理改变，伴有或不伴有夜间觉醒、白天嗜睡的临床综合征。SAHS 的病情逐渐发展可以引起肺动脉高压、慢性肺心病、呼吸衰竭、高血压、冠心病、脑血管病和糖尿病等严重并发症。

一、概念和分类

（一）定义

睡眠呼吸暂停低通气综合征是指每夜 7 小时睡眠过程中呼吸暂停反复发作 30 次以上或睡眠呼吸暂停低通气指数（apnea hypopnea index，AHI）≥5，并伴有白天嗜睡等临床表现。睡眠呼吸暂停（sleep apnea，SA）是指睡眠过程中口鼻呼吸气流消失或减弱（较基线幅度下降≥90%），持续时间≥10 秒。低通气（hypopnea）是指睡眠过程中口鼻呼吸气流强度（幅度）较基线水平降低≥30% 并伴有血氧饱和度下降≥4%，持续时间≥10秒；或口鼻呼吸气流较基线水平降低≥50%并伴有血氧饱和度下降≥3%，持续时间≥10秒。睡眠呼吸暂停低通气指数（AHI）是指平均每小时睡眠中呼吸暂停和低通气的次数之和。

（二）分类

根据患者发病时呼吸气流和呼吸运动的变化，可将睡眠呼吸暂停分为以下三种。

1. 阻塞型睡眠呼吸暂停（obstructive sleep apnea，OSA） 睡眠时无口鼻气流，但存在胸腹式呼吸运动。

2. 中枢型睡眠呼吸暂停（centre sleep apnea，CSA） 睡眠中间断出现，既无口鼻气流，又无胸腹式呼吸运动。

3. 混合型睡眠呼吸暂停（mixed sleep apnea，MSA） 一次呼吸暂停过程中，开始时出现中枢型呼吸暂停，继之出现阻塞型呼吸暂停。临床上以阻塞性睡眠呼吸暂停低通气综合征（obstructive sleep apnea hypopnea syndrome，OSAHS）最常见，特点是睡眠期间反复发生部分或完全上气道闭塞，导致气流减少或完全停止，甚至窒息。临床表现为睡眠时打鼾和呼吸暂停或通气不足，并伴有低氧血症、高碳酸血症、睡眠结构紊乱及其所导致的一系列临床表现。老年SAHS临床表现往往多样化，常以心脑血管疾病症状就诊，致使病情易被延误，因此应引起高度重视。

二、流行病学及老年SAHS的特点

（一）流行病学

SAHS是一种常见且具有潜在危险的疾患，但直至20世纪70—80年代才逐渐受到临床医师的足够重视。近二十年来的流行病学调查资料显示，发达国家SAHS的人群患病率为0.7%～10.9%，男性高于女性，其中主要是阻塞型睡眠呼吸暂停低通气综合征（OSAHS），OSAHS的患病率欧美国家为2%～4%，日本为1.3%～4.2%。我国尚缺乏该病大规模临床流行病学资料，不同地区的调查表明，OSAHS的患病率为1.2%～4.3%。据国外文献报道，老年男性SAHS的发病率为70%，老年女性为56%。国内外SAHS患病率差异较大的原因主要与调查方法、诊断标准及检测仪器有关，也受被调查患者年龄、种族、地区及其他疾病的影响。SAHS的死亡率也较高，Partinen等的一项回顾性研究显示，未经治疗的SAHS患者5年病死率为11%～13%。Hej等对385例未经治疗的SAHS患者进行了8年随访，发现AHI > 20者死亡率为37%，显著高于AHI < 20的4%，而经气管切开术或经鼻持续气道正压通气（nCPAP）治疗后病死率明显降低，死亡的主要原因是并发心血管疾病所致。

（二）老年SAHS的特点

老年睡眠呼吸暂停低通气综合征的特点具体如下。

（1）患病率高：国外报道老年人群中SAHS的患病率为25.0%～37.5%，兹书平等的流行病学资料表明我国60岁以上老年SAHS的患病率也高达20.1%，还有人报道我国中老年女性SAHS的患病率为11.1%。

（2）老年患者夜间打鼾及憋醒的发生率明显降低，而夜间尿频的发生率明显增高。

（3）老年SAHS患者心脑血管及呼吸系统并发症明显增加，症状常常相互掩盖，可能会忽略原发 SAS 的存在。

（4）老年 SAHS 的严重程度（AHI）较中青年患者降低，并随着年龄增加 SAHS 病情程度减轻，且夜间猝死的发生率降低。

（5）老年 SAHS 患者总睡眠时间和睡眠效率明显低于中青年 SAHS 患者，而夜间睡眠觉醒程度较中青年 SAHS 患者明显提高。

三、病因与发病机制

睡眠呼吸暂停低通气综合征的真正病因目前尚未完全阐明，但不同类型睡眠呼吸暂停却具有各自的基础条件。

（一）阻塞性睡眠呼吸暂停

阻塞性睡眠呼吸暂停病因复杂，头面和鼻咽部的结构或形态异常及全身疾病均可导致阻塞性睡眠呼吸暂停，常见原因包括鼻炎及鼻甲肥大、鼻中隔偏曲、鼻息肉、鼻咽部肿瘤、扁桃体肿大、咽壁肥厚、腺样体增殖、咽腔狭小、舌体肥大或舌根后坠、小颌畸形、肥胖及颈短粗、肢端肥大症、甲状腺功能低下、颈部肿物的压迫、咽部的异常（会厌水肿和声带麻痹）等。由于存在上气道解剖性狭窄及异常，患者睡眠时神经系统张力降低，对上气道肌肉如腭肌、翼状肌、颌舌肌、咽肌、舌骨肌、腭帆张肌等引起咽腔开放肌肉的控制作用减弱，导致上气道软组织松弛及塌陷，加之吸气胸腔负压的作用，软腭、舌根坠入咽腔并造成上气道阻塞。此外，体液和内分泌紊乱可能促进其发生。老年 OSA 的发生可能还与年龄增加，使局部解剖改变包括软腭变长、咽部脂肪垫增厚、咽腔松弛、咽部气道周围骨结构形状的改变以及颌舌肌肌群对气压刺激反应降低等有关。

（二）中枢性睡眠呼吸暂停

引起中枢性睡眠呼吸暂停的病因不明，可能与下列神经系统和全身性疾病有关：如脑外伤、脊髓前侧切断术、双侧或后侧脊髓病变、家族自主神经功能异常、糖尿病性神经病变、脑脊髓异常、枕骨大孔发育畸形、脊髓灰质炎、外侧延髓综合征、Shy-Drager 综合征、强直性肌营养不良、膈肌的病变、充血性心力衰竭及发作性睡眠猝倒综合征等。中枢性睡眠呼吸暂停的发病机制不清楚，可能与下列因素有关。

（1）呼吸中枢受抑制，即由觉醒转入睡眠时，呼吸中枢对各种不同刺激〔如低氧和（或）高碳酸血症等〕的反应性减低。

（2）睡眠时呼吸调控系统紊乱和呼吸神经肌肉器官失去控制。

（3）呼气与吸气转换机制异常。

（4）反射性呼吸中枢受抑制。老年 CSA 的发生率明显增加，这可能与衰老使中枢神经系统兴奋性降低，致使对呼吸运动调节作用降低密切相关。

（三）混合性睡眠呼吸暂停

混合性睡眠呼吸暂停主要见于严重肥胖者，目前倾向于不将其单独分类。

四、病理生理

睡眠呼吸暂停综合征的特征是睡眠中反复发生呼吸暂停—窒息—觉醒。每夜呼吸暂停少则几十次，多则数百次，短者持续 10 ~ 20 秒，长则持续 1 ~ 3 分钟，严重者总呼吸暂停时间超过睡眠呼吸时间，短时间内甚至是后者的 2 倍以上。结果导致反复发作的低氧血症及高碳酸血症，血氧饱和度（SaO_2）最低可降至 50% 以下，持续时间达 30 ~ 40 秒。严重的低氧血症和持续的高碳酸血症及 pH 值改变产生一系列病理生理改变。如缺氧使交感神经兴奋性增强，儿茶酚胺、肾素 - 血管紧张素和内皮素分泌增加，血管收缩引起高血压、肺动脉高压和右心衰竭；心肌缺血和心肌兴奋性增强导致心律失常甚至猝死；反复缺氧产生继发性红细胞增多及血液黏稠度增加，引起血液流变学改变；缺氧引起的代谢紊乱易诱发糖尿病；肾脏缺氧影响其重吸收功能，导致夜尿增加，反复憋醒，使睡眠片段化，尤其是深睡眠明显减少或缺乏，导致精神神经行为异常，还可引起内分泌功能紊乱、神经调节功能失调继发全身多系统病变。

五、临床表现

（一）常见症状及体征

（1）夜间打鼾：是 SAHS 尤其是 OSAHS 最常见的一种临床症状，发生率达 100%。患者的鼾声为间断性，音调高低不一。表现为入睡—打鼾—呼吸暂停—憋醒。打鼾产生的原因，是由于患者上气道解剖狭窄或畸形、神经和肌肉病变，睡眠时气道某一部位出现塌陷或阻塞，吸气时阻力增高，负压增大形成涡流，导致软腭及其邻近组织震颤而发出的声音。

（2）白天嗜睡：也是 OSAHS 患者较突出的症状，中度以上 OSAHS 患者白天嗜睡的发生率达 80% 以上。这是由于患者夜间反复被憋醒，睡眠结构紊乱，浅睡眠时间延长，深睡眠时间减少或缺乏所致。正常人快动眼（REM）睡眠占 20% ~ 25%。非快动眼（NREM）睡眠占 75% ~ 80%，其中 Ⅲ、Ⅳ 期深睡眠占 20%。OSAHS 患者的突出表现为 Ⅲ、Ⅳ 期睡眠减少甚至为零。夜间睡眠质量差，真正睡眠时间不足，导致患者白天嗜睡。轻者长时间安静状态如乘车、看电视、读书阅报时打瞌睡，严重者与人谈话或白天活动时亦嗜睡，甚至丧失工作能力，还有人因嗜睡骑自行车摔倒，驾驶汽车发生车祸，操作机器出现事故。

（3）其他症状：晨起头痛、头晕、乏力、记忆力下降、反应迟钝及性格急躁等。产生的原因：①睡眠不足；②夜间睡眠时低氧血症和高碳酸血症使脑血管扩张；③长期缺氧对中枢神经系统的损害。

（4）体征：肥胖、面色深红、口唇紫黑、眼睛充血、颈围粗、小颌、鼻甲、扁桃体及舌体肥大等，这些均是 OSAHS 患者的常见体征。

（二）呼吸系统表现

SAHS 患者呼吸中枢和呼吸肌功能失调，引起肺换气不足，可出现呼吸困难、发绀、抽搐、肺水肿、低氧血症和高碳酸血症；若呼吸暂停时间长或频率高，可出现急性呼吸衰竭；反复发生的呼吸暂停及缺氧易造成肺动脉高压，久而久之导致右心室肥厚而发生肺心病。OSAHS 患者可并发夜间哮喘，且发作前常有严重打鼾和呼吸暂停，哮喘发作可能与呼吸暂停刺激喉、声门处的神经受体导致反射性支气管收缩和高反应性有关。还应注意重叠综合征（overlap syndrome），即 OSAHS 与 COPD 并存。据报道大约 40% 的 COPD 患者为重叠综合征。这类患者由于合并上气道阻塞，低氧血症往往更严重，夜间单纯鼻导管氧疗效果差。临床上如发现 COPD 患者睡眠时打鼾、白天嗜睡，应及早明确是否合并 OSAHS。

（三）心血管系统表现

OSAHS 患者常以心血管系统异常表现作为首发症状和体征。近年来很多研究表明，OSAHS 是高血压和冠心病的独立危险因素，还可导致心力衰竭、心律失常和夜间心源性猝死。老年 OSAHS 患者心血管疾病的患病率明显增加。

1. 高血压　国外研究表明 OSAHS 患者高血压的发生率为 40%～60%，而在高血压人群中 OSAHS 的发生率在 20%～45%，OSAHS 是高血压病的独立危险因素。另外，OSAHS 患者血压失去正常昼夜节律，夜间血压呈"非勺型"改变。血压增高和昼夜节律改变的主要机制是：呼吸暂停所致的缺氧使交感神经兴奋性增强，儿茶酚胺等收缩血管物质分泌增加，引起外周血管收缩，导致血压升高。这种特殊类型的高血压，使用常用降压药物治疗效果不佳，早期有效治疗 OSAHS 可使血压恢复正常。

2. 冠心病　OSAHS 患者易发生冠心病已被流行病学调查所证实。Maekawa 等报道 OSAHS 患冠心病的相对危险性是正常人的 1.2～6.9 倍，35%～40% 的冠心病患者 AHI≥10。一项 5 年随访研究表明，AHI 是预测冠心病死亡的一项独立指标。OSAHS 患者易发生夜间心绞痛和心肌梗死。其机制是：①缺氧使冠状动脉内皮损伤，脂质易于沉积在内膜下；②OSAHS 患者红细胞增多，血液黏度增加，血流缓慢，血小板易在受损内膜表面聚集产生血栓，引起冠脉狭窄和闭塞；③OSAHS 患者多数合并肥胖、脂质代谢紊乱、血压升高等易引发冠心病的因素。

3. 心力衰竭　OSAHS 患者心衰的发生率也增加，尤其是与许多原因不明的左、右心力衰竭有关。OSAHS 患者中 80% 有明显的心动过缓和室性早搏，10% 易发生房室传导阻滞，这可能与 OSAHS 患者夜间 SaO_2 降低有关。

（四）神经系统表现

脑中风和痴呆症：国外研究发现，鼾症是脑中风的危险因素，而 OSAHS 的相关性更加显著。OSAHS 易引起脑动脉硬化、血液黏度增高和血流缓慢；此外，夜间反复发生的低氧使血小板聚集性增强，因此容易诱发夜间缺血性脑中风。痴呆症可能与呼吸暂停引起严重低氧血症，导致大脑半球特别是皮质和皮质下功能损害有关。我们已经观察到部分老年 OSAHS 患者首次住院的原因是脑出血。

（五）肾脏及内分泌表现

OSAHS 患者夜间肾肌酐清除率降低，肾浓缩功能减退，夜尿增多；还可引起糖代谢紊乱，糖耐量降低，非胰岛素依赖型糖尿病发病率增高。这可能是低氧使肝糖原释放增多，糖有氧酵解减少及肥胖使胰岛功能相对不足的缘故。此外，OSAHS 还可表现为性功能障碍，尤其是男性肥胖者更为突出。

六、诊断与鉴别诊断

（一）临床诊断

根据患者睡眠时打鼾伴呼吸暂停、白天嗜睡、身体肥胖、颈围粗及其他临床表现，即可以做出临床初步诊断。

（二）多导睡眠图（PSG）

目前认为 PSG 是诊断 OSAHS 的"金标准"，并且能确定 SAHS 程度和类型。2012年中华医学会呼吸病学分会睡眠呼吸疾病学组颁布的 OSAHS 诊断标准：轻度 AHI 5 ~ 15，最低 $SaO_2$85% ~ 89%；中度 AHI > 15 ~ 30，最低 $SaO_2$80% ~ 85%；重度 AHI > 30，最低 SaO_2 < 80%。一般认为老年 SAHS 的诊断标准是 AHI > 10。

（三）鉴别诊断

本病主要应与其他引起白天嗜睡的疾病相鉴别，如发作性睡病、不宁腿综合征和睡眠中周期性腿动综合征等。依据患者发病的年龄、病史和临床表现，结合查体及 PSG 监测结果可予以鉴别。

（四）病因诊断

对已确诊的 OSAHS，尚需进一步明确其病因，以便选择最佳治疗方案，如耳鼻咽喉及口腔检查，明确有无局部解剖和发育异常、增生和肿瘤及疾病。头颈部 X 线片、CT 和 MRI 测定咽腔横断面积，了解上气道有无解剖性狭窄及其部位。纤维内窥镜能直接观察上气道是否狭窄、有无肿瘤及疾病。

七、治疗

睡眠呼吸暂停综合征的治疗目的：一是消除呼吸暂停，恢复夜间正常呼吸节律；二是预防和治疗并发症；三是改善临床表现，降低死亡率。治疗原则应根据睡眠呼吸暂停的原因、程度和类型采用相应的治疗方法。

（一）一般治疗

一般治疗应减肥、戒酒、侧卧位休息及氧疗。减肥能使咽部脂肪沉积减少，增加咽腔的横截面积，因而能有效地减少呼吸暂停次数，提高血氧饱和度，改善临床症状。据报道，OSAHS 患者体重减轻 10%，睡眠呼吸暂停次数减少近 50%。大量饮酒能抑制呼吸中枢，使咽腔肌肉松弛和舌根后坠，加重呼吸暂停，甚至诱发夜间猝死，因此避免饮酒特别是睡前饮酒对 OSAHS 治疗起重要作用。体位与某些 OSAHS 患者关系密切，仰卧位时 AHI 显著增加，侧卧位休息能够减轻病情。夜间氧疗对 CSA 有一定的效果。

（二）药物治疗

甲状腺素片对甲状腺功能低下引起的 OSAHS 有较好的治疗作用。增加上气道开放，减低上气道阻力的药物，如鼻塞患者夜间睡前滴用血管收缩剂能够降低睡眠呼吸暂停的次数。服用神经呼吸刺激剂，如普罗替林 10mg，1 ~ 2/d，安宫黄体酮 20mg，3/d，乙酰唑胺 125 ~ 250mg，2 ~ 4/d，也能减轻夜间呼吸暂停和缺氧，还有茶碱、烟碱、血管紧张素转换酶抑制剂等，这些药物对 CSA 和 MSA 也有一定的效果。此外，还可采用中医中药治疗。目前认为，多数药物的治疗效果尚不肯定。

（三）经鼻持续气道内正压通气（nCPAP）治疗

睡眠呼吸暂停综合征发生的主要机制是各种原因所致的上气道阻塞，尤其是胸腔负压引起的咽腔塌陷。经鼻持续气道内正压通气（nasal continuous positive airway pressure，nCPAP）治疗是由呼吸机送出设定的持续正压气流，通过鼻腔进入咽部至患者的上呼吸道，持续而稳定的正压空气能防止患者睡眠时气道塌陷，保证呼吸道通畅。nC-PAP 治疗 1981 年由 Sullivan 首次用于临床，至今已有 30 余年的历史，它能够消除夜间打鼾和睡眠呼吸暂停，纠正低氧血症，显著改善临床症状及预后。目前认为它是治疗 OSAHS，特别是中、重度 OSAHS 及中枢性呼吸暂停最有效的方法，也是治疗 OSAHS 的内科首选措施，并具有无创、高效、可携机回家长期治疗等优点，长期应用的依从性也达 80% 以上。近年来又相继推出了自动压力调节型持续气道正压通气（Auto-CPAP）和双水平气道正压通气（bi-level positive airway pressure，BiPAP）治疗机，前者是根据患者夜间睡眠时呼吸道阻力变化自动调节治疗压力，使患者平均治疗压力下降，舒适性增加；后者能供给患者两个不同水平的压力，吸气时提供一个较高水平的正压，帮助患者顺利吸气；呼气时提供患者一个较低水平正压，阻力减小，舒适性增加。这在一定程度上顺应了气道阻力的变化，提高了患者的依从性。鉴于老年 SAHS 患者 CSA 多见，常并发心力衰竭和心律失常以及耐受性较差，建议采用 BiPAP 或 Auto-CPAP 呼吸机治疗，缺点是这类机器价格较贵。

（四）手术治疗

手术是治疗 OSAHS 的有效方法，手术效果与适应证的选择及手术方式有直接关系，多数文献报道的效果为 50% ~ 60%。上气道有局限性阻塞，如鼻息肉、鼻甲肥大、扁桃体和增殖体肥大引起的 OSAHS，手术治疗的效果明显。常用手术方法包括：①悬雍垂腭咽成形术；②改良悬雍垂腭咽成形术；③舌骨悬吊和下颌骨成形术；④鼻甲切除和（或）鼻中隔矫正术；⑤气管切开术。老年 OSAHS 多因中枢神经系统兴奋性降低和咽部肌肉松弛所致，故手术治疗效果不佳。

（五）医疗装置

不同医疗装置对特定的 SAHS 有一定效果。主要有：①睡球；②鼻扩张器；③口腔矫正器；④舌位置保持器；⑤下颌畸形矫治器；⑥膈肌起搏器。医疗装置应在专业医生指导下，根据患者具体情况选用。

第五节　呼吸衰竭

呼吸衰竭（respiratory failure）是指各种原因引起的肺通气和（或）换气功能严重障碍，以致在静息状态下不能维持足够的气体交换，导致缺氧伴（或不伴）二氧化碳蓄积，进而引起一系列病理生理改变和代谢紊乱的临床综合征。常见的临床表现包括呼吸困难、发绀等。但其临床表现缺乏特异性，明确诊断有赖于动脉血气分析：在海平面、静息状态、呼吸空气条件下，动脉血氧分压（PaO_2）<60mmHg，伴或不伴二氧化碳分压（$PaCO_2$）>50mmHg，并排除心内解剖分流和原发于心排出量降低等因素，可诊断为呼吸衰竭（简称呼衰）。老年人各系统器官老化、功能减退，呼吸衰竭的发病率、死亡率高，临床工作中应高度重视，密切监测，及早发现，积极治疗。

一、分类

在临床实践中，呼吸衰竭通常按动脉血气、病程及病理生理的改变进行分类。

（一）按动脉血气分类

1. Ⅰ型呼吸衰竭　缺氧而无二氧化碳蓄积（PaO_2 低于 60mmHg，$PaCO_2$ 正常或降低），主要见于换气功能障碍的患者，如 ARDS 等。

2. Ⅱ型呼吸衰竭　缺氧伴二氧化碳蓄积（PaO_2 低于 60mmHg，$PaCO_2$ 大于 50mmHg），主要见于肺泡通气不足，如慢性阻塞性肺疾病。

（二）按病程进展分类

1. 急性呼吸衰竭　急性呼吸衰竭指呼吸功能原来正常，短时间内出现通气或换气功能严重损害，引起的呼吸衰竭。由于机体不能及时代偿，如救治不及时，会危及患者生命。

2. 慢性呼吸衰竭　慢性呼吸衰竭指一些慢性疾病如 COPD，导致呼吸系统功能逐渐损害，经较长时间才发展为呼吸衰竭。

（三）按照病理生理分类

按照病理生理分类可分为通气性呼吸衰竭和换气性呼吸衰竭，也可分为泵衰竭（pump failure）和肺衰竭（lung failure）。

二、病因

老年人呼吸衰竭病因与发病机制与非老年人呼吸衰竭基本一致，但由于老年人各系统功能，特别是呼吸系统解剖生理及免疫功能随增龄而衰退，贮备功能下降，一旦罹患呼吸衰竭，病情往往比较凶险，进展快，病死率高。参与肺通气和肺换气的任何一个环节的严重病变，都可导致呼吸衰竭。临床上老年人发生呼吸衰竭常见的病因包括肺部感染、上呼吸道感染、COPD、重症肺结核、间质性肺病、肺气肿、大面积肺栓塞、误吸、外伤、手术创伤、中毒、过敏、脑血管意外等。

三、临床表现

呼吸衰竭的临床表现为基础疾病的临床表现加低氧血症和二氧化碳蓄积的临床表现。呼吸困难是最早出现的症状，表现为呼吸频率、节律和幅度的改变。当动脉血氧饱和度低于 90% 时可出现口唇、指甲发绀，发绀是缺氧的典型表现。急性缺氧可出现精神错乱、躁狂、昏迷、抽搐等精神神经症状。伴随 $PaCO_2$ 升高可表现为先兴奋后抑制现象。兴奋症状包括失眠、烦躁、昼夜颠倒现象，严重者可出现肺性脑病，表现为神志淡漠、肌肉震颤、抽搐、昏睡，甚至昏迷等。

老年人由于各器官的代偿功能减退，呼吸衰竭时临床表现亦不典型，部分老年慢性呼吸衰竭患者以烦躁不安、反应迟钝或神志恍惚等非呼吸系统症状常较突出，且更易出现各种并发症，如心律失常、心力衰竭、肾衰竭、水电解质失衡、弥散性血管内凝血、消化道出血等。

四、诊断

老年人呼吸衰竭的临床表现缺乏特异性，因病因不同而异，除原发疾病和低氧血症及 CO_2 蓄积导致的临床表现外，呼吸衰竭的诊断主要靠血气分析，尤其是 PaO_2 和

$PaCO_2$的测定。在海平面、静息状态、呼吸空气、无异常分流的情况下，PaO_2低于60mmHg，$PaCO_2$正常或降低，诊断为Ⅰ型呼吸衰竭；PaO_2低于60mmHg，$PaCO_2$大于50mmHg时，诊断为Ⅱ型呼吸衰竭。

呼吸衰竭并非一个独立疾病。引起呼吸衰竭的基础疾病多种多样，且呼吸衰竭可引起多种并发症，因此结合血液化验、心肺功能检查、胸部影像学和纤维支气管镜等辅助检查对于明确呼吸衰竭的原因至关重要，以免延误呼吸衰竭的诊断与治疗。临床上还应注意不要因呼吸衰竭的基础疾病和呼吸衰竭的并发症的某些表现而忽略呼吸衰竭本身的临床表现，延误诊治。

五、治疗

呼吸衰竭治疗原则是在保持呼吸道通畅的条件下，纠正缺氧、二氧化碳蓄积和酸碱失衡所致的代谢功能紊乱，从而为基础疾病和诱发因素的治疗争取时间和创造条件。由于老年人呼吸衰竭时更易合并各种并发症，因此对老年严重急性呼吸衰竭应分秒必争，采取果断、积极、正确的治疗措施。

（一）病因治疗

引起呼吸衰竭的基础疾病多种多样，在解决呼吸衰竭本身造成危害的前提下，针对不同的基础疾病采取相应的治疗措施十分必要，也是呼吸衰竭治疗的根本所在。对老年患者而言，上呼吸道感染和肺部感染是呼吸衰竭最常见的诱因，非感染因素诱发的呼吸衰竭也常常很快合并感染，所以，几乎所有老年呼吸衰竭患者都需要使用抗生素治疗。特别是那些机体免疫功能低下的患者，早期、有效的控制感染更为重要。在应用广谱强效抗生素的同时，应注意避免二重感染，还应根据痰液、尿液和大便化验及培养结果，及时调整抗生素。

（二）保持呼吸道通畅

对于任何类型的呼吸衰竭，保持呼吸道通畅是最基本、最重要的治疗措施。保持呼吸道通畅的方法主要有：昏迷患者应保持仰卧位，头后仰、托起下颌并将口打开；清除气道分泌物及异物；必要时建立人工气道。建立人工气道通常有三种方法：简便人工气道、气管插管及气管切开，后两者属于气管内导管。气管内导管是重建呼吸道最可靠的方法。若患者伴有支气管痉挛，需积极进行解痉治疗，选用支气管扩张药物。

（三）氧疗

氧疗是指通过增加吸入氧浓度来纠正缺氧状态的治疗方法。对于急性呼吸衰竭患者应积极给予氧疗。确定吸氧浓度的原则是保证PaO_2迅速提高到60mmHg或者血氧饱和度达90%以上的前提下，尽量减少吸氧浓度。对于Ⅰ型呼吸衰竭通常使用较高浓度（大于35%）给氧，可迅速缓解低氧血症；而对于Ⅱ型呼吸衰竭往往需要低浓度给氧，以免加重二氧化碳蓄积。

吸氧装置主要包括鼻导管和面罩。前者的优点是简单、方便，不影响患者进食、咳痰，缺点是氧浓度不恒定，且高流量对鼻黏膜有刺激；后者主要包括简单面罩、文丘里面罩，优点是吸氧浓度相对稳定，可按需调节，对鼻黏膜刺激小，缺点是一定程度上影响患者进食、咳痰。吸入氧浓度与氧流量的关系：吸入氧浓度（%）＝21＋4×

氧流量（L/min）。

（四）增加通气量，改善二氧化碳蓄积

1. 呼吸兴奋剂的合理使用　呼吸兴奋剂的作用机制是刺激呼吸中枢或周围化学感受器，增加呼吸频率和潮气量，改善通气。但与此同时，氧耗量和CO_2产生量亦相应增加，并与通气量呈正相关，故临床使用呼吸兴奋剂应严格掌握其适应证，主要适用于以中枢抑制为主、通气量不足引起的呼吸衰竭，如服用安眠药等呼吸抑制剂过量、睡眠呼吸暂停综合征、特发性肺泡低通气综合征等，呼吸兴奋剂的疗效较好。值得注意的是，COPD引起的呼吸衰竭，因支气管病变、中枢反应性低下，或呼吸肌疲劳产生低通气量，其呼吸兴奋剂的使用与否取决于上述三者的病理生理。对于以肺炎、肺水肿和肺间质纤维化等引起的肺换气功能障碍为主所导致的呼吸衰竭患者不宜使用此类药物。临床上应注意观察使用呼吸兴奋剂的临床变化，随访动脉血气，以评价其疗效；如无效，应停用，给予机械通气治疗。

2. 机械通气　机械通气是以人工辅助通气装置（呼吸机）来改善通气和（或）换气功能的通气支持方法。无论何种类型的呼吸衰竭，进行机械通气的目的是给患者以氧合和通气支持，争取时间纠正引起呼吸衰竭的病因或者使患者恢复至机械通气之前的慢性稳定状态。机械通气的最终决定因素是患者的临床状态。因此，综合客观分析患者的症状、体征及辅助检查结果，看重观察神志、通气/换气情况、重要脏器的功能状态至关重要。

近年来，非创伤性的正压通气（noninvasive positive pressure ventilation，NIPPV）用于急性呼吸衰竭的治疗已取得良好效果。许多研究表明，NIPPV可以减少插管和呼吸衰竭患者ICU的住院时间。经鼻/面罩行NIPPV，无须建立有创性人工气道，简单易行，与机械通气相关并发症的发生减少。随着相关研究的深入，NIPPV为早期应用机械通气防治呼衰、多脏器衰竭和康复创造条件。常用模式为持续气道内正压通气（continuous positive airway pressure，CPAP）和双水平气道正压通气（bi-level positive airway pressure，BiPAP），后者较为常用，自主呼吸通气模式（S模式）和后备控制通气频率模式（T模式）。CPAP适用于心源性肺水肿或急性肺损伤所致的呼吸衰竭，BiPAP更适用于Ⅱ型呼吸衰竭患者，因其对改善通气意义更大。当NIPPV治疗不能达到预期的效果，患者病情进一步恶化时，应考虑建立人工气道（气管插管、气管切开），采用有创机械通气。

气管插管是临床上常用的有创性通气支持治疗方法，适用于严重的低氧血症且在短期内不能恢复的急性低氧血症性呼吸衰竭（如急性肺损伤）。一般来说，紧急情况时优先选择使用经口气管内插管而不使用经鼻气管内插管。经口气管内插管更简易、更快、创伤小。对肺功能极差，感染难以控制，反复发生呼衰，分泌物多，机体极度虚弱的高龄患者，需长期机械通气支持，需做气管切开，长期留置气管套管机械通气。值得注意的是，对于肺功能严重减退的老年慢性呼吸衰竭患者，使用机械通气前还应考虑基础疾病的可逆程度、有无撤机可能、经济承受能力等，以减少没有价值的人力和物力消耗。

机械通气的并发症并不少见，主要并发症为通气过度，造成呼吸性碱中毒；通气不足，加重原有的呼吸性酸中毒和低氧血症；出现血压下降、心输出量下降、脉搏加

快等循环系统障碍；可引起气胸、纵隔气肿或者间质性肺气肿等气压伤；有创性人工气道长期存在可引起呼吸肌相关性肺炎（ventilator associated pneumonia，VAP）的发生。慢性呼吸衰竭患者使用机械通气的原则是"辅助而不是替代"，撤机原则是宜早、宜快。只要患者恢复一定程度的自主呼吸，就应调整辅助通气模式锻炼患者的自主呼吸能力，为今后撤机做准备。

（五）对症支持治疗

1. 纠正酸碱失衡和电解质紊乱　慢性呼吸衰竭患者可发生多种类型的酸碱失衡和电解质紊乱，其中以呼吸性酸中毒最常见，主要处理措施是改善通气，促进二氧化碳排出。呼吸性酸中毒合并代谢性酸中毒的治疗主要是提高肺通气量。呼吸性酸中毒合并代谢性碱中毒常与医源性因素有关，如机械通气导致二氧化碳排出过快、补碱过多、激素及利尿剂导致低钾血症，因此应注意预防。电解质失衡往往与酸碱失衡相互影响，酸中毒时多为高钾，随着酸中毒的纠正则血钾减低，应根据病情变化及时调整。

2. 呼吸衰竭并发症的防治　危重呼吸衰竭患者应严密监测血压、心率，记录液体出入量。采取各种对症治疗措施，预防和治疗肺动脉高压、肺源性心脏病、肺性脑病、肾功能不全和消化道功能障碍等，特别要注意防治多器官功能障碍综合征（MODS）。

3. 营养支持治疗　老年慢性呼吸衰竭患者一般病程长，病情复杂，进食少，消耗大，存在一定程度营养不良，补充足够的营养非常重要。尽量选择肠内营养途径，注意补充维生素和多种微量元素。三大营养素分配及实施方法：糖按总能量的50%供给，进食或输注过多的糖可产生CO_2，呼吸熵增大，加重通气负担。蛋白质至少每日每千克体重供给优质蛋白1g，热比为15%～20%。经过合理有效的营养支持，血清总蛋白和白蛋白升高，低蛋白血症得以纠正，机体的抵抗力和免疫力会有所提高。对于老年呼衰患者给予有效的营养支持治疗可明显减少感染和呼吸衰竭的发生率，降低病死率，使临床治疗达到事半功倍的效果。

4. 其他治疗措施　纠正贫血、减少组织需氧量、适量补充体液等对于严重呼吸衰竭患者也很重要；某些血管炎、脂肪栓塞、急性嗜酸细胞性肺炎或过敏反应导致低氧血症患者还可适当使用皮质类固醇激素；改变体位可能对呼衰患者有益，卧床患者特别是在昏迷或瘫痪时应经常翻身。

六、预后

本病的预后主要根据呼吸衰竭患者基础疾病的病情决定。因阿片肽或镇静剂过量引起的急性呼吸衰竭预后良好。因 COPD 引起的急性呼吸衰竭无须插管和机械通气的患者近期预后较好。ARDS 伴有败血症的呼吸衰竭者预后极差，死亡率高达90%。对老年人来讲，有资料显示所有原因引起急性呼吸衰竭能撤机的存活率为62%，能出院的存活率达到43%，出院后1年存活率达到30%。

（张丙芳　吴利平　张　华）

第四章　泌尿系统疾病

第一节　泌尿系统的老化改变

人体组织器官会随着年龄的增加而发生退行性变和功能减退。泌尿系统的器官、组织也和身体其他脏器一样，在中年以后其形态和功能逐渐衰退，其中肾脏是受影响最突出的器官之一。

一、肾脏形态学的老化改变

（一）重量和体积的变化

人出生时肾脏重量约 50g，随着生长发育逐渐增重，在 30 ~ 40 岁时接近最大（250 ~ 270g，长度约 12cm），此后肾脏大小、重量开始自然减退，体积缩小，重量减轻，至 80 岁时减轻为 180 ~ 200g。肾脏体积的缩小和重量的减轻是一个渐进的过程，开始衰老的肾脏仍保持其相对光滑的轮廓，逐渐呈颗粒状，约 14% 老化的肾脏有粗糙斑痕。其重量的减轻主要是由于肾皮质的萎缩，肾髓质的重量变化相对较少。

（二）肾单位的变化

肾脏衰老性改变通常始于 40 岁，50 岁左右为加速期，80 ~ 90 岁时肾单位减少 40% ~ 50%，尚存的肾单位表现为代偿性肥大及结缔组织的增生。但这种代偿肥大的能力随年龄的增长而逐渐降低。如青年人一侧肾切除后，对侧肾就代偿性肥大、增生及功能增强 60%；而老年人一侧肾切除后，只见到对侧肾细胞肥大，不见细胞增生，功能仅增强 30%。

成人每侧肾脏有 100 万 ~ 200 万个肾小球，80 岁以后减少至原来的 50% ~ 75%。随着年龄的增加，功能健全的肾小球数目逐渐减少，残余肾小球常表现为整个袢横断面积增加，提示肾小球肥大。同时，肾小球基底膜也逐渐增厚，最明显的是发展成局灶和节段性，偶有球性肾小球硬化，此为老年肾小球特征性改变。肾小球硬化与系膜基质增宽，进行性毛细血管袢丢失有关。病理学观察显示肾小球硬化的发展过程为：基底膜逐渐增厚、分层，造成毛细血管管腔缩窄，系膜基质逐渐增多，鲍曼氏囊纤维化，肾小球内功能性毛细血管数量减少，肾小球平均滤过面积减少，最终系膜基质透明变性，毛细血管塌陷、闭合，肾小球完全硬化。

随着年龄的增长，肾小管和间质也改变明显，表现为肾小管萎缩、肾间质纤维化和肾动脉内膜纤维化，外层髓质最明显。肾小管上皮细胞的萎缩及脂肪变性、基膜增厚、管腔扩张是老年性肾小管的改变特点。40 ~ 50 岁，功能性肾小管组织减少约 40%。肾小管萎缩程度与硬化的肾小球数目密切相关；与硬化的肾小球相连的肾小管基底膜明显增厚、分层，上皮细胞萎缩、凋亡，脂肪变性或空泡样变性；其长度和容积均明显减少，甚至整段肾小管萎缩或消失。超微结构显示，肾小管细胞内线粒体数目减少，形态不规则，排列方向紊乱，线粒体嵴呈纵列、断裂或融解等多种退行性变。上述改变以近曲小管表现最为明显。而远曲小管主要变化是管腔扩张，常见憩室或囊肿形成。60 岁老年人平均一条集合管约有 3 个憩室，这一改变可引发老年人常见的单纯性潴留性肾囊肿。老年人肾脏常见的粗糙斑痕的形成就是由于有机物在憩室和肾囊肿中滞留，容易伴发感染，使髓质间质纤维组织显著增生。

（三）肾血管的变化

老年人的肾血管硬化是普遍现象，是老年肾组织改变的基础。老年人肾动脉造影肾小球小动脉的变化有两种明显的表现：第一种类型主要发生于皮质区，包括肾内动脉血管变细、弯曲或缩短，以弓型动脉及叶间动脉的改变最为明显，入球小动脉呈螺旋形改变，肾小球萎缩及透明样变，以致血流减少；第二种类型主要发生于近髓质区，表现为肾小球萎缩后入球小动脉及出球小动脉均可萎陷，或两者相连成为分流，血管造影可证实髓旁肾小球分流增加，使肾皮质血流减少，但肾髓质血流尚可维持。

此外，膀胱的老化改变值得重视，其表现为肌肉萎缩、肌层变薄、纤维组织增生。由于膀胱容量减少而出现尿频、夜尿和残余尿量增多。尿道纤维化、变硬，尿流速度减慢，男性常有尿急，女性常有排尿困难或尿失禁。患尿失禁的妇女中约有 2/3 的人有尿道外口黏膜脱垂。由于尿潴留，加上膀胱抵抗细菌的能力减弱，泌尿系感染的发生率增加。

二、老年肾脏生理功能改变

肾脏作为人体主要的排泄器官，不仅将体内物质代谢的终末产物如尿素、尿酸和肌酐等从肾脏以尿的形式排出体外，更重要的是肾脏起到保持内环境相对恒定的调节作用。随着年龄增长，衰老的肾脏在生理状态下仍有足够的功能来排除体内的代谢废物和调节体内水和电解质的代谢平衡，维持细胞内外液的稳态，但老年肾脏储备功能的减退降低了老年人对各种生理及病理超负荷状态的耐受力。30 ~ 40 岁之后肾功能开始逐渐减退，但个体差异甚大，65 岁以上老年人中约有 1/3 的肾小球和肾小管功能与年轻人无异。

（一）肾血流量减少

正常肾脏的血流量占心排出量的 20% ~ 25%；肾脏有两组毛细血管网（肾小球毛细血管网和肾小管、集合管周围毛细血管网），皮质血流量大，髓质血流量小。青年人肾血流量平均为 550 ~ 700ml/min，无论何种性别，肾血流从 40 岁以后开始进行性下降，每 10 年约下降 10%，至 90 岁时仅为青年人的一半。与年龄相关的肾血流量的降低是由于非可逆性的解剖学原因改变所致，而不是由于血管痉挛所致。老年人肾血流量减少的主要原因是由于肾内血管硬化，入球和出球微血管阻力增加所致。老年人肾血流量减少的特点：不仅是总血流量的减少，而且表现为单位重量肾组织血流量的降低，以皮质外层最明显，部分血液分流至深部肾组织，髓质肾单位有较高的滤过分数，这种血流重新分布使老年人可以保持水、电解质功能的稳定。

（二）肾小球滤过功能降低

肾小球滤过率（glomerular filtration rate，GFR）代表肾小球滤过功能。GFR 直接而

敏感的指标是肌酐清除率（creatinine clearance rate，CCr）。35 岁以前的肌酐清除率是较恒定的，35 岁以后肌酐清除率即以每 10 年 8ml/（min·1.75m²）的速度呈线性下降。但有 1/3 的老年人的肾小球滤过率可不受年龄的影响，这表明除年龄以外，还有其他因素造成肾功能的减退，如高血压病、糖尿病、高脂血症等。同时老年人由于肌肉萎缩，肌肉组织减少，内源性肌酐的产生量减少。

临床上血清肌酐清除率可以通过计算获得，简化的 MDRD 公式是临床较常采用的评估 GFR 的公式，公式如下：

eGFR = 175 × ［肌酐（mg/dl）］ - 1.234 × ［年龄（岁）］ - 0.179 × 性别（男性 =1，女性 =0.79）

在老年人中，血清肌酐（serumcreatinine，SCr）是相对不可信的肾功能指标，因为肌酐的产生反应肌肉的重量，一般青年人的 SCr 与 CCr 呈负相关，CCr 降低可使肌酐增高，但在老年人肌肉萎缩，肌组织减少，内源性肌酐产生减少，另外肾小管代偿性分泌肌酐增多。因此，尽管 CCr 下降，但 SCr 无相应增高，故而老年人的 SCr 不能反映 GFR 水平。

近年的研究认为，血清半胱氨酸蛋白酶抑制剂 C（Cys C）能敏感地反映早期肾功能损害，是检测肾功能恶化常用的临床指标。血中 Cys C 能在肾小球自由滤过，在近段被肾小管细胞分解代谢，不被肾小管吸收和分泌，不受性别、年龄、饮食、炎症、感染、血脂、肝脏疾病等其他因素的干扰，因此能客观地反映老年人的肾功能状况。

（三）肾小管功能减退

肾小管功能与肾小球功能保持平衡，在 30~40 岁之后也随年龄的增长而减退，表现为重吸收、浓缩稀释及排泄能力的下降。老年人近端小管钠再吸收明显下降，远端小管钠再吸收可能下降。老年人尿浓缩功能的降低出现较早但进展缓慢，尿液的最大浓缩能力约每 10 年下降 5%。所以老年人相对于青年人每天需要更多的尿液才能排出机体的代谢产物。老年人出现尿液浓缩功能减退的原因有：①肾小管对抗利尿激素的反应性降低；②功能正常的肾单位数目的减少；③肾脏髓质血流量相对增多使髓质的渗透压梯度形成障碍；④代谢终产物负荷增加。老年人近端肾小管对氨基马尿酸及造影剂的排泄能力下降，重吸收葡萄糖的能力降低。但因为老年人的肾糖阈值增高，所以老年糖尿病患者较青年人不易出现尿糖。老年患者容易出现高钾血症，其一方面可能是由于肾小管面积的减少，钾离子排泄受到损害；另一方面可能由于肾素-血管紧张素-醛固酮系统功能的降低，醛固酮作用于肾小管远端促进钠再吸收及增加钾分泌的功能减退，在消化道出血或静脉补钾时血钾的浓度可能会有严重的升高。酸中毒会加重高血钾症，保钾利尿药物（螺内酯或氨苯蝶啶）、大多数非类固醇抗炎药、β受体阻滞剂及血管转化酶抑制剂均能减少血钾的排泄，所以在老年人应用上述药物时应注意检测血钾，同时应避免上述药物和钾盐同时应用。

此外，老年人酸化功能减退。给予氯化铵酸负荷后，65 岁以上老年人的有效排酸能力减退，较青年人降低约 40%，其血 pH 值及碳酸氢盐浓度均降低，这种异常可能与老年 GFR 降低有关，但铵的清除率下降可能是其主要原因。

（四）肾脏内分泌功能降低

血浆浓度测定及活性测定等方法发现，老年人血浆血管紧张素及醛固酮较青年人减低 30% ~50%。但经促肾上腺皮质激素刺激后，血浆醛固酮及皮质醇的反应性升高程度并不随年龄的增加而降低。这一现象表明：老年人血管紧张素及醛固酮浓度的降低不是继发于体内肾上腺的功能减退，而可能是由于体内血管紧张素原浓度的降低所致。

老年肾脏促红细胞生成素（EPO）生成减少，贫血发生率增高。

老年人肾脏将 25 - OH - D_3 羟化为 1，25 - $(OH)_2$ - D_3 的能力明显减弱，甚至几乎停止合成，这使得老年人出现一系列与钙代谢异常有关的疾病，如老年骨质疏松、病理性骨折及代谢性骨病等。

（五）对药物的排泄能力减退

许多药物及其代谢产物主要由肾脏排泄。老年人血浆白蛋白较青年人低，在药物转运过程中，药物与血浆蛋白结合降低，游离部分增加，从肾脏的排泄增加。药物在肾脏的排泄率与 GFR 相平行，GFR 越低则药物从肾脏的排泄越慢。此外，老化肾脏血流不足，肾缺血造成药物的肾毒性增加。所以老年人按常规剂量用药，易在体内蓄积而出现毒副反应。肾衰竭使药物半衰期延长，有效滤过压下降和滤过面积的减少，药物从肾排泄障碍，增加了血药浓度。这不仅增加药物的肾毒性，所用药物的各种药理学作用都会增加。

第二节　老年慢性肾脏病

随着人群老龄化的加剧以及肾脏疾病危险因素如糖尿病、高血压病等的不断增加，慢性肾脏病（chronic kidney disease，CKD）发病率呈持续升高趋势。据解放军总医院全军肾脏病研究所的流行病学调查结果，即使在血压、血糖、血脂以及血尿常规正常的 65 岁以上健康人群，3 期慢性肾脏病的患病率高达 26.3%。因此，研究和了解老年慢性肾脏病，重视慢性肾脏病的早期防治是非常重要的。

一、CKD 的定义及分期

1999 年美国肾脏基金会（National Kidney Foundation，NKF）发布的肾脏病诊治指南首次对 CKD 进行了简明定义：肾脏损伤（肾脏结构或功能异常）或肾小球滤过率（glomerular filtration rate，GFR）低于 60ml/（min·1.73m²），持续 3 个月以上。

根据 CKD 病情的严重程度，按照 GFR 的水平将其分为 5 期。第一期，肾脏损害伴 GFR 正常或升高，GFR >90ml/（min·1.73m²）；第二期，肾脏损害伴轻度 GFR 下降，GFR 60~89ml/（min·1.73m²）；第三期，中度 GFR 下降，GFR 30~59ml/（min·1.73m²）；第四期，严重 GFR 下降，GFR 15~29ml/（min·1.73m²）；第五期，肾衰竭，GFR <15ml/（min·1.73m²）或透析。

广义的慢性肾衰竭（chronic renal failure，CRF）也称慢性肾功能不全，是指 CKD 引起的 GFR 下降及与此相关的代谢紊乱和临床症状组成的综合征，简称慢性肾衰。根据血肌酐水平分为肾功能代偿期、肾功能失代偿期、肾衰竭期（尿毒症前期）和尿毒症期。

虽然，CKD 和 CRF 的含义上有相当大的重叠，前者范围更广，而后者则主要代表

CKD 患者中的 GFR 下降的那一部分群体。

二、流行病学及病因学特点

1. 流行病学　老年人不但具有更多的 CKD 危险因素和更高的 CKD 患病率，而且老年 CKD 患者合并症多，发生心脑血管疾病和进展到终末期肾脏病（ESRD）的机会更多。

美国国家健康和营养调查（NHANES）资料显示，在美国成年人中 CKD 患者发病率大约为 12%，美国 CKD 监察组织的最新资料显示，1994—2006 年间，在一般人群中 CKD 患病率增长了 30%。欧洲、日本 CKD 的发病率为 6% ~11%。2012 年 3 月，我国学者于《柳叶刀》上发表了首个中国 CKD 横断面调查研究结果显示，我国 CKD 总患病率为 10.8%，预计有 1.195 亿患者。随着年龄增长，CKD 患病率逐渐升高。而相对于男性（8.7%），女性 CKD 的患病率更高（12.9%）。在受访者中，CKD 知晓率仅 12.5%。

2. 病因学　慢性肾脏病不是单一的一种疾病，既包括原发性肾病引起的肾损害，也包括高血压、糖尿病、年龄及药物性肾损害等各种原因引起的继发性肾脏疾病。目前认为高血压、糖尿病、肥胖等代谢相关因素及年龄增长、经济地位低等社会经济因素是 CKD 发生的主要危险因素。老年 CKD 的病因包括原发性和继发性，其中以继发性（高血压、糖尿病、肿瘤及药物因素等）肾损害为主，原发性肾小球疾病在老年人群体中不多见。

三、临床特点

CKD 病程隐匿，多呈非典型性，早期无明显临床表现。首发临床表现多种多样，其中以肾病综合征最多见，国内资料以肾病综合征为首发症状者占 55.9% ~66.7%，国外资料以肾病综合征为临床表现的占 31% ~42.8%；其次表现为急性或急进性肾衰竭，国内资料为 18%，国外资料为 31.6%；其他表现为血尿，国内的发病率为 54.2%，国外为 40.9%；国内外报道均提示老年患者低蛋白血症者为 50% ~70.8%。

老年 CRF 患者心血管系统合并症较多见，易出现心律失常、心力衰竭、心绞痛、心搏骤停等。而较为突出的是中枢神经系统症状，主要表现为定向力减低、记忆力下降、烦躁、谵妄、感觉异常、嗜睡、昏迷、抽搐及癫痫样发作等尿毒症脑病症状。

四、诊断与治疗

（一）诊断与治疗流程

CKD 诊断与治疗流程：CKD 危险因素筛查—CKD 筛查—诊断治疗并发症，延缓进程—估计进展，积极治疗并发症—透析、肾移植替代治疗。

（二）治疗

1. 一般治疗原则及策略　CKD 的防治是以其发生发展的过程为依据，对普通人群主要是检出存在慢性高危因素的人群进行一级预防。其措施为戒烟、限酒、控制体重、锻炼或体力活动等。但尚未经循证医学证实其效果。因此，对 CKD 防治主要在其二级预防阶段，及如何采取措施减缓已发生 CKD 的进行性恶化和主要的致死性并发症——心血管并发症的发生。循证医学证实有效的措施：严格控制血糖、血压，限制饮食中的蛋白，降脂治疗，纠正贫血等（表 3-4-1，3-4-2）。

表 3-4-1　美国肾脏病基金会 K/DOQI 专家组对 CKD 分期的防治建议

分期	特征	GFR 水平（ml/min）	防治目标 - 措施
1	已有肾损害，GFR 正常	≥90	CKD 诊治；缓解症状；保护肾功能
2	GFR 轻度降低	60~89	评估、减慢 CKD 进展；降低 CVD（心血管病）患病危险
3	GFR 中度降低	30~59	减慢 CKD 进展；评估、治疗并发症
4	GFR 重度降低	15~29	综合治疗；透析前准备
5	ESRD（肾衰竭）	<15	如出现尿毒症，需及时替代治疗

表 3-4-2　CKD-CRF 患者血压、蛋白尿、血糖、HbA1c、GFR 或 Scr 变化的治疗目标

项目	目标
血压	
CKD 第 1~4 期（GFR≥15ml/min）	
尿蛋白 >1g/24h 或糖尿病肾病	<125/75mmHg
尿蛋白 <1g/24h	<130/80mmHg
CKD 第 5 期（GFR <15ml/min）	<140/90mmHg
血糖（糖尿病患者，mmol/L）	空腹 5.0~7.2，睡前 6.1~8.3
HbA1C（糖尿病患者）	<7%
蛋白尿	<0.5g/24h
GFR 下降速度	每月 <0.3ml/min（每年 <4ml/min）
Scr 升高速度	每月 <4μmol/L（每年 <50μmol/L）

2. 营养治疗　营养治疗是防治 CRF 的重要和首要措施。改善营养状况对提高患者生活质量、改善预后、提高患者长期存活率均有重要作用。

低蛋白饮食疗法（LPD）的主要做法：①蛋白摄入量合理，不宜限制过严，一般为 0.6~0.8g/（kg·d），以满足患者生理需要。②要重视植物蛋白和动物蛋白的平衡。③同时补充适量〔0.1~0.2g/（kg·d）〕的必需氨基酸和（或）α-酮酸，改善患者蛋白营养状况，进一步减轻氮质血症。④摄入足量热卡，为 124.44~145.18kJ〔30~35kcal/（kg·d）〕，以减少蛋白分解。⑤患者磷摄入量应低于 600mg/dl；对严重高磷血症患者应同时给予磷结合剂。

3. 药物治疗　具体如下。

（1）纠正酸中毒和水电解质紊乱：老年 CRF 患者易出现酸中毒和水电解质紊乱，临床上要注意检测，及时纠正。

（2）高血压的治疗：在 CRF 患者高血压的治疗中，以 ACEI/ARB 的应用较为广

泛，但应用 ACEI 时需注意：初始剂量要小；明确患者是否存在血容量不足或使用大剂量利尿剂，因为在这些情况下使用 ACEI 可使 GFR 急剧下降，出现或加重尿毒症症状；肾动脉狭窄患者不用；严重肾功能损害时不使用；可能出现高血钾。

（3）肾性贫血的治疗　首先对贫血通过以下检查进行评价，即血红蛋白（Hb）和（或）红细胞压积（Hct）、红细胞（RBC）参数、网织红细胞计数，血清铁、总铁结合力（TIBC）、网织红细胞计数、血清铁、总铁结合力（TIBC）、血清铁蛋白。如排除失血等因素，Hb < 10g/dl 或 Hct < 30% ~ 33%，即可开始应用重组人红细胞生成素（rHuEPO）治疗，同时应重视补充铁剂。

（4）肾性骨病的治疗　肾性骨病是慢性肾衰患者常见的并发症，主要有骨质疏松、骨质软化、骨生成不良等类型。其治疗主要是纠正钙、磷代谢紊乱和应用活性维生素 D。

（5）其他　如控制感染、调节血脂以及中西医结合导泻疗法等措施对于提高患者生活质量、改善预后等方面均有非常重要的作用。

4. 肾脏替代治疗

肾脏替代治疗包括透析治疗和肾脏移植，透析仍然是治疗尿毒症的主要手段，血液透析、腹膜透析及连续性血液滤过的方法都有效。血液透析和腹膜透析疗效基本相同，二者均适合于大多数慢性肾衰患者，但对于老年人、心血管功能不稳定、糖尿病、建立血管通路困难及有出血倾向者腹膜透析首选。

研究表明，老年人肾移植的 1 年、5 年肾脏存活率为 73%、56%，1 年、5 年患者生存率可达 90%、70%，老年移植患者的生存率明显高于透析患者，生活质量也能明显改善，但是由于供肾较少，且老年患者的合并症多，生存率低于年轻患者，移植中心一般都首先考虑年轻人，因此老年患者进行肾移植的人数受限。

五、预后

CKD 起病隐袭，知晓率极低。以北京市为例，成年人 CKD 患者知晓患病的比例仅为 7.9，绝大多数 CKD 患者并不知道自己患病，往往是在健康检查或因其他疾病检查时偶然发现。对人群定期进行健康检查或选择性筛查是早期发现 CKD 的有效方法。老年人 CKD 的危险因素多、患病率高、并发症多、预后不良，早期发现和处理可减少该病的不良预后。把筛查目标定位于老年人这一 CKD 高危人群将大大提高筛查效率，有利于早期诊断和干预，减少 CKD 不良预后，并减少因治疗不良预后而产生的庞大费用。

六、老年常见继发性慢性肾脏病

（一）糖尿病肾病

1. 概述　糖尿病肾病（diabetic nephropathy，DN）是指由于糖代谢异常为主因所导致的肾小球病变，早期表现为肾小球肥大和肾小球毛细血管基底膜增厚，伴有尿微量白蛋白排泄增加，可逐渐发展为肾小球和肾小管间质硬化，导致肾衰竭。DN 是糖尿病常见的严重微血管并发症之一，也是导致终末期肾病及糖尿病患者死亡的主要原因。

2. 病理及发病机制　糖尿病肾病的发病机制尚不是很清楚，可能与肾小球血流动力学异常、代谢因素、年龄及遗传等因素有关。其基本的病理特征是系膜细胞增生、基质增多、肾小球基底膜增厚及肾小球硬化。

3. 临床表现　在临床上，根据患者的病情轻重可将糖尿病肾病分为五期。

Ⅰ期：该期主要以肾小球滤过率升高及肾体积增大为特点。这一病理改变过程是可逆的，也就是说，只要患者将血糖控制得好，其肾脏的病理改变完全可以恢复正常。

Ⅱ期：正常蛋白尿期。该期患者已有肾小球组织结构的改变，主要可表现为肾小球毛细血管基底膜增厚和系膜基质增加。此期 GFR 仍维持在较高水平，静息时尿白蛋白排泄率基本在正常的范围内（$<20\mu g/min$），在运动后增加，踏车运动使心率达同年龄最大心率的 75%，持续 20 分钟，1 小时的尿蛋白质排泄率超过 $20\mu g/min$，此为运动诱导微量白蛋白尿阳性，可作为Ⅱ期 DN 的诊断指标。

Ⅲ期：早期糖尿病肾病。该期患者可有微量白蛋白尿，其尿白蛋白排泄率可维持在 $20\sim200\mu g/min$，且患者血压有轻度至中度升高。

Ⅳ期：临床糖尿病肾病。该期患者的特点为大量白蛋白尿或持续性尿蛋白升高。临床上表现为尿蛋白逐渐增多，肾功能逐渐减退，并可伴有水肿、高血压等病症。此时，患者的尿蛋白排泄率可大于 $200\mu g/min$，即尿白蛋白排出量大于 300mg/24h（相当于尿蛋白总量大于 0.5g/24h），其肾小球滤过率明显下降。常有其他糖尿病的并发症，如视网膜病变、心血管病变、神经病变等。

Ⅴ期：终末期肾病或尿毒症期。患者一旦进入此期，病情往往进行性发展，如不积极控制，GFR 将以平均每月 1ml/min 的速度下降，直至进入肾衰竭期，临床上出现尿毒症及其并发症的相应症状，可表现为尿白蛋白排泄率降低，血肌酐、尿素氮和血压升高等。

上述分期较好地展示了 DN 病理生理的演变过程，而在临床中实用性较差，因为临床诊断为 DN 者至少已达第Ⅲ期。《希氏内科学》将 DN 分为三期，即早期 DN、临床期 DN 和晚期 DN，这种分期临床实用性较强。早期糖尿病肾病 GFR 增加、肾单位肥大、肾脏体积增大和出现微量蛋白尿。当尿白蛋白排泄率（UAE）持续 $>200\mu g/min$，或常规尿蛋白定量 24 小时 $>0.5g$，即可诊断为临床 DN。患者出现氮质血症、水肿及高血压加重，如不能很好地控制血压及血糖水平，GFR 将以平均每月 1ml/min 的速度下降。

4. 诊断与筛查　具体如下。

（1）微量白蛋白尿：是目前优选的临床早期诊断标准。综合评价"微量白蛋白尿检测"无疑是当前国内外公认的早期诊断指标。微量白蛋白尿的定义是尿中白蛋白的排出量高于正常人水平（$\geq20\mu g/min$），但又低于常规尿蛋白检测方法所能检测的水平（$\leq200\mu g/min$）。因此，根据 Genrafer-Montecatine 协定，24 小时尿或白天短期收集的尿白蛋白排泄率在 $30\sim300mg/24h$（$20\sim200\mu g/min$）被称作微量白蛋白尿。

（2）肾小球滤过率：肾小球滤过率（GFR）代表肾小球滤过功能。GFR 直接、敏感的测定指标为内生肌酐清除率（CCr），还有一些指标可间接反映肾小球滤过功能，如血清肌酐（SCr）、尿素氮（BUN）以及 β_2 微球蛋白（β_2MG）等。DN 早期功能增高，为肾脏病变的第Ⅰ期。新诊断的糖尿病患者肾小球滤过率增加 30%～40%，肾脏增大，肾血流量一般增加，GFR $>140ml/min$ 可以作为最早期 DN 的预兆指标。GFR 又是肾功能减退的敏感指标，若 GFR $<90ml/min$ 时，可认为肾小球滤过功能开始下降，

即进入 DN 的临床期。

在老年人中，血清肌酐是相对不可信的肾功能指标，因为肌酐的产生反映肌肉的重量，但老年人肌肉萎缩，肌组织减少，内源性肌酐产生减少，另外肾小管代偿性分泌肌酐增多。尽管 CCr 下降，但 SCr 无相应增高。临床上血清肌酐清除率易获得，常用 Cockcrft-Gault 公式计算：［（140－年龄）×体重×0.85（若为女性）］／［72×血肌酐（mg/dl）］。

（3）肾脏形态学检查：DN 早期肾脏体积增大，重量增加，B 超或静脉肾盂造影检查可了解患者肾脏的大小，并测算其重量，这是 DN 早期检查的手段之一。

（4）肾穿刺活检组织病理检查：肾活检可发现早期 DN，还有助于排除非糖尿病肾病。DN 的典型病理改变为结节性及弥漫性肾小球硬化。组织学特征为肾小球基底膜增厚及系膜样物质增加，早期表现为细胞肥大、足突增宽。此项检查因有创伤不易被患者接受。

5. 治疗原则 具体如下。

（1）严格控制血糖：尽可能使血糖接近正常水平，降低增高的 GFR 和改善微量白蛋白尿，防止和延缓 DN 的发生。一旦临床确诊糖尿病肾病，为避免口服降糖药对肾脏的不良反应，一般主张应尽早使用胰岛素控制血糖，同时糖尿病患者需低蛋白饮食，使用胰岛素控制血糖可适当增加糖类的摄入量，保证患者足够的热卡摄入，避免营养不良的发生。

（2）控制高血压：大量研究已证明，糖尿病患者的血压水平与 DN 的发生发展有显著的相关性。许多临床研究显示，DN 患者血压控制越低 GFR 下降速度越慢，血压从 160/90mmHg 降到 135/85mmHg 时，尿蛋白排出量明显减少，GFR 下降速率从每月 1ml/min 降到 0.35ml/min。DN 患者的生存期明显延长，降压治疗前十年累计死亡率为 50%～70%，治疗后降到 18% 左右。因而对 DN 患者高血压的控制目标要比非糖尿病的高血压患者低，许多学者建议 DN 患者的血压控制目标应在 120/80mmHg，老年患者有心血管病变及血液黏稠度增加等因素，因而目前临床上将患者血压维持在略低于 140/90mmHg，以防心肌梗死或脑梗死的危险性增加。降压治疗对糖尿病的视网膜病变也有益处。NKF－K/DOQI 指南建议：①大多糖尿病并发 CKD 患者存在高血压，降压治疗可延缓慢性肾病进展；②合并高血压的糖尿病和 CKD 1～4 期患者目标血压 <130/80mmHg（B）；应使用 ACEI 或 ARB 治疗，常与利尿剂合用（A）。

（3）调节脂代谢：有研究提示，他汀类调脂药具有保护靶器官（心、肾、脑、血管等）的作用。NKF-K/DOQI 指南建议：①糖尿病并发 CKD 1～4 期患者 LDL－C 目标值为 <100mg/dl（2.6mmol/L）（B）；LDL－C >100mg/dl（2.6mmol/L）应接受他汀药物治疗（B）；②对于无心血管治疗指征的 2 型糖尿病接受维持性血透患者，不推荐他汀药物治疗（A）。

（4）营养疗法：糖尿病并发 CKD 1～4 期患者的饮食蛋白摄入量为 0.8g/（kg·d）。注意质的控制，蛋白以高生物价的优质蛋白为主，如瘦肉、鱼肉、豆类和植物蛋白；在限制蛋白的同时应适量增加碳水化合物的摄入。

（5）其他：如应用抗血栓药、活血化瘀中药、阿司匹林或双嘧达莫能延缓 DN 的进展，具有减轻蛋白尿、保护肾功能的作用。

（二）高血压肾病

高血压在老年人群中极为常见，其发病率随年龄的增长而增加。高血压与肾脏病密切相关，与无高血压者相比，高血压患者 CKD 患病率显著增高（26% 对 8%）。原发性高血压引起的良性肾小动脉硬化，是以肾小动脉硬化及肾脏缺血性改变为主，继而出现缓慢发展的肾小管和肾小球功能损害，最终导致肾硬化症、肾功能不全。

1. 流行病学　高血压是 CKD 高发人群，血压正常高值其终末期肾病发生率比一般人群高 2 倍，3 级高血压的终末期肾病的发病率比正常血压者高 12 倍。高血压患者年龄越大，CKD 发病率越高，70 岁以上 CKD 3 期以上发病率为 30% 左右，为 60～69 岁高血压患者的 2.5 倍，40～59 岁组的 20 倍，且比同年龄组的非糖尿病非高血压人群高 2～3 倍。因此对老年高血压有无慢性肾脏病应特别重视，特别是及早检查，提高早期诊断率、知晓率和治疗率，是延缓 CKD 进展到终末期肾病，减少高致死率、高致残率的关键。

2. 病理生理　高血压引起的肾脏损害大体可分为高血压引起的血流动力学作用以及继发于血流动力学损伤后血管内皮激发的细胞因子的作用。高血压的肾脏损害表现为肾血管硬化，良性高血压最常见的肾脏病理改变是肾小球玻璃样变、肾小球前小动脉硬化及高血压性肾硬化。恶性高血压引起的肾脏血管损害有两种变化：一是弓状动脉至入球小动脉血管壁的纤维素样坏死；另一种是弓状动脉至小叶间动脉肌内膜高度增厚，细胞外基质明显增加，细胞与基质多糖和假弹力纤维构成同心圆结构，呈洋葱皮样改变，导致管腔狭窄及闭塞。肾小球和肾小管常见的病理变化是缺血性改变。

3. 临床表现　早期蛋白尿，GFR 正常或升高，晚期 GFR 下降，尿浓缩功能受损。

4. 老年降压的治疗原则　具体如下。

（1）降低总外周阻力，增加心、脑、肾等重要脏器的血流量，预防或逆转长期高血压导致的心、脑、肾靶器官的重塑，而对电解质及其他因素无不良影响。尽量使用长效降压药，谷峰比例大于 50%，降压作用平稳而持久，可防止晨起血压骤升导致中风、心肌梗死及猝死。

（2）老年的血管压力感受器敏感性降低，肝、肾排泄功能下降，药物代谢缓慢，应从小剂量开始，逐渐增加用量，缓慢降低血压，以避免低血压引起心、脑、肾等重要组织灌注不足。提倡联合用药，尽可能减少不良反应。必要时应逐步撤药，防治血压反跳，之后用适合个体的最小量长期维持。应用新药或增加剂量前后，均应测量坐位或卧位血压，警惕直立性低血压的发生。

（3）个体化原则对高血压具有普遍意义，而对老年高血压患者尤其重要。老年健康状况大不相同，往往合并不同的其他疾病，脏器功能减退，个体之间药物代谢差异较大，用药时应根据个人情况采用疗效最佳、不良反应最小的药物，用药个体化。老年人健忘，选择药物种类不宜过多，用药宜少而精。

（4）ACEI 及 ARB 类药物通过抑制血管紧张素 Ⅱ 的形成及作用而发挥降压作用，抑制心血管组织及肾组织重构，对伴有心衰或糖尿病肾病的老年高血压患者是首选药。其降压疗效好，且对肾脏、心脏有保护作用。

（三）高尿酸血症肾病

高尿酸血症肾病是西方国家的一种常见病，欧美国家发病率约为 0.3%，欧洲透析移植协会报道 ESRD 由痛风所致者占 0.6% ~ 1.0%。随着我国经济水平的不断提高，高尿酸血症的人群日益增多，中老年患者多见。高尿酸血症多见于肥胖、喜肉食及酗酒者。原发者常伴有高脂血症、糖尿病、高血压、动脉硬化和冠心病，继发者主要由恶性肿瘤、慢性肾衰竭及药物等多种原因引起。国外近年多个大规模临床调查提示高尿酸血症是心血管系统的独立危险因素，同时越来越多的证据表明高尿酸血症会加速肾衰竭的速度。

高尿酸血症肾病的诊断依据为：中老年男性，有小至中等量蛋白伴镜下血尿或肉眼血尿、高血压、尿浓缩功能受损，伴发关节炎及尿路结石；尿中有沙砾样结石，光镜下呈双折光的尿酸结晶；结合血尿酸增高（>390μmol/L），尿尿酸每日排泄量 > 4.17mmol/L，酸性尿（pH < 5.5），尿液分析呈间质性肾炎表现。慢性痛风性肾病（早期主要为肾间质病变）也可引起急性尿酸盐肾病（尿酸盐堵塞肾小管致急性肾衰竭）或尿路尿酸结石。肾脏活检为肾间质 - 肾小管病变，于间质及肾小管内找到双折光的针状尿酸结晶可确诊。要注意与慢性肾衰竭所致的继发性高尿酸血症、单纯高血压及衰老引起的肾损伤相鉴别。高尿酸血症引起的痛风可以出现"痛风肾"，其特征为肾小球硬化、间质纤维化、动脉硬化等，在间质中可发现尿酸盐沉积。但很多有长期痛风史伴有高血压和（或）高龄者的肾脏改变与单纯由高血压或衰老引起的肾损伤是一致的。

（四）老年肾病综合征（NSIE）

国外调查资料表明，NSIE 占老年肾脏疾病的 31%，解放军肾脏病研究所 1985—2000 年老年肾活检组织学类型分析证实原发性肾小球疾病占老年肾脏疾病的 59.48%，以肾病综合征为首发症状的老年肾脏疾病占 55.9%。NSIE 的主要病理类型为膜性肾病和微小病变，而 IgA 肾病、膜增殖性肾炎及局灶节段性肾小球硬化的发病则相对较少，系膜增生性病变占老年肾病综合征的 40.3%，其他病理类型较少。NSIE 与成年肾病综合征相比低蛋白血症往往比较显著，发生血尿、高血压、肾功能减退的比例较大，而且常常合并深静脉血栓，若合并动脉粥样硬化或间质纤维化时则预后通常较差。

第三节　老年前列腺疾病

一、前列腺增生症

前列腺增生症（benign prostatic hyperplasia，BPH）是老年男性的一种常见病。BPH 的病理发病率和临床发病率有很大差别。组织学上的前列腺增生的发病率随年龄的增长而增加，增生通常发生在 40 岁以后，在组织学上有增生的男性中 50% 左右有下尿路症状。有 10% ~ 30% 的人需要手术治疗，而显微镜下增生则远远高于这个数字。前列腺增生症对老年男性的生活质量影响很大。

确定良性前列腺增生患病率的主要困难在于缺少共同的定义。根据尸检，经组织学诊断为良性前列腺增生的患病率在 31 ~ 40 岁的男性中为 8%，51 ~ 60 岁的男性增加到 40% ~ 50%，年龄 >80 岁的男性发病率超过 80%。根据临床标准，即前列腺容积 > 30ml 和国际前列腺症状评分高，在 55 ~ 74 岁没有前列腺癌的男性中良性前列腺增生的患病率为19%；而如果用前列腺容积 >30ml，评分高，最大尿流率 <10ml/s 和排尿后残余尿容量 >50ml 作为标准，其发病率仅为4%。

（一）病因及发病机制

有关BPH的发病机制研究很多，但其确切病因及发病机制至今仍未完全阐明。老年BPH可能主要与老龄引起的激素改变有关。

1. 双氢睾酮积聚　随着年龄的增加，前列腺内双氢睾酮积聚引起前列腺增生。

多数学者认为，雄激素可能通过直接作用于前列腺的基质细胞或刺激基质细胞分泌多种生长因子，通过旁分泌机制刺激前列腺上皮而引起前列腺增生。

2. 基质和上皮相互作用　此即胚胎再唤醒学说，认为胚胎的尿生殖窦放在雄激素的环境内，可出现和前列腺增生相类似的组织。

3. 干细胞学说　睾丸内非雄激素类物质除了上述类固醇类激素对前列腺的生长有重要作用外，睾丸还产生其他影响前列腺生长的非雄激素前列腺生长刺激因子。

（二）病理生理

前列腺分为三部分，最大的部分是周边区，其次是中央区，最小的是移行区，前两者约占总重量的95%。周边区是前列腺癌的好发区域，前列腺增生症的组织起源则为移行区及尿道周边区域。

早期的前列腺增生症多表现为间质结节，随着前列腺增生症的发展逐渐表现为混合结节。前列腺增生症的常见类型有基质增生、纤维肌肉增生、肌肉增生、纤维腺瘤增生、纤维肌肉腺瘤增生，其中以纤维肌肉腺瘤增生最为常见。

前列腺增生后，其对尿道的压迫增加，引起膀胱出口梗阻，导致膀胱受累，膀胱以肌肉束的增生使膀胱壁增厚对这种阻力的增加做出代偿。这种情况的膀胱镜检查时表现为：输尿管间嵴向两侧延伸，三角区后方嵴外方出现小梁及假性憩室。膀胱逼尿肌开始为代偿性肥厚，如果梗阻长期不解除，膀胱逼尿肌失代偿，就成为无张力性膀胱。膀胱代偿期输尿管膀胱壁段延长、僵硬，造成输尿管机械性梗阻；失代偿后，输尿管壁段又可缩短，加上膀胱内压增高，出现尿道反流，导致肾积水及肾功能的损害。

有关前列腺增生症的发病机制目前已经提出了双氢睾酮假说、胚胎复苏假说及干细胞假说等。近年来对双氢睾酮假说的研究较多，有利的证据是青春期去除睾丸的太监不会出现前列腺增生症，提示雄性激素是前列腺增生症发生的必备条件之一，体外细胞培养发现雄激素可促进前列腺上皮细胞生长。研究发现前列腺增生患者前列腺组织中的雄激素受体密度、双氢睾酮含量均升高，前列腺组织内雄激素代谢异常与前列腺增生症的发生有关。

前列腺尿道周围区域内出现的多发性纤维腺瘤样结节可能源自尿道周围腺体，而不是发生在真正的纤维肌性前列腺（外科包膜），后者被不断生长的结节挤到一旁，增生可累及前列腺侧壁（侧叶增生）或膀胱颈下缘组织（中叶增生），组织学上该组织是腺体，间有不同比例的纤维基质。

当前列腺部的尿道管腔受损时，尿液流出逐渐受阻，同时有膀胱逼尿肌肥大，小梁形成，小房形成和憩室。膀胱排空不完全引起尿淤积，易发生感染，膀胱和上尿路有继发性炎症变化，尿淤积易形成结石。长期梗阻，即使是不完全性梗阻，亦能引起肾盂积水并损害肾功能。

（三）临床表现

1. 临床症状 常见的临床症状有尿频、排尿困难、血尿。前列腺增生早期可出现尿频，开始以夜尿次数增加明显，随着梗阻加重，白天也可出现尿频。前列腺增生可压迫尿道，使尿道变窄、弯曲，阻力增加，出现不同程度的排尿困难、排尿时间延长、尿线变细及逐渐出现尿潴留，受凉、饮酒或便秘等因素可使增生的前列腺收缩及张力增加，引起急性尿潴留。前列腺黏膜表面毛细血管及小血管扩张，当膀胱收缩时可引起镜下血尿或肉眼血尿。但在无感染的情况下，如果每高倍视野的红细胞个数大于5个，应做膀胱镜检查以排除膀胱癌。

2. 临床体征 前列腺增生尿道梗阻后可引起严重的肾积水，双侧腹部可触及肿大的肾脏，尿潴留时，耻骨上可触及囊性包块，按压包块有尿意感。通过直肠指检可在直肠前壁触及增生的前列腺，其表面光滑、质地中等、边缘清楚。依据直肠指检前列腺增生可分为三度。Ⅰ度增生：前列腺体积较正常增大 1.5~2 倍，中间沟变浅，突入直肠的高度为 1~2cm；Ⅱ度增生：腺体中度增大，大于正常 2~3 倍，中间沟消失或略有突出，突入直肠 2~3cm；Ⅲ度增生：腺体增生严重，突入直肠 3cm 以上，中间沟明显突出，检查时手指不能触及上缘。前列腺中叶增生或前列腺纤维化所致的膀胱颈挛缩，可引起明显的腺体增生症状，但直肠指检前列腺腺体可增大不明显。

3. 辅助检查 残余尿量测定：正常人排尿后膀胱内无或有很少量的残留尿，一般在 5ml 以下，前列腺增生患者残余尿量进行性增加，如果达到 50ml 以上，提示膀胱逼尿肌已处于失代偿状态。用腹部超声测残余尿量患者痛苦小，但不够准确，排尿后导尿测量膀胱残尿量较准确。超声波可以观察前列腺的形态、结构和大小，可以从排尿期声波图形判断尿道的变形及移位，了解下尿路梗阻的动态变化。尿动力学检查包括尿流率测定、膀胱压及尿道压测定等检查，可用于判断逼尿肌功能及损害程度，有助于选择治疗方案。膀胱镜检查有一定的痛苦，梗阻严重者可导致其尿道损伤，除非其他检查不能明确诊断或伴有血尿须排除泌尿系肿瘤和明确诊断时才考虑该项检查。

（四）诊断

老年男性有以上症状、体征及实验室检查应考虑为前列腺增生症，患者需要做血清肌酐、尿液分析及残余尿量测定。如果尿液中含有较多的红细胞，应做膀胱镜检查以排除泌尿系肿瘤的可能。对于肾功能异常的患者，在排除梗阻性疾病后，应做输尿管和膀胱的超声波检查。肾盂积水和有大量残余尿（350ml 以上）的患者需要行外科处理。

（五）治疗

前列腺增生的程度和患者的临床症状、体征没有绝对的相关性，通常只有这些症状和体征严重到干扰患者的正常生活时，才是患者需要治疗的指征。前列腺增生症的治疗包括药物治疗和外科手术治疗等。

1. 药物治疗 具体如下。

（1）孕酮类药物：在用药期间可使前列腺体积缩小，解除机械梗阻，但停药后前列腺体积又可恢复，远期效果不理想。常用药有：甲基氯地孕酮 50mg，口服，1/d；羟基黄体素乙酸 3g，肌注，每周 1 次；甲羟孕酮 20mg，口服，2/d。

（2）5 - α 还原酶抑制剂：可使前列腺内的双氢睾酮降低、上皮细胞退化、体积缩小，但起效较慢，目前临床应用较多。如保列治 5mg，1/d，连服 3 ~ 6 月。

（3）α 受体阻滞剂：在前列腺腺体、外包膜、膀胱三角区及尿道平滑肌内含有丰富的 α 受体，因多种原因刺激，使其兴奋可引起膀胱出口功能性梗阻，α 受体阻滞剂能有效地抑制局部 α 受体兴奋，缓解梗阻。常用药有：特拉唑嗪（高特灵）2mg，每晚 1 次；哌唑嗪 2mg，2/d；酚苄明 10mg，2/d。

（4）花粉制剂：目前临床应用的有前列康及花粉口服液，但作用机制不明。

2. **手术治疗** 手术治疗的适应证：①有尿路梗阻症状，残余尿量在 60ml 以上者；②尿流动力学改变明显；③多次发生尿潴留、尿路感染、肉眼血尿或并发膀胱结石；④已引起上尿路积水和肾功能损害。

（1）开放性前列腺摘除术：耻骨上经膀胱前列腺摘除术应用较广泛，可同时处理膀胱内其他病变；耻骨后前列腺摘除术适用于体积较大的前列腺，能直接处理前列腺腺窝及膀胱颈，但耻骨后前列腺静脉丛易出血；经会阴部前列腺摘除术适用于长期行膀胱造瘘的患者，但视野小，手术操作难度较大，易损伤直肠并出现尿失禁，不能同时处理膀胱内病变，因此应用较少。

（2）经尿道前列腺电切（TURP）：适用于膀胱颈梗阻明显但前列腺体积较小的患者，手术需要较昂贵的器械及熟练的操作技术，如果手术时间大于 1 小时，容易造成出血过多及水肿。

（3）单纯耻骨上膀胱造口：对感染明显、肾功能损害严重，以及心肺功能障碍、凝血机制差的患者，可采用暂时性或永久性耻骨上膀胱造口。

（4）去势手术：双侧睾丸切除治疗前列腺增生仅对上皮增生有效，但患者性功能会丧失，对 70 岁以下的患者应慎重选择。

3. **治疗进展** 具体如下。

（1）前列腺扩张疗法：该法适用于有排尿困难并明确诊断为前列腺两侧叶增生、体弱高龄且畏惧手术者，对中叶肥大者无效。常用方法有球囊导管扩张及自动定位前列腺扩张器扩张。

（2）前列腺支架管置入术：其适应证有药物治疗无效又不愿接受手术治疗、有明显手术治疗禁忌证、生存期有限的患者。国内目前常用的支架有两种，即钛镍形状记忆合金支架和不锈钢支架。置入方法有 X 线监测下置入、B 超引导下置入、内镜监视下置入。

（3）射频治疗：利用射频产生的热效应对前列腺组织产生凝固作用，使局部组织坏死、脱落以解除梗阻症状；热效应也可以破坏膀胱颈及前列腺包膜内丰富的 α - 肾上腺能受体，达到松弛后尿道痉挛、降低前列腺张力、解除功能性梗阻的目的。射频电极一般经尿道置入。射频治疗的优点为痛苦小，能改善症状，但远期效果尚不清楚，不能代替手术治疗。

（4）微波治疗：治疗的原理是利用微波照射在生物体组织中产生的热效应使局部组织温度升高，当局部组织的温度达到 60℃ 时可使蛋白质变性、凝固及血管封闭，微波天线的置入方式有经尿道及经直肠两种。

（5）激光治疗：其适用于体质差不能耐受开放性手术及经尿道电切术的患者，心血管疾病较重及肝、肾功能较差的患者，前列腺大不适于经尿道电切术。治疗方式有接触式和非接触式。由于激光对软组织具有凝固、焦化和气化作用，止血效果好，镜下视野清晰，无须频繁冲洗，所以不会发生水肿。

二、前列腺癌

（一）概述

前列腺癌是男性泌尿生殖系统最常见的恶性肿瘤，占全球癌症发病率的第 5 位。前列腺癌发病率有明显的地理和种族差异，澳洲、新西兰、加勒比海等地发病率最高，亚洲及北非地区则较低。我国是前列腺癌发病及死亡率较低的国家之一，但由于生活方式西化、人口老龄化及前列腺特异抗原（PSA）筛查的普及，近 10 年来前列腺癌的发病率呈直线上升的态势。前列腺癌患者主要见于老年男性，新诊断患者中位年龄为 72 岁，高峰年龄为 75～79 岁。在我国，小于 60 岁的男性前列腺癌发病率较低，超过 60 岁发病率明显增长。目前，前列腺癌的发病率及死亡率显著上升，已成为影响我国男性健康的重要疾病之一，应受到更多的重视。

（二）病因与发病机制

引起前列腺癌的危险因素尚未明确，已经被确认的包括年龄、种族和遗传性。如果一个一级亲属（兄弟或父亲）患有前列腺癌，其本人患前列腺癌的危险性会增加 1 倍以上。2 个或 2 个以上一级亲属患前列腺癌，相对危险性会增至 5～11 倍。总之，遗传是前列腺癌发展成临床型的重要危险因素，而外源性因素对这种危险可能有重要的影响。

（三）临床表现

早期前列腺癌通常没有症状，但肿瘤阻塞尿道或侵犯膀胱颈时则会发生储尿期和排尿期症状，主要是尿频、尿急、尿不尽及排尿困难，严重者可能出现急性尿潴留、血尿、尿失禁。前列腺癌骨转移时会引起骨骼疼痛、病理性骨折、贫血、脊髓压迫等症状，甚至会出现下肢瘫痪。

（四）实验室及特殊检查

1. 前列腺特异性抗原（PSA）检查　PSA 作为一种单一检测指标，具有很高的前列腺癌阳性诊断预测率。目前国内外比较一致的观点是：血清总 PSA（tPSA）＞ 4.20ng/ml 为异常。当 tPSA 介于 4～10ng/ml 时，发生前列腺癌的可能性大约为 25%，我国前列腺癌发病率低，国内有数据显示血清总 PSA 4～10ng/ml 的前列腺癌穿刺阳性率为 15.29%。

2. 直肠指诊（DRE）　直肠指诊联合 PSA 检查是目前公认的早期疑似前列腺癌诊断的最佳方法。大多数前列腺癌起源于前列腺的外周带，直肠指诊可以了解前列腺的大小、质地、表面有无结节，对前列腺癌的早期诊断和分期都有重要价值。

3. 经直肠超声检查（TRUS）　TRUS 典型的前列腺癌征象是在外周带的低回声结节，而且通过超声可以初步判断肿瘤大小，但 TRUS 对前列腺诊断特异性较低，发现一个前列腺低回声病灶要与正常前列腺、良性前列腺增生（BPH）、急性或慢性前列腺炎、前列腺梗死等鉴别。

4. 前列腺穿刺活检 前列腺系统穿刺活检是诊断前列腺癌最可靠的指标，经直肠B超引导下的前列腺穿刺是诊断前列腺癌的一种有效方法，其操作简单，创伤小，并发症少，患者的痛苦也少，相对较为安全。

5. 前列腺癌的其他影像学检查 具体如下。

（1）CT检查：CT对早期前列腺癌诊断的敏感性低于磁共振成像（MRI）。前列腺癌患者进行CT检查的目的主要是协助临床医师进行肿瘤的临床分期，了解前列腺邻近组织有无肿瘤侵犯及盆腔内有无肿大淋巴结。

（2）磁共振扫描：MRI检查可以显示周围前列腺包膜的完整性，肿瘤是否侵犯前列腺周围组织及器官。MRI也可以显示盆腔淋巴结受侵犯的情况及骨转移病灶，其在临床分期上有重要作用。

（3）全身核素骨显像检查（ECT）：前列腺癌最常见的远处转移部位是骨骼，ECT可比常规X线片提前3～6个月发现骨转移灶，敏感性较高，但是特异性较差。

（五）诊断和鉴别诊断

1. 前列腺癌的诊断 DRE联合PSA检查是目前公认的早期疑似前列腺癌最佳诊断方法。临床上通过前列腺系统性穿刺活检取得组织病理学诊断方能得以确诊。少数患者是在前列腺增生手术后病理中偶然发现前列腺癌。

（1）前列腺癌的病理诊断：前列腺癌的病理分级推荐使用Gleason评分系统。前列腺癌组织分为主要分级区和次要分级区，每区的Gleason分值为1～5，Gleason评分是把主要分级区和次要分级区的Gleason分值相加，形成癌组织分级常数。

（2）前列腺癌的临床分期：前列腺癌分期可以指导选择治疗方法和评价预后。通过DRE、CT、MRI、骨扫描以及淋巴结切除来明确分期。

2. 鉴别诊断 具体如下。

（1）前列腺增生：前列腺癌最主要需与前列腺增生相鉴别。前列腺增生和前列腺癌是两种不同性质的疾病，两者临床症状相似，前列腺增生主要发生在前列腺中央区域的移行带，而前列腺癌则主要发生在前列腺的外周带，两者在解剖部位上有很大的差别。另外，前列腺增生与前列腺癌是两种完全不同的病理进程，到目前为止，只有雄激素能促使病理性前列腺癌向临床前列腺癌转变的证据，并无促使良性前列腺增生向前列腺癌转化的证据。然而，前列腺增生和前列腺癌是可以同时存在的，也有一小部分前列腺癌（约10%）会发生于前列腺移行带。因此，老年男性出现排尿症状，不要一定认为是前列腺增生，需要排除前列腺癌。

（2）前列腺炎：一般情况下前列腺炎属于炎症范畴，与前列腺癌并无直接联系。前列腺炎多发于青中年男性，而前列腺癌多见于老年男性。前列腺炎在急性发作的时候可伴有发热和排尿灼热疼痛的症状，同时也可引起血清PSA值暂时性升高，但通常在抗炎治疗后，这些炎症症状很快消退，而PSA在短时间内也可迅速下降至正常水平。直肠指诊可以进一步区分，前列腺炎患者前列腺饱满，压痛明显，质软，无明显结节；而前列腺癌患者，前列腺体积增大，无压痛，质硬，可扪及结节。

（六）治疗

1. 等待观察和主动监测 等待观察和主动监测的目的是避免外科和放射等干预治

疗。等待观察通常指已确诊为前列腺癌的患者，不给予任何处理，仅密切观察和随诊，当疾病进展至出现局部或系统症状时再给予其他姑息治疗的一种相对被动的治疗方法。这种治疗适合于不愿意或身体状况不适宜行主动治疗的患者。主动监测是指已确诊为前列腺癌而有望治愈的患者，因担心根治性手术或放射治疗产生不良反应，不即刻行治疗而采用积极监测疾病进程，待肿瘤发展到预定的进展阈值时，再行干预治疗的一种相对主动的治疗方法。根据欧洲泌尿外科指南的建议：局部进展不需要立即局部治疗的患者可选择等待观察，而低危前列腺癌可选择主动监测。等待观察和主动监测能够避免治疗相关不良反应，然而主动监测方法须让患者充分知情并愿意承担肿瘤局部进展或转移的风险。当前随着前列腺特异性抗原筛查、前列腺彩色多普勒超声及穿刺活体组织检查的广泛运用，前列腺癌早期被发现的概率明显增加。因此，等待观察和主动监测对前列腺癌患者可能有意义。

2. 前列腺癌根治性手术治疗　根治性前列腺切除术是治愈局限性前列腺癌最有效的方法之一。主要术式有开放性经会阴、经耻骨后前列腺癌根治术 (radical retropubic prostatectomy，RRP)、腹腔镜前列腺癌根治术 (laparoscopic radical prostatectomy，LRP)、机器人辅助腹腔镜前列腺癌根治术 (robot-assisted laparoscopic radical prostatectomy，RLRP)。由于经会阴术式并发症高，所以目前已很少采用。

首例 RLRP 于 2000 年 8 月在法兰克福大学实施。此后使用达芬奇 (Da Vinci) 手术系统的 RLRP 在许多经济实力雄厚的国家和地区迅速开展起来。据估计，目前美国 80% 的前列腺根治性切除术使用机器人手术来完成，其比例远多于开放手术和传统的腹腔镜手术。Da Vinci 机器人辅助前列腺癌根治术与开放性前列腺癌根治术相比具有以下优势：减少术中出血、减轻术后疼痛、术后恢复更快、缩短住院时间、降低切缘阳性率、术后控尿能力和性功能恢复较好。同传统的腹腔镜技术相比较，Da Vinci 机器人采用三通道光源、高清晰度三维立体成像系统，使图像更加清晰，能更好地辨认和保护神经血管束。机器人手由多关节组成，灵活自如，犹如人手直接操作，大大提高了操作的精确性和灵敏度，这在盆腔的复杂性手术方面的优势尤为突出。人机合一，减轻术者疲劳，通过机器手操作，滤除生理震动，避免了人的呼吸和生理颤抖对操作的影响，增强了手术的稳定性、安全性。RLRP 手术适应证与开放手术相同，主要是临床分期 ≤ T_{2c}，预期生存年龄 >10 年，能够耐受全身麻醉等。一般无绝对禁忌证，其相对禁忌证包括腹部手术史、放疗或去雄激素治疗史、经尿道或耻骨上前列腺手术史、过度肥胖 (BMI >40) 和前列腺体积过大 (>100g)。对于高危的患者而言 (临床分期 ≥ T_{3a}，PSA >20ng/ml，Gleason 评分 ≥8 分)，可考虑术后加用辅助治疗。

3. 前列腺癌的外放射治疗　外放射治疗是根治性前列腺癌的重要治疗方法之一，具有疗效好、适应证广及并发症较小等优点，适用于各分期的前列腺癌患者。根据治疗目的不同常分为 3 类。①根治性放射治疗：是局限性和局部进展性前列腺癌的根治性治疗方式之一；②术后放射治疗：分为术后辅助性放射治疗和挽救性放射治疗；③姑息性放射治疗：是缓解晚期或转移性前列腺癌患者的临床症状，延长生存时间，改善生存质量的治疗方式。

4. 前列腺癌近距离照射治疗　近距离放疗即粒子置入治疗，是将放射活性物质置入前列腺组织内，低能量放射性粒子的照射距离较短，既可在前列腺肿瘤内施加足够的剂量，同时又可避免过度地照射膀胱和直肠。目前常用的放射性核素是^{125}I和^{103}Pd。理论上讲，^{103}Pd的剂量传递效率较高，对前列腺癌的治疗更有利，但回顾性研究显示，^{125}I治疗后患者无生化复发生存率较高。使用粒子置入的相对禁忌证为前列腺体积过大、置入前有尿路梗阻症状、既往有经尿道前列腺电切史。前列腺体积较大的患者不易置入粒子，且治疗后尿路并发症发生率较高，可选择其他治疗手段，或先进行内分泌治疗缩小前列腺体积后再置入粒子。粒子置入治疗常见的短期并发症为尿路症状。近距离放疗的优势在于治疗时间较短，不过多影响正常活动时间，治疗相关的并发症发生率比外放疗和根治性手术更低或相当，长期的生活质量亦不次于后者。粒子置入治疗可作为一种单一疗法治疗低危前列腺癌患者。对于中危患者，粒子置入治疗可结合外照射（45Gy）以及加用或不加用新辅助内分泌治疗，但是并发症发生率亦增加。

5. 试验性前列腺癌局部治疗　试验性前列腺癌局部治疗是指除相对于成熟的前列腺癌局部治疗如根治性前列腺癌手术、外放射治疗以及近距离照射等治疗外，临床上常用的治疗方法如高强度聚焦超声、冷冻治疗和组织内射频消融治疗。前列腺癌的试验性局部治疗在临床上多用于预期寿命＜10年、不能手术或不愿接受手术的患者，也可作为转移性前列腺癌的姑息性治疗及前列腺癌放射治疗后局部复发的挽救性治疗手段。

有文献回顾性分析了首次给予冷冻治疗的局限、复发性前列腺癌患者，再次给予挽救性冷冻治疗，结果表明挽救性冷冻治疗是可行的，并且不良反应较低。也有文献认为挽救性局部冷冻治疗对于放射治疗后局部复发的前列腺癌患者是一种有效的治疗方式，然而局部冷冻的并发症如直肠尿道瘘、尿失禁等发生率不低于全腺体冷冻疗法。高能聚焦超声治疗前列腺癌也是一种可选择的技术，尽管有研究认为其对肿瘤控制是有效的，然而由于缺乏足够的临床研究，该方式仍然未确立为前列腺癌的标准治疗方法。当前，射频消融以其达到110℃的高温使前列腺肿瘤组织发生不可逆的凝固性坏死，然而其远期临床疗效和安全性尚需进一步大规模的临床研究验证。目前，前列腺癌的局部治疗对于临床局限性前列腺癌是一种可选择方式，疗效与根治性前列腺癌手术和放射治疗相比，还有待更多的长期临床研究加以评估。

6. 前列腺癌内分泌治疗　前列腺癌是一种雄激素依赖性恶性肿瘤，癌细胞在无雄激素刺激的情况下会发生凋亡，前列腺癌内分泌治疗正是基于这一理论基础。所有通过抑制和降低雄激素活性来控制或抑制前列腺癌细胞生长的治疗均可称为内分泌治疗。内分泌治疗的方法包括去势治疗（手术去势和药物去势）、单一抗雄激素治疗、雄激素生物合成抑制剂治疗、最大限度雄激素阻断、术前新辅助内分泌治疗、间歇内分泌治疗、前列腺癌的辅助内分泌治疗。对于晚期前列腺癌，内分泌治疗是当前前列腺癌的主要治疗方法之一。Nabid进行了一个Ⅲ期临床试验，比较了600例中危前列腺癌患者行不同剂量放射治疗后是否接受短期抗雄激素治疗对疗效的影响，结果表明，即使采用低剂量放射治疗联合抗雄激素治疗，相比单一放射治疗，联合治疗具有更低生化复发率、更高无病生存期。前列腺癌的内分泌治疗也有各种各样的不良反应，包括性欲减退、阳痿、骨折风险的增加、代谢改变、情绪和认知的改变。

最近的研究表明，阿比特龙、恩杂鲁胺等对转移性前列腺癌患者生存有益。尽管内分泌治疗效果较好，但仍有部分患者发展为激素非敏感性前列腺癌而需要化学治疗。

7. 前列腺癌的化疗　前列腺癌内分泌治疗中位缓解时间为 18~24 个月，之后进展成去势抵抗性前列腺癌（castration resistant prostate cancer，CRPC），化学药物治疗是转移性 CRPC（mCRPC）的重要治疗手段。化学治疗可以延长患者的生存时间，减轻临床症状，提高生活质量。目前常用的化学治疗药物有紫杉醇、米托蒽醌、雌二醇氮芥、顺铂、环磷酰胺、氟尿嘧啶、多柔比星、去甲长春花碱酰胺等。

2004 年根据 TAX - 327（Taxotere，泰索帝）和 SWOG - 9916（Southwest Oncology Group，西南肿瘤研究小组）这两项里程碑式的 RCT 研究结果，FDA 批准多西他赛（docetaxel，又名多西紫杉醇）用于 mCRPC 治疗，它也是目前为止唯一的 mCRPC 阶段一线化疗药物。多西他赛是以欧洲紫杉树叶子中的化学物质为基础而合成的药物，其主要的抗癌机制是直接稳定微管蛋白亚基之间的相互作用来防止微管解聚，从而导致细胞在 G_2/M 期阻滞和凋亡，它与自太平洋红豆杉的树皮中提取得到的紫杉醇同属于紫杉烷类药物，但其抗癌活性是后者的 10 倍。近年来在前列腺癌的研究中发现，紫杉烷类药物还可以抑制雄激素受体（androgen receptor，AR）与微管结合，阻止 AR 向细胞核转移，诱导 FOXO1（Forkhead box protein 1）蛋白过表达并在细胞核内捕获 AR，阻止 AR 与细胞核内目标基因结合；抑制与微管相关的动力蛋白导致 AR 定位困难。多西紫杉醇联合泼尼松通常被作为去势抵抗性前列腺癌患者的一种标准治疗。

前列腺癌常用的化疗方案如表 3 - 4 - 3 所示。

表 3 - 4 - 3　前列腺癌常用化疗方案

DP 方案	多西紫杉醇 60~75mg/m², 静注，第 1 日；泼尼松 5mg，口服，每日 2 次，第 1~21 天；21 天为 1 周期
MP 方案	米托蒽醌 10~12mg/m², 静注，第 1 日；泼尼松 5mg，口服，每日 2 次，第 1~21 天；21 天为 1 周期
EMP 方案	雌二醇氮芥 600mg/（m²·d），分两次口服，共 3~4 个月
CFP 方案	顺铂 50mg/m²，静注，第 1 日；环磷酰胺 500mg/m²，静注，第 1 日；氟尿嘧啶 500mg/m²，静滴，第 1 日；21 天为 1 周期
FAM 方案	阿霉素 50mg/m²，静滴，第 1 日；丝裂霉素 5mg/m²，静注，第 1, 2 日；氟尿嘧啶 750mg/m²，静滴，第 1, 2 日；21 天为 1 周期

第四节　老年泌尿系感染

泌尿系感染（urinary tract infections，UTI）是致病菌侵入泌尿系统而引发的炎症，是老年人最常见的疾病之一，在老年感染性疾病中仅次于呼吸道感染而居第二位。流行病学的研究显示，无症状性菌尿（尿中菌落数超过 10^5/ml，而无临床症状）在 65 岁以上老年人中发病率较高，其中女性高达 25%，男性患者也有 10%；80 岁以上的女性上升至 50%，男性为 35%。另外，由于住院老年患者尿路插管的应用、糖尿病的患病率增加等因素，泌尿系感染在老年人中的发生率会更高。

一、病因及发病机制

（一）病因

1. 自身免疫能力减退　具体如下。

（1）全身因素：随着年龄的增长，老年人的全身免疫功能在逐渐减退，包括体液免疫和细胞免疫。同时，糖尿病、肿瘤、高血压、冠心病等的患病率在老年人群中的比例也明显增高。老年人由于疾病和老化等多种原因的影响，使他们的体力活动减少，生活自理能力下降，从而降低机体对外来感染的抵抗能力。

（2）局部原因：老年人尿路黏膜萎缩、变薄等的退行性变，局部产生的抗菌活性物质（分泌性免疫球蛋白）减少，使局部黏膜的防御能力减弱，老年男性前列腺液的分泌量会减少，女性因雌激素水平的下降使阴道酸度降低，阴道黏膜萎缩使其成为革兰阴性需氧菌的易发地带，老年萎缩性尿道炎更增加了这种机会。这些都可使泌尿系局部的抗菌能力减退，从而增加发生感染的可能。

2. 诱发因素　具体如下。

（1）全身因素：老年人常患有糖尿病、慢性肾功能不全、脑血管意外、骨折、肿瘤、外伤以及其他慢性疾病，长期卧床及经常使用激素和免疫抑制剂等，都可以使尿路感染的机会增多。

（2）局部因素：老年患者因为前列腺疾病、膀胱肿瘤、泌尿系结石、膀胱颈硬化以及女性子宫脱垂等因素均使膀胱输尿管排出不畅，尿反流增加，加上排尿功能紊乱而易出现泌尿系感染。细菌在引流不畅的膀胱尿液中增殖极快，其中慢性细菌性前列腺炎为老年性复发性泌尿系感染的最常见原因。

（3）医源性因素：老年人因为前列腺增生，脑血管意外及泌尿系肿瘤等疾病需要进行多种尿道操作，如导尿、尿道手术、膀胱镜检查，尤其是留置导尿管和膀胱造瘘术后更容易造成局部损伤和病菌的侵入，使老年人医院内获得性泌尿系感染的概率明显增高，老年人其他系统感染因长期相对大剂量地使用广谱抗生素，使部分患者可发生泌尿系的霉菌感染。

3. 常见致病菌　老年 UTI 的主要致病菌株是大肠杆菌和变形杆菌，其次为铜绿假单胞菌、变形杆菌、克雷伯杆菌、产碱杆菌等其他革兰阴性杆菌。近年国内外报道，革兰阳性球菌导致老年 UTI 逐渐增多，如葡萄球菌、肠球菌等。此外，真菌感染也不容忽视，特别是处于慢性衰竭状态或长期住院、反复长期使用抗生素的患者，以白色念珠菌侵犯为主。

（二）发病机制

老年 UTI 的易感性机制尚不完全清楚，可能与下列因素有关。

1. 泌尿道上皮细胞对细菌的黏附敏感性增加　细菌寄生在泌尿系上皮黏膜屏障，一旦冲破这层屏障即发生 UTI。老年人可能由于黏膜萎缩、变薄，或可能由于雌激素水平的变化，增加了细胞表面细菌受体的密度和细菌黏附的活性。但其确切机制尚不明确。

2. 自身免疫能力减退　随着年龄的增长，老年人的全身免疫功能在逐渐减退，包括体液免疫和细胞免疫；同时糖尿病、肿瘤、高血压病、冠心病等的患病率在老年人群中的比例也明显增高。老年人由于疾病和老化等多种原因的影响，使他们的体力活动减少、生活自理能力下降，从而降低机体对外来感染的抵抗能力。另外，老年人尿路黏膜发生萎缩、变薄等的退行性变，局部产生的抗菌活性物质（分泌性免疫球蛋白）减少，使局部黏膜的防御能力减弱，老年男性前列腺液的分泌量会减少，女性因雌激素水平的下降使阴道酸度降低、阴道黏膜萎缩使其成为革兰阴性需氧菌的易发地带，老年萎缩性尿道炎更增加了这种机会。这些都可使泌尿系局部的抗菌能力减退，从而增加发生感染的可能。

3. 尿路梗阻，尿流不畅　老年患者因为前列腺疾病、膀胱肿瘤、泌尿系结石、膀胱颈硬化以及女性子宫脱垂等原因，发生尿路梗阻，使膀胱输尿管排出不畅，尿反流增加，加上排尿功能紊乱而易致泌尿系感染。细菌在引流不畅的膀胱尿液中增殖极快，其中慢性细菌性前列腺炎为老年男性复发性泌尿系感染的最常见原因。

二、临床表现

老年 UTI 的临床表现不典型，大多数患者没有典型的尿频、尿急、尿痛等尿道刺激症状。由于老年人感觉迟钝及表达能力差，特别是大多数男性患者平时既有尿频、夜尿多、遗尿等表现，易与尿路刺激征混淆，不易被发现。部分患者表现为肾外的非特异性症状，如下腹不适、腰骶酸痛、乏力等。因此，根据临床表现判断有无泌尿系感染，很容易误诊或漏诊。其主要临床特点有以下几点。

1. 尿道刺激症状不典型　除急性下尿路感染患者外，老年 UTI 患者大多数没有典型的尿频、尿急、尿痛等尿路刺激症状，所以仅凭尿路刺激症状很难及时发现老年人尿路感染。无泌尿系感染的老年人也可出现尿频、尿失禁等症状，而诊断为泌尿系感染的老年患者中只有 1/3 左右有较典型的急性尿路刺激症状。

2. 无症状和非特异性症状增多　无症状是指没有排尿困难、尿频、尿痛、尿失禁、发热等症状，血液检查白细胞升高也不明显，但尿液标本有 $10^5/ml$ 的菌落。这一方面是由于老年人机体免疫能力低下，对感染的反应差，另一方面多是由于老年人经常存在多种疾病，其他疾病的症状可能会掩盖泌尿系感染的全身及局部症状。

3. 脓尿、菌尿检出率低　脓尿有助于尿路感染的诊断，但由于易致白细胞解体的低渗尿和分解尿素成为氨的变形杆菌、葡萄球菌所致泌尿系感染在老年人多见，使脓尿、菌尿检查率低。尿液中的细菌能将硝酸盐转变成亚硝酸盐，测定尿中的亚硝酸盐可提供一种快速的半定量细菌检测方法。该实验具有很高的敏感性和特异性，缺点是无法确定细菌的种类。

4. 并发症多、复发率高　老年肾脏功能随增龄而减退，一旦发生尿路感染，将进一步加重肾脏损害导致或加速肾衰竭，这也是一部分老年多脏器功能衰竭患者的首发疾病。一些老年患者的肾功能不全往往是由于肾盂肾炎或泌尿系结石诱发的感染，且极易并发菌血症、败血症及感染中毒性休克，是老年败血症的主要原因。另外，老年人由于泌尿道的局部及全身的免疫能力减退，老年男性患者存在不同程度的排尿不畅，这些都使老年人的泌尿系感染多有反复发作，多数为慢性顽固性感染。

三、辅助检查

（一）实验室检查

1. 尿常规 老年人白细胞与菌尿或泌尿系感染的临床表现不平行，部分患者可无白细胞尿，部分患者可以因前列腺病变或生殖道黏膜病变出现白细胞尿，而并无泌尿系感染存在，故尿沉渣镜检可作为辅助诊断条件。

2. 尿细菌培养 老年人多表现为无症状性菌尿，有效的细菌学检查是确诊 UTI 的关键。无症状性菌尿的诊断必须符合以下标准之一：①连续两次清洁中段尿培养，菌落数 $\geqslant 10^5/ml$，且为同一菌株；②一次清洁中段尿培养，菌落数 $\geqslant 10^5/ml$，尿白细胞数每个高倍镜视野 >5 个；③耻骨上膀胱穿刺尿培养有致病菌生长或菌落数 $>10^2/ml$。对老年 UTI 患者，强调连续多次细菌培养并于治疗过程中追踪观察，必要时做特殊培养，可使检出率增高。

（二）其他辅助检查

1. 肾功能检查 慢性期可出现持续性肾功能损害，定期检查尿的浓缩功能、酸化功能及肾小球滤过功能。

2. X 线检查 主要目的为了解有无尿路不畅、尿路梗阻、畸形等易感因素；对反复发作或病程超过半年的患者，可明确有无肾盂肾盏变形、缩窄、两肾大小不等、表面凹凸不平等慢性肾盂肾炎的变化。

3. B 超、MRI 检查 B 超、MRI 可协助明确病因。

四、诊断与鉴别诊断

（一）诊断

老年 UTI 诊断主要基于病史和尿液化验结果，但老年人的尿液化验结果往往和症状不一致，反复进行细菌学检查有助于明确诊断，综合分析判断才能不至于误诊漏诊；对于反复发作的泌尿系感染则要查明有无原发疾病的存在。

（二）鉴别诊断

1. UTI 的定位诊断 上、下尿路感染的处理及预后不同，故定位诊断比较重要。当肾盂肾炎的高热等全身症状以及腰痛、肾区叩击痛等局部症状表现不明显时，易误诊为下尿路感染。尿沉渣抗体包裹细菌阳性有助于诊断肾盂肾炎。必要时可做膀胱冲洗灭菌法尿培养，若膀胱冲洗灭菌 10 分钟后留取膀胱尿菌数较少，提示膀胱炎；如灭菌前后提示菌数相似，则为肾盂肾炎。

2. 肾结核 有些 UTI 以血尿为主要表现，膀胱刺激征明显，易误诊为肾结核。但肾结核时，膀胱刺激征更明显；晨尿结核菌培养可阳性，而普通细菌培养为阴性；尿沉渣可找到抗酸杆菌；静脉肾盂造影可发现肾结核 X 线征象；部分患者可有肺、生殖器等肾外结核病灶；抗结核治疗有效。

3. 其他 局部、全身的炎症疾病，如一些发热性疾病、腹腔的炎症等。

五、治疗

1. 治疗原则　首先应控制原发病，去除诱因，鼓励患者多饮水，及时合理应用抗菌药物，避免应用肾毒性药物。

2. 一般治疗　老年 UTI 原因复杂，耐药菌多，条件致病菌多，复发率高，应积极控制原发病，去除诱发因素，特别是老年男性患者的尿路梗阻。老年男性前列腺增生应积极处理，老年女性患者局部使用雌激素可以恢复绝经前的下尿路生理状态、阴道 pH 值和菌群关系。

鼓励患者多饮水，使局部细菌被稀释、黏膜被冲洗，并可减轻肾髓质的高张状态。另外，应尽量减少老年人诊疗时泌尿道内操作，如采用套尿管代替留置导尿，注意局部清洁，经常更换套尿管、床垫等。症状明显时需卧床休息，给予易消化又富含维生素的饮食。

3. 抗菌药物的应用　老年人有不同程度的肾脏功能减退，在使用抗生素时应尽量避免对肾脏有毒性的药物。在治疗过程中检测肾功能，尤其是在长期使用时应根据肾脏功能来调整剂量，既要避免蓄积中毒，又要达到治疗目的。抗生素的选用应尽可能根据尿液细菌培养和药敏实验结果选用敏感药物，强调短程、高效控制感染。对有发热者应静脉给药，尽力争取早期控制感染，而对那些慢性反复发作的感染则可在控制急性发作后长期小剂量交替、间歇使用抗生素以巩固疗效。如诺氟沙星 0.2g，3/d，连用 5~7 天后可减为 0.2g，每晚睡前服用 1 次，也可每周连服 3 晚，10~14 天后更换药物，连用 3~6 个月。对于有过多次尿路感染发作史及术后发生尿路感染有高度危险时，在尿道操作前应预防用药。

六、预后

有研究表明，老年 UTI 的复发率达 42%，主要发生在前次感染的 6 个月内。预后不良的因素主要有上尿路结石、局灶性肾萎缩、症状不明显的肾功能损害、混合感染、肠球菌感染等。

（宁晓暄　王福利）

第五章　内分泌与代谢疾病

第一节　内分泌系统的老化改变

老年人内分泌代谢调节可发生多层面的改变，包括内分泌细胞、内分泌器官、内分泌轴及激素－受体水平。这既是机体老化的一部分，更是老年疾病呈现出不同于中青年的表现之重要基础，也有许多学者认为衰老就是由下丘脑"老化钟"所控制的。

一、下丘脑

近年来神经内分泌学的发展，肯定了下丘脑为接受内外信息的中枢，被称为体内最重要的神经内分泌"换能器"。随着机体的老化，下丘脑的重量减轻，血供减少，结缔组织增加，细胞形态发生改变。

二、垂体

老年人垂体重量可减轻20%，血供明显减少。腺垂体激素分泌的模式随着衰老有轻度的改变，生长激素脉冲分泌时限缩短且幅度减小；促肾上腺皮质激素、促甲状腺素的释放及储备功能降低或不受增龄影响；在妇女绝经期后促卵泡素、促黄体素及催乳素分泌增加。

三、肾上腺

肾上腺随增龄出现纤维化，使其重量减轻，其中脂褐素等含量增加，调节蛋白质、碳水化合物及脂肪代谢的皮质醇、雄酮和调节水盐代谢的醛固酮的分泌量都减少，血液和尿中皮质激素及其代谢物的含量也降低，因此在增龄过程中容易出现骨质疏松、高血压、糖尿病和器官萎缩等一系列表现。老年人可出现腺瘤样改变，并对促肾上腺皮质激素反应性下降，但因皮质醇的分泌速率和排泄率并未减少，故皮质醇的浓度仍保持不变，其分泌的昼夜节律亦维持正常，而醛固酮的分泌水平是显著降低的。由于老年人血浆白蛋白的含量下降，致使血中游离糖皮质激素浓度增高而出现医源性皮质功能亢进症。在给老年人应用糖皮质激素时就必须特别慎重，特别是在用于关节炎、哮喘、炎性肠病等抗炎治疗、器官移植及免疫疾病时，超生理剂量的糖皮质激素可诱发或加重病情。

四、甲状腺

老年人甲状腺素、三碘甲状腺原氨酸（T_3）及四碘甲状腺原氨酸（T_4）的合成和分泌减少。前两者与基础代谢率较低有关，而 T_4 的减少则是促进动脉硬化的因素之一。老年人血中甲状腺素的浓度虽无改变，但血浆中 T_3 浓度下降25%～40%，说明外周由甲状腺素转化为 T_3 减少，这种改变提示甲状腺素的老年用量略低于常用量，甲状腺素可起替代作用。但老年人不宜以甲状腺素做长疗程的替代疗法，因甲状腺素使心脏耗氧量增加而引起心绞痛的发作。

五、甲状旁腺

甲状旁腺随增龄其重量减轻，间质脂肪组织增多。

六、胰腺

胰腺的胰岛可分泌 4 种激素，其中胰岛细胞分泌的胰高血糖素和 β 细胞分泌的胰岛素与糖代谢有关。β 细胞所分泌的胰岛素被运送至肝脏后，能与相应的受体结合，对调节糖代谢、维持血糖稳定起着重要作用。随着年龄的增长，β 细胞数目减少，胰岛细胞渐趋萎缩，并有脂褐素沉积，胰岛素分泌因而减少；胰岛的功能减退对葡萄糖刺激的应答能力减弱，加之肝细胞膜表面的胰岛素受体减少，对胰岛素的敏感性降低，因此 65 岁以上老年人常见糖耐量降低，易患糖尿病。老年人糖皮质激素反应性降低致使糖皮质激素对葡萄糖转运和代谢的抑制作用比青壮年者降低 3 ~ 5 倍，而且大脑耐受低血糖的能力较差，易造成低血糖昏迷。因此，老年糖尿病患者宜用口服降血糖药治疗，若使用过程中出现明显消瘦或伴随其他疾病使糖尿病加重时，才采用胰岛素来治疗。由于老年人对低血糖的耐受性差，许多研究发现口服降糖药或胰岛素治疗导致严重的或致死性低血糖的危险性与年龄呈指数性增加，因此胰岛素的用量应从小剂量开始，根据血糖降低的情况逐渐加量。

七、性腺

性腺分别指女性的卵巢和男性的睾丸，它们分别合成和分泌雌激素和雄激素，是完成生殖功能的物质基础。更年期发生在中年期向老年期过渡的阶段，也是由生殖兴盛期向衰老的过渡期，是人生历程中必须经过的生理过程。女性 45 ~ 55 岁时，由于卵巢萎缩，卵泡所分泌的雌激素和孕激素（分别为雌二醇和孕酮）减少，月经周期由紊乱发展到绝经，并主要由此引发一系列病症，即更年期综合征。更年期后要适当补充性激素以缓解机体的不适症状和防止骨质疏松，但不宜大量使用，因为雌激素过量可引起子宫内膜和乳腺的癌变，雄激素过量可造成前列腺增生或癌变。

八、松果体

松果体是位于间脑顶部的一个血管丰富和分泌功能旺盛的内分泌腺，它主要合成和分泌褪黑激素、5 - 羟色胺及其衍生物和多肽类激素（如催产素）除对昼夜节律起主要调控作用外，在维持机体内环境稳定和生殖活动中也起着重要作用。老年人的松果体可见血管狭窄、硬化、细胞减少、重量减轻等变化，90 岁以上老年人的松果体几乎全部钙化；其中合成激素所需的一些酶类的活性降低，因此所产生和分泌的 5 - 羟色胺和肽类激素的量减少，从而使得上述松果体的一些重要调节功能减弱，这是老年人对应激反应迟缓的原因之一。

第二节　老年糖尿病

老年糖尿病（diabetes mellitus，DM）是指年龄在 60 岁以上的老年人由于体内胰岛素分泌不足或胰岛素作用障碍引起的以血糖升高为特征的代谢病。老年糖尿病患者占整个糖尿病患者人数的一半以上，以 2 型糖尿病为主，极少数为 1 型糖尿病。糖尿病为终末期肾病、非创伤性截肢、成人致盲的首要原因。普通人群有 30% ~ 40% 最终死于心脑血管疾病，而老年糖尿病患者大约有 70% 死于心脑血管疾病，故心血管疾病是老年糖尿病的主要死亡原因。老年糖尿病的临床表现不典型，约有一半的糖尿病患者不知道自己已经患糖尿病，高渗性非酮症性糖尿病昏迷死亡率高，主要见于老年糖尿病患者。老年糖尿病患者发生低血糖机会多，而且表现不典型，可能诱发一些如心肌梗死等严重事件。老年糖尿病的治疗首先要注意药物和处理手段的安全性，然后才考虑其有效性。

一、流行病学

流行病学资料显示，糖尿病的发病率随着年龄的增长逐渐增高。流行病学资料显示：全球糖尿病的发病出现快速增长趋势，2000 年 WHO 统计我国糖尿病患者数为 2080 万，当时估计 2030 年增长为 4200 万。2009—2012 年美国全国卫生与营养检查调查显示：美国糖尿病发病率一般人群为 9.3%，20 岁以下为 12.3%，20 ~ 44 岁为 4.1%，45 ~ 64 岁为 16.2%，65 岁以上为 25.9%。1997—1998 年对我国 12 个地区年龄在 40 ~ 90 岁的人群进行的调查显示，全国 DM 标化患病率为 5.4%，葡萄糖耐量减低（IGT）标化患病率为 5.89%；60 岁年龄以上 DM 和 IGT 患病率分别为 19.24% 和 17.92%。95% 以上的老年人糖尿病为 2 型糖尿病，而 2 型糖尿病患者中年龄超过 60 岁的约占 50%。2013 中国成人糖尿病流行和控制资料估计，我国糖尿病发病率一般人群为 12.6%，11390 万人患有糖尿病，18 ~ 29 岁为 4.5%，30 ~ 39 岁为 6.6%，40 ~ 49 岁为 11.3%，50 ~ 59 岁为 17.6%，60 ~ 69 岁为 22.5%，70 岁以上为 23.5%。

二、病因与发病机制

老年糖尿病的发病主要存在三方面因素：遗传与环境因素、衰老引起胰岛素分泌不足和胰岛素抵抗。

1. 遗传因素　许多老年糖尿病患者有家族史，一个同卵双胞胎患糖尿病，另外一个患糖尿病的概率大大增加。老年糖尿病有更强的倾向性和更广泛的遗传异质性，属多基因遗传性疾病。葡萄糖激酶基因是胰岛 β 细胞上的葡萄糖感受器，能根据血糖的变化调节胰岛素的分泌。有证据表明，老年人葡萄糖诱导的胰岛素释放反应下降，此与基因异常有关。

2. 环境因素　环境因素在老年糖尿病的发病中也有重要作用。随着人的衰老，基础代谢率也逐渐降低，老年人全身代谢所需能量减少，特别是碳水化合物的需要量小，机体代谢葡萄糖能力和（或）葡萄糖在周围组织的利用都明显下降，葡萄糖耐量逐渐降低。老年人进食过多和运动不足容易发胖。肥胖者细胞膜上的胰岛素受体减少，加重胰岛素抵抗，可使葡萄糖的利用降低，肝糖原的生成及输出增加，致高血糖倾向增加。

3. 年龄因素　老年人胰岛结构在显微镜直观下可见胰岛 β 细胞量减少、α 细胞增加、δ 细胞相对增多、纤维组织增生。老年人糖耐量降低，糖代谢下降，老年期胰岛素分泌量降低，且释放延缓。国内外的研究显示：随着年龄的改变，老年空腹和餐后血糖水平均有不同程度上升，平均每增龄 10 岁，空腹血糖上升 0.05 ~ 0.112mmol/L（0.8 ~ 2mg/dl），餐后 2 小时血糖上升 1.67 ~ 2.78mmol/L（3 ~ 5mg/dl）。老年人对糖刺激后胰岛素分泌反应起始上升延迟，往往第 1 时相低平甚至消失。

当人衰老时，体内胰岛素原增加，胰岛素原与胰岛素的比例增高，而胰岛素原的活性只有胰岛素活性的 1/10，因此使体内胰岛素的分泌减少，血糖升高，容易发展为糖尿病。

胰淀素是新发现的一种胰岛 β 细胞合成和分泌的激素，该激素合成后与胰岛素共同储存于胰岛细胞的分泌囊泡中，在葡萄糖的刺激下与胰岛素同步分泌，对胰岛素分泌起抑制作用，并与胰高血糖素、胰岛素共同调节人体血糖平衡。此外，胰淀素还是导致胰岛素抵抗的原因之一，研究发现老年人胰淀素合成、分泌增多，但目前对以上理论尚存争议。

三、临床表现

1. 处于糖尿病前期　老年人群中约有一半的患者处于糖尿病前期，即空腹和餐后 2 小时血糖超出了正常而未达到糖尿病的诊断标准。糖尿病前期是发生糖尿病的危险因素，是发生心血管疾病的危险之一。同样，接近一半的老年人符合代谢综合征的诊断标准。

2. 病情隐匿，症状不典型　一半老年糖尿病患者不知道自己已经患糖尿病。高血糖的症状（一般指空腹血糖超过 15mmol/L）即多饮、多食、多尿和进行性体重下降少见。老年人口渴感觉减退，血糖显著升高时仍然没有口渴感觉。肾糖阈升高，血糖比较高时才有葡萄糖从尿中排出，所以多尿症状表现不是特别明显。如果出现症状，也是一些非特异的表现，可能出现认知功能障碍、抑郁、尿失禁、损伤性摔倒、疼痛等。有些患者发病以糖尿病相关的并发症出现，例如心肌梗死、中风或有的患者首次非酮症高渗性昏迷发病。

3. 慢性并发症多且较严重　老年糖尿病慢性并发症主要包括糖尿病微血管并发症、大血管并发症等。老年糖尿病微血管并发症的发生主要与患者的 HgbA1C、糖尿病持续时间、高血压、高脂血症等有关。老年糖尿病眼底病变主要与糖尿病持续时间相关，因为许多无糖尿病的老年人也有合并眼底病变，很难从糖尿病解释。糖尿病神经病变也是老年糖尿病主要并发症。在老年患者中糖尿病肾病发病率高。

心脏冠状血管疾病是老年糖尿病的主要致死原因。64% 的老年糖尿病患者合并高胆固醇血症，42% 的老年糖尿病患者合并高甘油三酯血症，26% 的老年糖尿病患者合并冠心病，同样，老年糖尿病的肥胖和高血压也加速了老年动脉粥样硬化。此外，高胰岛素血症也是一个重要的危险因素。心脏冠状血管疾病通常是无症状的，发病以急性无痛性心肌梗死、急性左心衰竭或猝死等发病，病情重，预后不良。有些老年患者长期呼吸困难表现为心脏储备功能下降，可能是糖尿病心肌病导致。另外，老年糖尿病患者的中风和外周血管疾病发病率也高。

4. 急性并发症的死亡率高　老年糖尿病主要为 2 型糖尿病，1 型糖尿病的很少，只占 0.4%。因此糖尿病急性并发症糖尿病酮症酸中毒在老年糖尿病患者中少见。糖尿病非酮症高渗性昏迷临床多见于 65 岁以上的老年人，死亡率高为 10%～50%。临床特点为血糖 > 1000mg/dl（> 55.6mmol/L）、血清渗透浓度 > 300mOsm/kg、意识障碍不经治疗可以进展到昏迷、没有酮体或酸中毒、脱水，没有糖尿病病史等。老年糖尿病患者乳酸酸中毒的发生率也较高。

5. 低血糖　老年糖尿病患者发生低血糖的概率明显高于年轻的糖尿病患者。引起老年糖尿病患者发生低血糖的因素多，归纳如下。

（1）临床上使用各种胰岛素制剂的剂量过大、重复给药等都可以导致老年低血糖。

（2）口服降糖药的磺脲类，胰岛素促泌剂是老年低血糖的主要原因，容易忽视。

（3）多药性是老年糖尿病患者的另外特点，许多药物可能影响血糖，使血糖下降导致低血糖。

（4）老年人肝肾功能障碍，肝脏储存糖原能力下降，肾脏皮质萎缩，储存糖原能力也下降，也是老年糖尿病患者容易发生低血糖的原因。

（5）许多老年糖尿病患者往往是饮食摄入不足或偏嗜，这也容易导致低血糖。

老年低血糖的临床表现可以表现为典型低血糖症状，出汗、饥饿、手抖等，临床容易辨认。然而，许多老年糖尿病患者表现为非特异性症状，以中枢神经系统症状表现为主，可以表现为痴呆、意识障碍、昏迷，长时间低血糖不纠正可能导致死亡。此外，老年糖尿病患者发生低血糖的阈值升高，可能血糖在正常范围内出现低血糖的表现。

6. 老年糖尿病足　糖尿病足在老年患者发病率高，截肢患者大部分为老年糖尿病患者，目前还没有特效治疗方法。

7. 老年糖尿病特殊表现　一些糖尿病的特殊临床表现虽然少见，但是多见于老年糖尿病患者。

（1）糖尿病神经恶病质：表现为体重减轻、抑郁、外周神经痛，一般几个月后不经过治疗也可以自行缓解。

（2）糖尿病性肌病：包括不对称的肌无力、疼痛和骨盆肌、下腹肌萎缩。

（3）糖尿病单神经病变：表现为单侧颅神经病变，例如单侧动眼神经麻痹。

（4）恶性外耳道炎：是坏死感染病灶，由铜绿假单胞菌引起，死亡率高达 50%。

（5）肾乳头坏死：往往无腰痛和发热的表现。

四、实验室检查

1. 葡萄糖测定　血浆葡萄糖测定可以确诊糖尿病，检测血糖控制程度。血糖仪测定血糖一般比血浆葡萄糖低，但是它使用起来方便，可以随时检测血糖。许多老年糖尿病患者空腹血糖在正常范围内，以餐后血糖升高为主，在临床上要特别注意遗漏糖尿病诊断。

2. 尿糖测定　老年糖尿病患者肾糖阈升高在 160～190mg/dl，尿糖测定已经很少使用，尿糖测定结果阳性提示糖尿病的可能性大，尿糖阴性不能排除糖尿病。

3. 口服葡萄糖耐量试验（OGTT）和胰岛素释放试验　在做 OGTT 实验时同时测定血浆胰岛素即胰岛素释放试验。OGTT 诊断糖尿病在老年患者意义更大，31% 的老年患者靠它诊断糖尿病。了解老年胰岛素水平和胰岛素释放功能，以鉴别有无高胰岛素血症和胰岛释放功能受损的程度，对评价糖尿病程度、指导治疗、判断预后有重要意义。1 型糖尿病患者血基础胰岛素水平降低，服糖刺激后胰岛素分泌不增加或增加甚微，呈低平曲线。2 型糖尿病患者的胰岛素分泌高峰可延至 120～180 分钟，与血糖高峰不平行，呈延迟曲线。临床观察，老年人多数并存胰岛功能低下和胰岛素抵抗。

4. 糖化血红蛋白（HbA1c）　糖化血红蛋白可反映较长一段时间血糖的变化情况，对指导糖尿病治疗有重要意义。老年人随年龄的增加，HbA1c 也增加。

五、诊断与鉴别诊断

（一）诊断

老年糖尿病的诊断标准与一般人群一样。可以根据以下四个标准中任何一个确诊糖尿病。然后区分 1 型糖尿病、2 型糖尿病和特殊类型糖尿病。

（1）糖尿病的症状加任意血浆葡萄糖 ≥11.1mmol/L（200mg/dl）。任意定义为自最后一次餐以来与时间无关的一天中任何时间；糖尿病的经典症状包括多尿症、多渴症和不能解释体重减轻。

（2）空腹血浆葡萄糖（FPG）≥7.0mmol/L（126mg/dl）。空腹定义为至少 8 小时无热量的摄入。

（3）2 小时 PG ≥11.1mmol/L（200mg/dl）（在 OGTT 期间）。实验按 WHO 描述方法进行，给予葡萄糖负荷，内含 75g 的无水葡萄糖，把它溶解在水中。

以空腹血糖作为诊断标准有 31% 老年糖尿病患者漏诊，2 小时 OGTT 对老年糖尿病的诊断意义更大。

（4）糖化血红蛋白（HbA1c）≥6.5%。应该使用实验室的测试方法是美国国家糖化血红蛋白标准化计划（NGSP）认证的，而且根据糖尿病控制和并发症试验（DCCT）标准化的方法。

（二）鉴别诊断

1. 继发性糖尿病　继发性糖尿病包括胰源性（胰腺炎和胰腺肿瘤）、内分泌性（甲亢和肾上腺皮质功能亢进）和肾性（慢性肾病和肾病透析）糖尿病。

2. 应激性糖尿病　外伤、严重感染和脑卒中等均可出现血糖增高。

3. 药源性糖尿病　长期使用皮质激素、噻嗪类利尿剂。

六、治疗

老年 2 型糖尿病处理的基本原则从本质上讲与青年或中年人糖尿病一样。权威专家建议，对于健康老年糖尿病患者的治疗目标为：FPG ＜7.0mmol/L，2 小时 PG ＜11.0mmol/L，HbA1C ＜7.5%；对于衰弱老年糖尿病患者的治疗目标：FPG ＜10.0mmol/L，2 小时 PG ＜14.0mmol/L，HbA1C ＜9%。但是，在老年糖尿病中仍然可以严格控制血糖，进行强化治疗，达到理想控制指标，达到延长寿命和预防并发症的目的，必须满足以下条件：认知功能完整，长期治疗可以受益的，能自我管理。英国糖尿病前瞻性研究（UKPDS）的研究结果提示严格血糖控制并没有降低大血管病变，老年糖尿病患者真正受益还要从危险因素纠正进行，纠正糖尿病危险因素可以延长寿命，降低心血管事件。老年糖尿病患者危险因素的纠正包括血压控制、血脂异常的纠正、抗凝药物使用等。

（一）非药物治疗

1. 糖尿病教育　老年糖尿病教育要强调个体化，将复杂操作分解为简单操作等。

2. 饮食控制　老年糖尿病饮食的控制最具有挑战性，肥胖的糖尿病患者要控制饮食。然而，许多老年糖尿病患者，尤其是家庭护理的老年患者容易产生营养不良。因此，老年糖尿病患者应该以控制肥胖和营养不良为目标。

美国糖尿病学会（ADA）糖尿病饮食的建议：50%～60%的热量为碳水化合物，10%～20%为单不饱和脂肪酸，10%～20%为蛋白质，小于30%为脂肪。保持饱和脂肪小于7%，多不饱和脂肪小于10%。从总体上来讲，碳水化合物的数量比碳水化合物的消化吸收的来源重要。对食物血糖指数的研究是有争议的。高胆固醇血症在老年糖尿病患者是重要的心血管疾病的危险因素。尽管一些研究关注低胆固醇血症增加癌症或出血性中风的危险，但是发现低胆固醇血症是在家庭护理老年患者早死的预测因子，最近的临床研究显示，至少在82岁以下的患者通过生活方式及药物干预治疗高胆固醇血症的益处已经超过了其危险性。蛋白质在老年患者按 0.8g/kg 给予就已经足够了。但是，在慢性疾病或分解状态下，为了维持正氮平衡可能需要量增加。除非有维生素和矿物质的缺乏，一般不建议补充。老年糖尿病的饮食方案必须根据患者的饮食习惯、运动和代谢控制目标进行个体化的控制。注意年龄相关的生理变化，例如味觉和嗅觉的变化、营养状况、肾功、多种药物应用进行全面评价。

3. 运动　老年糖尿病患者进行运动，能否受益目前还有争议。老年人由于合并多种疾病不能进行运动。许多疾病限制了老年糖尿病患者进行运动，例如血压控制不理想、血糖控制不理想、冠心病、骨关节疾病、各种功能储备显著下降等。

（二）药物治疗

老年糖尿病患者选用降糖药物时，必须考虑每种降糖药物的效果、半衰期、作用持续时间、代谢途径、药物的相互作用、副反应和安全性。

1. 磺脲类药物　尽管磺脲类药物（SFU）对低体重的老年患者是理想的降糖药物，但是，SFU 主要潜在的缺点是体重增加和低血糖的发生。磺脲类药物低血糖发生随年龄增长呈现指数增长。老年糖尿病患者使用 SFU 要特别注意低血糖的发生。第二代SFU 药物中，格列本脲低血糖发生率最高，中药消渴丸中含有格列本脲，应该从小剂量开始，密切观察；格列齐特（达美康）使用也经常发生低血糖，即使低剂量 40mg（半片），1/d，也不可避免。格列吡嗪低血糖发生率低，临床时有发生，剂型有速释片（美吡达，5mg）和控释片（瑞易宁，5mg）；格列美脲（亚莫利）发生率低，一片2mg，1/d，不需要餐前服用。

2. 苯甲酸衍生物　苯甲酸衍生物为非 SFU 促泌剂，与 SFU 有相同的作用机制。瑞格列奈、那格列奈是这类制剂的典型代表，主要目标为控制餐后高血糖。这类制剂真正的优点仍不清楚。然而，其半衰期短，刺激餐后胰岛素小量、短暂脉冲式的释放，只有餐后中等程度分泌几小时，使餐后血糖急速上升下降，从而使晚发性低血糖发生的危险降低。尽管低血糖发生率低，但由于老年糖尿病患者使用人数多，亦导致低血糖时常发生。瑞格列奈完全由肝脏代谢，90%由胆道排泄，药物排泄的动力学变化很大，半衰期在 0.5~8 小时。在老年 2 型糖尿病患者中（肌酐清除率减低），与健康的对照组比较平均每日血浆浓度显著增加。相同的结果在中度到严重肝功能损害可以见到。那格列奈在肝功能和肾功能受损时应用应该特别小心。研究表明，瑞格列奈与SFU 一样有效，然而那格列奈比 SFU 的效果要差一点。应用这类药物的另外一个缺陷是频繁的餐前给药影响患者的顺应性。尽管体重的增加和低血糖的发生比 SFU 少，但是最近临床实验研究表明瑞格列奈与格列吡嗪比较无显著性差异。

3. 双胍类　二甲双胍可减少糖异生，抑制肠道对葡萄糖的吸收，改善胰岛素的敏感性，增进外周组织细胞对葡萄糖的利用，不会引起体重增加，单独使用不引起低血糖，还可降低甘油三酯和低密度脂蛋白，增加高密度脂蛋白和纤溶活性，减少心血管并发症。二甲双胍主要副作用是胃肠道反应，包括恶心、腹绞痛和大便稀。这些副作用是短暂的，与剂量相关，长期应用减弱。最令人畏惧的副反应是乳酸性中毒，尽管罕见，但一旦发生就是灾难性的，发生率随着衰老和肌酐清除率的下降逐渐增加。二甲双胍引起乳酸中毒的机会每年为 3/100000。单独应用时不引起低血糖。对下例患者应该限制和给予警告：患有肾脏疾病、老年患者肌酐清除率有异常者、肾功受损、肝脏疾病、有滥用酒精的病史、急性或慢性酸中毒、容易导致肾功不全和低氧血症的情况者。在进行放射造影剂检查时，至少在检查前 2 天停用二甲双胍，以免造影剂引起高渗性脱水，导致药物蓄积，继发肾功不全。二甲双胍的禁忌证是年龄超过 80 岁的老年患者，男性血清肌酐大于 1.5mg/dl，女性大于 1.4mg/dl。此外，二甲双胍的禁忌证还包括与低血压或器官低灌注的任何状态。脱水、败血症、充血性心力衰竭、进展性肺部疾病伴随低氧血症、肝功能障碍、滥用酒精、外周血管疾病、造影剂的应用为绝对禁忌证。尽管在老年患者中不为首选，但是，排除性标准被应用后，二甲双胍只要经常评价肌酐清除率，老年患者仍然可以选择低剂量应用，在急性病或住院时停止使用。必须记住二甲双胍应用与老年患者的维生素 B_{12}、叶酸吸收不良相关。

4. α 葡萄糖苷酶抑制剂　α 葡萄糖苷酶的家族中包括葡萄糖淀粉酶、蔗糖酶、麦芽糖酶、异麦芽糖酶、乳糖酶，水解碳水化合物淀粉成寡糖、单糖和葡萄糖。阿卡波糖抑制肠淀粉酶和 α 葡萄糖苷酶的作用，主要引起餐后血糖高峰的下降，可以单用或与胰岛素、双胍类、磺脲类药物联合应用。其几乎不经过胃肠道吸收，如果不与其他药物联合应用，不产生低血糖。

α 葡萄糖苷酶抑制剂延缓碳水化合物的吸收，引起腹腔积气增多是由于肠道细菌作用于碳水化合物的结果，症状包括嗳气、腹泻、肠道痉挛。患者有炎性肠道疾病不建议使用。本类药物尤其在高剂量时可以引起肝功能的改变，应该从低剂量开始，逐渐增加剂量。

由于 α 葡萄糖苷酶抑制剂的非全身作用模式，与低血糖无关，药物之间的相互作用少，故对老年人和肥胖患者尤为适用。在体重低于 60kg 的患者，阿卡波糖的剂量为每日 3 次，一次不超过 50mg。空腹给予无效，高碳水化合物（超过热量的50%）可能受益最大。

5. 噻唑烷二酮类（TZD） 噻唑烷二酮类是新型的降高血糖的药物，可以增加外周组织对胰岛素的敏感性，主要与 PPAR - γ 结合发挥作用，但是否起准确的作用仍不是十分清楚。其主要作用是：增加葡萄糖转运蛋白 GLUT1 和 GLUT4 的表达，降低游离脂肪酸的浓度，降低肝脏葡萄糖的输出，增强前脂肪细胞向脂肪细胞的分化，不引起低血糖反应。其第一代的药物，有 1.9% 的患者发生肝酶高于正常 3 倍，停用后可以恢复正常，至少有 63 例死亡的报道。第一代已经从临床实验中撤出。第二代的药物罗格列酮和吡格列酮单用或与双胍类、磺脲类药物或胰岛素联合应用。单独应用时可降低 HbA1C 1%～2%，与胰岛素合用可以减少胰岛素用量的 30%～50%，一些患者可以完全停止胰岛素。和双胍类药物联合应用并不引起低血糖。约 25% 的患者对其不产生反应，可能与其胰岛素缺乏有关。

罗格列酮的治疗可能增加总胆固醇、LDL 胆固醇（14%～18%）、HDL 胆固醇（11%～14%），减少游离脂肪酸 8%～15%。甘油三酯与安慰剂比较无差别。LDL 的增加并无害，可以导致小而密致动脉粥样硬化的 LDL 转换为更大的 LDL。吡格列酮临床实验提示：可降低甘油三酯（9%），增加 HDL（12%～19%），但不引起总胆固醇和 LDL 的变化。两药直接比较的临床实验还没有，有在降脂方面的差异可能和临床实验研究的设计有关，而与真正的差异无关。本类药物有 3%～4% 的患者发生贫血，可以增加血浆容量导致单位体积的红细胞数量减少。尤其与胰岛素和磺脲类药物联合应用时体重增加。一个为期 12 周的研究报道提示：可以引起腹腔内脂肪的减少，而不引起全身脂肪或重量的增加。本类药物不必随餐服用。罗格列酮主要在肝脏由 CYP2C8 同工酶代谢，对口服避孕药有影响。

6. 胰岛素 老年患者的胰岛素治疗必须强调个体化治疗。老年患者可能合并疾病多、视力减退、手工操作能力差，有时存在某种程度的认知功能受损。对于在家庭护理和住院的患者可以坚持简单的方案。例如在家的老年患者，抽取准确的胰岛素和混合几种不同胰岛素制剂不是简单操作，胰岛素治疗方案应该尽可能的简单，以确保患者的顺应性或以免发生错误。应该解释和鼓励应用家庭毛细血管血糖检测。建议对大多数老年患者进行每天一次、每天四次或每周两天毛细血管血糖检测。日志或数据记录单上准确记录指毛细血管血糖值非常必要。

制订一个老年糖尿病患者的理想方案比较难。因为老年患者的饮食计划和睡眠模式常常不定。从本质上讲，老年糖尿病患者的胰岛素治疗和青年、中年患者一样。大多数老年患者有足够的胰岛素分泌，每日一次的胰岛素（NPH）可能足够了。注射最好在睡前，以控制空腹血糖。在晚饭前注射可以引起夜间低血糖，表现为夜汗、噩梦和早间头痛等。身体虚弱的老年患者，NPH 早间给予可能产生日间低血糖。如果胰岛素控制血糖不理想或全天总量超过 50U，就要制订分次方案。NPH 替代胰岛素是，甘精胰岛素。甘精胰岛素是长效胰岛素，每日一次无吸收高峰，低血糖发生率低。值得注意的是甘精胰岛素不像 NPH，不能与短效和超短效的胰岛素混合。虽然预混型的胰岛素制剂为老年患者提供了方便，但是，晚餐前给予预混型的胰岛素通常引起午夜低血糖。老年糖尿病患者使用胰岛素，最多发生的副作用是低血糖，临床使用要特别小心。

胰岛素泵对老年糖尿病患者比较适合，是一个更个体化的治疗手段，发生严重低血糖反应少，主要使用短效和超短效胰岛素，老年危重患者合并糖尿病者尤为适合。其他如胰岛移植在老年患者尚未有报道，腹腔置入胰岛泵对老年人有诸多问题。

7. 肠促胰岛素类似物和二肽基肽酶（DPP－Ⅳ）抑制剂　肠促胰岛素类似物是一类新药，有多种抗高血糖作用机制，模拟肠源性促胰岛素激素多种作用机制，例如胰高血糖素样肽（GLP－1）。二肽基肽酶（DPP－Ⅳ）抑制剂抑制了许多肽，包括GLP－1的降解，从而延长 GLP－1 生物活性。这些药物有多种机制治疗 2 型糖尿病：加强葡萄糖依赖的胰岛素分泌，抑制胰高血糖素不适当分泌，减慢胃排空，并减少食物摄入量。艾塞那肽（百泌达）是第一个由 FDA 批准使用的临床肠促胰岛素类似物。艾塞那肽降低 HbA1c 1%，减轻体重 2kg，用于二甲双胍或磺脲类治疗 2 型糖尿病没有达到血糖控制的患者，轻度至中度的恶心为其最常见的副作用。这类制剂为 2 型糖尿病的治疗提供了新的机遇，在老年患者中尤为适合，可能有更好的耐受性，少有二甲双胍和 α 葡萄糖苷酶抑制剂的胃肠道副作用，发生低血糖事件的危险性低。

七、预防

老年人群中发病最多的是 2 型糖尿病，其次是 1 型糖尿病。目前为止，还没有预防或延迟 1 型糖尿病的方法。然而，老年糖尿病高危人群可以预防或延迟 2 型糖尿病的发生。最有效的方法是减轻体重，进行适当的体育锻炼，给予健康的饮食。有时药物如二甲双胍、阿卡波糖亦可能预防或延迟糖尿病的发生。但是，健康生活方式仍然是预防或延迟 2 型糖尿病的最佳方法。

肥胖或超重的老年人，多处于糖尿病前期。减轻体重可以明显降低糖尿病的发生。研究表明，体重减轻 7% 可以降低糖尿病的风险。保持理想和健康的体重，必须始终坚持健康的饮食和运动。预防糖尿病发生，饮食注意选择低脂肪、低热量和高纤维饮食，注意水果、蔬菜和全谷物搭配，食物多样性和避免进食单一食物。老年人在容许的条件下，争取更多体育锻炼，活动目标为每日 30 分钟的中度体力活动，可以散步或骑自行车锻炼等。如果每天一次完成不了目标活动量，可以分次完成。

第三节　老年性骨质疏松症

一、概述

骨质疏松症（osteoporosis，OP）是一种以骨量减低、骨微结构破坏，导致骨脆性增加、易发生骨折为特征的全身性骨病（WHO 定义）。2001 年美国国立卫生研究院（NIH）提出骨质疏松症是以骨强度下降、骨折风险性增加为特征的骨骼系统疾病，骨强度反映了骨骼的两个主要方面，即骨密度和骨质量。其实骨质疏松以骨强度降低为特征，骨强度包括骨质量和骨量，骨质量重要，但是临床上不容易测量；骨量可以进行测量，是目前临床通行做法。

原发性骨质疏松主要发生在绝经后妇女中，在老年男性和有基础疾病等高危因素时也会发生，衰老始终是贯穿整个过程的。骨质疏松症分为原发性和继发性两大类。原发性骨质疏松症又分为绝经后骨质疏松症（Ⅰ型）、老年性骨质疏松症（Ⅱ型）和特发性骨质疏松（包括青少年型）3 种。绝经后骨质疏松症一般发生在妇女绝经后的 10 年内；老年性骨质疏松症一般指老人 70 岁后发生的骨质疏松；继发性骨质疏松症指由任何影响骨代谢的疾病或药物所致的骨质疏松症；而特发性骨质疏松主要发生在青少年，病因尚不明。

二、流行病学

20 世纪 90 年代，全世界约有 2 亿人受到骨质疏松的威胁，7500 万人患骨质疏松症。美国 50 岁以上的男性和女性骨质疏松症患病率分别为 3% ~6% 和 13% ~18%；低骨量的男性和女性患病率分别为 28% ~47% 和 37% ~50%。加拿大一项关于骨质疏松症的研究结果显示，女性腰椎骨质疏松症和股骨颈骨质疏松症的患病率分别为 12.1% 和 7.9%，总患病率为 15.8%；男性腰椎骨质疏松症和股骨颈骨质疏松症的患病率分别 2.9% 和 4.8%，总患病率为 6.6%。骨质疏松症造成的严重后果是骨折，以腰椎、髋骨和腕骨骨折多见。2003—2006 年一次全国性大规模的流行病学调查显示，50 岁以上以椎体和股骨颈骨密度值为基础的骨质疏松症总患病率女性为 20.7%，男性为 14.4%。60 岁以上的人群中骨质疏松症的患病率明显增高，女性尤为突出。按调查估算，全国 2006 年 50 岁以上的人群中约有 6944 万人患骨质疏松症，约 2 亿 1 千万人存在低骨量。

骨质疏松的严重后果为发生骨质疏松性骨折（脆性骨折），即在受到轻微创伤时或日常活动中发生的骨折。骨质疏松性骨折常见部位是脊柱、髋部、前臂远端。骨质疏松性骨折的危害性很大，导致病残率和死亡率增加。骨质疏松及其骨折的治疗和护理需要投入巨大的人力和物力，费用昂贵，造成沉重的家庭、社会和经济负担。发生髋部骨折后的 1 年内，死于各种并发症者达 20%，而存活者中约 50% 致残，生活不能自理，生命质量明显下降。

三、骨质疏松症的病因

1. 固有因素　人种（白种人和黄种人患骨质疏松症的危险高于黑人）、老龄、女性绝经、母系家族史。

2. 非固有因素　低体重、性激素低下、吸烟、过度饮酒、饮过多咖啡、体力活动缺乏、饮食中营养失衡、蛋白质过多或不足、高钠饮食、钙和（或）维生素 D 缺乏（光照少或摄入少）、有影响骨代谢的疾病和应用影响骨代谢药物。

四、骨质疏松的风险评估

临床上评估骨质疏松风险的方法较多，这里推荐两种敏感性较高又操作方便的简易评估方法作为筛查工具。

1. 国际骨质疏松症基金会（IOM）骨质疏松症 1 分钟测试题　具体如下。

（1）您是否曾经因为轻微的碰撞或者跌倒就会伤到自己的骨骼？

（2）您父母有没有过轻微碰撞或跌倒就发生髋部骨折？

（3）您是否经常连续 3 个月以上服用"可的松、强的松"等激素类药物？

（4）您的身高是否比年轻时降低了 3cm 以上？

（5）您经常大量饮酒吗？

（6）您每天吸烟超过 20 支吗？

（7）您经常腹泻吗？（消化道疾病或肠炎引起）

（8）女士回答：您是否在 45 岁以前就绝经了？

（9）女士回答：您是否曾经有过连续 12 个月以上没有月经？（除了怀孕期间）

（10）男士回答：您是否有过阳痿或性欲缺乏这些症状？

只要其中有一题回答结果"是"，即为阳性。

2. 亚洲人骨质疏松自我筛查工具（OSTA） OSTA 指数 =（体重 − 年龄）×0.2。风险级别：低（OSTA 指数 > −1）、中（OSTA 指数为 −4 ~ −1）、高（OSTA 指数 < −4）。

五、临床表现

疼痛、脊柱变形和发生脆性骨折是骨质疏松症最典型的临床表现。但许多骨质疏松患者早期常无明显的症状，往往在骨折发生后经 X 线或骨密度检查时才发现有骨质疏松。

1. 骨痛和肌无力 轻者无症状，仅在 X 线摄片或骨密度测量时被发现。较重患者常诉腰背疼痛、乏力或全身骨痛。骨痛通常为弥漫性，无固定部位，检查不能发现压痛区（点）。乏力常于劳累或活动后加重，负重能力下降或不能负重。四肢骨折或髋部骨折时肢体活动明显受限，局部疼痛加重，有畸形或骨折阳性体征。

2. 脊柱变形 骨质疏松严重者可有身高缩短和驼背，脊柱畸形和伸展受限。胸椎压缩性骨折会导致胸廓畸形，影响心肺功能。腰椎骨折可能会改变腹部解剖结构，引起便秘、腹痛、腹胀、食欲减低和过早饱胀感等。

3. 骨折 脆性骨折是指低能量或非暴力骨折，如日常活动而发生的骨折为脆性骨折。常见部位为胸、腰椎、髋部、桡尺骨远端和肱骨近端，其他部位也可发生骨折。发生过一次脆性骨折后，再次发生骨折的风险明显增加。

六、常见并发症

驼背和胸廓畸形者常伴胸闷、气短、呼吸困难，甚至发绀等表现。肺活量、肺最大换气量和心排血量下降，极易并发上呼吸道和肺部感染。髋部骨折者常因感染、心血管病或慢性衰竭而死亡；幸存者生活自理能力下降或丧失，长期卧床加重骨丢失，使骨折极难愈合。

七、诊断

（一）检查方法

脆性骨折是骨强度下降的最终体现，所以有过脆性骨折病史即可诊断为骨质疏松症。骨矿密度（BMD）简称骨密度，是目前诊断骨质疏松、预测骨质疏松性骨折以及监测自然病程或药物干预疗效的最佳定量指标。骨密度仅能反映大约 70% 的骨强度。骨折发生的危险与低 BMD 有关，若同时伴有其他危险因素会增加骨折的危险性。

1. 骨密度测定临床指征　①65 岁以上妇女，70 岁以上男性；②65 岁以下有一个或多个骨质疏松危险因素的绝经后妇女；③70 岁以下有一个或多个骨质疏松危险因素的老年男性；④有脆性骨折史的男、女成年人；⑤各种原因性激素水平低的男、女成年人；⑥X 线摄片已有骨质疏松改变者；⑦接受骨质疏松治疗进行疗效监测者；⑧有影响骨矿代谢的疾病和药物史。

2. 骨密度测定方法　具体如下。

（1）双能 X 线吸收法（DXA）：为国际学术界公认的诊断骨质疏松的金标准。可以进行任何部位的骨密度测定，但是主要测定腰椎和髋骨的骨密度。老年人骨性关节炎引起脊椎骨刺可以使脊椎骨密度假性升高。DXA 对骨密度测定比较精确，可以测定 1% 的变化，而普通 X 线只有在骨密度发生 30% 的变化才能判断为骨质疏松。

（2）CT：主要用来测定脊柱骨密度，与其他测量骨密度方法不同，它是三维结构的，提供真正的密度即单位容量的骨组织量。此外还可以特异地分析松质骨和皮质骨的含量和容量。然而，做 CT 患者接受放射剂量比 DXA 大，比 DXA 重复性差。高分辨 CT 可以提供骨骼结构信息。

（3）定量超声测定法（QUS）：对骨质疏松的诊断也有参考价值，在预测骨折的风险性时有类似于 DXA 的效果，且经济、方便，更适合用于筛查。但监测药物治疗反应尚不能替代对腰椎和髋部骨量（骨矿含量）的直接测定。目前尚无统一的诊断标准。

（4）X 线摄片：观察骨组织和形态结构是对骨质疏松所致各种骨折进行定性和定位诊断的一种较好的方法。常用摄片部位包括椎体、髋部、腕部、掌骨、跟骨和管状骨等。由于受多种技术因素影响，用 X 线摄片法诊断骨质疏松的敏感性和准确性较低，早期诊断的意义不大。

其他骨密度检查方法如各种单光子（SPA）、单能 X 线（SXA）等根据具体条件也可用于骨质疏松症的诊断参考。

（二）诊断标准

本病建议参照世界卫生组织（WHO）的诊断标准。基于双能 X 线吸收法测定：骨密度值低于同性别、同种族健康年轻人的骨峰值不足 1 个标准差属正常；降低 1~2.5 个标准差为骨量低下（骨量减少）；降低程度≥2.5 个标准差为骨质疏松。现在也通常用 T 值表示，即 T 值≥ −1.0 为正常，−2.5＜T 值＜−1.0 为骨量减少，T 值≤ −2.5 为骨质疏松。骨密度值与同性别、同年龄人的骨量比较为 Z 值。测定部位的骨矿密度对预测该部位的骨折风险价值最大，如髋部骨折风险用髋部骨密度预测最有意义。DXA 骨密度测定值受骨组织退变、损伤、软组织异位钙化和成分变化以及体位差异等的影响会产生一定偏差，也受仪器的精确度、操作的规范程序影响。因此，应用 DXA 测定骨密度要严格按照质量控制要求。临床上常用的推荐测量部位是 $L_1 \sim L_4$ 和股骨颈，诊断时要结合临床情况进行分析。

八、治疗

1. 骨质疏松骨折处理　骨质疏松症患者常常需要处理急性骨折和治疗基础病。髋关节骨折总是需要手术治疗，根据骨折部位、错位和骨折的严重程度，关节附近情况决定手术方式。

2. 原发病和危险因素处理　对患者进行有关骨质疏松的全面教育可以纠正危险因素对骨质流失影响，减少摔倒的发生。老年人使用药物要尽量少，与病情无关或无明确疗效的药物不用。糖皮质激素药物治疗要掌握好适应证，尽量使用最小剂量。教育患者尽可能戒烟，不要大量饮酒，避免使用引起体位性低血压的药物或镇静、安眠药和抗焦虑药物。减少摔倒包括减少夜尿次数，减少室内外容易造成患者摔倒的因素。老年患者有中风、帕金森综合征、阿尔茨海默病时摔倒风险增加。

3. 营养治疗　建议摄入最佳的元素钙，可以减少骨质流失和抑制骨转换。美国国立卫生院专家组一致建议钙摄入量。根据建议钙摄入量，首先要初步计算出饮食中钙的含量，一般饮食含元素钙 500～600mg；再加上口服钙制剂的元素钙含量就是每天钙的摄入量。钙的最好来源是奶制品和强化食品。补充钙副作用小，但碳酸盐会引起便秘。有肾结石时，要仔细评估，以免引起高钙尿症。

临床试验结果提示，维生素 D 加钙剂可预防临床骨折，骨关节骨折的风险减少 20%～30%。在进行任何骨质疏松药物治疗的临床试验时，都要在维生素 D 加钙剂基础上进行抗吸收或促进形成骨组织药物的观察。在补充足够的钙基础上加抗吸收药物，骨密度提高更大。

补充维生素 D 时一般建议每天接受日照时间为 15 分钟左右，最好在 11：00—14：00。维生素 D 补充目标为血清 25 - (OH) - D ≥75μmol/L (30ng/ml)。

其他营养食盐、高蛋白饮食和咖啡可以导致肾脏对钙排泄增加，应予以注意。

4. 体育锻炼　绝经后进行负重锻炼可以防治骨流失，但是几乎不会大量增加骨量，而且这种作用随运动中断而逐渐减弱。运动还可以使患者神经肌肉功能改善，机体平衡、协调和强度得到改善，从而降低了摔倒的危险。

5. 药物治疗　具体如下。

(1) 雌激素：大量的临床实验表明，雌激素治疗可以减少骨周转，预防骨组织丢失，少量增加脊椎、髋骨和全身的骨量。不论是自然绝经，还是手术绝经，或绝经比较晚都可以观察到此效果。雌激素平均减少骨质疏松相关骨折 50%，尤其是越早治疗和持续治疗效果更佳。雌激素对多系统影响试验提示：否定了过去认为雌激素可以降低心血管事件的结论，致命性和非致命性心肌梗死增加 29%，中风相对危险增加 40%，静脉血栓疾病增加 100%，乳腺癌增加 26%，痴呆增加了 2 倍；而受益的结果为结肠癌危险下降了 37%，髋关节和脊椎骨折危险减少 34%，所有临床骨折减少 24%。因此，临床使用雌激素要根据具体情况而定。

(2) 选择性雌激素受体调节剂 (SERMs)：目前 SERMs 主要用于绝经后妇女，雷洛昔芬预防和治疗骨质疏松，他莫昔芬预防和治疗乳腺癌，雷洛昔芬对乳腺癌作用与他莫昔芬相似。雷洛昔芬可导致潮热的发生增加，但可降低血清总胆固醇及低密度脂蛋白胆固醇、脂蛋白和纤维蛋白原。

(3) 双膦酸盐：阿仑膦酸钠、利塞膦酸钠和伊班膦酸钠被 FDA 批准用于预防和治疗绝经后骨质疏松症。利塞膦酸钠和阿仑膦酸钠被批准使用于类固醇引起的骨质疏松症，利塞膦酸钠还被批准用于预防类固醇引起的骨质疏松症。阿仑膦酸钠和利塞膦酸钠均被批准治疗男性骨质疏松症。报道有些双膦酸盐可以引起颌骨坏死，主要在静脉给予高剂量唑来膦酸、帕米膦酸治疗癌症时出现。口服双膦酸盐很少有报道。

1）阿仑膦酸钠：已被证明其与安慰剂相比可减少骨转换，增加脊椎骨量8%，髋关节骨量6%。通过5mg/d服用2年，随后10mg/d服用9个月的阿仑膦酸钠治疗可以减少椎体压缩性骨折50%，多个椎体骨折90%，髋关节骨折50%。

试验表明，阿仑膦酸钠每周70mg与10mg/d比较，显示出对于骨量和骨代谢反应的等价性。因此，一周一次给药方法受到偏爱，胃肠道不良反应发生率较低。早餐前30分钟，用一杯水服下。阿仑膦酸钠有可能刺激食管，因此其禁忌证为食管狭窄和食管排空延缓者。建议服用后站立30分钟，以免对食管刺激。有人报道服用阿仑膦酸钠引起食管炎、食管溃疡、食管狭窄，但是发生率很低。临床试验提示总体胃肠道症状与安慰剂比较无显著差异。

2）利塞膦酸钠：可降低骨转换，增加骨量。临床试验已经证明使用3年以上可以降低椎体骨折的风险40%～50%，非脊椎骨折40%。仅仅有一个临床试验专门设计来评估髋关节骨折的结果提示，利塞膦酸钠减少70多岁妇女髋部骨折的骨质风险40%。相反的试验提示，利塞膦酸钠对于没有骨质疏松80岁以上老年妇女不能减少髋关节骨折的发生。有研究显示，利塞膦酸钠每周一次35mg给予，相当于5mg/d。患者用白开水服用利塞膦酸钠，以利于将药物送到胃，服用这种药物后应直立30分钟。与安慰剂比较，利塞膦酸钠胃肠道不良反应发生率相似。

3）伊班膦酸钠：是第三个被FDA批准的双膦酸盐药物。临床试验证明伊班膦酸钠（2.5mg/d）可减少椎体骨折40%，但整体上讲对非椎体骨折没有影响。分析股骨颈的T－3或以下的分数，膦酸盐减少了60%的非脊椎骨折的风险。在临床试验中，伊班膦酸钠每月150mg或每隔3个月3mg，对骨转换和骨量影响比2.5mg/d更有效。

4）唑来膦酸：一年只给一次。虽然尚未被批准治疗骨质疏松症，但是数据表明，其可以非常有效地减少骨折风险。在3年试验研究中发现可以减低70%的椎体骨折，非椎体骨折25%，髋关节40%。在治疗人群中，有2%发生心房颤动，有15%出现关节痛和发热。

（4）降钙素：是一种多肽激素，在人体是由甲状腺的滤泡旁细胞（C细胞）制造，主要功能是降低血钙水平。降钙素被FDA批准治疗Pagets病、高血钙和绝经后5年以上发生的骨质疏松症。

注射用降钙素可使腰椎骨量轻度增加。降钙素的频繁肌内注射和不良反应如恶心、面部潮红等限制了注射剂型的使用。降钙素喷鼻剂（200U/d）用于治疗绝经后妇女的骨质疏松症。目前还没有对非脊椎骨折有效的证明。一种口服降钙素制剂最近已批准用于骨质疏松症的治疗。

预防骨质疏松症不是降钙素的适应证，也没有预防绝经后早期的骨量丢失作用。降钙素无论是皮下注射还是鼻喷剂都可能对骨骼疼痛有镇痛效果。

（5）甲状旁腺激素（PTH）：内源性的甲状旁腺激素是一个由84个氨基酸组成的肽，主要负责钙的平衡。在甲状旁腺功能亢进时，长期引起PTH轻度增高，可以使骨量丢失，尤其是皮质骨骨量丢失。但是，PTH有促进骨质合成的作用。一些临床观察发现，PTH的轻度升高可以维持骨小梁的骨量。在这些研究结果的基础上，一些临床试验使用外源性甲状旁腺素类似物1～34小时PTH；特立帕肽现在被批准治疗男性和女性的骨质疏松症，为期3年的临床研究提示特立帕肽加雌激素治疗绝经后骨质疏松，与雌激素单独使用比较可以增加骨量 13%，减少脊椎压缩性骨折的风险。

特立帕肽副作用一般轻微，包括肌肉疼痛、乏力、头晕、头痛、恶心等。大鼠长期使用高剂量的特立帕肽可以产生成骨肉瘤。

（6）氟化物：氟化物已问世多年，在体外研究表明是一种强有力刺激骨祖细胞的制剂，但是在骨质疏松症中出现多种矛盾的结果。尽管有高达 10% 的骨量增加，但对脊椎或非脊椎骨折实际上可能增加其发生率。

6. 治疗监测 目前还没有一致公认有关治疗监测的指南。大多数治疗骨质疏松的药物可以使骨量轻度或中等程度的增加。椎体 BMD 改变超过 4%，髋关节超过 6% 才有意义。髋关节由于较大的表面积和可重复性好为监测首选部位。药物治疗需要几年才能产生这样大的变化。因此，BMD 的监测间隔至少需要 2 年。

第四节　老年人甲状腺疾病

老年人甲状腺疾病主要包括甲状腺功能减退症（甲减）、甲状腺功能亢进症（甲亢）、亚临床甲亢、亚临床甲减、甲状腺结节及甲状腺癌。随着衰老，甲状腺功能减退的发病率上升尤其明显。老年人甲状腺功能异常者临床表现常隐匿或不典型，其治疗更需把握时机与剂量。

老年甲状腺功能减退症

甲状腺功能减退症是由多种原因引起的甲状腺素合成分泌减少或相应受体缺陷所致的一组内分泌疾病。老年甲减是指年龄 > 60 岁的甲减患者，其发生率一般女性为 5% ~ 20%，男性为 3% ~ 8%。

一、病因

（一）原发甲状腺疾病

1. 自身免疫性甲状腺炎 慢性淋巴细胞甲状腺炎（桥本氏甲状腺炎）是老年甲减的最主要原因。本病以缓慢进行性淋巴细胞浸润并破坏甲状腺为特点，最终导致甲状腺功能低下。患者血清中可检测到甲状腺微粒体抗体和球蛋白抗体。

2. 放射治疗后 放射治疗后多见于 Graves 病的放射性碘治疗后，甲减的发生率随时间的延长而增加。许多病例在碘治疗后 1 年内出现甲减（与剂量有一定关系），随后每年甲减（与剂量无关）的发生率为 1% ~ 5%。此外，颈部恶性肿瘤的放射线治疗亦可致甲减。

3. 手术治疗 甲状腺癌做甲状腺全切除后、Graves 病次全切除术后甲减的发生与残余甲状腺的多少及血供的完整性有关，有报道术后永久甲减的年发生率为 1% ~ 2%。

4. 药物 抗甲状腺药物过量以及长期服用胺碘酮、碘化钾后，尤其在原有甲状腺肿或腺瘤的基础上更易发生甲减。

（二）继发性（下丘脑-垂体性）甲减

继发性甲减主要由垂体病变致促甲状腺激素（TSH）分泌减少所致，常见为垂体瘤、垂体手术或放射治疗后、颅咽管瘤及席汉病患者进入老年后发病。少数可由下丘脑病变致促甲状腺激素释放激素（TRH）释放不足而引起。

二、临床特点

（一）亚临床型甲减多见

各国对亚临床型甲减在普通人群中患病率的报道各不相同，其患病率在成年甲状腺疾病患者中为 4% ～8.5%，随年龄增长患病率呈增高趋势。有文献报道≥60 岁的妇女中，其患病率可高达 20%。近年观点认为：尽管亚临床型甲减甲状腺激素在正常水平，但部分亚甲减患者仍有甲减症状，可表现为不同程度的畏寒、乏力、怕冷、记忆力下降、水肿、表情淡漠、抑郁和其他神经心理症状，经甲状腺激素替代治疗后患者的症状在不同程度上有所减轻。由于老年亚临床型甲减的临床症状无特异性，容易被误诊为心脑血管、消化系统、肾脏或神经系统的疾病。因此，当老年患者出现上述症状时应警惕亚临床型甲减的存在，及时检测甲状腺功能以明确诊断。

（二）临床型甲减表现不典型

老年人临床型甲减常无典型症状和体征，症状常为非特异性，表现为皮肤干燥、怕冷、便秘、非压陷性水肿、听力下降、贫血、脱发、记忆力下降，与生理性老化症状十分相似，容易导致漏诊。

（三）易并发冠心病

由于亚临床型甲减患者 TC、LDL 以及 TG 水平升高，HDL 水平降低，以及临床型甲减时胆固醇升高等脂代谢异常，可引起冠状动脉粥样硬化。患者因基础代谢率降低，心脏负荷相应低下，故很少出现心绞痛、心力衰竭，但在应用甲状腺激素及发生感染时易诱发，应在临床工作中注意避免。

（四）黏液性水肿相对多见

黏液性水肿昏迷常在持续处于严重甲状腺功能低下并感染等应激下诱发，老年患者尤易发生。其临床表现主要有以下几点。

（1）精神状态异常：如定向力、计算力、理解力障碍，嗜睡、意识模糊、昏迷甚至精神病。

（2）体温调节障碍：表现为绝对低体温和相对低体温（存在严重感染而体温不高）。

（3）存在诱因：如感染、外伤、口服镇静药等。

三、诊断要点

由于健康老年人随增龄 TSH 可下降，当 TSH 值处于正常上限时，即应考虑甲状腺功能减退的可能。确诊原发性甲状腺功能减退症最敏感的指标是测定血浆中 TSH 水平，因为在症状出现和 T_4 下降前即有 TSH 升高。血 TT_4 和 FT_4 的诊断价值较 TT_3 和 FT_3 大，这是因为在高 TSH 作用下，甲状腺合成生物活性较强的 T_3 增加或 T_4 在周围组织转变为 T_3 增加所致。诊断甲减的敏感性指标依次是 $TSH > FT_4 > TT_4 > FT_3 > TT_3$。诊断老年甲减时应与低 T_3 综合征相鉴别。后者是由于 T_3 水平受疾病和某些药物（β 受体阻滞剂）的影响，机体内 5′-脱碘酶活性降低，使 T_4 转变为 T_3 受阻，所以其甲状腺功能正常，而 TT_3 和 FT_3 可能低于正常。低 T_3 综合征在老年人中较常见，不要误诊为甲减，一般认为其是疾病状态下出现的一种自我保护调节机制，能减少能量过度消耗，保证能量储备。T_3 下降程度与疾病的严重程度有较强相关性。疾病越严重，T_3、FT_3 降低越明显，如同时伴有 T_4、FT_4 浓度下降，多提示病情危重，预后不良。

四、治疗要点

老年甲减的治疗原则是：甲状腺激素开始应用剂量宜少，增加剂量宜缓慢，维持量少于年轻人；并发冠心病者应用剂量更少，增加剂量更缓慢。

（一）替代治疗

甲减患者要早期使用甲状腺激素治疗，甲状腺激素有甲状腺片、左甲状腺素（L-T_4）和左旋三碘甲状腺原氨酸（L-T_3）三种类型。甲状腺片是从动物中提取的，生物效价不稳定，故替代治疗以合成的 L-T_4 为首选。L-T_3 作用比 L-T_4 和甲状腺片快、强，作用时间短，故 L-T_3 多用于抢救黏液性水肿昏迷。L-T_4 以每日 $12.5 \sim 25\mu g$ 开始，每 $3 \sim 4$ 周监测一次血 TSH 值并调整用药剂量，以 TSH 正常的最小剂量维持。在老年人群中，血清 TSH 的目标值要提高，尤其是高龄老人（>80 岁）。有研究报道，TSH 水平高于传统的普通参考范围（$0.5 \sim 4.5 mU/L$）的老年人死亡率较低。基于目前的证据，将大于 $70 \sim 80$ 岁患者的血清 TSH 目标值提高到 $4 \sim 6 mU/L$ 较为合适。

最新研究显示，亚临床甲状腺功能减退的老年患者死亡风险增加。美国临床内分泌学会（American Association of Clinical Endocrinologists，AACE）指出以下亚临床甲减患者需治疗：TSH >10mU/L 或者 TSH 介于 $5.0 \sim 10 mU/L$ 伴有甲状腺肿或者甲状腺过氧化物酶抗体阳性。应根据患者的具体情况选择个体化的治疗方案，可予以优甲乐 $12.5\mu g/d$，$6 \sim 8$ 周后监测 TSH 水平。

（二）黏液水肿昏迷的治疗

本病病死率高，一旦确诊，应立即补充甲状腺激素。首选静脉给药，L-T_3 首次静注 $40 \sim 120\mu g$，以后每 6 小时 $5 \sim 15\mu g$；或 L-T_4 首次静注 $100 \sim 200\mu g$，以后每日注射 $50\mu g$。静脉给药至患者清醒，改为口服。若无针剂，可将片剂碾磨后鼻饲，L-T_3 $20 \sim 30\mu g$ 或 L-T_4 $100 \sim 200\mu g$，或甲状腺片 $30 \sim 60\mu g$，每 $6 \sim 8$ 小时一次，清醒后改为常规剂量。有心脏病者起始剂量为一般用量的 $1/5 \sim 1/4$。此外，还需应用肾上腺皮质激素，防止发生急性肾上腺皮质功能不全或危象。

老年甲状腺功能亢进症

甲状腺功能亢进症（hyperthyroidism，简称甲亢）是由于甲状腺激素过多，引起机体以代谢亢进为特征，以神经、循环及消化系统功能增高为主要表现的疾病。老年人甲状腺功能亢进症是指 >60 岁的老年甲亢患者，近年来其发病率又有增多的趋势。其原因之一是甲亢诊断技术有所提高，另一原因与人的寿命延长有关。国外报道，60 岁以上者患病率为 0.5% ~ 2.3%；在所有甲亢患者中，60 岁以上的老年甲亢患者占 10% ~ 25%，可见甲亢是老龄人中较为常见的疾病。其性别分布与成年甲亢基本相似，男女之比为 1 : (4~6)。老年人甲亢与中青年甲亢相比有其特殊性,临床表现多不典型,症状轻微,发病较隐匿,呈淡漠型、隐蔽型或无力型,容易被误诊、漏诊。老年人甲亢症状不典型的原因不是十分清楚,可能是因为:①老年人甲亢不易被及时诊断、治疗及身体严重消耗;②老年人交感神经对甲状腺激素不敏感;③儿茶酚胺耗竭以及衰老。

一、病因

(1) 甲状腺性:包括毒性弥漫性甲状腺肿(Graves 病)、毒性结节性甲状腺肿、毒性甲状腺腺瘤、碘甲亢、亚急性及慢性淋巴性甲状腺炎引起的甲亢等。

(2) 垂体性(少见)。

(3) 医源性:因摄入过多甲状腺激素而引起的甲亢。

在老年人中,最常见的是自身免疫性甲状腺病引起甲亢,其次为毒性结节性甲状腺肿。碘诱发甲亢在老年人中也常可遇到。其他类型甲亢在老年人中均较为罕见。

二、临床特点

老年甲亢临床特点为:①发病较隐匿。②临床表现不典型,常突出某一系统的症状,尤其是心血管和胃肠道症状。发生心律失常和心力衰竭者较为常见,约占半数以上。老年甲亢患者中食欲减退的发生率较多,且多腹泻,致消瘦更为突出,呈恶病质,常误诊为癌症。③眼病和高代谢症群表现较少,甲状腺常不肿大,但甲状腺结节的发生率较高,尤其是女性患者。④血清总 T_4 测定可在正常范围内,但 ^{131}I 摄取率增高,T_3 抑制试验呈不抑制反应。测定 FT_3、FT_4 则常见上升和高敏感血清 TSH 可为低值和测不出。⑤全身症状较重、羸弱、明显消瘦、全身衰竭、抑郁淡漠,有时神志模糊,甚而昏迷。故老年性甲亢易被漏诊、误诊,需提高警惕。

三、辅助检查

老年人甲亢临床特异性差,辅助检查尤为重要。辅助检查包括甲状腺功能和病因学两方面内容。

(一) 甲状腺功能检查

1. 激素水平的测定 对于甲状腺功能正常的老年人,T_3 值一般正常或降低,故 T_3 增高很可能是甲亢。T_3 型甲亢在老年甲亢患者中较为常见,临床上无任何特征,仅有 TT_3 和 FT_3 升高,TSH 降低,多见于甲亢早期或复发期。碘诱发的甲亢患者以 TT_4、FT_4 升高为主。

2. 甲状腺 ^{131}I 摄取率 应用甲状腺吸碘率来诊断甲亢,现已少用。甲亢患者甲状腺 ^{131}I 摄取率增高,高峰前移。老年人常因患有多种疾病,服用多种药物,许多药物能够影响 ^{131}I 试验的准确性,需加以注意。

3. TRH 兴奋试验 TRH 兴奋试验对老年人和患有心脏疾病的甲亢患者比较安全,甲亢时 TSH 不被 TRH 兴奋。

(二) 甲亢病因学检查

1. 抗甲状腺自身抗体 甲状腺刺激抗体(TSAb)显著升高表明 Graves 甲亢发作或

复发。甲状腺球蛋白抗体（TGAb）和甲状腺过氧化物酶抗体（TPOAb）升高，提示慢性淋巴细胞性甲状腺炎。

2. 甲状腺核素扫描　甲状腺核素扫描对甲状腺结节性质的判断具有一定的价值，因此对于伴有结节的老年人甲亢应该做此项检查。

3. 甲状腺超声检查　甲状腺超声检查可了解甲状腺大小，占位是囊性或实性。对临床难以摸到的小结节，超声检查是敏感的。此外，彩色多普勒超声尚可测得甲状腺的血流情况。

4. 甲状腺穿刺活检　在甲亢患者甲状腺结节性质不易确定时，可考虑本检查。国内绝大多数采用细针抽吸活检，其诊断准确性可达90%以上。该方法特异性高，操作简便、安全，老年人容易接受，但受操作者的水平和观察细胞的经验影响。

四、诊断与鉴别诊断

典型病史和症状可作为诊断甲状腺功能亢进症的重要线索，但老年人甲亢症状轻重不定，表现多样，最终确立诊断必须依据甲状腺功能检查（T_3、T_4、FT_3 和 FT_4 的增高，TSH 减低）。另外，诊断老年甲亢应注意排除糖尿病、结核病、恶性肿瘤、单纯性甲状腺肿和腺瘤，以及心脑血管疾病等。

（一）Graves 病型甲亢

本病是最常见的甲亢类型。老年人中结节性甲状腺肿大较多见，伴发 Graves 病时可通过检测自身免疫抗体 TRAb，帮助诊断 Graves 病。此外，核素扫描显示冷结节或凉结节，同时结节以外甲状腺组织显示均匀一致的放射性分布，有利于 Graves 病的诊断。

（二）桥本甲状腺炎伴甲亢

本病也是老年人中甲亢的常见类型。临床特征为甲状腺肿大，质韧或硬，表面不平或呈结节状，结节周界触诊不清楚。甲状腺扫描显示放射性分布呈点片状浓聚区和不规则的稀疏区。自身免疫抗体 TGAb、TPOAb 阳性。细针抽吸活检可见大量淋巴细胞和多形性腺上皮细胞，可以帮助确诊。

（三）亚急性淋巴细胞性无痛性甲状腺炎引起的甲亢

本病早期因甲状腺炎性破坏，甲状腺激素释放入血导致甲亢。本病以中年妇女或产后多发，也可在老年人中发生，常以甲亢主诉就诊。此型甲亢一般不重，甲状腺轻、中度肿大，无自觉疼痛及压痛，无突眼征。甲状腺激素升高，往往以 TT_4 和 FT_4 升高更明显，同时甲状腺 ^{131}I 摄取率反而降低。自身抗体检测 TGAb、TMAb 常可阳性，一般在 2～4 周内甲亢改变可自愈，其应与 Graves 病甲亢鉴别。

（四）亚急性甲状腺炎引起的甲亢

本病早期由于甲状腺细胞被炎症大量破坏，储存在甲状腺滤泡内的甲状腺激素大量释放入血，导致甲亢。临床上在甲亢出现前 1～3 周常有感冒病史，然后出现甲状腺区明显的疼痛，向耳后放散，伴有与甲亢不相称的发热；甲状腺可触及疼痛性硬结，甚至整个甲状腺肿大、变硬，硬结表面光滑、质匀；实验室检查血沉增快，甲状腺功能检查 TT_4、TT_3、FT_4、FT_3 均显著升高，常以 TT_4 和 FT_4 更为突出，TSH 降低；甲状腺 ^{131}I 摄取率显著降低。本病甲亢为一过性，随炎症消退，甲亢迅速消失，随之可出现暂时性甲状腺功能减低。此外，其他原因导致的甲亢如毒性甲状腺瘤及 Plummer 病、TSH 分泌过多引起的甲亢、滤泡性甲状腺癌引起的甲亢、碘诱发甲亢在老年人中均十分少见，可根据病史、临床及实验室检查、B 超、核素扫描及甲状腺穿刺活检等检查，与其他类型甲亢鉴别。

五、治疗

甲亢治疗目前主要有 3 种方法：内科药物治疗、^{131}I 放射治疗及外科手术治疗。在老年人中，内科药物治疗是最基本方法，应首选肝脏毒性较小的甲巯咪唑。胺碘酮诱导的 2 型甲状腺毒症通常是自限性的，但因可表现出严重症状而需要干预，需要注意的是，使用胺碘酮的患者往往有潜在的心脏疾病而不能耐受甲状腺毒症。这些情况下，糖皮质激素是最好的选择。因潜在的心脏疾病而撤掉胺碘酮往往很困难。

^{131}I 放射治疗也比较常用，对 Graves 病患者，英国指南推荐的常规剂量为 370 ~ 550MBq。放射性碘治疗第一个月内，由于甲状腺激素释放入血，甲状腺毒症有进一步加重的风险，甚至可能诱发甲状腺危象，因此，在放射性碘治疗前可短期应用抗甲状腺药物，以耗竭甲状腺存储的甲状腺素，降低风险。β 受体阻滞剂可用于联合使用抗甲状腺药物和放射性碘治疗后，以降低快速性紊乱心律。放射性碘治疗后，患者需要定期监测甲状腺功能，因可导致甲减，需要甲状腺素替代治疗。

由于身体条件限制，手术在老年人中相对较少采用，一般用于有同位素 ^{131}I 治疗禁忌、怀疑恶性肿瘤及大的甲状腺肿有压迫症状者。对于合并严重心、肝、肾疾病而难以耐受手术和甲亢未控制的老人禁忌手术治疗。

亚急性甲状腺炎引起的甲状腺毒症往往有自限性，主要是支持疗法，包括非类固醇类的抗炎药治疗疼痛，β 受体阻滞剂控制心动过速，如果症状持续，可使用激素治疗。

老年甲状腺癌

甲状腺结节是甲状腺疾病中最常见的症状和体征，应用高清晰度 B 超，在随机选择的人群中，甲状腺结节的检出率高达 19% ~ 67%，在女性和老年人群中更为多见，其发病率随年龄增长而逐渐升高。检查甲状腺结节的目的是排除和发现甲状腺癌。发现患者有甲状腺结节后，应收集完整病史，并对甲状腺及邻近的颈部淋巴结进行详细检查。头颈部放射线照射史、一级亲属甲状腺癌家族史、肿块快速生长和声音嘶哑等病史均预示结节可能为恶性；声带麻痹，结节较坚硬，形状不规则或活动度差，结节同侧颈部淋巴结肿大等也提示结节可能为恶性。此外，老年患者（>70 岁）或年轻病例（<20 岁）甲状腺结节恶性可能较大，男性患者甲状腺结节相对恶性可能较大，大结节（直径 >4cm，有认为直径 >2cm）或伴部分囊变者恶性可能性也较大。未触及的结节与可以触及的相同大小的结节具有同等恶性危险。左旋甲状腺素（L - T$_4$）抑制试验对鉴别结节性质有一定帮助，部分良性结节经 L - T$_4$ 抑制治疗后可以缩小，恶性结节及部分良性结节则无变化。对于直径超过 1cm 的结节须进行甲状腺癌筛查；对于直径小于 1cm 的结节，如果超声检查有癌性征象，有头颈部放射治疗史和甲状腺癌的家族史时也要进一步检查。

一、老年甲状腺癌的临床特点

（一）老年甲状腺癌的发病率较高

有资料显示≥50岁的人群中可触及的甲状腺结节患病率大概在5%。如果通过B超检查，患病率可以高达50%~70%。国内研究发现，甲状腺偶发结节的发生率为33.5%。其中单发结节为53.5%，多发结节为46.5%；随着年龄的增加，单发结节的比例逐步下降，而多发结节比例明显上升。中老年的甲状腺结节发生率高，其原因可能与随着年龄增长甲状腺发生退变有关。甲状腺结节绝大多数为良性病变，恶性者约为5%，最近一项大型调查表明，女性甲状腺癌发病率为每年20.3/10万人，高峰在45~49岁；男性发病率为每年11.6/10万人，高发年龄在65~69岁。无论男性或者女性，甲状腺癌的发病率随着年龄的增长而增加。

（二）老年甲状腺癌恶性程度高

甲状腺癌中预后较好的分化性甲状腺癌（乳头状癌和滤泡状癌）占85%~90%，髓样癌占10%左右，而恶性程度最高的未分化癌不足5%。但是这一比例在老年患者中有所不同：分化最好的乳头状癌比例下降，而滤泡状癌和未分化癌比例升高。甲状腺乳头状癌发病高峰年龄为30~40岁；滤泡状癌发病高峰在50~59岁；低分化甲状腺癌最常发生在>50岁的妇女中；散发性髓样癌好发于40~46岁；未分化癌平均发病年龄>60岁。可以看出，随着年龄的增高，甲状腺癌的恶性度逐步增高。国内也有资料表明，老年甲状腺癌患者相较年轻患者来说，乳头状癌比例下降，未分化癌比例升高。

（三）老年甲状腺癌预后差

甲状腺癌患者的死亡率在老年人群中高于其他年龄组。美国2000—2003年甲状腺癌平均死亡年龄为73岁，因甲状腺癌而死亡的患者，65~74岁占24%，≥75岁的占47%，因此年龄是判断甲状腺癌预后的最主要因素。目前甲状腺癌预后分期有多种不完全相同的标准，如AMES（年龄、转移、范围和大小），AGES（年龄、肿瘤分级、范围、大小），MACIS（转移、年龄、完全切除、浸润性、大小），以及UICC/AJCC的TNM分期。这些标准都把患者在初治时年龄作为其中的重要指标。在应用最为广泛的TNM分期中，对分化性甲状腺癌来说，年龄是分期最重要的条件，≥45岁的患者和<45岁的患者其分期标准完全不同，<45岁的患者有远处转移为Ⅱ期。所有的未分化癌都是Ⅳ期，而未分化癌患者大多数是老年人。国内有人统计195例大于65岁老年甲状腺癌患者，Ⅰ期3例，Ⅱ期31例，Ⅲ期107例，Ⅳ期54例；分期晚者占绝大多数。相对年轻患者来说，老年甲状腺癌患者肿瘤原发灶更大，更易侵犯包膜和血管，更易发生远处转移和手术后复发。

二、实验室和辅助检查

（一）甲状腺超声检查

超声检查是确诊甲状腺结节的必需步骤，可以确定结节的体积、是否有囊性变和癌性征象。如实体性结节有微小钙化、低回声和丰富血管，边界不清、形状不规则以及伴有同侧颈淋巴结肿大，则可能为恶性结节。无回声病灶和均质性高回声病灶癌变危险较低。然而，单凭借常规超声诊断甲状腺癌，误诊率和漏诊率仍较高。近年来，弹性超声和甲状腺结节超声造影技术在评估甲状腺结节良恶性中的应用日益增多。报道显示，应用甲状腺结节超声造影诊断甲状腺癌的敏感度和特异度可分别达到86.9%和91.4%，应用弹性超声成像技术诊断甲状腺癌的敏感度和特异度可分别达到90.9%和76.5%，均优于常规超声，但其临床价值仍有待进一步研究。

（二）甲状腺核素扫描

根据甲状腺结节摄取核素的多寡，可划分为"热结节""温结节"和"冷结节"。"热结节"提示为自主性高功能甲状腺腺瘤，通常是良性的。"温结节"常见于甲状腺腺瘤，也可见于甲状腺癌，多为分化好的甲状腺癌。"冷结节"中约10%为恶性病变，但也可见于囊性变、出血、钙化、甲状腺囊肿、结节性甲状腺肿、甲状腺炎等多种良性情况，所以对于鉴别诊断价值不大。

（三）实验室检查

实验室检查主要是甲状腺功能的血清学检查，包括以下几种。

1. 血清 TSH 测定　TSH 减低提示结节可能分泌甲状腺激素，若 T_3、T_4 测定和甲状腺同位素扫描结果显示结节具有自主功能，则恶性的可能性很小。血清 TSH 增高提示可能存在桥本甲状腺炎伴甲状腺功能减退，需要进一步测定 T_3、T_4、甲状腺自身抗体。桥本甲状腺炎结节和正常甲状腺结节的癌变率是一致的。

2. 血清甲状腺球蛋白（Tg）测定　血清 Tg 水平升高可见于多种甲状腺疾病，故不能用于诊断甲状腺癌。血清 Tg 主要作为分化型甲状腺癌的肿瘤标志物，可用于监测手术或同位素治疗后复发或转移，具有很高的敏感性和特异性。但是测定 Tg 时要同时送检甲状腺球蛋白抗体（TgAb），因为 TgAb 可干扰 Tg 的测定结果，引起 Tg 水平假性增高或降低。因此，应用 Tg 作为分化型甲状腺癌的肿瘤标志物用于随访观察的前提条件是 TgAb 为阴性。

3. 血清降钙素测定　血清降钙素测定可以早期诊断甲状腺细胞增生和甲状腺髓样癌。基础血清降钙素 >100pg/ml 提示可能存在甲状腺髓样癌。五肽胃泌素（Pg）激发试验或钙激发试验可以增加诊断的敏感性和特异性。

（四）甲状腺细针穿刺活检

自20世纪80年代起，甲状腺细针穿刺活检（fine needle aspiration biopsy，FNAB）即在欧美广泛应用于临床。该方法操作简单、易行、创伤小，是甲状腺结节良、恶性鉴别的金标准，可以大大减少不必要的手术和死亡风险。据报道，FNAB 诊断甲状腺癌的敏感度为83%，特异度为92%，假阳性率和假阴性率均为5%。总体而言，有经验的穿刺和细胞学检查可使其准确性达到95%。中日友好医院内分泌科也总结了2005—2009年间使用 FNAB 诊断甲状腺癌的符合率，结果为94.1%。尽管如此，仍有20%～25%的甲状腺结节不能确定良、恶性。近年来，随着分子生物技术的进展，将 FNAB 所得标本的分子标志物（如 BRAF 基因）作为对 FNAB 结果的辅助诊断，特别是在明确穿刺结果为"可疑恶性或滤泡性病变"的诊断中起到了很大的作用。BRAF 基因突变是甲状腺乳头状癌中最常见、最具特异性的遗传突变，与肿瘤的发生、发展有密切关系，可见于35%～70%的典型甲状腺乳头状癌患者。FNAB 联合 BRAF 基因检测，可以大大提高甲状腺癌的检出率，部分弥补了单纯 FNAB 诊断的不足。

三、老年甲状腺癌的处理

对于分化型甲状腺癌，《甲状腺结节和分化型甲状腺癌诊治指南》（2012 年）中指出，治疗的方法主要包括手术治疗、同位素治疗（radioactive iodine，RAI）和甲状腺激素抑制治疗（thyroid suppressive therapy，TsT）。甲状腺癌的治疗以手术治疗为主，对放疗和化疗不敏感。由于老年患者相对来说恶性度高、预后较差，只要合并疾病控制得当，可耐受手术或无手术禁忌，均应积极行手术治疗。手术指征包括：①恶性结节；②疑似恶性结节；③实体结节或囊样变结节多次 FNAC 取材不满意。甲状腺癌的手术选择包括甲状腺叶切除术、近全甲状腺切除术和甲状腺全切术。如有下列情况，建议行甲状腺近全或全切除术：①肿瘤直径 >1.5cm；②肿瘤对侧存在甲状腺结节；③有局部或远处转移；④有头颈部放疗史；⑤一级亲属有分化型甲状腺癌病史；⑥年龄 >45 岁。行双侧中央（Ⅵ区）淋巴结清扫术可提高患者生存率并降低淋巴结复发率。

放射碘（RAI）治疗包括残余甲状腺组织的清除和残余或转移肿瘤的治疗。研究资料表明：对于高危患者来说，RAI 治疗能够降低局部复发率和疾病死亡率；而对于低危患者则不能够从中获益（低危患者指肿瘤及 ^{131}I 清除治疗后无局部或远处肿瘤转移，肿瘤切除完全，无局部浸润，无恶性度较高的组织学特点及血管浸润，治疗后第一次行 ^{131}I 全身扫描时未见甲状腺外 ^{131}I 摄取；高危患者指肉眼可见肿瘤浸润，肿瘤切除不完全，有远处转移，或 ^{131}I 清除治疗后行 ^{131}I 全身扫描时可见甲状腺外 ^{131}I 摄取）。目前国内多主张对于Ⅲ期、Ⅳ期患者根治手术后行甲状腺清除，肿瘤有残留者、有远处转移者行 RAI 治疗。

TsT 可以提高甲状腺癌患者生存率，尤其是高危患者，对低危患者的生存期好处有争议。甲状腺激素抑制肿瘤复发的 TSH 目标值，低危患者为 0.1~0.5mU/L，高危患者 <0.1mU/L。但甲状腺抑制治疗会出现心脏疾病和骨质疏松等不良反应。使用 β 受体阻滞剂和抗骨吸收药物可用于减少这些不良反应。

手术和放射治疗后随访包括监测血清 Tg 和 TSH，颈部及颈淋巴结超声检查，必要时可进行 ^{131}I 全身扫描。大部分的甲状腺癌患者具有良好的预后，老年甲状腺癌患者相对于其他年龄组来说，其预后要差得多，>50 岁的甲状腺癌患者死亡率直线上升。因此，老年甲状腺癌患者应该引起足够的重视。

第五节　老年高尿酸血症和痛风

一、概述

痛风属于一种异质性的代谢性疾病，可由多种原因引起，通常有家族发病的倾向，与体内尿酸盐代谢异常有关。高尿酸导致体内尿酸盐池尿酸增加，主要影响中老年男性和绝经后女性患者。早期以反复发作性关节炎为特征，通常首发为单关节炎，晚期主要以慢性变形性关节炎为特征。世界各地痛风和高尿酸血症发病率差异很大，统计准确发病率比较难，因此有关痛风的流行病学资料比较少。太平洋岛国常见，例如菲律宾人、萨摩亚人等容易患痛风。我国痛风发病呈现迅速增加趋势，20 世纪 80 年代还为少见病，现在已经成为常见病。大概 90% 的原发性痛风患者为男性，通常年龄大于 30 岁。痛风的患病率随增龄有逐渐增高的趋势，尤其以中老年人为最高，发病的高峰年龄为 40 岁左右。女性发作往往在绝经后。2012 年在新疆地区调查了成年人的高尿酸血症及痛风患病率，汉、维吾尔、哈萨克族高尿酸血症标化患病率分别为 11.00%、3.27% 和 3.94%；痛风患病率分别为 1.32%、0.65% 和 0.70%。我国老年人群的发病率没有确切统计学资料。美国 1990 年大于 75 岁人群痛风的患病率为 2.1%，而 1999 年为 4.1%；20 年来，高尿酸血症及痛风患病率明显增加，与高血压和肥胖增加有关。痛风不仅损害关节和肾脏，而且是高血压、高血脂、冠心病和糖尿病的危险因素。

痛风的组织学特性是痛风石，尿酸钠结晶的结节样沉积，可以在软骨、皮下组织、关节周围组织、肌腱、骨骼、肾脏和其他一些地方发现，而中枢神经系统很少发现有痛风病变。的确，尿酸盐在急性关节炎发作期间已经显示出滑膜组织或滑膜液中有尿酸盐。痛风的急性炎症被认为是通过多形核白细胞吞噬尿酸盐结晶而激活的，随后中性粒细胞释放趋化因子或其他物质介导炎性反应。急性痛风性关节炎的准确机制还不十分清楚，因为慢性高尿酸血症的患者从不产生痛风或肾脏结石。血尿酸的变动即增高或减低是诱发痛风的重要原因。晚期、慢性期的痛风性关节炎更容易理解，病理学特征是关节以及关节周围的痛风石的侵入，伴随结构紊乱和继发变性（骨性关节炎）。

痛风性关节炎患者中 5% ~ 10% 有尿酸性肾结石。尿酸性肾结石产生与高尿酸血症相关，在血清尿酸 > 13.0mg/dl 的患者中，50% 有尿酸性肾结石。慢性尿酸盐肾病是由于尿酸钠结晶沉积于肾髓质和锥体引起的，并导致轻微的白蛋白尿。尽管有相当多的慢性痛风患者出现进行性肾衰竭，但是高尿酸血症引起肾衰原因还有争议和不同观点，是因为同时发现这些患者有肾衰竭其他危险存在，例如长期的铅接触史、高血压和其他血管疾病的危险因素。

除非在白血病或淋巴瘤的积极治疗后，细胞核酸快速崩解存在，一般在产生关节炎、肾结石或痛风变得很明显之前不需要降低血尿酸药物治疗。无症状高尿酸血症不用治疗。

二、病因及发病机制

痛风分为原发性痛风和继发性痛风。原发性痛风为多基因遗传，酶及代谢缺陷使尿酸代谢异常。而某些疾病、药物和酒精摄入过多等引起的痛风称为继发性痛风。痛风的病因及发病机制包括以下几个方面。

1. 尿酸排出减少　机体所产生的尿酸有 2/3 ~ 3/4 从肾脏经尿液排出体外，其余排入肠道清除。老年人由于动脉粥样硬化性疾病对各组织器官的损害，也包括肾动脉的硬化，使肾内血循环量不足，减少了肾脏的血流灌注量，造成肾小球滤过率下降及肾小管排泄功能降低，均可使血尿酸的排泄降低而引起血尿酸升高。其次，老年人易患多种疾病，如高血压、冠心病、心力衰竭、血脂异常、慢性肾脏疾病、前列腺疾病、糖尿病、甲状腺功能亢进症或减退症、甲状旁腺功能亢进症等也都可造成肾脏的损害而影响血尿酸的排泄；另外，老年人常服用的一些药物如噻嗪类利尿剂、袢利尿剂、阿司匹林、左旋多巴、烟酸、部分泻药等均可使肾小管的排泄功能降低（表3-5-1）；此外，先天遗传性的肾脏病变，如有多囊肾的老年人，其发生高尿酸血症及痛风的概率也明显高于青年人。

2. 尿酸生成增加　参与尿酸生成的一些酶的异常，使尿酸生成过多，促成高尿酸血症。

3. 饮食因素　高嘌呤饮食使尿酸产生增多，饮酒使血乳酸升高，竞争抑制尿酸的分泌排泄，使尿酸排泄减少。高脂肪餐使酮体产生过多，抑制尿酸排泄。

4. 肥胖　肥胖患者脂肪细胞对胰岛素的敏感性下降，产生高胰岛素血症，促进甘油三酯的合成，从而降低肾脏对尿酸的排泄。

表 3-5-1　影响血尿酸浓度的药物

升高	降低
利尿剂	抗坏血酸
他克莫司	苯溴马隆
环孢素	降钙素
乙胺丁醇	柠檬酸
吡嗪酰胺	雌激素
细胞毒性化疗药物	丙磺舒
乙醇	缬沙坦
水杨酸（低剂量）	水杨酸（高剂量）
左旋多巴	非诺贝特
利巴韦林和干扰素	磺吡酮
特立帕肽	

三、临床表现

1. 无病痛高尿酸血症　多数患者在查体时发现血尿酸升高，但无临床症状。从高尿酸血症到关节痛症状出现时间可长达数年至数十年，有的甚至可以持续终生而不出现症状。痛风病症状的出现与血尿酸的高水平和持续时间有关。

2. 关节炎表现　最具特征性的症状是急性痛风性关节炎，通常在夜间发生，或在过量运动和饮酒后发作，第一跖趾关节为主，小关节红、肿、热、痛和活动受限。部分老年人始终只表现为大关节受累。全身发热常见，体温可以达到39℃。数天或数周内自行缓解。在第一次发作后几个月或数年可以呈现无症状期。但约60%在1年内复发，78%的患者在2年内发作，只有7%的患者在10年内不发作。反复发作变成慢性关节炎，伴随功能障碍和致残。第一次痛风的发作到可以辨认痛风石的时间变异很大，从3年到42年，平均11.6年。

3. 痛风石的沉积　尿酸盐结晶沉积于皮下，形成白色结节，常见于耳轮、跖趾、指间及掌指关节处。局部皮肤菲薄，可以溃破，挤出牙膏样物质，内含细针状尿酸结晶。

4. 痛风肾病和尿结石 慢性痛风患者约 1/3 出现肾脏损害，表现为两种形式：一是痛风性肾病。尿酸沉积于肾髓质或肾乳头，引发局部间质性炎症，破坏肾小管结构，进而累及肾小球。临床出现蛋白尿、血尿等，严重时可引起急、慢性肾衰竭。不过发生肾衰竭还是少见的。老年痛风合并高血压、动脉硬化、肾结石和尿路感染，将加速痛风的肾损害。二是尿路结石，10%～20% 的患者表现为肾结石，结石成分为尿酸，X 线多不显影，除非结石混有较多磷酸钙、草酸钙。尿酸结石可以通过超声确诊。

四、辅助检查

1. 血清尿酸盐测定 男性血尿酸 > 7.0mg/dl（416μmol/L，1mg = 59.48μmol/L），女性血尿酸 > 6.0mg/dl（356μmol/L）称为高尿酸血症。血尿酸在此浓度处于饱和状态。

尽管痛风性关节炎在高尿酸血症的患者中时有发生，但是，把高尿酸血症和临床上出现的痛风等同起来是不正确的。标准化衰老研究的研究者随访 2046 名健康男性 15 年，测定一系列血清尿酸含量，结果发现血尿酸 > 8.0mg/dl（475μmol/L）或更低者 5 年累积发病率为 2.0%，9.0～10.0mg/dl（535～595μmol/L）为 19.8%，> 10.0mg/dl（595μmol/L）为 30%。

在一系列的痛风患者急性发作过程中测定血尿酸，其 95% 的患者升高 > 7.5mg/dl（446μmol/L）。单独一次的血尿酸测定不能排除痛风的诊断，因为高达 25% 一次性测定为正常值，尤其在服用使尿酸减少的药物时。在急性发作期间，血沉和白细胞通常增高。痛风石的检查提示有尿酸钠晶体可以确诊。

2. X 线检查 在急性关节炎时可见关节软组织肿胀，慢性关节炎可见关节间隙狭窄，关节面不规则，典型者可见骨质呈凿样缺损。

五、诊断和鉴别诊断

明确痛风的诊断要从滑膜液或痛风石抽吸液中发现尿酸钠晶体来确诊。根据典型表现只能是一个临床诊断。老年痛风症状、体征及 X 线表现常不典型，临床易误诊，有资料表明，临床误诊率可高达 58%～73%。

不能根据血清尿酸浓度来确诊或排除痛风的诊断，因为许多高尿酸症的患者不发展为痛风，而在急性痛风性关节炎发作期间，许多患者血尿酸浓度在正常范围内。

本病的临床诊断要点如下。

（1）急性不对称小关节炎，常于深夜骤发，疼痛剧烈。

（2）可夜间突发急性大关节痛，反复发作，自然缓解，间隙期完全无症状。

（3）暴饮暴食后，尤其摄入高脂、过量饮食及饮酒后出现关节痛。

（4）关节痛伴皮肤结节，特别是耳郭结节。

（5）肥胖、高血压、糖尿病者伴有关节痛者。

（6）绝大多数老年痛风患者血尿酸可明显升高，但有少数呈波动性，故血尿酸正常并不能否定痛风的诊断。

（7）老年痛风典型 X 线骨穿凿性改变者仅为 20%，不能以 X 线未见典型改变而否认痛风诊断。

本病主要应与风湿性关节炎、类风湿关节炎、软组织感染、假性痛风区别。细菌学检查可以排除急性化脓性关节炎。假性痛风（关节腔内焦磷酸钙沉积）血清尿酸含量正常，X线检查呈现软骨钙质沉着症的改变，相对来说应用秋水仙碱治疗无效。

六、治疗

痛风的治疗目标：迅速终止急性关节炎发作，纠正高尿酸血症，防止关节炎复发，减少痛风性肾病和结石的形成。对于老年患者的治疗应注意以下几个方面。

（一）急性发作性痛风性关节炎的治疗

1. 非甾体抗炎药　急性发作性痛风性关节炎的治疗首选非甾体抗炎药（NSAIDs），传统的治疗药物是吲哚美辛，起始剂量为 25～50mg，8 小时一次，直至症状缓解（通常需要 5～10 天）。活动性溃疡病、肾功能障碍和 NSAIDs 过敏者为 NSAIDs 的禁忌证。

2. 秋水仙碱　秋水仙碱通过干扰多形核白细胞的趋化作用而减轻炎症反应，对本病有特效，剂量为口服 0.5mg/h 或 1mg/2h，直至症状缓解。通常总量需要 4～6mg，不应超过 8mg。从静脉给予秋水仙碱可以减少胃肠道副反应的发生率，但老年患者尽量以口服为主，且剂量宜小，一般不采用静脉给药，以免引起肾功能损害。秋水仙碱在老年患者中使用毒副作用增加，与老年患者常使用药物如大环内酯类抗生素、环孢素、维拉帕米或降脂药物合用有关。有研究表明，1.8mg/d 和 4.8mg/d 耐受性良好且 1.8mg/d 与安慰剂耐受性无区别。

3. 皮质类固醇类药物　皮质类固醇类药物可以迅速缓解急性痛风的发作。皮质类固醇类药物最好是在不能口服非甾体抗炎药时应用。如果患者为单关节病变，关节腔内注射（曲安西龙，10～40mg）最有效。如果多关节病变，可以通过静脉给予甲基泼尼松龙 40mg/d，7 天后逐渐减量，或口服泼尼松 40～60mg/d，7 天后逐渐减量。由于老年人的机体抵抗力较低，需要用糖皮质激素治疗的患者也要十分慎重，若已使用者，要特别注意感染和出血等副作用。

4. 止痛剂　有时患者急性发作性的疼痛需要阿片类药物，阿司匹林应该尽量避免使用，防止加重高尿酸血症。

5. 卧床休息　卧床休息是急性发作期主要的治疗，卧床休息应该持续到发作缓解后 24 小时，过早活动可以诱发痛风发作。尽管热敷或抬高患肢可使患者更舒适，但是急性期理疗很少有效。

（二）发作间期的治疗

发作间期治疗的主要目的是降低血尿酸浓度，减少尿酸盐在组织中沉积。尿酸盐在组织中沉积可以导致慢性痛风石性关节炎。痛风不是一个进展性疾病，单次发作不需要降血尿酸药物治疗。一般认为血尿酸的浓度控制在 360μmol/L 以下，甚至控制在 300μmol/L 以下。是否开始降低血尿酸的药物治疗要根据药物有可能产生的副作用而定，一般首先强调饮食控制、戒酒、减轻体重等措施。

1. 饮食　不摄取高嘌呤食物（肉类、海鲜类、动物内脏等），蛋白质摄入量限制在 60～70g，严格戒酒，少饮浓茶和咖啡，多饮水，24 小时尿量在 2～3L 以上，有利于尿酸排出，防止结石形成（表 3 - 5 - 2）。

嘌呤食物含量反映了核蛋白的含量和周转。食物（肝脏）含的核多，具有嘌呤就多，生长快的食物如芦笋嘌呤含量也多。消耗大量含嘌呤低的食物可能造成比消耗少量高嘌呤饮食更大的嘌呤负荷。

2. 避免使用引起高尿酸血症的药物　噻嗪类和袢利尿剂抑制肾脏排泄尿酸，低剂量的阿司匹林（<3.0g/d）和烟酸使高尿酸血症加重，应避免使用。

表 3 - 5 - 2　食物的嘌呤含量

高嘌呤饮食	低嘌呤饮食
所有的肉类，包括动物器官和海产品	精制谷类、谷类产品、脆玉米片、白色面包
肉膏和肉汤	意大利面食、面粉、竹芋粉、西米、木薯
酵母粉和酵母抽取物	淀粉、蛋糕、奶产品、蛋
啤酒和含酒精的饮料	糖、甜味剂、食用胶
蚕豆、豌豆、小扁豆、麦片粥	黄油、多不饱和人造黄油和其他脂肪、花生油
菠菜、芦笋、菜花、蘑菇	生菜、西红柿、绿色蔬菜
水果、坚果、兴奋性饮料、含碳酸饮料	低嘌呤蔬菜拌成的奶油汤

3. 抑制尿酸合成　别嘌呤醇，其作用机制是通过抑制黄嘌呤氧化酶，使尿酸生成减少，为降低尿酸盐的一线用药。肾衰竭减量，根据肌酐清除率调整剂量，例如肌酐清除率 10ml/min，可以隔日 100mg。剂量大小根据制订的血尿酸控制目标而调整，最大剂量 300 ~ 800mg/d。副作用发生少，停药 3 周后恢复，主要副作用为皮疹、药物热、剥脱性皮炎、骨髓抑制、肝损害等。非布索坦，为新一代黄嘌呤氧化酶抑制剂，口服，每日 1 次，每次 80mg 或 120mg，疗程至少 6 个月。不良反应大多轻微，具有自限性，常见的有腹泻、疼痛、背痛、头痛和关节痛。

4. 促尿酸排泄的药物　这类药物主要抑制肾小管对尿酸盐的重吸收而促使尿酸排泄，为降低尿酸盐的二线用药。目前常用的有以下 3 种。

（1）丙磺舒：起始剂量 0.5g/d，以后逐渐增加到 1 ~ 3g/d。

（2）磺吡酮：起始剂量 50 ~ 100mg，2/d，以后逐渐增加到 200 ~ 400mg/d。

（3）苯溴马隆：是一种强效促尿酸排泄药物，大部分患者初始剂量为 50mg/d。

5. 注意事项　对于老年患者的治疗应注意以下几点。

（1）一般治疗措施必须注意患者的肾功能，以防止饮水过多导致肾功能不全。

（2）急性痛风性关节炎发作期的治疗，使用非甾体解热镇痛药物时的副作用较多，尤其对于老年患者其副作用相对更明显，使用时要特别慎重。若需要应用秋水仙碱治疗的患者，尽量以口服为主，且剂量宜小，一般不采用静脉给药，以免引起肾功能损害。由于老年人的机体抵抗力较低，需要用糖皮质激素治疗的患者也要十分慎重，若已使用者，要特别注意感染和出血等副作用。

（3）抑制尿酸合成药物中的别嘌呤醇，它的排泄并不会随年龄的增长而逐渐减少，但其活性代谢产物氧嘌呤醇的排泄量与年龄呈负相关，因而老年患者用该药后容易发生副作用；另外，有研究表明，老年患者使用别嘌呤醇的累积剂量超过 400g 或连续用药超过 3 年以上，可增加患白内障的危险性。增加尿酸排泄的药物有苯溴马隆、丙磺舒、磺吡酮等，老年患者在使用前应检查肾功能和有无尿酸性肾结石的存在，若肾功能不正常或有肾结石时应慎用或不用，要使用该类药物，应注意从小剂量开始，同时在餐前口服碳酸氢钠或枸橼酸钾以碱化尿液，有利于尿酸的排泄。

七、预后

本病不经治疗，急性发作可以持续几天到几周，但是正确的治疗可以迅速终止发作。发作间隔变异很大，最长可以达到几年。但是，随着疾病进展，无症状的间隔变得更短。慢性痛风石性关节炎通常在急性发作后出现，不仅仅是在没有足够的治疗后出现。尽管关节畸形可能很明显，但只有一小部分患者是卧床不起的。发病时越年轻，病情越容易进展。第一次发作年龄在 50 岁以后，发生破坏性关节病变的少见。尽管痛风患者的高血压、肾脏疾病（例如肾硬化、痛风石、肾盂肾炎）、糖尿病、高甘油三酯血症和动脉粥样硬化发病率增加，但它们之间的关系尚不清楚。

（李　榕　高建苑　张航向）

第六章　消化系统疾病

第一节　胃食管反流病

一、概述

胃食管反流病（GERD）是指胃内容物反流入食管引起不适症状和（或）并发症的一种疾病。典型的反流和烧心症状如果使患者感到不适，就足以诊断 GERD。

胃食管反流病是常见疾病，全球不同地方的患病率不同。针对我国广东社区人群的研究调查了 3338 人，发现每周有烧心症状的患者占 6.2%。北京和上海两地同时进行调查显示，GERD 患病率为 5.77%。

GERD 可分为糜烂性食管炎（EE）、非糜烂性反流病（NERD）和 Barrett 食管（BE）三种类型。

二、病因及发病机制

本病的病因及危险因素包括：年龄、性别、吸烟、体质指数（BMI）增加、过度饮酒、服用阿司匹林及非类固醇类抗炎药和抗胆碱能药物、体力劳动、社会因素、心身疾病及家族史等。

发病机制及损伤因素：GERD 的发病机制是防御机制削弱及食管清除酸能力下降，主要变化为食管下括约肌压力（LESP）降低和一过性食管下括约肌松弛（tLESR）过度等。主要损伤因素为过多的胃内容物主要是胃酸反流入食管引起食管黏膜损伤，胆汁和消化酶也损伤食管黏膜。

三、临床表现

1. **反流症状群**　与反流相关的症状称为反流症状群。反流的典型和常见症状是烧心和反流。烧心是指胸骨后烧灼感，反流是指胃内容物向咽部或口腔方向流动的感觉。

其他少见或不典型的相关症状包括以下一种或多种：上腹痛、胸痛、嗳气、腹胀、上腹不适、咽部异物感、吞咽痛、吞咽困难等。

2. **食管外症状**　食管外症状如慢性咳嗽、咽喉炎、哮喘等。

3. **反流相关的症状**　对患者生活质量产生明显负面影响时就称为不适的症状。反流症状如果没有对患者生活质量产生负面影响，就不作为 GERD 的诊断依据。当轻度症状在 1 周中 ≥2 天或者中度、重度症状在 1 周中 ≥1 天时就被认为是不适症状。在临床实践中，是否为不适症状应由患者自己来决定。

四、GERD 的诊断

（一）根据 GERD 症状群做出诊断

（1）有典型的烧心和反流症状，又无幽门梗阻或消化道梗阻证据，临床上可考虑是 GERD。

（2）有食管外症状，又有反流症状，可考虑是反流相关或可能相关的食管外症状，如反流相关的咳嗽、反流相关的哮喘。

（3）仅有食管外症状，而无典型的烧心和反流症状，尚不能诊断 GERD。

（二）根据上消化道内镜检查做出诊断

我国是胃癌、食管癌的高发国家，内镜检查已广泛开展，因此，对于拟诊患者一般先进行内镜检查，特别是症状频、程度重，伴有报警征象或有肿瘤家族史，或患者很希望内镜检查时。上胃肠道内镜检查有助于确定有无反流性食管炎及有无合并症和并发症，如食管裂孔疝、食管炎性狭窄以及食管癌等；有助于 NERD 的诊断；先行内镜检查相对先行诊断性治疗，能够有效地缩短诊断时间。

（三）根据试验性治疗做出诊断

质子泵抑制剂（PPI）诊断性治疗，服用标准剂量的 PPI，每天 2 次，疗程 1 ~ 2 周。如服药后症状明显改善，则支持为与酸相关的 GERD；如服药后症状改善不明显，可能有酸以外的因素参与或不支持诊断。PPI 试验不仅有助于诊断 GERD，同时还启动了治疗。

PPI 阴性有以下几种可能：①抑酸不充分；②存在酸以外因素诱发的症状；③不是反流引起的。本试验的优点是方便、可行、无创、灵敏度高，缺点是特异性较低。

（四）胃食管反流证据的检查

（1）X 线片和放射性核素检查：敏感性及阳性率不高，应用不普遍。

（2）24 小时食管 pH 监测：对 EE 的阳性率 >80%，对 NERD 的阳性率为 50% ~ 75%。

（五）食管测压

食管测压不直接反映胃食管反流，但能反映胃食管交界的屏障功能。

（六）食管胆汁反流测定

部分 GERD 患者的发病有非酸性反流物质因素参与，特别是与胆汁反流相关，但胆汁反流检测的应用有一定局限性。

（七）NERD 的诊断

NERD 主要依赖症状学特点进行诊断，典型的症状是烧心和反流。当患者以烧心症状为主诉时，如能排除可能引起烧心症状的其他疾病，且内镜检查未见食管黏膜破损时，可做出 NERD 的诊断。PPI 试验是目前临床诊断 NERD 最为实用的方法。

（八）Barrett 食管的诊断

Barrett 食管（BE）本身通常不引起症状，临床表现主要为胃食管反流病（GRED）症状，如烧心、反流、胸骨后痛和吞咽困难等。但约 25% 的患者无 GRED 症状，因此在筛选 BE 病例时不应仅局限于有反流相关症状的人群,在行常规胃镜检查时,对无反流症状的患者也应注意有无 BE 存在。

BE 诊断主要根据内镜检查和食管黏膜活检结果。当内镜检查发现食管远端有明显的柱状上皮化生并经病理学检查证实时,即可诊断为 BE。

1. 内镜表现 明确区分鳞、柱状上皮交界(SCJ)和胃食管交界(EGJ)对识别 BE 十分重要。

(1)SCJ 内镜标志:为食管鳞、柱状上皮交界处构成的齿状 Z 线。

(2)EGJ 内镜标志:为管状食管与囊状胃的交界处,其内镜下定位的标志为最小充气状态下胃黏膜皱襞的近侧缘和(或)食管下端纵行栅栏样血管末梢。

(3)BE 内镜下的典型表现是 EGJ 的近端出现橘红色柱状上皮,即 SCJ 与 EGJ 分离。BE 的长度测量应从 EGJ 开始向上至 SCJ。内镜下美兰染色有助于对灶状肠化生的定位,并能指导活检。

2. 病理学诊断 具体如下。

(1)活检取材:推荐使用四象限活检法,即常规从 EGJ 开始向上以 2cm 的间隔分别在 4 个象限取活检;对疑有 BE 癌变者应向上每隔 1cm 在 4 个象限取活检;对有溃疡、糜烂、斑块、小结节狭窄和其他腔内异常者,均取活检行病理学检查。

(2)组织分型:①贲门腺型,与贲门上皮相似,有胃小凹和黏液腺,但无主细胞和壁细胞。②胃底腺型,与胃底上皮相似,可见主细胞和壁细胞,但 BE 上皮萎缩较明显,腺体较少且短小。此型多分布于 BE 远端近贲门处。③特殊肠化生型,在化生的柱状上皮中可见杯状细胞是其特征性改变。

3. BE 的异型增生 具体如下。

(1)低度异型增生(LGD):由较多小而圆的腺管组成,腺上皮细胞拉长,核染色质浓染,核呈假复层排列,黏液分泌很少或不分泌,增生的细胞可扩展到黏膜表面。

(2)高度异型增生(HGD):腺管形态不规则,分支或折叠状,有些区域失去极性。与低度异型增生比较,核更大,形态不规则且呈簇状排列,核膜增厚和核仁明显双嗜性。间质没有浸润。

4. BE 分型 具体如下。

(1)按化生的柱状上皮长度分类:①长段 BE(LSBE),指化生的柱状上皮累及食管全周,且长度≥3cm;②短段 BE(SSBE),指化生的柱状上皮未累及食管全周,或虽累及全周,但长度<3cm。

(2)按内镜下形态分类:可分为全周型(锯齿状)、舌型和岛状。

(3)按布拉格 C&M 分类法进行记录:C 代表全周型化生黏膜的长度;M 代表化生黏膜的最大长度。如 C3-M5 表示食管圆周段柱状上皮为 3cm,非圆周段或舌状延伸段在结合部上方 5cm;C0-M3 表示无全周段化生,舌状伸展为 EGJ 上方 3cm。

5. BE 的监测与随访 鉴于 BE 有发展为食管腺癌的危险,因此应对 BE 患者定期随访,目的是早期发现异型增生和癌变。

五、治疗

本病治疗目标是：治愈食管炎、缓解症状、提高生活质量、预防并发症。GERD 治疗包括以下几个方面。

1. 改变生活方式　抬高床头、睡前 3 小时不再进食、避免高脂肪食物、戒烟酒及减肥等生活方式改变可使一部分 GERD 患者从中获益。

2. 药物治疗　具体如下。

（1）抑制胃酸分泌：抑制胃酸治疗是目前治疗 GERD 的基本方法。抑制胃酸的药物包括 H_2 受体拮抗剂和质子泵抑制剂（PPI）等。

1）初始治疗：H_2 受体拮抗剂包括西咪替丁、雷尼替丁、法莫替丁和尼扎替丁，仅适用于轻至中度 GERD 的初始治疗和症状短期缓解。

糜烂性食管炎（EE）患者中短期使用 PPI 治愈食管炎及完全缓解烧心症状的速度比 H_2 受体拮抗剂更快。PPI 对于 H_2 受体拮抗剂抵抗的 EE 患者同样有效。PPI 治疗 EE 4 周、8 周的内镜下愈合率分别约为 80% 和 90%。

PPI 对缓解非糜烂性反流病（NERD）患者烧心症状的疗效低于 EE 患者，但 PPI 在改善症状方面的疗效优于 H_2 受体拮抗剂及促动力药。对于 NERD 患者，应用 PPI 治疗的时限应当大于 4 周。

GERD 食管外症状如反流性咽喉炎等应用 PPI 治疗对大部分患者有一定疗效。

2）维持治疗：由于 GERD 是一种慢性疾病，从控制症状、预防并发症的角度来说，GERD 需要维持治疗。以 PPI 标准剂量维持治疗，半年后随访 80% 以上患者仍可维持正常。

按需治疗是间歇治疗的一种，即只在症状出现时用药，持续使用至症状缓解。

（2）促动力药物治疗：在 GERD 的治疗中，促动力药物莫沙必利可以作为抑酸药物治疗的辅助用药。

（3）手术治疗：抗反流手术在缓解症状及愈合食管炎方面与药物治疗疗效相当。术后常见的并发症包括腹胀（12%）、吞咽困难（6%），且有相当一部分患者（11%~60%）术后仍需规则用药。

（4）内镜治疗：内镜下治疗可以改善 GERD 症状评分，提高患者满意度及生活质量，并可减少 PPI 用量。内镜治疗的一些少见但严重的并发症包括穿孔、死亡等。伴有异型增生和黏膜内癌的 BE 患者，超声内镜检查排除淋巴结转移后，可考虑内镜切除术。

六、监测与随访

（1）无异型增生 BE 应每 2 年复查 1 次内镜，如 2 次复查都未检出异型增生和癌变，可酌情放宽随访间隔。

（2）对伴有轻度异型增生者，第 1 年应每 6 个月复查 1 次内镜，如异型增生无进展，可每年复查 1 次。

（3）对重度异型增生 BE 患者应建议行内镜下黏膜切除或手术治疗，并密切监测随访。

第二节 反流性食管炎

一、概述

反流性食管炎是多种因素造成的胃内容物（酸和胆汁）反流至食管造成黏膜损伤，引起烧心、反流、胸痛等症状，与非糜烂性反流病合称为胃食管反流病。本病男性多于女性，发病率约为（2～3）:1，人群发病率为 1.92%。

二、病因

（1）胃扩张、腹内压增加导致的食管下括约肌松弛。

（2）食物（高脂肪、巧克力、咖啡），药物（钙离子拮抗剂、地西泮、茶碱等），某些激素（胆囊收缩素、促胰液素、胰高血糖素、血管活性肠肽等）导致食管下括约肌（LES）压力降低。

（3）食管裂孔疝导致胃食管交界处结构异常。

（4）胃排空延迟。

（5）其他因素：肥胖、硬皮病、腹腔积液、高胃酸分泌状态。

三、临床表现

1. 典型症状　烧心、反流、反酸。

2. 不典型症状　咽部异物感、吞咽不畅、咽痛、咳嗽、胸骨后刺痛。

3. 食管外症状　（酸反流相关疾病）咽喉炎、哮喘、吸入性肺炎、肺间质纤维化。

4. 警报症状　吞咽困难、上消化道出血。

四、化验及检查

1. 化验　血常规。

2. 检查　①内镜检查（常用方法），内镜下可进行肉眼观察、放大观察和 NBI 染色观察。洛杉矶分级：A 级：黏膜破损长径 <5mm；B 级：黏膜破损长径 >5mm，但病灶间无融合；C 级：黏膜破损融合小于食管周径的 75%；D 级：黏膜破损融合大于食管周径的 75%。②24 小时食管 pH 检测。③食管测压。④核素检查。⑤食管滴酸试验。⑥食管内阻抗测定。⑦食管吞钡检查。⑧24 小时胆汁监测。

五、诊断依据

（1）有典型的烧心、反流症状，PPI 试验性治疗 7 天有效，即可诊断。

（2）内镜发现食管炎；或者 24 小时食管 pH 检查阳性时诊断也可确立。

（3）不典型症状如咽喉炎、哮喘、咳嗽、胸痛的患者应结合内镜检查、24 小时食管 pH、PPI 试验性治疗结果进行综合分析。

六、鉴别诊断

（1）以胸痛为主要症状的应与冠心病鉴别。

（2）吞咽困难应考虑是否有食管癌、贲门失迟缓症。

（3）内镜下食管炎常见的还有霉菌性食管炎、药物性食管炎。

（4）不典型症状患者应排除原发性的咽喉炎及肺部疾病。

七、治疗

本病的治疗目标：促进愈合，快速缓解症状，减少复发，提高生活质量。

1. 一般治疗　抬高床头 15～20cm；睡前不宜进食，白天进餐后不宜立即卧床。应戒烟、忌酒、使裤带宽松、减肥。避免进食高脂肪、巧克力、咖啡、刺激性食品。避免使用抗胆碱能药、三环类抗抑郁药、多巴胺受体激动剂、钙离子拮抗剂、茶碱、肾上腺素能激动剂等。

2. 药物治疗　①抑酸药物：PPI（埃索美拉唑镁肠溶片、奥美拉唑钠、雷贝拉唑钠肠溶片、兰索拉唑）；H_2 受体拮抗剂（法莫替丁片、尼扎替丁片）。一个疗程 8～12 周，疗程结束后，可按需服药或维持服药。②促动力药：莫沙必利分散片、伊托必利片。③制酸剂：可以中和酸，如铝镁加口服液、谷氨酰胺颗粒等。

3. 内镜治疗　射频能量输入法、注射法、折叠法，要求技术高和严惧的适应证。

4. 外科治疗　抗反流手术：胃底折叠术，食管裂孔疝修补术。

5. 并发症治疗　Barrett 食管的治疗，食管狭窄的扩张治疗，重度异型增生的治疗。

八、预防

（1）注意改变饮食习惯，忌刺激性食物，戒烟忌酒。

（2）忌服用过多药物。

（3）防止便秘，减少反流，预防并发症。

（4）积极治疗原发疾病。

第三节　功能性消化不良

一、概述

功能性消化不良（functional dyspepsia，FD）又称消化不良，是指发生于上腹部的持续或反复发作的腹痛、腹胀、早饱、嗳气、食欲不振、恶心、呕吐等不适症状，经检查排除引起上述症状的器质性疾病的一组临床综合征。症状可持续或反复发作，病程超过 1 个月或在过去的 12 个月中累计超过 12 周。FD 是临床上最常见的一种功能性胃肠病，包括餐后不适综合征和上腹疼痛综合征，我国发病率为 18%～45%，占消化门诊的 20%～50%，女性发病率是男性的 2 倍。

二、病因

（1）幽门螺杆菌（Hp）感染。

（2）胃酸。

（3）胃肠运动功能障碍。

（4）内脏感觉异常。

（5）胃肠激素紊乱和脑肠轴功能异常。

（6）精神心理因素。

三、临床表现

（1）典型症状：无特征性的临床表现。

（2）不典型症状：餐后饱胀、早饱、上腹痛、上腹烧灼感、嗳气、食欲不振、恶心、呕吐等，可单独或以一组症状出现。

（3）胃肠道外症状：可伴有失眠、焦虑、抑郁、头痛、注意力不集中等精神症状。

（4）报警症状：消瘦、贫血、上腹包块、频繁呕吐、呕血或黑便、年龄>45岁的初发病者、消化不良症状进行性加重、有肿瘤家族史等，需进一步检查排除肿瘤。

四、化验及检查

（1）实验室检查：血、尿、大便常规，肝肾功能，生化常规，血沉等。

（2）影像学检查：B超、X线、CT、MRI等。

（3）内镜检查。

（4）胃肠电图、胃容纳功能检查、胃排空检查。

五、诊断依据

1. **主要标准** 必须有以下1条或多条：①餐后饱胀不适；②早饱感；③上腹痛；④上腹烧灼感。并且没有可以解释上述症状的器质性疾病的证据。

2. **亚型标准** 根据临床特点，可以分为餐后不适综合征（PDS）和上腹疼痛综合征（EPS）。

（1）PDS：病程6个月，近3个月至少具备以下1个症状：①发生在进平常餐量后的餐后饱胀，每周发作数次；②早饱感使其不能完成平常餐量的进食，每周发作数次。支持诊断的条件：①上腹胀、餐后恶心或过度嗳气；②可同时存在EPS。

（2）EPS：病程6个月，近3个月至少具备以下1个症状。①至少中等程度的上腹部疼痛或烧灼感；②疼痛为间断性；③不放射或不在腹部其他区域/胸部出现；④排便或排气后不缓解；⑤不符合胆囊或Oddi括约肌功能障碍的诊断标准。支持诊断的条件：①疼痛为烧灼样，但不向胸骨后传导；②疼痛常因进餐诱发或缓解；③可同时存在PDS。

六、鉴别诊断

（1）需引起消化不良的器质性疾病如消化性溃疡、胃食管反流病及恶性疾病相鉴别。

（2）需与糖尿病、慢性肾功能不全、充血性心力衰竭、甲状腺功能亢进症、硬皮症以及非甾体抗炎药物和抗生素引起的消化不良相鉴别。

（3）症状可与其他功能性胃肠道疾病相重叠，如 FD 与肠易激综合征可并存。

七、治疗

本病的治疗目标：缓解症状，提高患者的生活质量，选择个体化的治疗方案。

（1）一般治疗：帮助患者认识、理解病情，改善生活习惯，避免烟酒及服用非甾体抗炎药。失眠或焦虑者可给予镇静剂。

（2）抑酸药：适用于非进餐相关消化不良中以上腹痛、烧灼感为主要症状者。可选择 H_2 受体拮抗剂或质子泵抑制剂。

（3）促胃肠动力药：莫沙比利、伊托必利均可以，效果不佳者可换用或合用抑酸剂或促动力药。

（4）清除幽门螺杆菌药物：克拉霉素、替硝唑等，常与胃黏膜保护剂和制酸剂联合应用。

（5）助消化药：消化酶和微生态制剂可作为消化不良的辅助用药，改善与进餐相关的腹胀、食欲缺乏等。

（6）精神心理治疗：上述疗效欠佳而伴随精神症状明显者可试用抗抑郁药，常用的有三环类如阿米替林、5-HT 再摄取抑制剂如氟西汀等。

八、预防

（1）减轻精神压力，适当体育锻炼，合理饮食结构等。
（2）需要注意与器质性疾病鉴别，注意随访跟踪。

第四节　缺血性肠病

一、概述

缺血性肠病是因肠壁缺血缺氧，血液灌注不足引起的肠壁缺血性病变，最终发生肠梗死的疾病。可累及整个消化道，主要累及结肠，多以结肠脾曲为中心呈节段性发生。可分为急性肠系膜缺血（AMI）、慢性肠系膜缺血（CMI）及缺血性结肠炎（IC）。

本病多见于患动脉硬化、心功能不全的老年患者。造成结肠缺血的直接原因多为肠系膜动脉，特别是肠系膜上动脉因粥样硬化或血栓形成引起的血管闭塞及狭窄。心力衰竭、休克引起血压降低，肠局部供血不足也可成为发病原因。

二、病因

胃肠道的血供几乎全部来自以下 3 支大血管：腹腔动脉干、肠系膜上动脉和肠系膜下动脉。正常静息状态，胃肠道动脉血流量占心排血量的 10%，在运动或餐后，血流量则有较大变化。引起肠道缺血的主要病理基础是血管本身的病变、局部循环血容量不足等。

1. 血管病变　腹腔动脉、肠系膜上动脉、肠系膜下动脉血管病变是引起肠道缺血的主要病理基础。血管病变是否引起肠病变、病变的严重程度及进展状况或结局等，与缺血持续时间、范围、缺血程度、受损血管及侧支循环、肠内压、肠功能、肠对缺血缺氧的耐受性以及肠内过度生长细菌的毒力等有关。

2. 非血管病变　导致肠壁血流急剧减少有关的因素，多由于体循环紊乱引起，如心力衰竭、心肌梗死、休克、大出血、败血症、心律失常、严重脱水、严重心瓣膜病，应用血管收缩药物及强心药物过量也可引起，也见于真性红细胞增多症、血小板增多症、肿瘤、老年人便秘。

三、病理

1. 早期　肠黏膜及黏膜下层出现出血及水肿，黏膜呈暗红色，为非特异性改变，上皮细胞表面的黏液消失，固有层炎性细胞浸润，亦可见黏膜隐窝脓肿形成，腺体结构破坏，巨噬细胞内有含铁血黄素。

2. 进展期　黏膜表层坏死、溃疡形成。病变严重者，肠壁全层坏死（透壁性梗死），甚至引起肠壁破裂、腹膜炎、休克致死。梗死面积小者可不穿透肠壁，局部发生纤维化。

3. 慢性期　肠道黏膜萎缩伴纤维组织及肉芽组织增生和再生上皮形成，病变自愈后可因瘢痕形成引起肠狭窄。

四、临床表现

慢性缺血性肠病主要表现为腹痛、间断便血、肠排空障碍（表现为腹胀、排便次数减少）。急性缺血性肠病分为两个阶段，一是肠激惹的表现，主要是腹痛、腹泻、血便；另一个是出现肠坏死及腹膜炎表现，如腹部压痛、反跳痛、肌紧张等。

急性缺血性肠病的三联征包括剧烈急性腹痛、器质性心脏病和强烈消化道排空症状。突发左下腹痉挛性疼痛，伴有明显便意，在之后的 24 小时内便血，为鲜红色或暗红色，血与粪便混匀，出血量不大。由缺血性肠病于肠道缺血导致肠功能紊乱，可出现恶心、呕吐、嗳气、腹胀、腹泻等症状。

五、辅助检查

1. 实验室检查　D-二聚体是血栓及栓塞的重要指标。D-二聚体在没有缺血性肠病的患者体内检测出是正常的，D-二聚体 > 0.9mg/L 时，对于本病诊断特异性为92%、敏感性为60%、准确性为69%。由此，D-二聚体升高对本病的诊断有一定意义，但其升高程度与病情严重程度的关系仍需进一步研究。

肠型脂肪酸结合蛋白（I-ABP）是由肠上皮细胞分泌的一种水溶性蛋白质，具有较好的器官特异性，是一个新的有潜力的早期肠黏膜损伤的生化指标，是全身炎症反应综合征或脓毒血症发生前的预警因子。肠道缺血受损时能迅速进入血循环，最终从尿液排出体外，ELISA 法易于测定。

2. 影像学检查　具体如下。

（1）CT 肠道双期增强扫描：越来越多地应用于缺血性肠病的诊断和鉴别诊断，可清晰地显示小肠及肠系膜血管的病变情况，对于闭塞性肠系膜缺血诊断的敏感性可达到96%，特异性可达到94%。在动脉期可以观察肠系膜上动脉及其分支有无动脉粥样硬化或栓塞等导致的狭窄或闭塞病变，静脉期可以观察肠系膜上静脉及其分支是否有血栓。除观察血管外，还可以发现肠壁黏膜有无增厚、水肿，肠道外有无渗出及淋巴结肿大等。

（2）选择性腹腔动脉造影（DSA）：DSA 为诊断本病的金标准，有助于发现病变部位和范围，可以鉴别栓塞与血栓形成，并且是肠系膜动脉痉挛导致非闭塞性肠系膜缺血唯一的诊断方法，对非闭塞性肠系膜缺血的诊断有着显著的优势，诊断价值优于CTA，也可为手术治疗及血管内药物灌注治疗提供参考依据。

DSA 的阳性征象包括动脉血管的弥漫性或其分支节段性痉挛，并可见肠系膜血管的栓子或血栓形成等。应用 DSA 进行诊断及治疗可使病死率降低 18% ~ 53%。另外，超声波检查用于缺血性肠病的诊断时应注意患者体型及配合度、肠内气体、检查者水平等多方面影响。

3. 肠镜检查 急性缺血性结肠炎早期结肠镜下可见黏膜下出血、黏膜充血水肿、质脆、接触易出血，多为一过性，可在数天内消失，这些表现与钡灌肠时所见的拇指压痕征及假瘤征相对应。紫红色的黏膜下出血通常在 48 小时内消散，继之出现溃疡。轻者镜下可见黏膜局部苍白、水肿，同时有瘀斑、表浅溃疡，之后可见节段性红斑、出血。单条纵行溃疡或呈红色的结肠黏膜剥离是轻型结肠缺血的特征性表现。严重的缺血病例，结肠发生透壁梗死，肠镜下可见灰绿色或黑色黏膜结节，假息肉、假瘤样改变及伪膜可同时存在。

慢性缺血性结肠炎的镜下主要表现为病程数周或数月后出现肠腔狭窄，黏膜萎缩及颗粒样改变或黏膜改变类似于"节段性溃疡性结肠炎"。

缺血性结肠炎镜下分为 3 型：一过型、狭窄型和坏疽型。一过型表现为黏膜充血、水肿、增厚，黏膜下出血，血管纹理模糊，部分黏膜可见多发性浅溃疡，病变部位与正常黏膜界限清楚，节段性改变之间黏膜正常；狭窄型表现为黏膜充血水肿明显，伴糜烂、溃疡、出血，肠腔明显狭窄；坏疽型是缺血性结肠炎最严重的缺血损伤，可引起透壁性梗死。

4. 同位素 锝 – 99（^{99}Tc）和铟 – 111（^{111}In）放射性核素标记血小板的单克隆抗体，注射人体后行 γ 照相，能显示急性肠系膜血管闭塞的缺血区，目前该技术已逐步用于临床，估计有较好的应用前景。白蛋白 – 钴结合试验是急性肠缺血的一个新的有用的诊断指标，敏感性达 100%，特异性为 85.7%。

六、诊断

本病的诊断依赖于发病原因、临床表现及辅助检查。关键在于早期明确诊断，临床常用诊断方法如腹部超声、CT、MRI、X 线、CT 血管造影（CTA）、发病 48 小时内全结肠镜检查。数字减影血管造影（DSA）的应用，使越来越多的急性缺血性肠病得到早期诊断。

缺血性肠病时，以下几点有利于与炎性肠病鉴别：①病变呈节段性分布，受累黏膜与正常黏膜分界清楚；②直肠受累少见；③病变在较短时间内缓解明显。

七、治疗

1. 内科治疗 具体如下。

（1）一般治疗：包括胃肠减压，静脉补液维持水和电解质平衡，静脉营养支持，输血及使用广谱抗生素，给予足量、广谱有效的抗生素，纠正酸碱平衡失调等。

（2）改善循环治疗：缺血性肠病诊断一旦确立，应积极抗凝治疗。对于明确有血栓形成的患者可予溶栓治疗。抗凝、溶栓的同时给予抗血小板聚集治疗。

（3）对症治疗：如结肠胀气者，给予肠管排气减压和经鼻饲管抽气减压；恶心、呕吐者，给予止吐药物和胃肠动力药物；腹泻者，给予肠道黏膜保护剂如思密达、次碳酸铋剂。解痉剂如阿托品、山莨菪碱等和鸦片类制剂如苯乙哌啶、洛哌丁胺等可以减少肠蠕动，使盐和水由于增加了与肠道接触时间而增加重吸收，从而减少大便次数和缓解腹部疼痛，但由于某些药物有诱发肠麻痹和肠穿孔的可能，故在实际工作中应慎重选择。

2. 介入治疗　一旦确诊为非闭塞性肠缺血，无论有无腹膜炎体征，都可以经造影导管向动脉内灌注血管扩张剂。将罂粟碱用生理盐水稀释至 1.0mg/ml，以 30～60mg/h 的速度用输液泵经肠系膜上动脉插管输入。对于非闭塞性肠系膜缺血，罂粟碱输注持续 24 小时，根据血管痉挛缓解情况决定罂粟碱是否停药，通常 24 小时即可，但也可延长至 120 小时。

3. 手术治疗　缺血性肠病的手术方式常见的有坏死肠管切除术、动脉栓子摘除术、肠系膜动脉血管重建及静脉取栓术等。准确把握手术时机是降低缺血性肠病病死率的关键。

剖腹探查指征：①经过规范药物保守治疗，病情仍继续进展；②腹膜炎体征明显或出现肠管缺血坏死征象；③持续严重便血，经其他治疗效果欠佳；④体温、白细胞计数持续升高，即使腹部症状体征不明显，也应考虑手术治疗。

4. 缺血性肠病中医疗法　本病应属中医"血证"范畴，为因虚致瘀，瘀血阻滞，血不循经，溢于脉外所致。在中医学对血证的特色理论中，明代缪希雍《先醒斋医学广笔记·吐血》提出了"宜行血不宜止血""宜补肝不宜伐肝""宜降气不宜降火"的治吐血三要法。清代唐容川在《血证论》中提出止血、消瘀、宁血、补虚的治血四法。因此，治疗血证时并非唯以止血为第一要法。消瘀之法确实是治疗缺血性肠病肠功能紊乱的大纲，值得临床借鉴参考。

5. 预防预后　缺血性肠病发病率在我国呈逐年上升趋势，其原因与我国经济的迅速发展、城市化进程的推进和人们饮食结构和生活方式改变有密切关联。随着新技术的临床应用，我们对缺血性肠病的认识会更加深入，进一步提高诊断率，改进治疗措施，改善患者预后。

第五节　便　秘

一、概述

便秘（constipation）是指大便次数减少和（或）粪便干燥难解。正常人排便习惯因人而异，由 2～3 天 1 次至每日 2～3 次，但粪便成型，不干燥，不坚硬。如果排便有明显延迟，粪便坚硬，不易排出，则称为便秘。

便秘泛指功能性便秘，是功能性胃肠病中的一种。功能性胃肠病是指具有腹胀、腹痛、腹泻及便秘等消化系统症状，但缺乏器质性疾病（如胃炎、肠炎等）或其他证据的一组疾病，在普通人群的发生率达到23.5%～74%。

功能性便秘（functional constipation，FC）表现为持续的排便困难、排便次数减少或排便不尽感。

二、病因及分类

（一）常见病因

1. **肠道蠕动速度减慢**　常见原因如食物中纤维太少，食量太少，对胃肠道无有效刺激所致。胃肠道蠕动减慢而产生的便秘，称原发性便秘，见于严重食欲减退、咽下困难、脱水等。

2. **某些药物有减缓肠道蠕动的作用**　此类药物如吗啡和阿片制剂、抗胆碱能药、神经节阻断药及抗忧郁药，次碳酸铋、苯乙哌啶以及氢氧化铝等，某些抗生素亦可引起便秘。

3. **胃肠道梗阻**　因胃肠道梗阻，肠内容物不能正常通过，滞留在肠道内发生便秘，见于幽门梗阻、小肠梗阻、结肠梗阻、肛门狭窄等。

4. **结肠感应阈值升高**　正常情况下，结肠内容物可刺激结肠黏膜而引起结肠蠕动，当结肠尤其是直肠感应性减退时，便意不出现或者延迟出现。此常见于甲状旁腺功能亢进，或因工作紧张而忽视便意，造成宿便。

5. **肠道平滑肌功能异常**　低钾血症，极度虚弱，应用抗胆碱能药物，消瘦及缺乏运动如长期卧床患者，可使胃肠道平滑肌张力减低而发生弛缓性便秘。

6. **肛门疾病**　肛门疾病如内痔、肛裂、肛门周围脓肿，肛管炎因在排便时发生剧痛，因恐惧排便而发生便秘。

7. **盆腔疾病**　男性盆腔疾病多见于前列腺炎；女性盆腔炎、卵巢炎、输卵管结扎术后、子宫切除术后、卵巢切除术后、宫颈癌切除术后或者放疗术后，均可能导致盆腔及腹腔组织粘连，影响肠道蠕动及肠内容物排泄，而引起便秘。

8. **精神因素**　精神紧张或抑郁，抑制自然排便反射而发生便秘。

（二）分类

便秘按有无器质性病变分为器质性和功能性便秘，按粪块积留的部位分为结肠和直肠便秘。

1. **器质性便秘**　具体如下。

（1）直肠和肛门病变：直肠炎、痔疮、肛裂、肛周脓肿和溃疡、肿瘤瘢痕性狭窄等。

（2）结肠病变：良性及恶性肿瘤、肠梗阻、肠绞窄、结肠憩室炎、特异性与非特异性结肠炎、肠粘连等。

（3）肌力减退：肠壁平滑肌、肛提肌、膈肌或（和）腹壁肌无力，慢性肺气肿，严重营养不良，多次妊娠，全身衰竭，肠麻痹等由于肌力减退而使排便困难。

（4）内分泌、代谢疾病：甲状旁腺功能亢进时，肠肌松弛，张力减低；甲状腺功能减退和垂体功能减退时，肠的动力减弱；尿崩症伴失水，糖尿病并发神经病变、硬皮病时，均可出现便秘。

（5）药物和化学品：吗啡和阿片制剂，抗胆碱能药、神经节阻断药及抗忧郁药，次碳酸铋、苯乙哌啶以及氢氧化铝等，均可引起便秘。

（6）神经系统疾病：截瘫、多发性神经根炎等累及支配肠的神经，先天性巨结肠等可引起便秘。

2. 功能性便秘　功能性便秘病因尚不明确，其发生与以下多种因素有关。

（1）进食量少，或食物缺乏纤维素，或水分不足，对结肠运动的刺激减少。

（2）因工作紧张、生活节奏过快、工作性质和时间变化、精神因素等干扰了正常的排便习惯。

（3）结肠运动功能紊乱所致，常见于肠易激综合征，系由结肠及乙状结肠痉挛引起，除便秘外同时具有腹痛或腹胀，部分患者可表现为便秘与腹泻交替。

（4）腹肌及盆腔肌张力不足，排便推动力不足，难于将粪便排出体外。

（5）滥用泻药，形成药物依赖，造成便秘。

（6）老年体弱、活动过少、肠痉挛导致排便困难，或由于结肠冗长所致。

三、发病机制

排便的过程大致分为两个步骤。①粪便向直肠推进：在正常情况下，肠道总蠕动每天发生 3~4 次，使粪便迅速进入直肠，扩张并刺激直肠黏膜，引起排便反射。②直肠的排空：当粪便充满直肠后即产生便意。排便动作受到大脑皮质和腰骶部脊髓内低级中枢的调节，通过直肠收缩、肛门括约肌松弛、腹肌及膈肌收缩而将粪便排出肛门。任何影响上述排便过程的因素都可引起便秘，如进食过少，食品过于精细、缺乏残渣，幽门或肠道梗阻，结肠张力过低，乙状结肠过度收缩和不规则的痉挛性收缩，肠壁平滑肌、肛提肌、膈肌、腹肌收缩力减弱等。

根据病理生理学机制的差别，将 FC 分为慢传输型便秘、排便障碍型便秘、混合型便秘、正常传输型便秘 4 种类型。

（1）慢传输型便秘：也叫结肠运动功能障碍。结肠运动功能障碍的主要特点为结肠传输时间延长，高振幅推进性收缩减少，这可能与肠道神经元与神经递质异常、肠道神经胶质细胞病变、肠神经化学信号异常、肠道 Cajal 间质细胞（ICC）网络异常、肠道平滑肌病变、结肠衰老、氯离子通道功能障碍等因素有关。

（2）排便障碍型便秘：即肛门直肠功能障碍。排便障碍型便秘患者在排便过程中腹肌、直肠、肛门括约肌和盆底肌肉不能有效地协调运动，直肠推进力不足，直肠感觉功能异常，从而导致排便障碍。直肠感觉受损患者更易患便秘，强调了排便异常患者直肠感觉功能的重要性。

（3）混合型便秘：兼有慢传输型和排便障碍型二者症状的类型。患者存在结肠传输延缓和肛门直肠排便障碍的依据。

（4）正常传输型：腹痛、腹部不适和便秘有关。

四、检查方法

肠道动力、肛门直肠功能检测对便秘分型、治疗方法的选择、疗效的评估是非常必要的。

1. 结肠传输试验　结肠传输试验是指经口摄入特定的标志物，然后定时观察和计算标志物在结直肠的运行和分布情况以及排出时间的一种检查方法。

2. 肛门直肠测压　高分辨率直肠压力与波形测压不仅在大多数测压参数上具有良好相关性，还可确定肛管高压区的长度。

3. 球囊逼出试验　球囊逼出试验可判断直肠的感觉是否正常以及判断肛门括约肌的功能。如肛门括约肌受损无括约功能，球囊可自行滑出肛门，或轻微的增加腹压后即可将球囊排出。该检查有助于判断直肠及盆底肌的功能有无异常，临床多用于鉴别出口处阻塞和排便失禁。

4. X 线排粪造影　排粪造影（DFG）是诊断出口梗阻型便秘的重要检查方法。排粪造影是通过向患者直肠注入造影剂，对患者"排便"时肛管直肠部位进行动、静态结合观察的检查方法。

5. 磁共振排粪造影　磁共振排粪造影与 X 线排粪造影相同，向直肠注入造影剂，在磁共振影像下观察静坐、提肛、力排（用力排便）、排空后直肠肛管形态及黏膜像变化，借以了解排粪过程中排便出口处有无功能及器质性病变。

6. 乳果糖氢呼气试验　乳果糖氢呼吸试验（LHBT）应用于小肠动力学研究的原理是检测结肠内未被吸收的碳水化合物经细菌发酵后生成并从呼出气中排出的氢（H_2）浓度，以评价口 – 盲肠传递时间（OCTT）。

五、诊断

FC 的诊断主要基于症状，在过去的 12 个月中，持续或累积至少 12 周并有下列 2 个或 2 个以上症状，可确定诊断。

（1）排便费力（至少每 4 次排便中有 1 次），可确立诊断。

（2）排便为块状或硬便（至少每 4 次排便中有 1 次）。

（3）有排便不尽感（至少每 4 次排便中有 1 次）。

（4）有肛门直肠梗阻和（或）阻塞感（至少每 4 次排便中有 1 次）。

（5）需要用手操作（如手指辅助排便、盆底支撑排便）以促进排便（至少每 4 次排便中有 1 次）。

（6）排便少于每周 3 次，日排便量小于 35g。

六、鉴别诊断

1. 便秘伴肠鸣音的改变　肠鸣音亢进或金属高调音，常提示存在器质性梗阻；而肠鸣音低下，常提示肠动力减弱，如是否有电解质紊乱（包括低钾血症），是否有长期服用药物如吗啡、阿片类、重金属制剂等。

2. 便秘伴有腹部包块　便秘伴有腹部包块应分辨包块性质是否为粪块所致。粪块可挤压变形，而肿物所致者则不能，还要注意是否为粘连肠管等，根据包块的位置做相应的胃肠道检查。

3. 便秘伴腹痛　老年人或婴幼儿突然出现剧烈腹痛，伴排气、排便终止，应考虑肠套叠、肠扭转的可能。

4. 便秘与腹泻交替 便秘与腹泻交替常见于结核、不全性梗阻、肠易激综合征等。

七、治疗

1. 调整生活方式 合理的膳食、多饮水、运动、建立良好的排便习惯是治疗 FC 的基础治疗措施。慢传输型便秘患者给予地中海饮食或一般饮食（55% 碳水化合物、15%～20% 蛋白质、30% 脂肪）可明显改善患者的便秘症状，减少结肠传输时间。

2. 药物治疗 目前药物治疗主要有泻剂、促动力药物、促分泌剂、灌肠剂及栓剂等。

（1）容积性泻剂：主要包括可溶性纤维素（果胶、车前草、燕麦麸等）和不可溶性纤维（植物纤维、木质素等）。容积性泻剂起效慢而副作用小、安全，故对妊娠便秘或轻症便秘有较好疗效，但不适于作为暂时性便秘的迅速通便治疗。

（2）润滑性泻剂：能润滑肠壁，软化大便，使粪便易于排出，使用方便，如开塞露、矿物油或液状石蜡。

（3）盐类泻剂：如硫酸镁、镁乳，这类药可引起严重不良反应，临床应慎用。

（4）渗透性泻剂：常用的药物有乳果糖、山梨醇、聚乙二醇 4000 等，适用于粪块嵌塞或作为慢性便秘者的临时治疗措施，是对容积性轻泻剂疗效差的便秘患者的较好选择。

（5）刺激性泻剂：包括含蒽醌类的植物性泻药（大黄、弗朗鼠李皮、番泻叶、芦荟）、酚酞、蓖麻油、双酯酚汀等。刺激性泻剂应在容积性泻剂和盐类泻剂无效时才使用，有的较为强烈，不适于长期使用。蒽醌类泻剂长期应用可造成结肠黑便病或泻药结肠，引起平滑肌的萎缩和损伤肠肌间神经丛，反而加重便秘，停药后可逆。

（6）促动力剂：莫沙必利、伊托必利有促胃肠动力作用，普卢卡比利可选择性作用于结肠，可根据情况选用。

5 - 羟色胺 4（5 - HT4）受体激动剂、阿片类受体拮抗剂、氯离子通道活化剂、鸟苷酸环化酶激动剂和胆汁酸转运抑制剂为治疗便秘的新型药物。

普芦卡必利作为第一个高选择性的 5 - HT4 受体激动剂，可缩短正常人和便秘患者的结肠传输时间，且不会引发心律失常或缺血性心脏事件，具有良好的安全性，用于治疗女性、轻泻剂治疗效果不佳的慢性便秘患者。

Velusetrag（TD - 5108）为另一种高选择性 5 - HT4 受体激动剂，可有效增加便秘患者排便次数。主要不良反应为胃肠道和神经系统功能紊乱。

DA - 6886 是一种 5 - HT4 受体激动剂，可增加便秘小鼠的结肠活动，促进排便。

利那洛肽为鸟苷酸环化酶激动剂（GC），可改善患者排便情况，显著改善慢性特发性便秘患者的肠道症状及腹部症状。腹泻、胀气、腹痛和腹胀为其常见不良反应。另一种 GC 激动剂 Plecanitide 可促进肠道分泌和肠道蠕动，有效改善患者的自发排便（SBM）和完全自发排便（SCBM）次数。常见不良反应为腹泻、头痛、恶心和呕吐，并且多在治疗初期发生。

鲁比前列酮为氯离子（Cl⁻）通道激动剂，可选择性激动 2 型 Cl⁻ 通道，使 Cl⁻ 分泌到肠腔，进而钠离子和水分进入肠腔，增加大便含水量。

Elobixibat（A3309）为回肠胆汁酸转运抑制剂。临床试验表明，Elobixibat 呈剂量依赖性，可显著改善患者 SBM 和 SCBM 频率，常见不良反应为腹痛、腹泻和腹胀。

溴甲纳曲酮和爱维莫潘等阿片受体拮抗剂，可通过改善肠道动力而缓解患者的便秘情况。

RM-131（一种选择性胃促生长素受体激动剂）可加快慢性便秘患者的结肠传输时间，促进胃排空，对上、下消化道动力有均匀促进作用。

3. 生物反馈治疗　生物反馈是治疗盆底肌功能障碍所致便秘的有效方法。盆底肌训练和生物反馈治疗对慢性便秘儿童（特别是盆底肌功能障碍所致便秘）有明显疗效，且可能获得持续症状缓解。如患者存在耻骨直肠肌肥厚，则生物反馈治疗无效。

4. 其他方法　功能性便秘治疗的其他方法有骶神经刺激、针灸、推拿按摩、中药、益生菌制剂等，这些方法的疗效目前尚不明确。另外，还有结肠振动胶囊法、骶神经刺激或经皮电刺激胫后神经、结肠水疗或清洁灌肠的方法等。

需要说明的是，菌群失调可能不是 FC 的病因，益生菌治疗可能对 FC 儿童不是一个很好的选择。

5. 手术治疗　当患者症状严重影响工作和生活，且经过一段时间严格的非手术治疗无效时，可考虑行外科手术治疗。但手术有一定的并发症和复发率，手术获益有限，需严格掌握手术指征。

（赵保民）

第七章　血液系统疾病

第一节　贫　血

一、老年人群血液系统的生理变化

人体骨髓造血微环境中存在大量的造血干细胞，具有向循环血细胞分化的潜能。随着年龄的增长，造血干细胞的自我更新能力明显减低，同时对分化调节的细胞因子的敏感性亦降低。研究发现，体外培养的老年人群造血干细胞红系、粒-单核集落形成单位（CFU-E、CFU-G/M）的集落数均明显低于中青年人群，说明其骨髓出现血细胞生成受抑等一系列老年性生理改变。

随着年龄的增长，老年人群的骨髓造血组织逐渐萎缩，渐进性减少，造血红骨髓逐渐被富含脂肪组织的黄骨髓所替代。在60岁以上的人群中，其造血组织可减少50%以上。骨髓造血微环境同样出现退行性变化，其造血功能及储备能力明显减低。骨髓的变化主要表现为造血灶减少，有核细胞数量减少，脂肪细胞则明显增多，骨髓穿刺涂片提示油滴显著增加，但粒系与红系比例、各系细胞自身的分化比例则与普通成人无明显差异，浆细胞及网状细胞则可见增多迹象，退化细胞亦较常见。在大量失血或其他应激情况下，人体黄骨髓能很快转化为红骨髓从而恢复造血功能，老年人群骨髓转化能力减弱，造血干细胞的分化减弱，患者出现外周血细胞的恢复延迟，贫血持续的时间较普通人群明显延长，心肺等脏器生理功能受到明显影响，容易导致一系列并发症。随着年龄的增长，老年人群的外周血细胞也会出现一系列生理性变化。

1. 白细胞　过去认为，老年人群的白细胞数量、分类及功能等与普通人无明显差别。但近来也有研究认为，老年人群的白细胞数量有所减少，但中性粒细胞及T/B淋巴细胞的比例差别不大，免疫球蛋白水平则有所减低。老年人骨髓中性粒细胞的储备功能减低，释放到外周血的过程缓慢，加之常伴有糖尿病等慢性疾病，粒细胞的功能受到抑制，对细菌、病毒等病原体的趋化、吞噬及杀灭作用有所减低。这也是其容易并发感染的原因之一。

2. 红细胞　老年人的红细胞数量出现轻度减少，伴随着血红蛋白轻度减低。这与骨髓造血组织体积减少、骨髓增生能力减低有关。同时也与其体内激素代谢水平有关，尤其是雄性激素的减少，使促红细胞生成素减少，并且红系造血祖细胞对其敏感性降低，从而导致红细胞生成减少。也有人认为，老年人红细胞膜变形能力减低、脆性增加，在血液循环中易被破坏，寿命缩短。另由于雄激素水平的影响在老年人群中逐渐减弱，年轻人群存在的男性红细胞数量高于女性的现象逐渐变得不明显。

3. 血小板　老年人群的血小板数量通常认为与普通成人无明显差别。有观点认为，老年人群的血小板功能是亢进的，表现为其血栓形成的风险增高。但也有人认为其血小板活性增高主要与体内环境，如代谢综合征、血管顺应性、血液黏稠度以及血浆凝血因子的变化有关，未必就是血小板本身功能亢进，而更多需要考虑患者内环境因素。

二、老年人群贫血特点

（一）老年人群贫血的原因

人体红细胞寿命是有限的。^{51}Cr 标记法所测其寿命均值为 116 天，最新的内源性 CO 分析法所测均值为 122 天。当红细胞寿命缩短，生成数量低于破坏数量时，即发生贫血。

老年人群由于自身的生理学改变，骨髓会出现一系列变化。骨髓造血组织逐渐出现向心性萎缩，红骨髓逐渐减少并由黄骨髓替代，一般首先出现于长骨，其次为扁骨，最后是椎骨。同时雄激素分泌不足导致红细胞生成素减少并对其敏感性减低，影响红系祖细胞的分化成熟，使红细胞生成减少。另老年人红细胞内各种酶氧化活性与代谢功能降低，导致细胞脆性增加，在血液循环中的寿命缩短。造血组织这些衰老变化构成了老年人易发生贫血的生理基础。

老年人群口腔疾病增多，咀嚼功能受限，胃肠消化功能减退，胃黏膜萎缩，对营养成分（包括铁剂、维生素 B_{12}、叶酸等）的吸收减弱。同时老年人肠胃运动功能减退，易出现胃肠功能紊乱，进一步影响了营养物质的吸收。此外，由于过分担心高血糖、高血脂等疾病或宗教信仰等因素，老年人常无医嘱而盲目控制饮食，导致食物的质和量不合理，也影响造血物质的摄入吸收。

老年人群常伴有慢性感染性疾病、自身免疫性疾病、恶性肿瘤等慢性消耗性疾病，这些疾病会导致产生自身抗体或细胞因子、干扰铁代谢等，可能影响到骨髓微环境的造血功能，因此容易出现由此产生的继发性贫血。

老年人群贫血可以为单一因素，也可以为多种因素的联合作用结果。其贫血原因也是多种多样，一般可从以下常见因素进行归类分析并进行有针对性的诊治。

（1）红细胞生成不足：最常见的病因为造血原料缺乏，如铁剂、维生素 B_{12}、叶酸缺乏引起的缺铁性贫血、巨幼细胞性贫血等，也包括营养不良的低蛋白血症导致患者血红蛋白生成障碍性贫血等。其次为骨髓造血功能障碍，指骨髓微环境变化、造血干细胞受损、肿瘤细胞浸润或其他因素抑制骨髓造血，如再生障碍性贫血、白血病、转移瘤、骨髓纤维化、各种慢性病性贫血等。还有铁利用障碍，如铁粒幼细胞性贫血等。

（2）红细胞破坏过多：包括各种外来因素作用，如免疫性、机械性、化学性因素引起的溶血性贫血，还有红细胞内在缺陷，如遗传性球形红细胞增多症、海洋性贫血等。

（3）各种失血：包括各种创伤或者疾病导致的患者急性和慢性失血，其中消化道出血最为常见，如慢性消化道溃疡、消化道肿瘤、痔疮出血等。

（二）老年人群贫血的临床特点

贫血是由许多不同原因或疾病引起的一系列共同病理生理表现，而不是一种单纯的疾病名称。临床上常见有缺铁性贫血、巨幼细胞性贫血、再生障碍性贫血、溶血性贫血等。此外，一些慢性疾病，如感染、肝病、结缔组织病、肿瘤、内分泌疾病等也均可伴有贫血。贫血患者红细胞、血红蛋白减少，血液携氧能力减低，全身组织和器官发生缺氧，易出现一系列并发症。但贫血症状的有无或轻重程度主要取决于贫血的程度及其发生速度，同时也与患者年龄、有无心肺疾病及代偿功能有关。若贫血发生缓慢，无心血管疾病，机体可充分发挥代偿功能，即使血红蛋白低达 80g/L 也可无明显症状，有时低达 60g/L 才引起关注。反之，如急性溶血或急性失血的老年患者，即使血红蛋白减低并不很严重，但由于病情发展快，机体代偿不及，贫血症状就会很明显。贫血常见的临床表现有疲倦乏力、头晕耳鸣、注意力分散、记忆力减退、心悸气短、心率加快活动时加剧及食欲不振等，严重时可出现心衰。临床体征包括皮肤苍白、面色无华，睑结膜、口唇黏膜及甲床苍白，还可出现踝部水肿、低热、蛋白尿等表现。

老年人群贫血较为常见，与年轻人相比，其贫血的危害往往更为严重。红细胞数量（血红蛋白含量）减少，红细胞携氧能力下降会直接影响各组织器官的功能，甚至出现严重的病理反应。尤其是有慢性阻塞性肺疾病及心血管疾病者，本身就存在缺氧状态，如发生贫血，会加重其原发疾病，严重时危及生命。故寻找老年性贫血的病因，积极治疗贫血就显得尤为重要。

老年人群贫血的发病率增高，男性较女性更为明显。其贫血往往继发于其他疾病，都有明确的病因，贫血的高发病率很大程度上提示这些疾病在老年人群中的高发病率。老年人贫血的症状多变，常无特异性，易与其他内科疾病混淆，有时甚至被其他疾病所掩盖。

老年人群的贫血具有如下特点：①起病隐匿，症状不典型，病程长，从发病至就诊时间可达半年甚至一年之久。初起症状常为疲乏无力、头晕、胸闷气短、食欲减退等，无特异性表现。②贫血程度以中轻度为主。轻度贫血更为常见，占 60% 以上。③误诊率高。老年人常患有慢性阻塞性肺疾病、心脑血管疾病、糖尿病等慢性疾病，易发展为心律失常、心肺功能衰竭。常因其非特异临床表现掩盖了贫血的存在，延误了诊治时机，易发展成多脏器功能衰竭。④由于单纯注意贫血，而漏诊引起贫血的疾病，包括常见的消化系统肿瘤、各种慢性疾病等。因此，对老年人要定期做全面查体，尤其是按常规治疗贫血而症状改善不满意时，要注意寻找潜在疾病。一旦出现贫血，要给予足够重视，及时做血常规分析和骨髓检查，做到早期诊断、及时治疗。

我国老年人群贫血的发生率为 7%~28%，较西方国家的 7% 发病率明显偏高，主要与社会经济状况及健康教育水平有关。在病因方面，老年人群营养不良性贫血居首位。其原因为老年人患有不同程度的齿科疾患，咀嚼功能减弱，对食物存在不同程度的心理选择，易造成叶酸等造血物质的缺乏。同时老年人消化道黏膜萎缩，胃酸分泌减少，内因子分泌不足，肝脏合成功能下降，食物造血原料不能充分消化吸收，易造成营养性和缺铁性贫血。部分老年人罹患糖尿病、冠心病、高血压病等慢性疾病，又无医护人员指导而盲目控制饮食，也易造成营养均衡失调。上述因素使缺铁性贫血和巨幼细胞性贫血成为老年人群最常见的贫血类型。其次，消化系统良性疾病所致贫血占第二位。胃溃疡、十二指肠溃疡、溃疡性结肠炎等疾病在老年人群中有较高的发病率，而非甾体类抗炎药在疼痛疾病或抗血栓治疗中的应用增加，使之出现胃肠黏膜溃疡、出血等症状，常因贫血症状加重才发现。各类恶性肿瘤引起的贫血占第三位。胃癌、结肠癌、食管癌、肝癌、宫颈癌等是老年人发病率较高的肿瘤。这些肿瘤常伴有不同程度的慢性失血，患者常因贫血就诊才发现肿瘤，贫血常是这些肿瘤的早期症状之一。肾性贫血占第四位，这与老年人高血压、糖尿病等易伴随肾脏损害疾病的高发病率有关。其他还有慢性感染性疾病、免疫性疾病、淋巴造血系统本身疾病引起的贫血如再生障碍性贫血、骨髓纤维化以及一些不明原因的贫血等。

（三）老年性贫血的诊断标准

我国沿海和平原地区诊断贫血的血红蛋白标准为：普通成人男性低于 120g/L，女性低于 110g/L。其中，血红蛋白 90 ~ 110g/L 为轻度贫血，60 ~ 90g/L 为中度贫血，30 ~ 60g/L 为重度贫血，低于 30g/L 为极重度贫血。目前尚无老年人群统一的贫血判定标准，由于造血系统退行性变，一般认为红细胞数量 $<3.5 \times 10^{12}/L$，血红蛋白 $<110g/L$，红细胞比容 $<35\%$ 即可作为贫血标准。在诊断贫血时，应注意观察是否伴有其他影响水、电解质平衡紊乱的疾病，避免因一些疾病导致脱水等症状影响判断。

三、常见老年性贫血类型

（一）巨幼细胞性贫血

巨幼细胞性贫血是指机体叶酸、维生素 B_{12} 缺乏或其他原因引起细胞 DNA 合成障碍所致的一类贫血。国内老年人巨幼细胞性贫血的发病率约为 8%，男性较女性多见，男女比例约为 2.3:1。叶酸缺乏主要与饮食习惯欠佳、饮食结构不合理、酗酒等因素有关，而与年龄无明显相关。老年人维生素 B_{12} 缺乏亦较常见，多数由吸收不良引起，以恶性贫血、短肠综合征、胃肠手术后等多见，多于疾病发作数年后出现，表现为巨幼细胞性贫血和一系列神经系统症状。

1. 发病原因　具体如下。

（1）叶酸缺乏：人体不能合成叶酸，需由日常饮食获取。新鲜的绿叶蔬菜、水果及动物内脏是叶酸的丰富来源，但叶酸对热不稳定，烹饪时间稍长就被破坏。老年人由于口腔健康原因，需进食稀软食物，常长时间烹饪食物，使叶酸破坏增加。同时，由于消化道功能减退，其叶酸亦可出现吸收障碍。另外，当患甲亢、肿瘤、溶血性贫血及一些表皮细胞增殖性疾病时，细胞代谢增加，对叶酸需求增长，常规摄入不能满足机体需要，易出现叶酸相对缺乏引起贫血。

（2）维生素 B_{12} 缺乏：与叶酸类似，人体同样不能合成维生素 B_{12}。其主要存在于动物内脏中，蔬菜中含量很少。吸收不足是老年人维生素 B_{12} 缺乏的主要原因。老年人常过分限制热量的摄取，肉类及动物内脏食用减少，导致机体摄取的维生素 B_{12} 不足，逐渐导致了巨幼细胞性贫血。由于维生素 B_{12} 吸收需借助内因子，在一些疾病如萎缩性胃炎、胃全切或大部切除术后，内因子生成减少，不能形成维生素 B_{12} - 内因子复合物，使之在回肠的吸收减少，血清维生素 B_{12} 下降。同样，当老年人罹患高代谢或表皮增殖性疾病时，机体对维生素 B_{12} 的需求同样增加，出现相对缺乏，也易引发巨幼细胞性贫血。

另外，当老年人患某些疾病因治疗需使用甲氨蝶呤、6 - 巯基嘌呤、6 - 硫代鸟嘌呤、5 - 氟尿嘧啶等药物时，也会干扰叶酸及维生素 B_{12} 代谢，导致其利用障碍，从而引起贫血。

2. 发病机制　叶酸和维生素 B_{12} 是细胞合成 DNA 的重要辅酶。在叶酸转化为亚叶酸和四氢叶酸时，维生素 B_{12} 和维生素 C 起着催化作用。当叶酸和维生素 B_{12} 缺乏时，DNA 合成速度减慢，细胞处于 DNA 合成前期的时间延长，细胞分裂延迟，但胞质内 RNA 合成并未受影响。因此出现细胞体积增大，胞质成熟、细胞核幼稚的状态，这种大细胞性的贫血即为巨幼细胞性贫血。一般情况下，巨幼细胞性贫血仅影响红细胞，但叶酸和维生素 B_{12} 缺乏时间较长，贫血程度较严重时，也可累及白细胞及巨核细胞，导致三系细胞均减少。

3. 临床表现　患者贫血症状发展相对缓慢，常易被其他疾病或症状所掩盖并导致误诊，从而延误病情。

（1）贫血症状：常见有头晕乏力、心悸气短、胸闷不适、颜面苍白等，由于巨幼细胞性贫血患者红细胞骨髓原位溶血和破坏增多，部分患者还会出现轻度黄疸。贫血程度严重时，也伴有白细胞及血小板减少症状。

（2）消化系统症状：可出现食欲减退、腹胀腹泻、消化不良、便秘等巨幼细胞性贫血常见的伴随症状。查体可见舌乳头萎缩、舌表面光滑发亮、舌炎等体征。

（3）神经系统症状：部分患者易出现神经、精神症状，表现为全身乏力、四肢麻木、行走困难、皮肤感觉异常、深感觉障碍、腱反射减弱消失或亢进、共济失调、病理反射征阳性等。此外，还有味觉减退、神情淡漠、抑郁、反应迟钝，出现易怒、健忘，甚至精神失常。还有的患者可出现末梢神经炎症状。这些表现多与末梢神经变性、脊髓亚急性联合变性和脑部神经损害有关。巨幼细胞性贫血患者神经系统损害常见于维生素 B_{12} 缺乏者，叶酸缺乏者少见，程度也较轻。

4. 实验室检查　具体如下。

（1）血象：早期表现为单纯贫血，平均红细胞体积（MCV）大于 94fl，严重者可出现三系细胞减少。血涂片红细胞大小不均，重症者可见嗜碱性点彩红细胞。网织红细胞数量轻度升高或正常，加用叶酸或维生素 B_{12} 之后则明显增高。重症患者白细胞也会减低，胞体变大。血小板数量在早期可正常或偏高，严重时也会减低。

（2）骨髓：骨髓往往增生活跃，红系增生，粒红比例减低。涂片巨幼红细胞明显，细胞核染色质疏松，出现核幼浆老现象。粒系同样可见明显巨幼样变。巨核细胞一般表现为减少，同样可见巨大的巨核细胞，影响血小板生成。

（3）生化检查：肝功可出现间接胆红素轻度升高。叶酸、维生素 B_{12} 血清含量视发病原因而异，一般是减少的。叶酸缺乏者其血清含量常低于 3ng/ml（正常大于 7ng/ml）。维生素 B_{12} 缺乏者其血清含量往往低于 66pmol/L 或 90pg/ml（正常为 110 ~ 220pmol/L 或 150 ~ 300pg/ml）。

5. 诊断　临床依据患者贫血表现、病史病程以及营养情况，结合检测红细胞数量/血红蛋白含量以及平均红细胞体积（MCV）变化、骨髓改变、血清叶酸或维生素 B_{12} 含量等检查，巨幼细胞性贫血的诊断并不困难。

6. 治疗　具体如下。

（1）叶酸缺乏：对于进食及吸收功能正常的患者，可予口服叶酸 5mg，3/d。不能进食或吸收障碍的患者，可予叶酸肌注 5 ~ 10mg，1/d，至血常规恢复正常。患者开始治疗 2 ~ 3 天后，其自觉症状就会明显好转，网织红细胞数量明显增加，1 周左右达高峰,随后逐渐恢复正常。红细胞数量及血红蛋白含量也逐渐恢复。白细胞及血小板减低者在补充叶酸1周左右也逐渐恢复正常。临床上叶酸缺乏者往往还伴有其他维生素缺乏,应及时予以补充。补充叶酸后骨髓红系造血迅速恢复,易造成铁相对不足,也应注意及时补充。还应给予患者丰富的蛋白质饮食,以促进红细胞的恢复。在此基础上,还应注意针对病因进行治疗或者纠正饮食习惯,以防止疾病复发。

(2)维生素 B_{12} 缺乏:维生素 B_{12} 缺乏多数与消化道吸收功能障碍有关,治疗多采用肌内注射。常用方案为 $100\mu g/d$,2 周后改为 $2\sim3$ 次/周。待红细胞或血红蛋白恢复正常后,改为每月注射 1 次维持治疗。在补充维生素 B_{12} 的同时,还应注意针对其病因进行治疗。治疗期间部分患者的血尿酸水平会升高,可能会影响其肾功能。另外,伴随红细胞的恢复,细胞外钾离子会很快进入细胞内,导致血清钾离子减低,容易出现心血管并发症。对于老年患者,在上述治疗的同时,还应勤查各项生化指标,避免上述各种症状的出现。

(二)缺铁性贫血

缺铁性贫血是指人体内可用来合成血红蛋白的贮存铁消耗过多,不能满足正常红细胞生成而发生的贫血。在红细胞生成受抑之前,体内的储存铁已耗尽,此时即出现缺铁。缺铁性贫血的特点是患者骨髓中缺乏可染色铁,血清铁蛋白浓度、血清铁浓度和血清转铁蛋白饱和度均降低,呈现小细胞低色素性贫血。

老年人消化道功能减退,胃酸减少以致对铁的吸收减少,易发生缺铁。嗜浓茶者,特别是饭后即饮茶者,茶中鞣酸可与铁结合影响铁吸收。老年女性不存在月经等因素影响,铁丢失的途径减少,因此老年人缺铁性贫血最常见的病因是慢性失血,包括消化道溃疡、痔疮、消化道肿瘤等。对于老年人群,一定不能满足确诊缺铁性贫血,更重要的是要找到导致贫血的病因,尤其是有无消化道溃疡或恶性肿瘤等。

1. 临床表现 临床表现主要包括贫血症状、缺铁的特殊表现及造成缺铁的基础疾病的临床症状等。老年缺铁性贫血的发生是隐匿的,病程进展缓慢,患者常能较好适应。其常见症状包括头晕、头痛、乏力、疲倦、心悸、记忆力减退、活动后胸闷气短、视物模糊、耳鸣等普通贫血表现,并进行性加重,可伴有较明显的心血管系统症状。缺铁还包括其他一些特殊症状,如口角炎、舌乳头萎缩、舌炎,严重者还可出现匙状指(趾)甲,食欲减退等。另缺铁还常伴有一些非贫血症状,主要为精神异常表现,如行为怪异、烦躁、易怒、注意力不集中等。异食癖亦为缺铁的特殊表现,患者常进食一些特殊物品,如指甲、黏土、玻璃,甚至铁钉等。其发生机制尚不清楚,铁剂治疗有效后上述症状可消失。

缺铁性贫血除皮肤黏膜苍白等贫血的共同表现外,还伴有毛发干枯、口唇角化、指甲扁平、失去光泽易碎裂等体征。约18%的患者有反甲,10%的患者出现原因不明的脾脏轻度增大,在缺铁纠正后可恢复至正常。少数严重者还可出现视网膜出血及渗出等。

2. 辅助检查 具体如下。

(1)血象:缺铁性贫血红细胞呈现典型的小细胞低色素样改变(MCV < 80fl、MCH < 26pg、MCHC < 30%),且与贫血的病程和程度相关。红细胞染色浅淡,中心淡染区扩大,大小不一。网织红细胞大多正常或轻度增多。白细胞计数正常或轻度减少,

分类正常。血小板变化通常不明显，可正常或轻度升高。

（2）骨髓象：通常骨髓检查并不必需，除非需与其他疾患引起的贫血相鉴别。骨髓涂片表现红系增生活跃，早幼红及中幼红细胞比例增高，染色质颗粒致密，胞质少，血红蛋白形成不良。粒系和巨核细胞系正常，铁粒幼细胞极少或消失。细胞外铁染色阴性。

（3）生化检查：血清铁明显降低，测定值＜8.95μmol/L（50μg/dl），而总铁结合力增高，测定值＞64.4μmol/L（360μg/dl），故转铁蛋白饱和度降低。血清铁蛋白亦减低，测定值＜14μg/L，但炎症、肿瘤发生时亦可增高，故应结合临床或骨髓铁染色分析。骨髓红系细胞内及细胞外铁染色均减少或缺如。红细胞游离原卟啉（FEP）增高表示血红素合成有障碍，用它反映缺铁的存在是较为敏感的方法。但在非缺铁的情况如铅中毒及铁粒幼细胞性贫血时，FEP亦会增高，故也应结合临床及其他检查综合考虑。

（4）其他检查：主要针对贫血的病因或原发病进行，如大便潜血、尿常规、肝肾功能等，以及胃肠X线检查、胃镜、肠镜及相应的生化、肿瘤系列免疫学检查等。

3. 诊断　仔细询问及分析病史，结合体格检查可得到诊断线索，确定诊断还须有实验室检查结果加以证实。同时还应对合并慢性感染、肿瘤、结缔组织病或肝病的缺铁性贫血进行诊断。

（1）缺铁性贫血的诊断：具体如下。

①小细胞低色素性贫血：血红蛋白（Hb）＜110g/L；MCV＜80fl，平均红细胞血红蛋白量（MCH）＜26pg，平均血红蛋白浓度（MCHC）＜30%；红细胞有明显低色素形态表现。

②有明确的缺铁病因和临床表现。

③血清铁＜10.7μmol/L，总铁结合力＞64.4μmol/L。

④血清铁饱和度＜15%。

⑤骨髓铁染色显示骨髓小粒可染铁消失，铁粒幼红细胞＜15%。

⑥红细胞游离原卟啉＞0.9μmol/L（全血），或血液锌原卟啉（ZPP）＞0.96μmol/L（全血），或FEP/Hb＞4.5μg/g。

⑦血清铁蛋白（SF）＜14μg/L。

⑧铁剂治疗有效。

符合上述第1条和2~8条中任何2条以上者即可诊断缺铁性贫血。

（2）在有合并症的情况下（炎症、肿瘤等）需要测定红细胞内碱性铁蛋白，每个细胞小于6.5ag，才能诊断缺铁，或以骨髓铁染色显示骨髓小粒可染铁消失作为标准。

4. 治疗　本病以针对病因、补充铁剂治疗为主。一旦病因去除，基本都可以临床治愈，效果良好。

（1）病因治疗：应尽早诊治导致缺铁的病因，这是治疗的基础。单纯的铁剂补充只能使血象暂时恢复，而不能使贫血得到彻底治疗，而且还易掩盖患者原发病。由于不存在月经、妊娠、哺乳等因素，老年女性与老年男性的病因差别不大。在老年人群中，铁丢失过多通常是由于各种原因导致的消化道出血。常见原因包括食管静脉曲张、溃疡病、溃疡性结肠炎、痔、肿瘤及钩虫病等。酗酒、服用阿司匹林及肾上腺皮质激素等药物，也常会引起消化道少量慢性失血。还应注意其他系统的出血，如泌尿系肿瘤、子宫肌瘤等。阵发性睡眠性血红蛋白尿、凝血障碍等血液疾病或服用抗凝剂等亦可导致缺铁性贫血。

（2）药物治疗：缺铁性贫血不难治疗，去除病因，口服铁剂2周即可见效，但补足铁则需要2~3个月。铁剂补充治疗以口服为主，每天给予铁元素150~200mg即可。常用的是亚铁制剂（琥珀酸亚铁或富马酸亚铁）。一般进餐时或餐后服用，以减少对胃肠道的刺激。铁剂禁忌与茶同服，因易与其中的鞣酸结合成不易吸收的沉淀物。钙盐及镁盐同样可抑制铁的吸收，应避免同时服用。如有溃疡病并用抗酸剂时，需与铁剂分开时段服用。铁剂口服后与肠道硫化氢结合，生成硫化铁，可出现黑便，应向患者交代，以免造成误会引起患者紧张。若对口服铁剂不能耐受，也可用胃肠外途径给药，常用右旋糖酐铁或山梨醇铁肌内注射。治疗总剂量的计算方法是：所需补铁总量（mg）＝［150－血红蛋白（g/L）］×3.4×体重（kg）×0.065×1.5。可简化为：所需补铁总量（mg）＝［150－血红蛋白（g/L）］×体重（kg）×0.33。首次注射量为50mg，如无不良反应，第2次可增至100mg，以后每周注射2~3次，直至完成总剂量指标。5%~13%的患者可发生局部肌肉疼痛、淋巴结炎、发热、荨麻疹及关节痛等，但多为轻度暂时症状。偶可出现过敏性休克，注射时应有急救措施。

铁剂注射不仅不方便，而且副作用大，故凡可口服者，尽量不用注射治疗。铁剂注射的指征是：①口服者消化道反应严重，不能耐受。②原有消化道疾病，如溃疡性结肠炎，胃肠功能紊乱等。③慢性失血未有效控制，失血量超过肠道铁补充的患者。症状较轻的患者一般不需输血，但老年人群常伴有其他脏器疾病，耐受性差，输血指征可适当放宽，心功能不全者则宜少量多次输血，可每次输100ml左右。缺铁患者往往伴维生素E缺乏，因此铁剂疗效不显著者，应适当予以补充。适量口服维生素C也可促进食物中铁的吸收。

（3）饮食治疗：人体的铁来源于日常饮食，应注意以下几点。①多食用含铁元素丰富的食物。②提倡高蛋白饮食，促进铁的吸收并有利于合成血红蛋白。③多食用维生素C含量高的食物，使三价铁还原为易吸收的二价铁。④纠正不良的饮食习惯，克服偏食。多选择含铁丰富的食物，如动物肝脏、动物血、瘦肉、蛋奶、干果、香菇、紫菜、木耳、蘑菇、海带、豆制品、绿叶蔬菜等。铁的吸收利用率较高的食物有瘦肉、动物血、内脏，吸收率为10%~20%。要尽量避免同时食用降低吸收率的含鞣酸、草酸、植酸高的食物，如菠菜、苋菜、空心菜等。注意搭配含维生素C高的蔬菜如西红柿、柿椒、苦瓜、油菜、小白菜等。蛋白质的摄入量要高，达到每日每千克体重1.5g，以有助于合成血红蛋白。家庭日常烹调推荐使用铁锅，不建议使用带涂层的锅具。在进补铁饮食时尽量不要饮茶，特别是浓茶，以免影响铁的吸收。

使用铁剂治疗后，症状会很快改善。网织红细胞一般于3~4天上升，7天左右达高峰。血红蛋白也于2周后明显上升，1~2个月后达正常水平。在血红蛋白恢复正常后，铁剂治疗仍需继续服用，待血清铁蛋白恢复到50μg/L再停药。如无法监测血清铁蛋白，则应在血红蛋白恢复正常后，继续服用铁剂3个月，以补充体内储备铁量。

如单纯口服铁剂3~4周无效，应考虑是否是以下因素：①疾病诊断错误。②原发病未得到控制，存在持续出血。③未按医嘱服药或剂量不足。④胃肠功能紊乱，铁剂吸收障碍。⑤存在干扰铁利用的因素，如炎症、肿瘤、肝肾疾病、甲状腺功能低下等。⑥同时伴有维生素 B_{12} 或叶酸缺乏等。

（三）肾性贫血

老年患者多罹患多种慢性疾病，如各种肾病、高血压病、糖尿病及其他自身免疫性疾病等，控制欠佳容易导致肾脏功能损害，最终导致肾功能不全或肾衰竭。慢性肾功能不全常出现贫血症状，其贫血程度与疾病严重程度有关。肾脏是具有内分泌功能的重要脏器，肾衰竭时促红细胞生成素生成减少，影响红细胞的生成，从而发生慢性肾性贫血。

1. 临床表现　肾性贫血除了贫血的常见症状、体征外，还具有肾功能不全及肾衰竭的系列临床表现。实验室检查为正细胞正色素性贫血，网织红细胞比例未见明显增高，白细胞数量及分类、血小板数量基本正常，骨髓检查无特异改变。肾性贫血的程度和尿毒症、氮质血症呈平行关系，贫血越重提示肾组织破坏越严重，预后不良。

2. 治疗　肾性贫血发病机制复杂，临床常采用综合治疗方法，依据肾脏病变的不同时期，依据肾性贫血轻重而选择治疗方法。

（1）肾移植和透析疗法：对有条件者进行肾脏移植，正常肾脏内、外分泌功能得到恢复，肾性贫血亦随之纠正。肾移植术后促红细胞生成素水平可升高至术前 9 倍以上，1 周后逐渐降至正常，随之网织红细胞和血红蛋白逐渐上升，但也存在供体肾严重缺乏，活体供者移植亦存在不容回避的伦理学等问题。另外会出现免疫排异等一系列问题，对于肾移植后血红蛋白未升高者，多考虑与免疫排异、植入肾脏功能欠佳，促红细胞生成素未恢复有关。

持续血透是另一种有效的治疗方法，经 1～10 个月治疗后，大部分患者血红蛋白有明显增加。腹膜透析亦可使贫血减轻，在腹膜透析 6 个月内平均血细胞比容可升高0.5%。这与促红细胞生成素分泌增加，以及清除血中抑制造血的中分子物质（相对分子质量 500～1500）有关。

（2）促红细胞生成素：可刺激患者红系增生、分化及促进血红蛋白合成，提高红细胞数量，减少输血或完全代替输血。初期常用剂量为 50～150U/kg，每周 3 次。以后逐渐减至 12.5～25U/kg，至血细胞比容达到30%～35%，多于 2～3 个月见效。其最主要的副作用是血压升高，应注意预防。

（3）补充造血原料。

①铁剂：肾衰患者由于长期低蛋白饮食限制、透析及消化吸收功能减退，易引起铁缺乏，常以铁蛋白低于 $30\mu g/L$ 作为补铁标准。轻度贫血患者可口服铁剂，重度患者因胃肠道对铁的吸收较差，可注射铁剂治疗。

②叶酸和维生素 B_{12}：两者均为水溶性，长期透析易从透析液中丢失，尤其是叶酸因体内贮存量少，更易引起缺乏。肾衰患者应口服叶酸、肌内注射维生素 B_{12} 补充治疗。

③雄性激素：有促进肾性及肾外性促红细胞生成素分泌作用，亦可直接刺激骨髓红系造血细胞增生。老年患者的副作用主要为肝功能损害。临床常用司坦唑醇 2mg，3/d，或达那唑 0.2g，3/d，口服；亦可用苯丙酸诺龙 25～50mg，1 次/周，或庚酸睾酮200～400mg，1 次/周，肌内注射治疗。

（四）再生障碍性贫血

再生障碍性贫血是由多种病因所致的骨髓造血组织减少、造血功能衰竭，导致全血细胞减少为主要表现的贫血，简称再障。部分患者无明确病因，称为原发性再障；部分患者多有一定诱因，以药物、苯及其衍生物等有机溶剂、电离辐射、病毒感染多见，称为继发性再障。

1. 病因　具体如下。

（1）化学药物因素：常见的是含苯及其衍生物的密切接触者，如油漆、各种黏合剂、化工产品等。药物因素包括氯霉素、磺胺类药物、保泰松等各种抗生素、解热镇痛药等。

（2）物理因素：如电离辐射、放射性核素等，可影响造血干细胞的 DNA 链稳定，直接影响造血干细胞的活性、分化并损害其免疫系统。

（3）其他因素：包括生物因素等多种病因，如各种肝炎病毒导致肝炎后再障、EB病毒感染等。

2. 发病机制　具体如下。

（1）造血微环境的损伤：即再障发病的"土壤"学说。骨髓造血微环境为造血干细胞提供附着基础，提供物理支持及养分，同时还提供造血干细胞分化所需的细胞因子。再障患者骨髓活检可见骨髓空虚、脂肪组织增生、非造血细胞明显增生、网状纤维增多、血窦壁细胞水肿。表明造血微环境受到不同程度损伤，直接影响到造血干细胞的分化。

（2）造血干细胞的损伤因素：即再障发病的"种子"学说。部分患者存在造血干细胞本身的缺陷，造血干细胞的分化、红系及粒系的集落形成均较正常人减低。在损伤因素作用下，造血干细胞出现生物学缺陷，自身复制及分化平衡紊乱，导致其数量减少，分化异常。

（3）免疫损伤：研究发现，再障患者的骨髓及外周淋巴细胞能抑制正常人群的红系及粒系生成，特别是 T 淋巴细胞作用显著。使用大剂量免疫抑制剂治疗及抗人胸腺球蛋白治疗，患者病情能够得到缓解，同样支持再障与免疫机制异常密切相关。

3. 诊断　具体如下。

（1）急性再生障碍性贫血：具体如下。

临床表现：发病急，贫血进行性加剧，常伴严重感染、重要脏器出血。

血象：除血红蛋白下降较快外，须具备以下项目中至少两项。①网织红细胞小于1%，绝对值 $<15 \times 10^9/L$；②白细胞明显减少、中性粒细胞绝对值 $<0.5 \times 10^9/L$；③血小板 $<20 \times 10^9/L$。

骨髓象：①多部位骨髓穿刺提示增生减低，三系造血细胞明显减少，非造血细胞增多，如增生活跃则须有淋巴细胞增多；②骨髓小粒中非造血细胞及脂肪细胞增多。

（2）慢性再生障碍性贫血：具体如下。

临床表现：发病相对缓慢，贫血、感染、出血等症状较轻。

血象：血红蛋白下降速度较慢，网织红细胞、白细胞、中性粒细胞及血小板值常较急性再障高。

骨髓象：①三系或二系减少，至少一个部位增生不良，巨核细胞明显减少；②骨髓小粒中非造血细胞及脂肪细胞增加。

4. 治疗　具体如下。

（1）支持对症治疗：包括患者环境保护，注意预防感染出血等。定期输注红细胞及血小板等血液制品，改善患者的贫血、出血症状。

（2）急性再障的治疗：老年患者以免疫抑制剂治疗为主，一般情况下不考虑造血干细胞移植。①ATG/ALG：即抗人胸腺细胞/淋巴细胞免疫球蛋白。临床常用马源性或猪源性制剂。常用剂量为 10～15mg/（kg·d），静脉滴注，连用 4～5 天，与其他免疫抑制剂联合使用，有效率可达 80% 以上，但有部分患者可出现继发性克隆性疾病。该药物存在明显的过敏反应，应与肾上腺皮质激素等药物联用。②环孢素（CSA）：可选择性抑制 T 淋巴细胞的活性。常用剂量为 3～5mg/（kg·d），分 2 次口服，连用 3～6个月，与 ATG/ALG 联用可明显提高疗效。

（3）慢性再生障碍性贫血的治疗：治疗原则为长疗程、联合用药，有效率为60%～80%。①雄性激素治疗：对慢性再障疗效较为肯定，常用司坦唑醇2～4mg口服，2～3/d。其他还有十一酸睾酮、达那唑等。应注意监测其副作用，如肝功损害、毛发增多等。②免疫抑制剂：如环孢素等，常与雄性激素联合使用，可明显提高疗效。③中医中药治疗：中医可对具体患者进行辨证施治，中成药可选用复方皂矾丸等。

（五）慢性病性贫血

慢性病性贫血是指由肿瘤、慢性感染性疾病、免疫性疾病、肝脏疾病及内分泌功能紊乱等直接或间接影响到骨髓造血功能而导致的一组慢性贫血表现。这些疾病在老年人群中的发病率明显高于其他年龄段人群，由此导致的老年人贫血的发病率同样也明显高于其他人群。此类贫血较常见，且常因起病缓慢、原发病的掩盖、症状多样且无特征性表现而容易漏诊及误诊。

慢性病性贫血的发病机制较为复杂，一般包括以下几个方面。①骨髓无效红细胞生成：无效红细胞生成引起红细胞造血抑制因子反应性增加，抑制促红细胞生成素对红细胞的调节作用，导致红细胞生成减少，出现贫血。②铁代谢紊乱：无效红细胞造血引起巨噬细胞吞噬红细胞增多，同时释放白细胞介素－1（IL－1）和肿瘤坏死因子（TNF）等细胞因子，抑制网状内皮系统释放和转运铁，红系祖细胞生长及分化受限，从而引起贫血。这是引起慢性病性贫血的重要环节。慢性病性贫血通常是正细胞正色素性贫血，部分病例也可出现小细胞性贫血。诊断慢性病性贫血比较困难，目前检查主要集中于铁剂缺乏。大部分病例血清铁下降，血清铁蛋白升高，总铁结合力正常或下降。治疗主要是积极查找并去除病因，如慢性炎症、肿瘤及其他疾病等。如原发病无有效方法，注射促红细胞生成素或输血可改善贫血症状。在积极治疗原发病的基础上，及时治疗贫血可改善生活质量，获得长期生存。

（六）其他不明原因贫血

老年人群中还存在不明原因贫血，通常表现为正细胞正色素性贫血，贫血的程度通常较轻，没有明确的病因以及特异的诊断方法。有人认为可能与衰老有关，并表现在以下方面。

（1）老年人骨髓造血组织渐进性萎缩。

（2）造血干细胞数量下降，红系 - 爆式形成单位和红系 - 集落形成单位随年龄增长其数量逐渐减低。

（3）红细胞生成储备能力下降，当出现某些诱发因素时，人体需氧量增加，红细胞需求加大，骨髓造血不能满足需要，即出现贫血症状。

（4）老年人红细胞生成调节异常。红细胞生成的调节因子主要为雄性激素、促红细胞生成素、白细胞介素 - 3 等。如老年人体内雄性激素水平及细胞对睾酮的反应能力下降，促红细胞生成素水平可出现降低。

（5）老年人体内白细胞介素 - 6 水平升高，抑制促红细胞生成素生成、竞争性结合促红细胞生成素受体，导致造血功能下降。

（6）骨髓造血微环境异常。

（7）老年人红细胞中 ATP、2，3 - 二磷酸甘油酸水平较低。前者减少导致红细胞脆性增加，后者减少导致血红蛋白氧结合力下降。总之，对不明原因老年性贫血患者同样应该完善检查，尽量查找病因，争取早诊断早治疗。

第二节　出血与血栓性疾病

一、老年人凝血系统的特点

流行病学发现，40 岁以上人群血栓性疾病的发病率随着年龄的增长而增加，老年人群的发病率更是显著高于普通成人。老年人由于各脏器及组织器官的功能逐渐萎缩，加之常患多种慢性疾病，其凝血因子、血管弹性及血管内皮功能等均较普通成人有明显差别，这也是老年人群容易形成血栓的病理生理基础。

（一）血小板功能的改变

在血栓形成过程中，血小板聚集及血小板血栓的形成对于后续凝血级联放大效应以及纤维蛋白的形成具有初始化作用。血小板的活化对于血栓形成是重要的初始环节，包括血小板黏附聚集、所含颗粒的释放等。老年人群患代谢综合征等疾病时，血小板活化聚集效应增加，对阿司匹林等抗凝药物的敏感性减低，血栓性疾病发生的概率随之明显增加。

老年人群中，血小板的活化及聚集效应随着年龄的增长出现增加趋势，特别是高发病率的代谢综合征患者，由于血小板本身氧化/硝化应激的增强，其血小板的活化聚集趋势明显增加，从而容易形成血栓。研究还发现，代谢综合征的老年人群中，血小板活化相关细胞因子 CD62P、vWF 的含量以及炎症相关因子高敏 C 反应蛋白、IL - 6、单核细胞趋化蛋白 - 1（MCP - 1）、纤溶酶原激活物抑制剂 - 1（PAI - 1）等炎性细胞因子、血小板膜 GPⅡb/Ⅲa 受体复合物的阳性表达均明显升高，提示老年人群的血小板聚集明显增加。这是老年人群容易并发血栓的重要机制。

（二）血管结构及功能的改变

老年人血管弹性明显减低，血管内皮细胞的功能及结构同样出现一系列退化性的生理改变，且以动脉常见。

1. 血管内皮细胞的改变　　血管内皮细胞可隔离血小板，避免其与内皮下的胶原接触，可防止血栓形成。此外，内皮细胞还产生许多抑制凝血的活性物质，包括血管性血友病因子（vWF）、前列环素 I_2（PGI_2）、纤溶酶抑制物（PAI）等。随着年龄的增长，内皮细胞活性逐渐下降，生理功能逐渐降低。内皮产生的抗凝血活性因子及血管活性物质逐渐下降，内皮细胞对各种血管活性物质的反应性亦逐渐减低，从而间接增加了血栓形成的风险。

2. 血管壁的改变　　老年人群血管壁逐渐增厚，胶原弹性明显下降，并逐渐出现动脉粥样硬化斑块。血管壁的增厚以及弹性下降主要与平滑肌细胞及细胞外基质发生变化，胶原顺应性降低有关。具体表现为：血管弹力蛋白减少，弹力纤维僵硬、发脆，甚至断裂；血管壁的胶原蛋白增加，交联形成纤维组织，胶原的弹性及柔韧性降低，使血管壁顺应性减低。随着年龄的增长，动脉粥样硬化的程度加重，特别是老年人常见的血压升高，继续加重了动脉粥样硬化，加之血管内皮细胞的损伤，使血栓形成及血管破裂的概率明显升高。

（三）血液凝血系统的变化

（1）老年人凝血酶原，血浆蛋白原，Ⅷ、Ⅹ、Ⅻ等凝血因子的含量随着年龄增大而增加，血液黏稠度亦增加。其他凝血因子如Ⅷ因子含量及活性等也与年龄密切相关。另有研究表明，作为外源性凝血途径的始动因子，Ⅶ因子在生理及病理性的凝血机制中也起着重要作用，其含量及活性同样随年龄增长而增加。这些研究均表明老年人具有较高的血栓形成生理风险。

（2）老年人的抗凝血因子也存在异常。目前发现抗凝血酶-Ⅲ（AT-Ⅲ）水平可随年龄增长而逐渐下降。凝血酶调节蛋白（TM）是抑制凝血酶活性的重要因子，老年人血浆凝血酶调节蛋白的水平明显高于年轻人，这可能与老年人内皮细胞结构功能的改变有关。

（四）纤溶系统

研究表明，老年人的纤溶活性有降低的倾向，这也是老年人易并发血栓性疾病的原因之一。

（五）血液流变学

老年人的血液黏度随着年龄增长而增高。由于纤维蛋白原含量的增加，其血液黏稠度明显高于年轻人。纤维连接蛋白的血浆含量也与其有关，全血黏稠度的增高还与老年人的红细胞变形能力下降有关。

老年人凝血、抗凝以及纤溶系统的平衡紊乱造成了容易形成血栓的复杂的病理生理状态，这是其容易并发血栓性疾病的重要病理机制，其中血管壁及内皮细胞的生理变化、凝血因子及纤维蛋白原等的含量及活性变化起着重要作用。

二、老年人群的血栓性疾病

血栓随着血液循环运行，部分或者全部阻塞特定血管（动脉或静脉），导致相应的器官或者组织发生缺血、缺氧，甚至坏死等一系列病理症状，称为血栓性疾病。随着我国社会经济的发展、人民生活水平的提高及生活方式的改变，高脂血症、2 型糖尿病、心血管疾病等代谢综合征的发病率逐年升高。显著增加的血管内皮损害和血栓形成是其重要的病理生理特征。许多老年人都患有代谢综合征，伴发血栓性疾病的风险显著增加，容易导致各种各样的心脑血管疾病，这是老年人群的主要致死及致残原因，也一直是心血管医学以及老年医学的研究重点。

（一）临床特点

血栓性疾病的表现及严重程度、预后等指标常与血栓形成的部位、大小、血管类型、栓塞的严重程度、侧支循环形成快慢，以及栓塞部位在机体的功能区等有着密切关系。临床上主要有以下几种类型。

1. 动脉血栓　动脉血栓常见于脑动脉、冠状动脉、肠系膜上动脉、下肢动脉等。其中，脑动脉血栓的形成因其高发病率、高复发率、高致残率，对老年人群健康及生命安全造成严重的威胁。动脉血栓的临床表现有：发病突然，栓塞血管相应脏器出现一系列症状，如剧烈疼痛、功能丧失等，严重时危及生命。

2. 静脉血栓　静脉血栓常见于下肢静脉、深静脉、肝门静脉、肠系膜静脉等。老年人常由于并发其他疾病或手术治疗后，需长期卧床休息，非常容易并发下肢静脉血栓及深静脉血栓等，加重其病情。

3. 微循环血栓　这类血栓性疾病主要包括特发性血栓性血小板减少性紫癜（TTP）、弥散性血管内凝血（DIC）等，同样需要积极治疗。

（二）诊断

了解患者既往的基础疾病及治疗史，如高脂血症、糖尿病、动脉粥样硬化、肿瘤、自身免疫性疾病、近期手术史等。这些疾病提示患者存在明确的血栓形成基础，具有较高风险。当这些患者出现一系列的疼痛、相关脏器功能障碍等突发症状后，应高度警惕有无血栓可能，在进行临床检查时应予考虑。不同组织器官可采取相应检查措施，如彩色超声、磁共振、CT检查、动静脉造影、电阻抗体积描记等。同时还可化验凝血、抗凝、纤溶等生化指标，如纤维蛋白原、AT-Ⅲ等。

（三）预防及治疗

在积极治疗原发疾病、改善高凝状态的基础上，依据患者病情不同，采取不同的综合治疗措施，如运动功能障碍、手术后需要较长时间卧床的患者适当抬高下肢，预防静脉血栓的形成。病情一旦允许，即可鼓励患者下床活动，以减少血栓形成的风险。同时积极加强支持对症治疗，改善相关栓塞器官的功能，促进功能恢复。依据血栓的形成机制及血栓特点，老年血栓性疾病的治疗主要包括抗血小板、抗凝及溶栓等治疗。

1. 抗血小板治疗　已知血小板的激活方式有三种，即花生四烯酸、ADP受体激动、PAF的释放。因此，主要针对上述三种方式进行抑制血小板功能的药物治疗。

（1）阿司匹林：这是临床上较为常用的抗血小板药物。该药物能不可逆地抑制环氧化酶-1和环氧化酶-2，阻断TXA_2的合成，作用较为持续。使用小剂量50~100mg即可抑制血小板的聚集，常用剂量为100~300mg/d，分次服用。

（2）双嘧达莫：该药物可通过抑制ADP诱导的血小板聚集，使血小板cAMP增高，增加血管壁前列环素（PGI_2）的生成、抑制血小板TXA_2生成的作用。常用剂量为25~50mg，2~3/d。

（3）ADP 受体阻断剂：常用药物为噻氯匹定，常用剂量为 250～500mg/d，分次口服。氯吡格雷也是 ADP 受体阻断剂，常用剂量为 75mg/d，在闭塞性周围动脉血管病变、缺血缺氧性脑病以及心绞痛的预防或治疗中均可应用。

2. 抗凝治疗　具体如下。

（1）肝素：该药物抗凝活性主要是通过与 AT-Ⅲ 结合，扩增其效应实现的，对凝血酶的抑制作用明显，主要用于预防和治疗各种新近发生的动静脉血栓性疾病、DIC 及血栓发生前的高凝高危状态、急性缺血缺氧性脑血管疾病、心绞痛以及周围血管的血栓性疾病等。常用剂量有三种形式：小剂量肝素 6000～12000U/d，分次使用，常用于高凝状态的预防，安全性较好，一般不需要监测 APTT；中等剂量给药，总剂量为20000U/d，分次使用或持续静滴使用，常用于治疗 DIC 或者血栓性疾病；大剂量肝素治疗，剂量较中等剂量有明显增加，常用于肺栓塞等严重的血栓性疾病，但须注意监测血凝系列，注意 APTT 的延长不宜超过正常值的 2 倍，使用疗程一般不超过 10 天，以免引起重要脏器出血等严重副作用。

（2）低分子肝素：是指分子量低于 12000 的肝素药物。该药物具有明显的抗 Xa 因子作用，而抗凝血酶活性较弱，较少引起血小板减少，临床引起严重出血副作用的风险较小。皮下注射具有生物利用度较高、半衰期长、抗血栓能力强等优点。目前在临床上广泛使用，主要用于急性脑梗死、DIC、血液透析、防治深部静脉血栓及肺栓塞等严重血栓性疾病，常用剂量为 3000～6000U/d，分次使用。

（3）水蛭素：该药物是从动物水蛭体内提取的抗凝剂，为特异性的凝血酶拮抗剂，抗凝作用缓和，分子量小，无抗原性，对 AT-Ⅲ 无依赖性，无血小板减低等副作用。常用剂量为首剂 0.5mg/（kg·h），静滴，随后调整至 0.1mg/（kg·h），静滴维持治疗。

（4）口服抗凝药物：主要包括香豆素类及其衍生物和茚二酮类衍生物，如法华林、双香豆素等，其中华法林最常用。该类药物的作用原理为抑制维生素 K 还原酶的活性并影响维生素 K 的利用，起到竞争性拮抗作用。常使用口服剂型，多用于预防治疗，可监测 PT、INR，作为其使用剂量的调节依据。主要副作用为各种出血，严重时可补充维生素 K、输注新鲜血浆或凝血酶原复合物改善症状。其他新型抗凝药物还有达比加群、利伐沙班、阿哌沙班和依度沙班等，具有抗凝效果显著、安全性好、副作用小等优点。主要不良反应为出血，轻微者如牙龈出血，严重者如消化道或颅内出血。使用时应监测患者出血症状，以调整治疗。

3. 溶栓治疗　主要针对新近发生的血栓形成或者血栓性疾病的治疗，常用于治疗急性心肌梗死、肺栓塞、深部静脉血栓形成、外周动脉血栓形成等。治疗时机上动脉血栓最好在发病后 3 小时进行，尽量不要超过 6 小时。静脉血栓最好在 24 小时内进行，尽量不要超过 5 天。

（1）链激酶：是由溶血性链球菌提取的一种单链蛋白，具有纤溶酶原激活作用。由于该药为细菌提取物，在治疗 1 周后可能产生抗体，并持续较长时间。部分患者可能出现明显的过敏反应，如皮疹、瘙痒，严重时还可出现血压下降等，因此宜从小剂量起用。常用剂量为：急性心肌梗死 150 万 U，静滴 60～90 分钟；肺栓塞及新鲜形成血栓以 25 万 U 静滴 20 分钟，随后以 10 万 U/h 静滴 24～72 小时；周围血管血栓还可采用介入方法在血栓附近以 5000U/h 的速度静滴。

（2）尿激酶：是从尿液或者组织培养的人肾细胞中提取的一种蛋白酶，是直接的纤溶酶原激活剂，半衰期短，无抗原性及过敏反应。常用剂量为：急性心肌梗死 200 万～300 万 U；肺栓塞及新鲜形成的深静脉血栓以 15 万～30 万 U 静滴 12～24 小时；周围血管血栓可采用介入方式在血栓附近以 30 万～70 万 U/h 的速度静滴，同时监测患者血浆的纤维蛋白原含量调整用药。

（3）重组组织纤溶酶原激活物（rt-PA）：t-PA 由血管内皮细胞合成，对于纤维蛋白具有很强的结合能力，而 rt-PA 同样具有上述效应。该药可选择性激活血栓中的纤溶酶原，并启动发挥其溶栓效应。常用剂量：首剂 100μg，静脉注射，继之 50μg，缓慢静滴 2 小时，2～3 天后可依据血栓情况酌情减量。

（4）乙酰化纤溶酶原 - 链激酶复合物：该药是一种经基因重组技术制成的链激酶 - 纤溶酶原复合物的改良型溶栓剂。进入血液时，其活性中心被乙酰基封闭，不能激活血液中的纤溶酶原，故在正常血浆中无降解纤维蛋白原的不良效应。当其弥散至纤维蛋白血栓时，即与其结合，并通过去乙酰化效应使其活性中心显露，并发挥激活血栓中的纤溶酶效应。该药半衰期长，可一次性静脉注射给药，以提高纤溶效果。常用剂量为 30mg，5 分钟内静脉注射，6 小时后可重复注射。

其他溶栓药物还有重组单链尿激酶，以及增加溶栓效果及选择性、半衰期延长的改良新型溶栓药物等。

三、血管性紫癜

血管性紫癜是由于血管壁结构或功能异常引起的出血性疾病，主要表现为皮肤及皮下组织的出血。其中血管内皮是血管与出凝血机制最为密切的组织，任何因素引起的血管内皮、基底膜及胶原纤维的结构或功能的变化，均可引起血管壁破坏，出现血管性紫癜。由于此类疾病的病变及出血病理机制主要发生在皮肤血管壁，患者凝血因子、PT、APTT 等检查往往在正常范围内。老年人群常见的血管性紫癜主要有以下几种类型。

1. 老年性紫癜　老年性紫癜是发生在老年人群中的一种慢性皮肤紫癜，常见于颜面部、颈前区、上肢伸侧、下肢胫前区等暴露部位。部分患者伴有营养缺陷、维生素缺乏等。发病率男性为 18.9%，女性为 10.2%。老年性紫癜的基本病理变化是皮肤或皮下的毛细血管脆性增高。老年人群的皮肤变薄，皮下结缔组织的胶原、弹力纤维以及脂肪组织萎缩和退行性变，使患者的皮下组织松弛，血管缺乏物理支撑，导致血管压力增高，脆性增加，局部出血。同时，由于部分老年人过分限制热量的摄入，造成营养缺乏，皮肤及血管弹性下降。另外，一些不良的生活习惯如吸烟、酗酒及其他营养状况减低的慢性疾病也会造成或加重出血。

老年性紫癜的出血常持续数周，可自行消退，吸收缓慢，出血消退后往往还伴有遗留色素沉着斑，可能与皮下血管恢复缓慢，巨噬细胞功能减低，含铁血黄素不易很快消除有关。该疾病无特殊后遗症，亦无特殊有效的治疗方案，一般无须特殊处理，研究提示维生素 C 治疗可能有效。

2. 药物性紫癜　许多药物可引起皮肤紫癜，常见于全身皮肤，多表现为皮肤出血点或瘀斑，一般不伴有其他异常出血，多见于磺胺类药物、青霉素、碘化物、保泰松、氯丙嗪、噻嗪类利尿剂等，可能和继发免疫损害和药物影响血管功能有关。临床表现为出血症状较轻，常不伴其他全身症状，临床检查束臂试验阳性，化验血常规提示血小板数量、质量及凝血系列 PT、APTT 均可在正常范围内。停药后皮疹很快消失，一般无特殊并发症或后遗症。

四、血小板因素引起的紫癜

1. **血小板减少性紫癜**　老年人群的血小板减少性紫癜较为少见，常有明确的病因，即各种诱因导致继发性血小板减少引起的紫癜，以免疫、药物因素最为常见，其次为感染、肿瘤、肝硬化、甲状腺功能亢进等。具体发病机制包括免疫损害、直接毒性作用等。老年人血小板减少性紫癜发病较为急促，血小板往往下降至很低水平，出血症状明显，除皮肤出现大片瘀斑之外，还易伴有重要脏器出血、甚至颅内出血等严重并发症，病情凶险。

在治疗上应判断是否有明确的诱因或原发病。药物引起的血小板减少性紫癜应立即停用可疑药物，同时积极治疗引起血小板减少的原发病。对于免疫性血小板减少性紫癜，可酌情考虑使用糖皮质激素或加用免疫球蛋白冲击治疗。但老年人群应充分考虑糖皮质激素引起的血糖血压升高、股骨头坏死、继发感染等副作用。用药剂量应酌情减量、疗程酌情缩短。同样，使用静脉注射用免疫球蛋白时，由于老年患者肾脏滤过功能减退，可能影响肾功能，剂量也应酌减。对于免疫性血小板减少性紫癜，一线药物治疗效果欠佳时，可考虑二线药物，如利妥昔单抗（CD20 单抗）、艾曲波帕、罗米司亭等。

2. **血小板功能改变引起的出血**　老年患者的血小板功能降低常常是继发性的，有一定诱因，包括疾病或药物因素等。常见的疾病包括尿毒症、肝病等，药物因素则包括阿司匹林、潘生丁等。临床发现血小板数量正常但仍有出血，且凝血因子系列正常时，应考虑血小板功能问题，注意积极治疗原发病，排查并停用可疑药物。

五、凝血因子的异常

同样，老年人群的凝血因子异常主要为继发性改变，其诱因包括严重肝病、肾脏疾病、严重感染等。也有部分患者的凝血因子异常与用药有关，应注意排查。老年人凝血因子异常引起的出血在积极治疗原发病、去除诱因及停用相关药物之后多能自行恢复。针对凝血因子异常引起严重出血的老年患者，必要时还可输注新鲜血浆、冷沉淀或凝血酶原复合物补充凝血因子，改善其出血症状。

第三节　骨髓增生异常综合征

骨髓增生异常综合征（myelodysplastic syndrome，MDS）是一组起源于多能造血干细胞的恶性克隆性疾病，并不特指某一具体疾病。其疾病特征是外周血细胞减少、髓系细胞一系或者多系发育异常（病态造血）、无效造血以及演变为急性髓系白血病的风险增高。临床表现主要为外周血一系或多系血细胞减少及与此相关的贫血、感染、出血等症状和体征。该疾病的结局多数是骨髓衰竭或演变为急性髓系白血病（AML）。

一、病因及发病机制

原发性 MDS 的病因尚不明确，继发性 MDS 可能与接触苯类化合物、烷化剂、电离辐射、拓扑异构酶Ⅱ抑制剂化疗药物等有关，有的则可从再生障碍性贫血或阵发性睡眠性血红蛋白尿（PNH）发展而来。

MDS 的发病机制至今尚未完全清楚。研究认为，MDS 与造血细胞凋亡异常有关，由于凋亡基因的过度表达，或抗凋亡基因的减少或缺乏，致使造血干细胞在增生分化过程中过早过度凋亡，形成无效造血，而在发展为 AML 过程中，凋亡作用则逐渐减少，其中 Fas-FasL 及肿瘤坏死因子 - α 在凋亡中起着重要作用。

MDS 细胞遗传学异常较为常见，50% 的患者有染色体核型异常，如 5q -、+8、-7 等。治疗相关的 MDS 多为复合染色体异常。疾病进展与基因 RAS、P53、FLT3 的突变，周期调节基因 p15INK4B 进行性的甲基化有关。30% 的 MDS 有 ras 基因突变，使细胞发生恶性转化，干扰细胞分化及代谢。部分病例有 C-fas 基因突变，影响骨髓对造血生长因子的增生反应，促进异常克隆的生长。

MDS 患者体液/细胞免疫均可受累，主要表现为 T 细胞的克隆性扩增，CD8$^+$T 细胞比例增高，进行免疫调节治疗对部分患者可能有效。

微环境改变也是一个重要因素。研究发现 MDS 血管内皮生长因子（VEGF）的产生增加，骨髓组织的微小血管密度明显增高。在 MDS 及 AML 患者血浆中，VEGF - A 的水平增高，其骨髓组织血管明显增生，随着疾病进展出现加重趋势。针对微环境改变也为其治疗提供了更新的探索依据。

干细胞 DNA 的胞嘧啶连接一个 CH$_3$ 基团即称作 DNA 甲基化，DNA 甲基化是染色质结构变化和基因沉默的重要机制。DNA 甲基化所致基因沉默引起的基因失活与基因突变相当，也参与了肿瘤转化过程中增殖、凋亡、血管形成、浸润及免疫逃避等进程。在 MDS 和白血病中均存在 DNA 过度甲基化及多个抑癌基因的沉默。探索甲基化抑制剂作为靶向药物已成为 MDS 治疗的新途径，并取得了较好疗效。

二、MDS 的分型

1982 年 FAB 协作组根据骨髓和外周血发育异常形态学改变的基本特征，将 MDS 分为难治性贫血（RA）、难治性贫血伴环状铁粒幼红细胞增多（RAS）、原始细胞增多的难治性贫血（RAEB）、转变中难治性贫血伴原始细胞增多（RAEB-T）、慢性粒单核细胞白血病（CMML）等五个亚型。MDS 各型相互间有密切的联系，其分型也可能是同一疾病的不同发展阶段。

WHO（2001）MDS 分型在此基础上做了修订：①提出 RA 骨髓细胞异常仅见于红系；②增设难治性血细胞减少伴多系发育异常（RCMD）；③将 RAEB 分为两个亚型；④增加了 5q - 综合征亚型；⑤将 CMML 划分为 MDS/MPD；⑥MDS 和 AML 骨髓原始细胞的分界降为 20%，取消了 RAEB - t 亚型。

WHO（2008）分型主要对原始粒细胞小于 5% 的分型诊断进行了修订，增加了 MDS - 不能分类。提出了一个新的类型"难治性血细胞减少伴单系发育异常

（RCUD）"。

WHO（2016）MDS 分型修订包括：MDS 伴单系病态；MDS 伴环形铁粒幼细胞增多伴单系病态；MDS 伴环形铁粒幼细胞增多伴多系病态；MDS 伴多系病态；MDS 伴原始细胞增多（Ⅰ/Ⅱ型）；MDS 伴有单独的 5q-；MDS 无法分类等。对于骨髓原始细胞低于 20% 诊断急性白血病方面，提出发现 t（8；21）（q22；q22.1）；RUX1-RUX1T1，inv（16）（p13.1q22）或 t（16；16）（p13.1q22）；CBFB-MYH11 或检测到 PML-RARA 融合基因可直接诊断为急性白血病，无须考虑其骨髓原始细胞百分比。WHO（2016）分型更加精细，其治疗及预后指导意义更加明显。

三、临床表现

MDS 以 50 岁以上的中老年人群多见，男性多于女性。多数起病隐匿，病情逐渐发展。80% 以上患者可出现贫血系列表现，如头晕、乏力、活动后伴胸闷气短、心悸等。有的较长时间后才引起重视，甚至部分患者在相关科室就诊或体检时才发现本病。约 15% 的患者可能出现不明原因低热，伴有不同程度的体重减轻。也有部分患者出现疲倦、精力下降、反复感染如上呼吸道感染、肺部感染等，一般与外周血白细胞数量减低有关。由于血小板数量减低及功能缺陷，约 30% 的患者可出现自发性皮肤出血点、瘀斑、磕碰后皮下血肿、牙龈出血、针刺部位不易止血等出血症状。10%~20% 的患者可出现轻度肝、脾大。老年 MDS 患者一旦转化为急性白血病，即出现一系列白血病相关症状，对治疗反应差，疗效欠佳，预后多数不良。

四、实验室检查

MDS 的早期诊断比较困难，主要依据骨髓增生活跃、病态造血、外周血细胞减少等，但病态造血并非 MDS 所特有，其他血液疾病也可出现此种异常，故诊断 MDS 应慎重，必须排除其他伴有病态造血的疾病，如慢性粒细胞白血病、骨髓纤维化等，还应排除红系增生疾病如溶血性贫血、巨幼红细胞贫血等。

（一）血常规变化

有全血细胞减少的病例占半数以上，部分病例仅为一系或两系细胞减少，常为红细胞减少，并可能在全血细胞减少前就已存在数年。

（1）90% 以上病例出现血红蛋白 <100g/L，MCV 明显增高，但少数 RAS 患者呈小细胞性，网织红细胞正常或减低。

（2）半数病例有白细胞及中性粒细胞减少，并有形态学异常，可出现幼稚粒细胞。

（3）部分患者血小板减少并可有形态和功能缺陷，可见巨大或畸形血小板。

（二）骨髓细胞学改变

多数患者骨髓增生明显活跃，仅有少数患者骨髓增生低下，但无独立预后意义。

（1）红细胞病态造血。表现为幼红细胞核畸变、核出芽、核间桥、核碎裂、巨幼样变，胞质改变包括特征性的环状铁粒幼细胞、畸形红细胞增多，可见点彩及多嗜性红细胞，豪-周小体易见，以奇数核和巨大红细胞最有诊断意义。

（2）骨髓中原始细胞比例增加，多少不一，可见巨幼样变、核浆发育不平衡和 er-

Huët 畸形，胞质嗜碱性强。

（3）巨核细胞数量正常或增加，也可出现减少，但形态多异常，表现为成熟巨核细胞分叶过多或呈大单个核，单圆核或多圆核巨核细胞，有时见淋巴样小巨核细胞，对于 MDS 诊断意义较为突出。

（4）骨髓活检可见原始粒细胞及早幼粒细胞在骨小梁旁区或小梁间中央区形成集丛或集簇，称为幼稚前体细胞异常定位（ALIP）现象，提示转化为急性白血病可能性大。

（三）细胞化学染色

半数患者骨髓部分早幼粒细胞和其他不同发育阶段中性粒细胞碱性磷酸酶（NAP）活性明显下降，POX 活性降低，幼红细胞糖原染色（PAS）常阳性，骨髓铁及铁粒幼红细胞升高，出现环形铁粒幼红细胞。

（四）骨髓细胞遗传学

染色体异常可见于 30% ~ 50% 的病例，继发性 MDS 比例会更高，最高可达 80%。包括染色体全部或部分缺失，也可出现增多，如 5q－、－7、7q－、＋8、20q－等，异位少见。染色体异常多见于 RAEB 及 RAEB-t 等。染色体异常患者预后往往较正常者差。初诊核型正常而其后出现染色体异常者，提示转化为急性白血病可能性大，预后较差。其他遗传学基因异常，如 TET2、IDH2、FLT3、SRSF2 等基因突变，均提示预后不良。

（五）免疫学检查

外周血可有 T 辅助细胞（Th）减少，T 抑制细胞（Ts）正常或轻度升高，Th/Ts 比例降低，NK 细胞减少及功能不良，约 1/3 患者出现多克隆免疫球蛋白升高等。

五、治疗

（一）支持治疗

依据患者临床表现，积极防治感染和出血，及时成分输血，包括红细胞及血小板，使患者血红蛋白维持在一定水平，减少出血风险，注意防治继发性血色病。

1. 祛铁治疗 祛铁治疗可显著提高 IPSS 低/中危患者的总体生存期，使造血功能得到改善。祛铁治疗的指征是 IPSS 低/中危患者每月红细胞输注 ≥2U 持续超过一年，血清铁蛋白 >1000μg/L，预计生存期较长（超过 1 年）者。常用祛铁胺 20 ~ 40mg/kg 静脉输注 12 小时，或者 1g/d 皮下注射，每周 5 ~ 7 天，至铁蛋白浓度 <1000μg/L 为止。

2. 细胞因子治疗 常用的细胞因子包括 G－CSF、IL－6、IL－11 和 EPO 等。主要作用是提高外周血中性粒细胞、血小板和血红蛋白水平，减少感染、出血风险及输血量。常用 EPO ± G（M）－CSF，对每月红细胞输注量 <2U 且血清 EPO 水平 <500U/L 的患者有效率可达 74%，每月红细胞输注量 >2U 或血清 EPO 水平 >500U/L 者有效率为 23%，而每月红细胞输注量 >2U 且血清 EPO 水平 >500U/L 者有效率仅为 7%。对老年人群 IL－11 的使用应密切观察其副作用，部分患者可出现血管渗漏综合征。

3. 激素治疗 激素治疗多用于伴血细胞减少的 RA，主要包括雄激素及糖皮质激素。常用的有达那唑 600mg/d，连用 3 个月，可使近半数患者血象有不同程度的改善。糖皮质激素对部分 MDS 患者可能有效，但不良反应较大，易致感染，对高危 MDS 患者无效。

（二）诱导分化治疗

通过刺激 MDS 的异常造血转变为正常克隆，促进各个阶段异常造血细胞向具有正常功能的成熟细胞分化。常用药物有以下几种。

1. 维 A 酸　在部分 MDS 患者可取得一定疗效，剂量为 20 ~ 100mg/（m² · d），持续 3 个月以上。副作用包括皮肤过度角化、口唇干裂、头痛、肝功损害等。

2. 1,25 -（OH）$_2$D$_3$ 及其衍生物　该类药物与靶细胞核的维生素 D 受体结合，调节 DNA 的复制和翻译，促进细胞分化成熟，常用剂量为 2μg/d，连用 4 ~ 20 周，部分患者有效。

3. 砷剂　砷剂对部分患者有效，剂量为 10mg/d，静脉滴注，疗程为 4 ~ 6 周。应注意预防其肝功、心脏损害的副作用。

4. 阿米福汀　其代谢产物有抗氧化保护细胞的作用，对骨髓前体细胞亦有促进生长作用，常用剂量为 200 ~ 400mg/m²，每周 3 次，4 周为 1 个疗程。

5. 表观遗传学药物　5 氮杂 - 2 - 脱氧胞核苷（5 - Aza - c）在低浓度时抑制 DNA 甲基酶活性，导致胞嘧啶残基的低甲基化，诱导异常细胞向正常分化，常用剂量 75mg/（m² · d），皮下注射，连用 7 天，约 66% 患者血象可获改善，减少 AML 转化。地西他滨具有类似作用，常用剂量 20mg/（m² · d），静脉滴注，连续 5 天，亦可与小剂量化疗药物联用，疗效明显，目前已作为 MDS 治疗的一线选择药物。

6. 微环境调节药物　沙利度胺较早应用于 MDS 的治疗，常用剂量为 200mg/d，副作用包括嗜睡、水肿等。雷那度胺是沙利度胺类似物，其化学性质比沙利度胺更稳定，抗肿瘤、免疫调节作用更强。雷那度胺作为 5q - 伴或不伴额外细胞遗传学异常且依赖输血的低/中危患者的首选治疗，初始剂量为 10mg/d，根据血常规变化调整。

7. 免疫抑制治疗　常用抗胸腺淋巴细胞免疫球蛋白（ATG）和环孢素 A，通过抑制 CD8$^+$淋巴细胞调节 MDS 的免疫反应，ATG 常用剂量为 40mg/（kg · d），使用 4 天。环孢素剂量为 6mg/（kg · d），使用 3 个月到半年，应注意血药浓度及肝肾功能的变化。

（三）化疗

1. 单一小剂量化疗　小剂量阿糖胞苷常用剂量 10 ~ 20g/（m² · d），连用 21 天；阿柔比星 3 ~ 14g/（m² · d），7 ~ 10 天为 1 个疗程；高三尖杉酯碱 0.5 ~ 1.0mg/d，10 ~ 15天为 1 个疗程，完全缓解率均不高。

2. 联合化疗　联合化疗的老年 MDS 患者易发生治疗相关死亡和多药耐药，一般认为联合化疗并不适宜。

六、病程及预后

由于 MDS 亚型的异质性及临床表现的多样性，老年 MDS 患者生存率的变化也非常大。影响其预后的因素包括患者年龄、临床表现、骨髓及外周血原始细胞的水平、细胞遗传学、血细胞减少的系数等。随着 MDS 分子生物学的研究进展，新的遗传基因突变被发现及临床意义的阐明，为 MDS 预后准确判定提供了更多的依据。MDS 的预后积分系统，已广泛应用于临床，该系统将患者分为低危、中危和高危预后组，对临床治疗具有显著的指导意义。

（王文清）

第八章 老年多器官功能不全综合征

老年多器官功能不全综合征（multiple organ dysfunction syndrome in the elderly，MODSE），是指老年人在器官老化和多种慢性疾病的基础上，在某种诱因作用下短时间内同时或序贯发生两个或两个以上器官功能不全的临床综合征。流行病学研究显示，在 60 岁以上的老年人群中，MODSE 的患病率约为 7.27‰，发病率为 6.38‰，病死率为 62.12‰，死亡率为 4.40‰，而且随着年龄的增加，病死率也显著上升。目前 MODSE 仍是老年危重患者死亡的最主要原因之一。

MODSE 与主要由创伤、大手术、感染中毒等外科急症引起的中青年人中多见的一般多器官功能不全综合征（multiple organ dysfunction syndrome，MODS）虽有某些相似之处，但在发病基础、致病诱因、临床过程、救治效果等方面均有明显的不同。MODS 是指在严重感染、创伤（包括烧伤）、大手术、病理产科及心肺复苏等状态下，机体同时或相继发生两个或两个以上器官系统功能衰竭的临床综合征。患者在发病前，大多脏器功能良好，发生后一经治愈，一般不留有器官的永久性损伤，也不转为慢性。MODSE 患者是在器官老化、功能低下及多种慢性疾病的基础上，在感染、心脑血管疾病急性发作等诱因作用下，发生的多器官功能不全，最终出现器官衰竭，经治疗缓解后慢性疾病仍然存在，器官损害不能完全逆转，所以是一个完全不同于一般 MODS 的临床综合征。

MODSE 的危险因素有：①高龄，>70 岁者危险性增加；②慢性器官功能不全；③慢性支气管炎并肺部感染；④营养状况不良；⑤免疫功能低下；⑥用药不合理，出现不良反应；⑦冬季为发病高峰期。

一、MODSE 的病因学特点

（一）发病基础

MODS 常见于体格健壮的中青年者，MODSE 则常见于已有器官功能减退的老年人。据统计，MODSE 患者中平均患 2.4~2.9 种慢性病，最多者为 9 种，其中以心血管及肺部疾患多见（占 MODSE 的 68.4%）。在 MODSE 中，原有一个或多个器官功能不全的基础病变者占 86.2%，说明 MODSE 的发生与老年人基础病变密切相关。因此，凡是基础病变严重，出现一个或多个器官功能不全的老年人，应视为易患 MODSE 的高危患者。

（二）诱发因素

感染（尤其是肺部感染）是 MODSE 的首要诱发因素，占 MODSE 的 64%~74%，诱发 MODSE 的致病菌大多为革兰阴性菌或混合感染，这些细菌耐药性较强，对大多数抗生素疗效较差，而且产生毒力很强的内毒素，可直接损伤肺组织和远隔器官，诱发 MODSE。此外，腹腔、胆道、泌尿系、胃肠道等部位的感染，如不及时处理亦可诱发

MODSE。

慢性病急性发作是 MODSE 的另一主要诱发因素，其中以心脑血管急症多见，约占 MODSE 的 9.3%。其他慢性病如糖尿病肾病、慢性肾炎、高血压肾小球硬化、慢性肝炎、肝硬化、结核病等，在病情加重或急性发作时，均可直接或间接触发 MODSE。

药物使用不当或药物毒副作用在 MODSE 的诱发因素中占相当比例（5.5% ~ 20%），其中最常见的是选用抗生素不当诱发肾衰竭，或肠道菌群失调导致伪膜性肠炎而诱发 MODSE。

营养不良、消化道出血、食物中毒等其他原因也可导致 MODSE 的发生。营养不良在 MODSE 的诱因中占 3.1%，尤其在短期内快速出现体重减轻者，随着营养不良的加重，不仅使机体免疫力逐渐下降，而且各器官的功能也逐渐衰退，最终导致 MODSE。消化道出血和食物中毒引起的体液丢失，可引起有效循环急剧下降，导致循环障碍如休克、DIC，诱发 MODSE。

二、发病机制

（一）炎性反应学说

感染和非感染性因素可以启动机体的炎症反应，激活免疫细胞如中性粒细胞、淋巴细胞、单核巨噬细胞等，释放一系列炎性介质包括大量的细胞因子和能直接破坏靶组织的蛋白酶（弹性蛋白酶、溶酶体酶、胶原酶等），这些炎症介质广泛作用于循环、呼吸、代谢、凝血等系统，导致机体出现全身炎症反应综合征（systemic inflammatory response syndrome，SIRS）。SIRS 表现为高代谢（高耗氧量、氧耗与氧供出现病理性依赖、高血糖、蛋白质分解代谢增强出现负氮平衡及高乳酸血症），高动力循环（高心排血量、低外周阻力）及过度的炎症反应（体温 >38℃ 或 <36℃，心率 >90 次/分，呼吸 >20 次/分或 $PaCO_2$ <4.3kPa，白细胞 >12×10^9/L 或 < 4×10^9/L）。这种失控的炎症反应，通过细胞因子或其他介质对靶器官的实质细胞产生毒性，造成细胞损伤。老年人因免疫功能低下，网状内皮系统功能不全和淋巴细胞生成减少，对感染的抵御能力下降，一旦发生感染将迅速蔓延全身，同时机体的炎症细胞反应性降低，炎性刺激引起炎性介质升高的过程发生缓慢，峰值浓度较低，但持续的时间明显延长，所以血浆炎性介质的浓度不像年轻人在感染初期即明显升高并很快降至正常，也是老年人的感染相对迁延难以愈合的原因之一。

（二）低灌注及再灌注损伤学说

老年人由于动脉粥样硬化、器官老化和慢性病的影响，循环系统的代偿能力明显减退，在低灌注或感染等因素的作用下，大量细胞因子（TNF-α、IL 等）及炎症介质（PGE、TXA_2 等）的释放，致微血管舒缩功能紊乱，血流淤滞，血细胞聚集及微血栓形成，最终引起组织细胞缺血、缺氧。缺血组织再灌注后，组织中次黄嘌呤在黄嘌呤氧化酶作用下生成黄嘌呤和尿酸，同时生成氧自由基，对细胞生物膜结构产生破坏和功能损伤。

（三）肠源性学说

在严重创伤、休克或免疫功能低下时，胃肠道这个最大的贮菌库将成为 MODSE 的中心器官，肠道内细菌和内毒素破坏肠黏膜屏障，并通过损伤的肠道黏膜屏障进入循环，直接损伤器官功能和引起血流动力学改变；内毒素亦可通过白细胞介导引起微血栓即 DIC 发生，或作为抗原在体内形成免疫复合物沉淀在各器官内皮细胞上，释放毒性介质致细胞代谢紊乱、变性坏死。

（四）肺启动学说

老年人 MODSE 常由肺功能不全引起，肺部感染是主要诱因，因此推测肺脏可能是 MODSE 的始动器官，由肺脏老化及由此引发的一系列病理生理变化可能是启动 MODSE 的基础，据此王士雯教授提出了 MODSE 的肺启动学说。

1. **肺直接启动** 由肺直接损伤引起，如肺部感染、误吸等。在肺的直接启动过程中，老年人呼吸道防御能力降低是基础，感染是肺直接启动的主要诱因。

（1）老年人随增龄而肺结构变化，呼吸道防御功能减低，容易发生呼吸道感染。

（2）老年人呼吸道局部的分泌性 IgG 和 T 淋巴细胞数量减少，免疫功能减低，也使得感染不易局限和控制。

（3）肺脏与外环境交通，易受外界致病因素侵袭。同时，呼吸道在解剖上与鼻腔、口腔、咽部以及食管相交通，这些部位本身寄生有大量定殖菌，在老年人会厌反射功能减弱或机体抵抗力减弱时易侵入下呼吸道，引发感染。

（4）老年人常并存基础疾病，如糖尿病、脑血管意外、胃食管反流病等，这些疾病也形成肺部感染发生的基础。

（5）肺泡内有大量的巨噬细胞，当这些细胞受到病原体刺激时，一方面可以产生生物活性介质，活化中性粒细胞和淋巴细胞杀灭病原体；另一方面吞噬凋亡和坏死的中性粒细胞和淋巴细胞，避免这些细胞释放炎性介质造成组织损伤。而目前发现年龄增长可以导致巨噬细胞在受到炎性刺激时凋亡率增加，导致巨噬细胞吞噬病原体和凋亡、坏死炎症细胞的能力降低，这不仅造成感染不易局限，而且容易形成和加重肺组织的局部损伤，启动全身炎症反应。

2. **肺间接启动** 由肺外感染、严重创伤、大手术、休克、大量输血或输液、药物过量、脑血管意外等因素引起，是引起 MODSE 的次要方式。肺组织在结构和生理上易受损伤是基础，肺外器官损伤形成全身炎症反应是肺间接启动的诱因。

（1）肺脏是全身血液的滤过器官，来自不同组织器官的细小栓子、侵入血液的细菌及产生的炎性介质和代谢产物都要经过肺脏的滤过，这是肺脏易受损伤的病理基础。

（2）肺脏有丰富的血管床，且血流缓慢，含有丰富的炎性细胞，如巨噬细胞/单核细胞系统，这为炎性反应造成肺脏损伤提供了发病基础，非肺损伤可以诱发肺脏炎性因子释放造成肺损伤。

（3）肺微血管系统的血管内皮细胞是整个肺循环的内衬，其面积大、数量多，代谢活跃、功能复杂，炎性因子极易造成肺血管内皮细胞损伤，加重炎性反应造成的肺组织损伤。

肺启动导致呼吸衰竭引起器官组织细胞缺氧，代谢功能障碍，造成各器官细胞坏死，序贯性器官功能障碍即启动。同时严重感染、损伤导致机体处于应激状态，释放大量儿茶酚胺，机体处于高代谢状态，氧耗增加，加剧了组织和细胞缺氧。此外，SIRS 引起微循环障碍和线粒体损伤，导致氧利用障碍，使外周氧利用衰竭。缺氧反射性刺激末梢化学感受器，直接作用于血管，使各脏器血流量减少，氧运输能力下降，低氧血症和低血流量使各器官功能进一步降低，形成恶性循环。

三、临床特征

老年人因老化和慢性疾病等生理病理变化，MODSE 临床表现与中青年 MODS 有明显不同，呈现以下特征。

1. 常在器官功能受损基础上发生　单纯的增龄因素可使老年人各器官功能普遍下降 1/3，所患慢性疾病进一步使受累器官功能下降。据统计，在我国 MODSE 中，人均患 2.4 种重要的慢性病，多者达 9 种。这些器官一旦受到诱发因素刺激，其功能将急剧恶化，发生连锁反应，导致多器官功能衰竭。

2. 感染和基础疾病急性发作是常见诱因　由于老年人器官功能的自然衰退，身体免疫力日渐降低，加上各种慢性疾病（如慢性支气管炎、糖尿病等）的影响，使老年人对致病微生物的抵御能力下降，各系统器官对各种创伤打击的承受能力也进一步降低，因此感染尤其是肺部感染常是主要诱因（占 64% ~74%）。慢性病急性发作亦是主要诱因，其中心脑血管急症多见（9.3%），其他有消化道出血、败血症、手术和创伤、肾毒性药物等。

3. 器官衰竭顺序与原患慢性病相关　罹患慢性疾病的患者，由于其系统器官原本就存在器官功能障碍或者处于临界状态，一旦受到各种致病因素的打击，可进展为器官功能衰竭。因此，首发器官和顺序与原有器官功能受损程度密切相关，以肺、心居首，其次为脑、肾、胃肠和肝等。这与老年患者罹患的慢性疾病中以呼吸疾病（如 COPD）和心血管疾病（如高血压）最多有关。

4. 临床表现不典型，易延误诊治　MODSE 时，其临床表现与衰竭器官受损程度并非平行，病理变化严重但临床表现却较平缓。这是因为机体老化和长期慢性病作用使老年人对病变刺激的阈值提高，或反应性降低，以及老年机体免疫能力下降，对长期多种刺激（如低血流灌注、慢性炎症、感染等）产生了一定的耐受性或适应性。如 COPD 患者由于呼吸中枢长期受二氧化碳的刺激而产生耐受性，当因感染导致呼吸功能障碍加重时，可能缺乏发热、呼吸急促等常见症状，病情越重，呼吸显得越"平静"，如果判断不当，极易导致误诊误治。

5. 病程迁延，反复发作　中青年 MODS 多在短期内（24~72 小时）几乎同时出现多个器官衰竭，起病急骤，转归较快（1~2 周内恢复或死亡）。MODSE 则多起病隐袭，发病时间（诱因至 MODSE 的时间）约 80% 在 1 周以上，22.1% 在 2 周以上，病程迁延，有时可迁延数月甚至数年，并可反复发作。

6. 受累器官多且难以完全逆转　老年患者受累器官明显多于中青年患者，病死率亦随器官衰竭的增多而增高。由于这些器官衰竭多发生在老化和慢性疾病的基础上，其损害程度重且迁延持久，很难通过治疗完全逆转。

7. 并发消化道出血或肾衰竭者病死率高　临床观察到 MODSE 患者出现消化道大出血和肾衰竭时，病死率显著增高，分别为 96.3% 和 90.5%。

8. 临床经过的多样性　根据 MODSE 临床经过的差异，分为三种临床类型。MODSE 与 MODS 均具有其中的 I 型、II 型，而 III 型仅发生在 MODSE。

（1）Ⅰ型（速发型或单相型）：多由感染或慢性疾病急性发作，首先诱发单一器官功能衰竭，继之在短时间内序贯发生 2 个或 2 个以上器官功能衰竭，经治疗恢复或死亡，占 49.4%。

（2）Ⅱ型（迟发型或双相型）：指在单相型基础上，虽能短期内恢复，但经过一个相对稳定的时期后，再次发生多器官衰竭，经救治恢复或死亡，占 32.4%。

（3）Ⅲ型（反复型或多相型）：系在双相型基础上，多次发生器官序贯衰竭，最后救活或死亡，占 18.2%。此型仅见于 MODSE。MODSE 与 MODS 的比较见表 3-8-1。

表 3-8-1　MODSE 与 MODS 的比较

项目	MODSE	MODS
年龄	≥60 岁	中青年
主要诱因	肺部感染，心脑血管急症	创伤，手术，败血症，休克
发病基础	器官老化，慢性疾病	无
器官病理变化	明显，复杂（老化和诱因损伤），不易逆转	较轻，单一（诱因损伤），可逆转
器官衰竭顺序	有一定预测性，多为肺—心—肾—脑，多在诱因作用或慢性病急性发作（或加重）时出现	肺—肝—脑—心；多由出血、休克等诱因引起
发病方式	若干天后，多先发生 1 个器官衰竭，随后序贯发生 MODS	在几天内几乎同时出现 MODS
临床经过	起病隐袭，病程迁延，反复，病程较长	起病急骤，病程较短
免疫功能	低下	正常
临床分型	Ⅰ、Ⅱ和Ⅲ型	Ⅰ和Ⅱ型
病死率	高	较低
4 个以上器官衰竭	部分可救治成活	全部死亡

四、老年多器官功能不全综合征的诊断

（一）诊断标准

2004 年北京 301 总院老年医学研究所王士雯教授等于《中国危重病急救医学》杂志发表老年多器官功能不全综合征诊断标准（试行草案），如表 3-8-2。

表 3-8-2　老年多器官功能不全综合征诊断标准

项目	器官功能衰竭前期	器官功能衰竭期
心	新发心律失常，心肌酶正常；劳力性气促，尚无明确心力衰竭体征；肺毛细血管嵌压增高（13～19mmHg，1mmHg=0.133kPa）	心搏量减少（射血分数≤0.40），肺毛细血管嵌压增高（≥20mmHg）；有明确的心力衰竭症状和体征

（续表）

项目	器官功能衰竭前期	器官功能衰竭期
肺	动脉血二氧化碳分压 45 ~ 49mmHg；动脉血氧饱和度 < 0.90；pH 值 7.30 ~ 7.35 或者 7.45 ~ 7.50；200mmHg < 氧合指数 ≤300mmHg；不需用机械通气	动脉血二氧化碳分压 ≥50mmHg；动脉血氧饱和度 < 0.80；动脉 pH 值 < 7.30；氧合指数 ≤200mmHg；需用机械通气
肾	尿量 21 ~ 40ml/h，利尿剂冲击后尿量可增加；肌酐 177.0 ~ 265.2μmol/L，尿钠 20 ~ 40mmol/L（或上述指标在原基础上恶化超过 20%）；不需要透析治疗	尿量 < 20ml/h，利尿剂效果差；肌酐 > 265.2μmol/L，尿钠 > 40mmol/L（或上述指标在原有基础上恶化超过 20%）；需透析治疗
外周循环	尿量为 20 ~ 40ml/h；平均动脉压 50 ~ 60mmHg 或血压下降 ≥20%，但对血管活性药物治疗反应好；血容量不足除外	尿量 <20ml/h，肢体冷，有发绀；平均动脉压 < 50mmHg，血压需多种血管活性药物维持，对药物治疗反应差；血容量不足除外
肝脏	总胆红素 35 ~ 102μmol/L；丙氨酸转氨酶升高 ≤正常值 2 倍；或酶胆分离	总胆红素 ≥103μmol/L 或丙氨酸转氨酶升高超出正常值 2 倍以上；肝性脑病
胃肠	明显腹胀、肠鸣音明显减弱；胆囊炎（非结石性）	腹部高度胀气，肠鸣音近于消失；应激性溃疡出血或穿孔、坏死性肠炎，自发性胆囊穿孔
中枢神经	明显反应迟钝；有定向障碍；格拉斯哥昏迷评分（Glascow）9 ~ 12 分	严重的弥散性神经系统损伤表现；对语言呼叫无反应；对疼痛刺激无反应；Glascow 评分≤8 分
凝血功能	血小板计数（51 ~ 99）× 10^9/L；纤维蛋白原 ≥2 ~ 4g/L；凝血酶原时间（PT）及凝血酶时间（TT）延长量少于 3 秒；D - 二聚体升高 <2 倍；无明显出血征象	血小板计数 ≤50 × 10^9/L，并进行性下降；纤维蛋白原 <2g/L；PT 及 TT 延长 3 秒以上；D - 二聚体升高 ≥2 倍，全身出血明显

说明：①在诱因刺激下数日内出现 2 个或者 2 个以上器官功能不全或衰竭，诊断为"多器官功能不全（衰竭前期/衰竭期）"；②如果 2 个或 2 个以上器官功能达到"器官功能衰竭前期"标准，其他器官功能正常，诊断为"多器官功能不全（衰竭前期）"；③如果 2 个或 2 个以上器官功能达到"器官功能衰竭期"标准，其他器官功能正常或处于"器官功能衰竭前期"，诊断为"多器官功能不全（衰竭期）"；④上述诊断标准每项中异常值超过 2 条以上方可诊断。

对于 MODSE 的诊断，需要强调的是，MODSE 是指在慢性疾病或慢性脏器功能不全的基础上，在某种致病因子的作用下，同时或相继发生 2 个或 2 个以上脏器功能不全或衰竭，其临床表现错综复杂，诊断困难。在诊断中对不属于 MODSE 的情况应予甄别。

（1）机体遭受急性损伤后，病情持续恶化，24 小时内死亡者，虽然病程中也可能出现一些脏器功能不全或衰竭的症状，但是，因无短暂间歇期的出现，不应诊断为 MODSE。MODSE 的发生与机体遭受损伤之间必须有一定的时间间隔（>24 小时）。创伤直接所致的 2 个或 2 个以上脏器功能不全或衰竭也不属于 MODSE。

（2）长期慢性疾病逐渐发展而来的多脏器功能低下，如肺心病、肺性脑病、肝肾综合征、肝性脑病、恶病质、肿瘤晚期广泛转移等导致的多脏器功能低下，均不属于 MODSE。

（3）某些局部因素导致的急性脏器功能损伤，如呼吸道分泌物堵塞导致的低氧血症；

胆管堵塞导致的黄疸；急性肺水肿导致的低氧血症；临终前的中枢性呼吸抑制或心律失常；一些疾病终末期出现的急性多脏器功能不全或衰竭，都不属于 MODSE 的范畴。

MODSE 的发生必须是机体遭受了感染、创伤或缺血缺氧的打击，这种打击可以是严重的，也可能不甚严重。经积极抗感染和生命支持，患者往往经受住了这种早期打击，但出现了随之而来的"失控性的全身炎症反应"导致的多器官功能不全乃至衰竭。

（二）MODSE 的分期

Ⅰ期（MODSE 的衰竭前期）：有关器官在老化和慢性疾病基础上已有功能和结构改变，一些反映器官功能的敏感指标已介于正常和异常之间。

Ⅱ期（MODSE 衰竭代偿期）：有关器官已不能维持其正常功能，但病程进展尚不严重，有相当的代偿能力，对治疗反应较好，应不失时机地进行器官功能支持治疗。

Ⅲ期（MODSE 衰竭失代偿期）：有关器官的功能已明显衰竭，对一般药物和治疗措施反应差，但如果能及时采取强有力的治疗措施如使用呼吸机、血液净化疗法、代谢支持治疗等，仍可能救治恢复，如治疗不及时或措施不当，则器官衰竭进入不可逆阶段，患者将死亡（表 3 - 8 - 3）。

表 3 - 8 - 3　MODSE 各期脏器的临床确定指标

脏器	Ⅰ期	Ⅱ期	Ⅲ期
心	有器质性心脏病，已引起心肌结构和功能的改变，但无心衰的表现	有间歇性左和右心衰的表现，但对治疗反应好	心输出量减少，血压需要药物维持或有明显心衰症状，对药物治疗反应差
肺	有慢性阻塞性肺部疾病，肺功能及血气接近正常范围	短暂性、间歇性 $PaO_2 < 6.67kPa$，$PaCO_2 > 6.67kPa$，经治疗可恢复接近正常范围	呼吸困难伴有神经障碍，$PaO_2 < 6.67kPa$，$PaCO_2 > 6.67kPa$ 或需要机械辅助通气
肾	有器质性肾脏病，$BUN < 7.14mmol/L$，肌酐 $< 176.8\mu mol/L$	有尿素氮波动性升高 $> 14.3mmol/L$，肌酐 $> 265.2\mu mol/L$，经治疗可好转	不论尿量多少，尿素氮持续 $> 17.9mmol/L$，肌酐 $> 265.2\mu mol/L$
肝	有慢性肝炎疾病，GOT、GPT 波动在正常和轻度异常之间	GOT、GPT 间歇性 $>$ 正常值 2 倍，胆红素 $> 3mg$	GOT、GPT 持续性 $>$ 正常值 2 倍，胆红素 $> 3mg$，凝血酶原时间 > 20 秒，伴神经意识改变
胃肠	有消化道慢性疾病及出血史，胃液 $pH \leq 3$	经常反复从胃管内抽出咖啡样物或少量呕血、便血，胃液 $pH \leq 2$	消化道难以维持口服食物的消化吸收功能，或胃肠糜烂溃疡引起出血或穿孔
神经	有脑血管病史，偶有精神混乱	反应降低、嗜睡或伴有短暂的意识障碍	严重的意识障碍或持续性嗜睡、昏迷，DIC
血液	血小板、白细胞数基本正常	外周血及骨髓穿刺证实有明显异常，但经治疗可恢复接近正常	血小板 $< 50 \times 10^9 g/L$、凝血酶原时间 > 20 秒，纤维蛋白原 $< 1.5g/L$，纤维蛋白原降解产物 $> 200mg/L$

（三）MODSE 的实验室指标

1. 炎性介质　随着免疫学和分子生物学的发展，炎性介质类指标对 MODSE 发生发展的预测作用成为 MODSE 研究的热点。这些炎性介质包括细胞因子及其受体、黏附分子、C 反应蛋白等。肿瘤坏死因子 – α（TNF – α）、白细胞介素 – 6（IL – 6）、白细胞介素 – 8（IL – 8）、可溶性白细胞介素 2 – 受体（sIL2 – R）在 MODSE 的危重患者中明显升高，血清中的水平可以反映病情，预测预后。另外，血清中超敏 C 反应蛋白（hs-CRP）的水平与 MODSE 的发生呈正相关。

2. 甲状腺激素　在老年人非甲状腺疾病如衰老、营养不良、慢性疾病、手术和危急重症的患者中常有甲状腺激素水平的下降，主要表现为 T_3 的降低，也称为低 T_3 综合征。而病情更为严重的患者，血清 T_3、T_4 水平均降低。在老年危急重症、老年多器官衰竭的患者中，T_3 和 T_4 水平的动态变化对患者疾病的判断和预后的意义越来越受到大家的重视。资料表明，血清 T_3、T_4 的下降幅度和患者的预后呈正相关。

3. 血小板计数　血小板是反映凝血功能的重要指标，血小板减少与患者疾病严重程度相关。危重患者血小板减少的原因，可能与以下因素有关。

（1）危重病患者因遭受缺氧、酸中毒、内毒素、休克等多种因素的打击，使血管内皮受损，血小板过度聚集，外周血血小板消耗与破坏增加。

（2）循环血内各种毒素和炎性细胞因子通过免疫介导的血小板破坏或骨髓抑制导致血小板减少。血小板检查临床采样方便，而且能较准确、敏感地反映危重病患者的病情和预后，因而可作为危重病患者的一个可靠监测指标。

五、老年多器官功能不全综合征的治疗

（一）病因治疗

由于 MODSE 是一个有发生、发展和结局的完整过程，最初针对原发病的治疗实际上也就是 MODSE 治疗的开始，这是必须牢固树立的一个重要的防治观念。

1. 抗生素的应用　感染是引发老年 MODSE 的主要原因，尤其是肺部感染占首要位置。由于广谱抗生素广泛应用，扰乱体内微生态平衡致菌群紊乱，感染病原谱的变化及耐药菌株不断出现，导致临床医生仅凭经验治疗失败，故老年人抗生素使用要注意以下几点。

（1）根据细菌培养及药敏试验有针对性地选取抗生素，及时留取痰液、尿液等标本极为重要。

（2）院外急性上呼吸道感染以革兰阳性球菌常见，可选用青霉素、第一、二代头孢菌素或大环内酯类抗生素。

（3）院内感染，尤其是长期住院的慢性阻塞性肺疾病患者，肺部感染常以革兰阴性杆菌为多，可选用第三代头孢菌素或喹诺酮类等。

（4）口腔卫生差或吸入性肺炎的老人，常以厌氧菌为主的混合性感染多见，可将甲硝唑与头孢菌素等抗生素联合使用。

（5）建立人工气道或气管切开术后的肺部感染常以绿脓杆菌或其他假单胞菌感染为主，可选用哌拉西林、氨曲南、头孢他啶。

（6）长期反复或大量应用抗生素的老年人注意真菌感染，可选用三唑类（氟康唑等）或棘白菌素类（卡泊芬净等），新型隐球菌或毛霉菌感染加用两性霉素 B 气管内雾化。

2. 预防和治疗全身炎症反应　具体如下。

（1）治疗内毒素血症：内毒素是引发 MODSE 的重要机制之一，乳果糖、新霉素有直接对抗内毒素，杀灭肠道内细菌，减少内毒素来源的作用。近来亦有多种拮抗内毒素的抗体复合物的研制，如拮抗内毒素核心部位的单抗和多抗等。

（2）适当抑制炎性介质：动物和临床研究发现，单克隆抗 TNF-α 抗体、IL-1 受体拮抗剂等有拮抗炎性介质的作用。我国现已研制成功既有强效广谱拮抗内毒素作用，也有强效拮抗炎性介质 TNF-α 作用的"血必净"注射液，与抗生素合用可以起到对细菌、毒素、炎性介质并治的作用。此外，炎性介质抑制剂吲哚美辛、布洛芬可减少前列腺素合成，异吡唑可抑制血栓素生成。

（3）血液净化疗法：连续性肾脏替代治疗（CRRT）可以清除炎性介质、细胞因子及各种代谢产物、毒物，延缓这类因子导致的多脏器功能损伤；同时保证患者血流动力学的稳定，纠正水、电解质及酸碱平衡紊乱；可清除心肌抑制因子，继而阻止补体活化，有利于营养支持治疗。目前，CRRT 已成为临床上减轻炎性反应、阻断 MODSE 恶化的重要措施之一，对伴有心功能不全的 MODSE 患者尤为适用。

（4）免疫治疗：现代免疫治疗的目的是设法阻断机体由免疫中间产物所致炎症反应或抑制炎性介质的瀑布效应，同时积极帮助恢复机体自身的免疫调控能力和纠正"免疫麻痹"状态。最有效的方法是尽可能早期阻止或消除多种致病因素对宿主异常炎症反应和免疫功能的激活。应用大剂量多价免疫球蛋白和可溶性补体、受体中和循环内毒素、外毒素，以防止巨噬细胞的过度活化；注射胸腺肽类激素、γ-干扰素、粒细胞集落刺激因子来增强细胞介导的特异免疫反应，以克服创伤后的免疫功能障碍，重建细胞免疫功能。我国对免疫功能低下老年人建议行提高免疫功能的长程治疗，如应用核酪、卡介苗、多抗甲素、干扰素等。运用中医药理论和方法也可能具有其独特的疗效。

（二）代谢支持

MODSE 发生时，机体严重缺氧和高代谢状态可引起营养不良和代谢障碍，若得不到及时纠正，病情将进一步恶化，导致全身组织细胞发生不可逆的损伤。

1. 提高氧运输，改善组织细胞缺氧　氧输送不足在器官功能衰竭发生、发展过程中有重要意义，提高足够的氧灌注可能是避免 MODSE 的发生或将 MODSE 减轻至最低程度的关键措施，建议持续保持系统氧输送量高于生理需要量，提高此类患者存活率。

2. 营养支持　MODSE 时，全身代谢系统经历了代偿性高代谢到失控的代谢衰竭，出现高分解代谢和免疫抑制、肌肉萎缩到器官衰竭，故积极的营养与代谢支持是本病的重要治疗措施之一。应给予高热量、高蛋白，一般以葡萄糖和脂肪乳为能源底物，足量的维生素和微量元素有助于生理功能调节。加用氨基酸，促进蛋白质的合成。胃肠营养更符合生理需要优于全胃肠外营养，是营养支持的重要途径。高蛋白的胃肠营养能提高全身免疫力，降低感染率，防止胃肠黏膜萎缩，维持肠黏膜屏障功能，防止肠道菌群失调。谷氨酰胺和短链脂肪酸是保证肠黏膜屏障完整的必要营养物，也是免疫细胞调控炎症反应的重要物质。

（三）器官功能的维护

1. 呼吸功能的维护和治疗　具体如下。

（1）吸氧：氧疗是维护呼吸功能、治疗呼衰的必要手段，目的是提高氧分压，减低呼吸肌和心脏负荷。Ⅰ型呼吸衰竭应高浓度吸氧，Ⅱ型呼吸衰竭持续低流量低浓度吸氧，急性呼吸窘迫综合征患者应采用呼气末正压通气（PEEP）吸氧。

（2）维持气道通畅：在气道通畅的基础上，可酌情应用呼吸兴奋剂。对通气不足、难以纠正的低氧血症伴二氧化碳蓄积者及早行机械通气。

（3）处理好机械通气导致血压下降引起器官低灌注的矛盾（可给予循环支持，加用小量多巴胺或多巴酚丁胺维持血压，或降低通气指标，采用最佳 PEEP 值，从 0.5kPa 开始，每次增加 0.25kPa，直到 1.0 ~ 1.5kPa）。

（4）积极抗感染的同时可酌情给予肾上腺皮质激素以减轻肺毛细血管通透性。

（5）及时纠正酸碱失衡和电解质紊乱，补充足够的能量和水分。

2. 循环功能的维护和治疗　具体如下。

（1）密切监测血压、心率等生命体征变化及周围循环状态。

（2）维持有效血容量，严格记录液体出入量，动态监测中心静脉压。

（3）加强抗心衰治疗，可联合应用洋地黄、利尿剂、ACEI 和 β 受体阻滞剂。

（4）及早纠正低血压及低灌注状态，可给予多巴胺 $0.5 ~ 3.0\mu g/$（kg·min），或多巴酚丁胺 $2.5 ~ 10\mu g/$（kg·min），处理好低血容量与心衰的矛盾。

3. 肝功能的维护和治疗　具体如下。

（1）补充足够的高热能及丰富的维生素、ATP 和植物蛋白。

（2）给予高支链氨基酸和低脂饮食。

（3）可给予胰高血糖素 – 胰岛素疗法，或应用 PGE，对肿瘤坏死因子所致的肝细胞坏死有保护作用。

（4）避免使用肝毒性药物。

4. 肾功能的维护和治疗　具体如下。

（1）及时纠正低氧血症，缓解肾血管强烈痉挛所致的少尿、无尿是维护肾功能的关键措施。

（2）血容量补充后，每小时尿量仍少于 0.5ml/kg，应及早应用利尿剂及血管扩张剂。

（3）已进入少尿期的患者，限制入量，每日入量约为前一日液体出量 + 500ml。

（4）严密观察血尿素氮（BUN）、肌酐（Cr）变化，连续性肾脏替代治疗（CRRT）可清除毒素和炎性介质，消除水肿，纠正酸碱失衡和电解质紊乱，改善心功能，无疑是最佳透析疗法。腹膜透析是利用人体自身结构达到血液净化，而不必全身肝素化，不需要特殊设备，应用于老年人也是安全方便的。

（5）避免使用对肾脏有毒性的药物。

（6）加强营养支持，原则上采用高热量、低蛋白、低钠、低钾饮食。

5. 消化功能的维护和治疗　具体如下。

（1）H_2 受体拮抗剂的应用，可给予奥美拉唑或雷尼替丁。

（2）放置胃管，防止胃扩张，观察出血情况。局部应用冰盐水、肾上腺素盐水洗胃或局部应用凝血酶、凝胶海绵。

（3）内镜下电灼止血。

（4）输少量新鲜血，尽量避免应用大量静脉止血药所引起的心、脑血管闭塞性病变的危险。

6.中枢神经系统功能的维护和治疗　具体如下。

（1）吸氧或高压氧舱治疗。

（2）降低颅内压及脑水肿。

（3）使用保护脑细胞的药物。

（四）MODSE 的预防

（1）定期全面查体，老年人每年至少一次，动态监测各个重要器官的功能指标，及早发现潜在的疾病。

（2）对原发病和慢性疾病进行积极治疗，有效控制病情进展，阻断危重病理过程的发展。

（3）对已有脏器功能受损、营养状况不良或免疫功能低下者，平时加强营养支持和免疫功能的调理。一旦有重症感染，除及早进行抗感染治疗外，及时加强各器官功能的指标监测，以便及时有效控制 MODSE 的发生。

（4）平时适当户外锻炼，预防感冒。每当入冬换季，针对老年人不同情况及易感人群进行积极防护，可提前给予核酪、球蛋白，接种流感疫苗。近来问世的一种新的无抗原的生物免疫调节兴奋剂必思添，能增强巨噬细胞的趋化作用和杀菌作用，并提高抗体和细胞免疫功能，对反复呼吸道感染具有明显的预防作用。

MODSE 是一种病情复杂、病死率高的危重急症，治疗手段复杂且难度大，需多学科的密切配合，预防是关键，治疗时既要抓住主要矛盾、统筹兼顾、通观全局，又要细微调理、中西医结合、合理用药，才能不断提高其救治成功率。

六、MODSE 的预后

MODSE 患者的病死率高，国内报道为 70%～100%，病死率随增龄上升，且与器官衰竭数目呈正相关。在相同数量的器官发生衰竭时，老年人存活时间较中青年人长，例如 4 个或 4 个以上器官衰竭者中，中青年组病死率为 100%，老年组有 15%～19% 可存活，有的甚至可生存 10 年以上，提示老年人 4 个以上器官衰竭者仍有存活希望，应积极抢救。在 MODSE 中，心肺衰竭发生率较高，但预后较好；肾、脑或胃肠衰竭预后不佳，病死率可达 90% 以上，应引起足够重视。

（宁晓暄）

参考文献

［1］ 中华医学会神经病学分会，中华医学会神经病学分会脑血管病学组. 中国急性缺血性脑卒中诊治指南 2014. 中华神经科杂志，2015，48（4）：246－257.

［2］ 中华医学会神经病学分会，中华医学会神经病学分会脑血管病学组. 中国缺血性脑卒中和短暂性脑缺血发作二级预防指南 2014. 中华神经科杂志，2015，48（4）：258－273.

［3］ O'Donnell MJ，Xavier D，Liu L，et al. Risk factors for ischaemic and intracerebral haemorrhagic stroke in 22 countries（the INTERSTROKE study）：a case－control study. Lancet，2010，376（9735）：112－123.

［4］ O'Donnell MJ，Chin SL，Rangarajan S，et al. Global and regional effects of potentially modifiable risk factors associated with acute stroke in 32 countries（INTERSTROKE）：a case－control study. Lancet，2016，388（10046）：761－775.

［5］ 王陇德. 中国脑卒中防治报告（2015）. 北京：中国协和大学出版社，2015.

［6］ 贾建平，陈生弟. 神经病学. 7 版. 北京：人民卫生出版社，2015.

［7］ Kernan WN，Ovbiagele B，Black HR，et al. Guidelines for the Prevention of Stroke in Patients With Stroke and Transient Ischemic Attack：A Guideline for Healthcare Professionals From the American Heart Association/American Stroke Association. Stroke，2014，45（7）：2160－2236.

［8］ 王晓明. 老年医学. 西安：第四军医大学出版社，2011.

［9］ Howard M Fillit，MD. Kenneth Rockwood and Kenneth Woodhouse. Brocklehurst's Textbook of Geriatric Medicine and Gerontology，7th Edition. 2007.

［10］ Tikhonof V，Zhang H，Riehart T，et al. Blood pressure as a prognostic factor after acute stroke. Lancet Neurol，2009，8：938－948.

［11］ 杨琦，丁宏岩，韩翔，等. 脑梗死患者急性期血压监测与预后的初步研究. 中华老年心脑血管病杂志，2007，9：101.

［12］ 叶祖森，韩钊，郑荣远，等. 三种不同病因缺血性脑卒中急性期血压与预后的关系. 中华神经科杂志，2010，43：51－55.

［13］ 谭燕，刘鸣，王清芳，等. 脑卒中急性期血压与预后的关系. 中华神经科杂志，2006，39：10－15.

［14］ Yong M，Kaste M. Dynamic of hyperglycemia as a predictor of stroke outcome in the ECASS II trial. Stroke，2008，39：2749－2755.

［15］ Bruno A，Kent TA，Coull BM，et al. Treatment of hyperglycemia in ischemic stroke（THIS）：a randomized pilot trial. Stroke，2008，39：384－389.

［16］ Scott JF，Robinson GM，French JM，et al. Glucose potassium insulin infusions in the treatment of acute stroke patients with mild to moderate hyperglycemia：the Glucose Insulin in Stroke Trial（GIST）. Stroke，1999，30：793－799.

［17］ Dennis MS，Lewis SC，Warlow C. Effect of timing and method of enteral tube feeding for dysphagic stroke patients（FOOD）：a multicentre randomised controlled trial. Lancet，2005，365（9461）：764－772.

［18］ National Institute of Neurological Disorders and Stroke rt－PA Stroke Study Group. Tissue plasminogen activator for acute ischemic stroke. N Engl J Med，1995，333：1581－1587.

［19］Hacke W，Kaste M，Bluhmki E，et al. Thrombolysis with alteplase 3 to 4.5 hours after acute ischemic stroke. N Engl J Med，2008，359：1317－1329.

［20］彭丹涛. 老年性痴呆的研究进展. 现代实用医学，2010，22（6）：601－604.

［21］彭丹涛. 阿尔茨海默病诊治进展. 中华老年医学杂志，2009，2：91－92.

［22］贾建平，刘江红. 阿尔茨海默病发病机制及治疗进展. 中国现代神经疾病杂志，2010，10（1）：43－48

［23］Dubois B，Feldman HH，Jacova C，et al. Advancing research diagnostic criteria for Alzheimer's disease：the IWG－2 criteria. Lancet Neurol，2014，13（6）：614－629.

［24］中华医学会神经病学分会帕金森病及运动障碍学组，中国医师协会神经内科医师分会帕金森病及运动障碍专业委员会. 中国帕金森病的诊断标准（2016 版）. 中华神经科杂志，2016，49（4）：268－271.

［25］Ronald B. Postuma，Daniela Berg，Matthew Stern，MDS clinical diagnostic criteria for Parkinson's disease. Mov Disord，2015，30（12）：1591－1601.

［26］Connolly BS，Lang AE. Pharmacological Treatment of Parkinson Disease A Review. JAMA，2014，311（16）：1670－1683.

［27］Lopez－Escamez JA，Carey J，Chung WH，et al. Diagnostic criteria for Menière's disease. J Vestib Res，2015，25（1）：1－7.

［28］Lempert T，Olesen J，Furman J，et al. Vestibular migraine：diagnostic criteria. J Vestib Res，2012，22（4）：167－72.

［29］蒋子栋. 老年人头晕的初步诊断流程. 中华老年医学杂志，2013，32（7）：692－694.

［30］中华医学会神经病学分会，中华神经科杂志编辑委员会. 眩晕诊治专家共识. 中华神经科杂志，2010，43（5）：369－372.

［31］李源. 老年病学. 2 版. 西安：第四军医大学出版社，2008.

［32］刘梅林. 老年心血管病学. 北京：中华医学会电子音像出版社，2011.

［33］潘天鹏，石津生. 中华老年医学. 北京：华夏出版社，2010.

［34］高血压合理用药指南. 中国医学前沿杂志，2015，7（6）：22－64.

［35］老年人高血压特点与临床诊治流程专家建议. 中华老年医学杂志，2014，33（7）：689－701.

［36］高龄老年冠心病诊治中国专家共识. 中华老年医学杂志，2016，35（7）：683－691.

［37］胡大一，马长生. 心脏病学实践. 北京：人民卫生出版社，2010.

［38］Rosendorff C，Lackland DT，Allison M，et al. Treatment of Hypertension in Patients With Coronary Artery Disease：A Scientific Statement from the American Heart Association，American College of Cardiology，and American Society of Hypertension. J Am Coll Cardiol，2015，65（18）：1998－2038.

［39］Lloyd－Jones D，Adams R，Carnethon M，et al. Heart disease and stroke statistics 2009 update：a report from the American heart Association Statistics Committee and Stroke Statistics Subcommittee. Circulation，2009，119（3）：e21－181.

［40］Beckett NS，Peters R，Fletcher AE，et al. Treatment of hypertension in patients 80 years of age or older. N Engl J Med，2008，358：1887－1898.

［41］冠心病患者多重危险因素的评估与控制专家共识. 中华预防医学杂志，2011，45（12）：1137－1138.

［42］中国心力衰竭诊断和治疗指南 2014. 中华心血管病杂志，2014，42（2）：98－122.

［43］陆再英，钟南山. 内科学. 17 版. 北京：人民卫生出版社，2008.

［44］中华医学会呼吸病分会睡眠呼吸障碍学组. 阻塞性睡眠呼吸暂停低通气综合征诊治指南（2011年修订版）. 中华结核和呼吸杂志，2012，35（1）：9－12.

［45］Somers VK，White DP，Amin R，et al. Sleep apnea and cardiovascular disease：an American Heart Association College of Cardiology Foundation Scientific Statement from the American Heart Association Council for High Blood Pressure Research Professional Education Committee, Council on Clinical Cardiology, Stroke Council, and Council On Cardiovascular Nursing. Circulation, 2008, 118 (10): 1080 - 1111.

[46] 成蓓, 曾尔亢. 老年病学. 2 版. 北京: 科学出版社, 2009.

[47] 俞森洋, 蔡柏蔷. 呼吸内科主治医生 660 问. 2 版. 北京: 中国协和医科大学出版社, 2009.

[48] 中华医学会呼吸病学分会. 社区获得性肺炎诊断和治疗指南. 中华结核和呼吸杂志, 2006, 29 (10): 651 - 655.

[49] 2015 年中国急诊社区获得性肺炎临床实践指南. 中国急救医学, 2015, 24 (12): 1324 - 1344.

[50] 曹彬, 蔡柏蔷. 美国胸科协会和美国感染病协会对医院内获得性肺炎诊治指南的修订. 中华内科杂志, 2005, 44 (12): 945 - 948.

[51] American Thoracic Society, Infectious Diseases Society of America. Guidelines for the management of a-dults with hospital-acquired, ventilator-associated, and healthcare-ass ociated pneumonia. Am J Respir Crit CareMed, 2005, 171: 3882 - 3416.

[52] Chong CP, Street PR. Pneumonia in the elderly: a review of severity assessment, prognosis, mortali-ty, prevention, and treatment. South Med J, 2008, 101 (11): 1134 - 1140.

[53] Gutiérrez F, Masiá M. Improving outcomes of elderly patients with community-acquired pneumonia. Drugs Aging, 2008, 25 (7): 585 - 610.

[54] Loeb MB, Becker M, Eady A, et al. Interventions to prevent aspiration pneumonia in older adults: a systematic review. J Am Geriatr Soc, 2003, 51 (7): 1018 - 1022.

[55] Loeb MB. Community-acquired pneumonia in older people: the need for a broader perspective. J Am Geriatr Soc, 2003, 51 (4): 539 - 543.

[56] Mills K, Graham AC, Winslow BT, et al. Treatment of nursing home-acquired pneumonia. Am Fam Physician, 2009, 79 (11): 976 - 982.

[57] 中华医学会呼吸病学分会慢性阻塞性肺疾病学组. 慢性阻塞性肺疾病诊治指南 (2007 年修订版). 中华内科杂志, 2007, 46 (3): 254 - 261.

[58] 慢性阻塞性肺疾病急性加重 (AECOPD) 诊治专家组. 慢性阻塞性肺疾病急性加重 (AECOPD) 诊治 中国专家共识 (2014 年修订版). 国际呼吸杂志, 2014, 34 (1): 1 - 11.

[59] Hoogendoorn M, Feenstra TL, Hoogenveen RT, et al. Association between lung function and exacer-bation frequency in patients with COPD. Int J Chron Obstruct Pulmon Dis, 2010, 5: 435 - 44

[60] Price DB, Yawn BP, Jones RC. Improving the differential diagnosis of chronic obstructive pulmonary disease in primary care. Mayo Clin Proc, 2010, 85 (12): 1122 - 1129.

[61] Yawn BP. Optimizing chronic obstructive pulmonary disease management in primary care. South Med J, 2011, 104 (2): 121 - 127.

[62] 中华医学会呼吸病分会睡眠呼吸障碍学组. 阻塞性睡眠呼吸暂停低通气综合征诊治指南 (2011 年修订版). 中华结核和呼吸杂志, 2012, 35 (1): 9 - 12.

[63] 陆惠华. 实用老年医学. 上海: 上海科学技术出版社, 2005.

[64] Mark H Beers. 默克诊疗手册. 17 版. 薛纯良, 译. 北京: 人民卫生出版社, 2001.

[65] 丁小强, 王一梅. 老年人肾脏生理学特点与肾衰竭. 老年医学与保健, 2006, 12 (2): 67 - 69.

[66] 刘必成. 慢性肾脏病新理论与实践. 南京: 东南大学出版社, 2008.

[67] 王海燕. 肾脏疾病. 3 版. 北京: 人民卫生出版社, 2008.

[68] 王芳, 左力. 老年人慢性肾脏病的流行病学特点. 中华老年医学杂志, 2009, 28 (8): 620 - 621.

[69] Rahimi AR, Kennedy K, Thomason M, et al. Improper renal dosing in long-term care facilities. South Med J, 2008, 101 (8): 802 - 805.

[70] National Kidney Foundation. K/DOQI clinical practice guidelines for chronic kidney disease: evalua-tion, classification, and stratification. Am J Kidney Dis, 2002, 39 (2 Suppl 1): S1 - 266.

[71] Halter JB, Ouslander JG, Tinetti ME, et al. Hazzard's Geriatric Medicine and Gerontology. The Sixth edition, 2015.

[72] 郭云良，梅少平，武文英. 老年病学. 北京：科学出版社，2007.

[73] Xu Y, Wang L, He J, et al. Prevalence and Control of Diabetes in Chinese Adults. JAMA, 2013, 310 (9)：948 - 959.

[74] Bansal N, Dhaliwal R, Weinstock RS. Management of diabetes in the elderly. Med Clin North Am, 2015, 99 (2)：351 - 377.

[75] Salvo F, Moore N, Pariente A. Linagliptin for elderly patients with type 2 diabetes. Lancet, 2014, 383 (9914)：307.

[76] Klubo-Gwiezdzinska J, Wartofsky L. Thyrotropin blood levels, subclinical hypothyroidism, and the elderly patient. Arch Intern Med, 2009, 169 (21)：1949 - 1951.

[77] Baloch Z, Carayon P, Conte-Devolx B, et al. Laboratory medicine practice guidelines. Laboratory support for the diagnosis and monitoring of thyroid disease. Thyroid, 2003, 13 (1)：3 - 126.

[78] Moon WJ, Beak JH, Jung SL, et al. Ultrasonography and the ultrasound-based management of thyroid nodules：consensus statement and recommendations. Korean J Radiol, 2011, 12 (1)：1 - 14.

[79] Karger S, Schotz S, Stumvoll M, et al. Impact of pregnancyon prevalence of goitre and nodular thyroid disease in women living in a region of borderline sufficient iodine supply. Horm Metab Res, 2010, 42 (2)：137 - 142.

[80] 曲启明. 老年非甲状腺疾病患者甲状腺激素水平检测的临床意义. 实用医技杂志, 2015, 22 (8)：871 - 872.

[81] 李博，杨云梅. 老年甲状腺疾病治疗进展. 医药卫生，2015, 1 (9)：241 - 243.

[82] 袁飞. 关注老年人内分泌系统的变化. 中国老年保健医学，2010, 8 (5)：66 - 67.

[83] 田新平，谢海雁，沈悌. 现代老年医学概要. 6 版. 北京：中国协和医科大学出版社，2012.

[84] 张金苹. 老年甲状腺癌的诊断和治疗进展. 中华老年多器官疾病杂志，2015, 14 (10)：732 - 735.

[85] Franchi C, Salerno F, Conca A, et al. Gout, allopurinol intake and clinical outcomes in the hospitalized multimorbid elderly. European Journal of Internal Medicine, 2014, 25 (9)：847 - 852.

[86] van der Klooster JM1, Peters R, Burgmans JP, et al. Chronic tophaceous gout in the elderly. The Netherlands Journal of Medicine, 1998, 53 (2)：69 - 75.

[87] Fravel MA, Ernst ME. Management of Gout in the Older Adult. The American Journal of Geriatric Pharmacotherapy, 2011, 9 (5)：271 - 285.

[88] 张之南，沈悌. 血液病诊断及疗效标准. 3 版. 北京：人民卫生出版社，2007.

[89] 陈灏珠，林果为，王吉耀. 实用内科学. 14 版. 北京：人民卫生出版社，2013.

[90] 浦权. 实用血液病学. 2 版. 北京：科学出版社，2009.

[91] 谢兆霞，贺石林. 老年血液病的诊断与治疗. 长沙：中南大学出版社，2006.

[92] 常春康. 骨髓增生异常综合征 WHO（2016）分型的修正. 诊断学理论与实践，2016, 15 (3)：222 - 225.

[93] Hoffman R, Benz EJ, Silberstein LE, et al. Hematology：Basic Principles and Practice, Sixth Edition. Elsevier Inc, 2013.

[94] Arber DA, Orazi A, Hasserjian R, et al. The 2016 revision to the World Health Organization classification of myeloid neoplasms and acute leukemia. Blood, 2016, 127 (20)：2391 - 2405.

[95] 张建，范利. 老年医学. 北京：人民卫生出版社，2009.

[96] 邓青南，郭振辉. 老年呼吸系统急危重症学. 北京：人民军医出版社，2009.

[97] 塞在金. 现代老年医学精要. 长沙：湖南科学技术出版社，1999.

第四篇

老年康复及临终关怀

第一章　老年康复

随着医学科学技术的进步，人民生活水平的提高以及卫生条件的改善，人类平均寿命普遍延长，老年人口所占比例逐年增高。目前，我国60岁以上老年人口已占全国总人口的10%以上，不少大城市已步入"老年化城市"的行列。老龄人群迅速增长的同时，与增龄相关的疾病明显增多，尤其是老年高血压、脑卒中、冠心病和恶性肿瘤等，已成为威胁老年人生命与健康的主要"杀手"，老年病已成为老龄化社会十分突出的问题之一。老年人所患疾病虽然与一些非老年人相同，但是其临床表现和治疗都有特殊之处。在临床工作中如何遵循老年疾病的诊断与治疗的特点和规律，以保障老年人获得高质量的生活，成为老年医学的一项重要任务。

第一节　老年病康复特点

随着经济发展，生活水平提高，人们对生活质量的要求也日渐提高。老年人因慢性病多，残疾率高，所以我们要充分利用康复医学的发展成果，及时处理老年人的伤病。

一、老年人伤病后康复开始的时机

老年人发生伤病以后提倡尽早进行康复治疗，减少后遗症的发生，促进疾病恢复，对老年患者的心理康复也有良好的影响。如偏瘫老人在发病后待生命体征平稳即可开始活动肢体，没有并发症的心肌梗死老人也应该提前下床活动。

二、老年病康复技术和方法

对老年患者所采用的康复技术和方法，取决于其所患疾病。对于老年性骨关节病变，如颈椎、腰椎、膝关节的退行性变所引起的活动障碍、疼痛、肿胀、僵硬和软组织损伤及其所引起的症状，可首选物理疗法，即利用自然界和人工的各种物理因子作用于机体，消除肿胀、炎症，改善骨关节的活动能力，恢复肌力，减少并发症。物理疗法适应证广、副作用少、疗效好，容易被老年人接受。

对于偏瘫、截瘫等留有后遗症的老年患者，有些是不可逆转的损害，会留下残疾。康复治疗是利用各种专业康复技术的综合治疗措施，如运动疗法、作业疗法及物理疗法等治疗手段，最大限度地恢复其日常生活自理能力。上述治疗可在综合医院的康复科或专门的康复机构中进行。

三、老年人康复注意事项

（1）老年患者如果态度积极、主动参与康复治疗，则康复治疗的效果会明显提高，对改善功能、提高老年病患者生活质量有重要意义。故应关注老年患者的情绪，鼓励患者积极主动参与。

（2）对老年人要有耐心。老年人对自身疾病的康复缺乏足够的信心，加之体力弱，活动不便，往往不能很好地完成康复治疗的各项程序，所以医护人员及家属必须十分耐心和细心。

（3）要重视基层单位在康复中的作用，如社区医疗服务中心、老年之家等老年人能长期进行康复训练的机构要有组织地开展老年人的体育和康乐活动。

（4）要重视传统康复医疗，如针灸、推拿、太极拳和气功等传统治疗方法在老年患者中的应用。

（5）要注意安全防护，避免意外损伤。

第二节 脑卒中的康复

脑血管意外又称脑卒中，是一组由各种不同病因引起的脑部血管性疾病的总称，分为出血性（脑出血、蛛网膜下腔出血）和缺血性（短暂性脑缺血发作、脑血栓形成和脑栓塞性）两大类，临床上以起病急骤与出现局灶性神经功能缺失为特征，无论是脑出血或脑缺血，其临床表现与病变的脑血管部位密切相关。

一、诊断要点

（一）临床表现

1. 运动障碍　运动障碍最常见的是病变半球对侧肢体的运动障碍，包括肌张力降低或增高，腱反射减弱或亢进，病理反射阳性及可能的阵挛；肢体运动时出现病理模式或协同运动，表现为上肢以屈肌张力增高为主，下肢以伸肌张力增高为主。

2. 感知觉障碍　感知觉障碍包括偏身感觉障碍、一侧偏盲和感知觉障碍、实体感缺失、失认症、失用症等。

3. 认知障碍　认知障碍主要表现在记忆、注意、定向、思维、解决问题等能力方面的功能障碍。

4. 言语障碍　①失语症：常见有运动性失语、感觉性失语、命名性失语、传导性失语、皮质性失语等。②构音障碍：表现为发音异常和构音不清楚，早期常伴有吞咽功能障碍。

5. 吞咽障碍　吞咽障碍属于功能性吞咽障碍或神经性吞咽障碍。

6. 心理情绪障碍　心理情绪障碍主要为抑郁症或焦虑症。

7. 日常生活活动能力障碍　日常生活活动能力障碍表现在穿衣、梳洗、进食、洗澡及大小便处理等方面的能力减退。

（二）影像学检查

CT、MRI 等影像学检查可发现相应的脑部病变。

二、康复评定

临床神经功能缺损程度评定表是我国第四届脑血管学术会议推荐应用的脑卒中患

者临床神经功能缺损程度评定标准，最高分得分 45 分，轻型 0 ~ 15 分，中型 16 ~ 30 分，重型 31 ~ 45 分。

（一）躯体功能评定

1. 运动功能　运动功能包括以下几个方面，可根据患者身体情况加以选择。

（1）肌张力及痉挛：可采用临床肌张力分级和改良 Ashworth 痉挛量表评定。

（2）肌力：可采用徒手肌力检查法，有条件者也可以做等速肌力测定。

（3）平衡：可采用平衡量表（如 Berg 平衡量表、Tinnetti 能力量表）评定，有条件者可以用平衡测试仪检测。

（4）步行能力：主要通过临床观察患者在步态周期中不同时相的表现进行分析，也可以用"站起 – 走"计时测试、6 分钟或 10 分钟步行测试评定，有条件者可以采用步态分析系统测定。

（5）整体运动能力：如 Brunnstrom 肢体功能恢复分期、Fugl-Meyer 运动功能评定。

2. 感知功能　感知功能可根据患者存在的情况采用相应的评定方法予以评定，如 Albert 划杠测验、删字测验（Tiller 测验）等。

3. 认知功能　认知功能常用简易精神状态检查量表（MMSE），也可选用蒙特利尔认知评估表（MOCA）、韦氏智力量表（WAIS）和韦氏记忆量表（WMS）。

（二）言语功能评定

（1）失语症：可用汉语失语症检查法、波士顿失语症检查法或西方失语症检查法评定。

（2）构音障碍：一般采用弗朗蔡构音器官功能性检查法评定。

（3）吞咽障碍：可以采用临床吞咽检查法、透视录像吞咽检查法以及内镜下吞咽检查法。

（三）心理精神评定

心理精神评定多用汉密尔顿抑郁量表（HAMD）、汉密尔顿焦虑量表（HAMA）或症状自评量表（SCL –90）。

（四）日常生活活动能力评定

日常生活活动能力评定常用巴赛尔指数（Barthel index）评定，有条件者也可以采用功能独立性测量（FIM）。

三、康复治疗

（一）适应证和禁忌证

1. 适应证　无特殊禁忌的脑血管意外患者。

2. 禁忌证　生命体征不稳定，如发热（体温 > 38℃）、血压波动大、症状继续进展的患者，可以延迟开始康复或暂停康复治疗。

（二）康复目的和原则

1. 治疗目的　具体如下。

（1）急性期：主要是诱发肢体的随意运动，预防继发性损害（如压疮、呼吸道感染等），防止出现异常运动模式。

（2）恢复期：最大限度地恢复或改善患者的运动、认知、言语等功能；尽可能恢复或改善患者的日常生活活动能力，提高患者的生活自理能力；提高患者的生活质量，使患者重返社会。

2. 治疗原则　具体如下。

（1）早期开始：对生命体征稳定、症状无进展、神志清醒的患者即可开始治疗，对昏迷患者或住在重症监护病房的患者，只要没有发热、肢体功能障碍没有进展、血压稳定，也可以开始肢体的被动活动或通过物理因子干预。

（2）综合治疗：除了药物治疗之外，主要采取物理治疗、作业治疗、言语治疗、心理治疗、康复护理、康复生物工程以及中医治疗。

（3）循序渐进：治疗项目由少到多，治疗时间逐渐增加，治疗强度逐渐加大；治疗中外界给予患者的帮助逐渐减少，患者的主动参与逐渐增多。

（4）持之以恒：从发病开始，康复即介入，直至患者的功能达到最大程度的恢复。

3. 临床治疗　参见脑卒中临床治疗章节。

4. 不同病期的康复治疗　具体如下。

（1）急性期：病后数日，以急诊抢救为主。如果患者神志清楚，病情无进展，应尽早康复治疗。

①预防并发症：可采取定时翻身（一般每 2 小时翻身 1 次）或使用翻身床、交替充气气垫床等措施来预防压疮；保持呼吸道通畅，预防呼吸道感染；经常活动肢体，预防深静脉血栓形成等。

②预防关节挛缩、变形：按摩可促进血液淋巴回流，减轻肢体水肿；瘫痪的肢体被动活动可以维持肌张力和关节活动范围；抗痉挛体位的摆放可预防异常模式的发展。例如，仰卧位时的抗痉挛体位：上肢肩稍上抬前挺，上臂外旋稍外展，肘腕伸展，掌心向上，手指伸展并分开；下肢骨盆和髋前挺，大腿稍向内收并稍内旋，患侧大腿外侧放置垫物以防下肢外旋，膝关节稍垫起微屈，踝关节 90°，足尖向上。

（2）恢复期：急性期后，患者生命体征稳定，意识清楚，即可进行功能训练，恢复期一般可分为迟缓性瘫痪期、痉挛性瘫痪期和运动控制改善期。

①迟缓性瘫痪期：即 Brunnstrom Ⅰ 期，治疗重点是恢复或提高肌张力，诱发肢体的主动运动。

②痉挛性瘫痪期：即 Brunnstrom Ⅱ、Ⅲ期，治疗重点是缓解肌痉挛、控制异常的运动模式、促进分离运动的出现。

③运动控制改善期：即 Brunnstrom Ⅳ、Ⅴ期，治疗重点是进一步降低肌痉挛，恢复正常的肌张力，促进肢体的选择性运动，改善运动的协调和运动的控制。运动控制的训练根据正常的运动发育规律，以由简到繁，由易到难的顺序进行，从翻身—坐—坐位平衡—双膝跪立位平衡—单膝跪立位平衡—坐到站—站位平衡—步行的顺序循序渐进地进行。

5. 康复措施与方法　具体如下。

（1）早期或迟缓性瘫痪期：详细措施与方法包括以下几点。

1）正确体位的放置：采取抗痉挛体位，定时翻身。

2）保持关节活动范围：对有肢体障碍的患者，四肢关节应由被动运动、主动－辅助运动逐渐过渡到主动运动。早期肢体的被动运动可以每次 10～15 分钟，2～3/d。意识清醒的患者可以用健侧手握住患侧手来带动患侧肢体完成主动－辅助运动；主动运动时应避免诱发肢体的病理模式或利用协同运动来完成。

3）诱发肢体的随意运动：可采用 Brunnstrom 技术、Bobath 技术、Rood 技术以及运动再学习技术中具有诱发肢体随意运动的方法。

4）床上运动：如果病情允许，可以进行桥式运动（由双桥到单桥）、床上翻身训练（健侧向患侧，患侧向健侧）、床上坐起及坐位平衡训练（由静态平衡至动态平衡）。

5）体位转移训练：如果病情允许并已经掌握了床上坐起及坐位平衡能力，可以进行床－椅转移、坐－站转移及站立训练（由斜靠床站立、扶持站立到独自站立）。

6）其他物理因子治疗。①气压疗法：针对瘫痪一侧上下肢体，每次 20～40 分钟，1～2/d，10 天为一个疗程。②功能性电刺激疗法：电极放在瘫痪肢体的运动点上，频率为 20～30Hz，电流强度为患者最大耐受量，每次 20～30 分钟，1～2/d，10 天为一个疗程。③重复经颅磁刺激疗法：多采用低频刺激健侧初级运动皮层，7～15 分钟，1/d，10 天为一个疗程。④经颅直流电刺激疗法：阳极放在患侧初级运动皮质，阴极置于对侧肩部或前额部，每次 20 分钟，1/d，10 天为一个疗程。

7）高压氧治疗：不能独自坐的患者可以入单人舱，可以独自靠坐 1.5 小时的患者可以入多人舱。

8）中医治疗：可采用针灸、按摩等方法治疗。

（2）恢复期或痉挛期：除了继续迟缓性瘫痪期的治疗之外，重点实施以下治疗。

1）抑制痉挛肌群的肌张力：采用抗痉挛体位、系列夹板、Bobath 技术等。

2）增强患肢运动功能的训练：可以采用 Rood 技术、PNF 和运动再学习技术。训练的重点：①躯干是屈伸和旋转功能；②上肢是肩胛带和肩关节的活动、肘的屈伸控制；③下肢是屈、伸膝活动，踝背伸控制，伸髋屈膝活动以及伸髋屈膝踝背伸的控制。

3）平衡控制训练：包括坐位静态和动态平衡、坐位到站立位的动态平衡、站立位静态和动态平衡能力控制训练。具体方法可以使用平衡训练板、治疗球（Bobath 球）、平行杠内训练。有条件的还可以借助于平衡训练仪训练。

4）步态训练：包括原地单腿支撑，交替单腿支撑，原地迈步，平行杠内行走，室内、室外行走，上、下楼梯训练。有条件时可利用减重步行训练系统。

5）其他物理因子治疗：包括水疗法、温热疗法、肌电刺激等，应用时可以根据具体情况适当选择。

6）作业治疗：重点在上肢功能的训练、日常生活活动能力的训练以及感知和认知功能的训练。①上肢功能的训练法包括肩、肘关节活动的控制，前臂旋前旋后的训练，手的精细动作和协调性、灵巧性训练。②日常生活活动的训练包括训练穿脱衣服、如厕及沐浴的指导和训练，以及自助具的应用（如餐具、梳洗修饰、穿着、洗澡等）。③对某些患者经积极的康复治疗，手腕、足踝的功能仍没有完全恢复，可佩戴适当的支具，如固定式休息位低温热塑腕手夹板、功能位低温热塑腕手夹板、休息位低温热塑踝足夹板和活动式前臂夹板等。④对有偏盲的患者，先让患者了解自己的缺陷，然后进行双侧活动的训练，例如，将物体放在两侧，让患者通过转头，将有效部分的视野做水平扫描，以补其不足，或用拼板拼排左右结构的图案，用文字删去法多次训练患者，使患者认识到因视野缺损而漏删的部分文字。

7）言语治疗：包括失语症和构音障碍的治疗。①个性化训练：由治疗师对患者进行一对一的训练。②集体治疗：把有类似言语障碍的患者分为一组，由治疗师进行训练。③自主训练：患者接受一段时间的治疗并掌握了一些交流技巧后，布置任务让患者自己训练。④家庭治疗：由治疗师设计治疗方案，指导家属对患者进行治疗，定期复查。⑤交流辅助工具：对于严重言语障碍患者，经过系统的言语训练仍无法改善言语功能，可以通过辅助交流工具，如交流板进行交流。

8）心理治疗：有抑郁或焦虑症的患者，给予针对性的心理辅导或咨询。

9）中医康复：包括中药、针灸、中医按摩等方法。

（3）后遗症期：具体包括以下几点。

1）继续进行恢复期的各项康复训练，以进一步改善功能或防止功能的减退。

2）充分利用残余功能，尽可能改善患者的周围环境条件以适应残疾，争取日常生活在最大限度内自理。对功能恢复很差者，重点是发挥健侧肢体的代偿功能。

3）对有工作潜力的、尚未退休的患者，酌情进行职业康复训练，使患者尽可能回归社会。

4）适时使用必要的辅助器具（如手杖、步行器、轮椅、支具）以代偿患肢功能。

5）如果有可能，对家庭和居住的小区环境做必要的改造。

6）重视职业、社会、心理康复。

（4）其他症状的处理：具体如下。

1）中枢性面瘫：一般经过面肌按摩、主动运动训练、电疗法或针灸等处理可有望得到恢复。

2）吞咽困难：患者宜采取坐位进食，并进行吞咽动作训练，亦可配合针灸治疗。严重者使用鼻饲管进食。

6. **注意事项**　脑卒中患者在康复训练中的主要危险因素有脑血管意外复发、心血管并发症、跌倒致软组织损伤或骨折、继发肺栓塞、手法不当引起肩关节半脱位等，在康复中要予以监护和防范。同时患者要保持平稳的情绪，训练过程中要适当休息，避免过度疲劳。

第三节　颈椎病的康复

一、概述

颈椎病是由于颈椎和（或）颈椎间盘的退行性病变，及其继发改变累及周围组织结构（神经根、脊髓、血管、交感神经等）而引起的一系列症状。颈椎病发病率高，颈椎间盘退行性改变、慢性劳损、颈椎先天性畸形、发育性椎管狭窄、不适当的治疗和锻炼、急性和陈旧性损伤等皆是其发病原因。一般病程进展缓慢，按受累组织的不同，可分为神经根型、脊髓型、椎动脉型、交感神经型、混合型等。治疗以非手术治疗为主，其中康复治疗是最重要的治疗手段之一。

二、发病机制

颈椎病的发病机制并不十分清楚。由于颈椎位于较为稳定的胸椎和有一定重量的头颅之间，特点是活动度大，容易产生劳损。一般认为，颈椎病的发病是多种因素共同作用的结果。颈椎间盘退行性变及继发性椎间关节退变是本病的发病基础。颈椎退变过程中，首先改变的是椎间盘，然后累及椎间关节，一般以 $C_5 \sim C_6$、$C_6 \sim C_7$、$C_4 \sim C_5$ 的顺序发生。颈椎病的发病机制较为复杂，椎间盘压迫与颈椎不稳定在发病中的作用研究得较多，而脊髓血供障碍因素也可能与上述两个因素有一定关系。在临床实践中，如颈椎病外科治疗中的椎间盘切除并椎间植骨融合、椎管扩大成形术等，取得了良好的治疗效果，上述发病机制也得到一些支持。但是，颈椎病发病机制中仍有许多方面不明了，有待进一步深入研究。

三、临床表现

（一）神经根型颈椎病

1. 症状　患者可有颈部僵硬不适、活动受限，头、枕、颈、肩、臂部疼痛，手臂窜麻等症状。

2. 体征　颈椎棘突、横突、冈上窝、肩胛内上角和肩胛下角等部位存在压痛点；压顶试验、臂丛牵拉试验、低头试验和仰头试验、旋转挤压试验等检查阳性；上肢皮肤感觉异常；腱反射增强或减弱；重者可见手部肌肉萎缩。

3. 影像学检查　X 线平片可见生理曲度消失或反曲椎体前后缘增生、钩椎关节增生、小关节增生、椎间隙狭窄、椎间孔狭窄、前纵韧带钙化、项韧带钙化等表现。怀疑有后纵韧带钙化或颈椎间盘突出时可相应进行 X 线断层、CT 或 MRI 检查。

4. 神经电生理检查　颈椎病严重者神经电图可见支配的正中、尺、桡神经传导速度减慢或波幅降低，上肢 F 波或 H 反射异常、椎旁肌 EMG 多提示神经根损伤。

（二）脊髓型颈椎病

1. 症状　患者常表现为下肢无力、酸胀、小腿发紧、抬腿困难、步态笨拙、下肢与上肢麻木、束胸感、束腰感、手足颤抖等；症状多从下肢开始，逐渐发展到上肢。严重者可出现大小便失控，单瘫、截瘫、三肢瘫、四肢瘫（均为痉挛性瘫痪）等。症状复杂，可因脊髓受压的部位和程度而不同。

2. 体征　患者可因脊髓受压的部位和程度不同出现相应的腱反射异常、生理反射减弱、病理反射阳性等不同体征，如上、下肢肌肉紧张，肱二头肌、三头肌腱反射亢进或减弱（前者为上颈段病变的表现，后者为下颈段病变的表现），膝、跟腱反射亢进，腹壁反射、提睾反射减弱或消失，病理反射阳性，髌阵挛、踝阵挛阳性，屈颈、伸颈试验阳性，并可出现相应节段水平的感觉异常等。

3. 影像学检查　X 线平片可见椎管狭窄，颈椎后缘增生、椎间隙狭窄等表现。MRI 检查可见硬膜囊或脊髓受压、变形、颈椎曲度异常、椎体后缘增生以及椎间盘膨出、突出、脱出等表现，少数 T_2W_1 像可见脊髓内高信号、黄韧带肥厚等改变。

（三）椎动脉型颈椎病

1. 症状　患者可有发作性眩晕（可伴有恶心、呕吐）、耳鸣、耳聋等椎－基底动脉供血不足的症状，可有猝倒史，特点是症状的出现与消失多与头部位置有关。

2. 体征　颈椎旋转试验可阳性，低头、仰头试验也可诱发眩晕。

3. 影像学检查　X线平片可见颈椎节段性不稳，钩椎关节增生，小关节增生并向前突入椎间孔内，椎动脉造影时，72%～85%的患者存在椎动脉弯曲、扭转等表现。

4. 颈部血管B超、脑血流图检查　可辅助诊断。

（四）交感神经型颈椎病

1. 症状　患者可有偏头痛、头晕、恶心、呕吐、心悸、胸闷、心前区疼痛、手肿、手麻、怕凉、视物模糊、易疲劳、失眠等自主神经功能紊乱的症状，各患者表现不一。

2. 体征　患者可有心动过速、过缓，血压高低不稳等体征，低头和仰头试验可诱发症状产生或加重。

3. 影像学检查　X线平片可见颈椎节段间不稳或退行性改变的影像学表现。

（五）混合型颈椎病

患者同时存在以上两型的症状和体征。

四、诊断

（1）颈椎病的临床表现（即临床症状和体征）。

（2）影像学显示了颈椎间盘或椎间关节有退行性改变。

（3）影像学征象能够解释临床表现。

五、治疗

（一）物理治疗

1. 颈椎牵引疗法　具体如下。

（1）作用：①解除肌肉痉挛，缓解疼痛。②增大椎体之间的距离，解除颈部神经根、椎动脉和脊髓所受到的压迫或刺激，缓解临床症状。③改善局部血液循环，促进水肿的吸收和炎症的消退，修复损伤的软组织。④维持和改善关节活动范围。

（2）方法：具体如下。

1）常用枕颌带牵引法，患者取坐位或卧位。根据X线平片所明确的病变部位，同时参考患者舒适感调整角度。一般上颈段病变宜采用0°～15°屈曲位，下颈段病变宜采用20°～30°屈曲位。对神经根型颈椎病多采用20°～30°屈曲位。

2）时间：一般每次10～20分钟，年老体弱者时间可短些，1/d。

3）牵引重量：在颈椎牵引时，无摩擦力的情况下，需要近似于总体重7%～10%的牵引重量方可达到分离椎体的目的，但初始牵引重量应较轻。通常颈椎牵引时间以15～20分钟为宜，时间太短达不到力学牵引的治疗效果，时间过长容易产生头痛、头麻、下颌关节痛、心悸、胸闷、恶心等不良反应。

4）方式：多数用连续牵引法，也可采用间歇牵引法，间歇与牵引的时间比例为3∶1或4∶1，但在间歇时重量不应回复至0。

5）禁忌证：颈椎及周围组织结核、肿瘤等疾病，脊髓受压严重，牵引后症状加重者禁用；神经根型和交感型急性期、颈椎失稳症、脊髓硬膜受压或脊髓轻度受压暂时不用或慎用。

6）注意事项：是否需要牵引以及牵引剂量应按病情决定。牵引中应根据患者的反应及时调整牵引体位、重量和牵引时间，开始时可以是小重量、短时间，逐渐增加重量和延长时间。如果牵引中患者出现头晕、心悸、出冷汗或症状加重，应即刻终止牵引，并进行相应的处理。对脊髓型颈椎病用颈椎牵引治疗应慎重。

2. 电疗法 具体如下。

（1）超短波或短波疗法：选用超短波或短波治疗机，将一对中号电极分别置于颈后和患肢前臂伸侧，急性期用无热量，每次 10 分钟；慢性期用微热量，每次 10 ~ 15 分钟，1/d，12 ~ 15 天为一疗程，多用于急性神经根型和脊髓型的患者。

（2）中频电疗法：电极置于颈后，双侧冈上窝或双侧肩胛区，按病情选取止痛或放松肌肉处方，感觉阈，每次 20 分钟，1/d，15 ~ 20 天为一疗程。

（4）磁热疗法：颈肩部疼痛区放置，每次 20 分钟，1/d，20 天为一疗程，可用于各型颈椎病。

（5）超声波疗法：用 800 ~ 1000kHz 的超声波治疗机，输出功率 0.8 ~ 1.2W/cm^2，声头在颈后、冈上窝、肩胛区移动，每次 8 ~ 10 分钟，1/d，15 天为一疗程，也可按不同病情选择药物（如维生素 B_1、维生素 B_{12}、氢化可的松、双氯芬酸等药物）进行透入疗法。

（6）深部肌肉电刺激（DMS）：主要针对颈肩部肌肉/筋膜紧张的患者，通过深部肌肉电刺激使其颈后部肌肉快速放松，纠正因颈部肌肉及筋膜动力不平衡所致的颈椎失稳，尤其适用于颈椎病早期如颈肩部肌肉劳损、上交叉综合征等，对部分难治型颈椎病亦可作为辅助治疗。

（7）其他物理因子治疗：除上述常用的方法外，还有各种热疗、光疗等，如蜡疗、红外线、偏振光、低功率氦氖激光等。

3. 手法治疗 手法治疗是以颈椎骨关节的解剖及生物力学的原理为治疗基础，针对其病理改变，通过操作者的双手对颈椎及颈椎小关节用推动、牵拉、旋转等手法进行被动活动治疗，以达到改善关节功能、缓解痉挛、减轻疼痛的目的。手法治疗派系较多，需注意无论采用何种手法，均必须轻柔，避免加重症状或造成损伤。

4. 运动疗法 运动疗法适用于各型颈椎病症状缓解期及术后恢复期的患者。适当的运动疗法对预防该病的发生也有很好的作用。

（1）目的：可增强颈、肩、背肌的肌力，使颈椎稳定，减少对神经根的刺激，改善颈椎间各关节功能，增加颈椎活动范围，减轻肌肉痉挛，纠正不良姿势。长期坚持运动疗法可促进机体的适应代偿过程，从而可巩固疗效、减少复发。

（2）医疗体操：动作及要求如下。

1）头部左、中、右转运动：头从正中开始，慢慢向左看，稍停一会儿，然后慢慢往右看，稍停一会儿。尽量做到最大限度。

2）头部上、中、下运动：慢慢向上看，后仰，然后慢慢向下看，低头，都稍停一会儿。尽量做到最大限度。

3）头侧屈运动：头颈主动缓慢做侧屈运动，并稍停一会儿，然后反向做。

4）头过屈运动：双手交叉抱头后，颈部后面肌肉放松，往前下拉头，使头过低。

缓慢进行，并稍停一会儿。

5）头过伸运动：双手推下颌，使头向后过伸，充分仰头。缓慢进行，并稍停一会儿。

6）头、手对顶运动：右手往左侧推头，颈部右侧肌肉收缩，使头往右侧顶手，形成"顶"劲儿，并稍停一会儿，然后换方向。此方法可锻炼颈部侧面肌肉的力量。

7）颈部过扭运动：左手在下，托住下颌右侧往左扳，右手在上，从头后抱头左侧往右扳，颈部肌肉放松。两手同时徐缓用力，使头被动地、充分地、最大限度地向左扭。缓慢进行，并稍停一会儿，然后反向做。此方法可锻炼颈椎的活动幅度。锻炼时应注意适应证，最好在专科医生指导下进行。

（3）注意事项：脊髓型颈椎病患者行运动疗法时应避免颈过伸、过屈及旋转的动作，以避免脊髓损伤。

（二）中医治疗

1. **按摩、推拿、正骨疗法** 按摩、推拿、正骨疗法可用于各种类型的颈椎病，其作用是疏通脉络，减轻疼痛和肢体麻木，缓解肌肉紧张与痉挛，增大椎间隙与扩大椎间孔，整复滑膜嵌顿和小关节半脱位，改善关节活动范围，松解神经根粘连等。注意采用按摩、推拿、正骨疗法时切勿用力扳动颈部。

2. **针灸疗法** 针灸疗法主要作用是止痛，调节神经功能，解除肌肉和血管痉挛，改善局部血液循环，增加局部营养，防止肌肉萎缩，促进功能恢复。根据辨证分型论治进行循经取穴和对症取穴，常用的经验穴有后溪、尺泽穴下 2 寸的敏感点等。

3. **其他传统疗法** 其他传统疗法如火罐、药枕、中药外敷等。

（三）药物治疗

1. **缓解肌肉紧张** 采用盐酸乙哌立松片 50mg，口服，2/d。

2. **止痛消炎** 采用塞来昔布胶囊 200mg，口服，2/d。

3. **营养神经** 维生素 B_1 100mg 和维生素 B_{12} 注射液 250μg，肌内注射，1/d，20 天为一疗程，或口服维生素 B、维生素 B_{12} 和弥可保等。

4. **扩张血管和改善血管功能** 扩张血管和改善血管功能可用地巴唑、复方芦丁、维生素 C、维生素 E 等。

5. **调节自主神经功能** 采用谷维素 10～20mg，3/d。

6. **中成药** 骨仙片、天麻片、颈复康、根痛平冲剂、尪痹冲剂等有活血化瘀、散风祛湿、舒筋止痛的作用。

（四）健康教育

由于不良姿势可诱发颈椎病症状或使症状加重，故对患者进行日常生活活动的指导是很重要的。

1. **枕头与睡眠姿势** 枕头要合适，采用圆形枕头或前面高、后面稍低的弧形枕头。枕头高度按颈长决定，一般为 12～15cm，枕芯软硬度以舒适为准。枕头应置于颈后，保持头部轻度后仰的姿势，使其符合颈椎的生理曲度。侧卧时枕头应与肩同高，保持头与颈在一个水平面上。

2. **工作姿势** 坐位工作应尽量避免长时间低头，不要趴在桌子上写字，看书时不要过分低头，尽量将书和眼睛保持平行。一般每工作30分钟做1~2分钟的头颈部活动或改变一下姿势。

3. 日常生活与家务劳动　行走时要挺胸抬头，两眼平视前方；坐姿要直；不要躺在床上看书，因在床上看书很难保持正确的姿势；看电视时间不宜过长；做家务劳动时不宜过长时间低头，并且要经常改变姿势。

第四节　腰椎间盘突出症的康复

一、概述

腰椎间盘突出症是因腰椎间盘变性、纤维环破裂、髓核突出刺激或压迫神经根所表现的一种综合征，是腰腿痛最常见的原因之一。椎间盘突出症中以 L_4 ~ L_5、L_5 ~ S_1 间隙发病率最高，占90%~96%，多个腰椎间盘同时发病者仅占5%~22%。

1. 腰椎间盘的退行性改变　髓核的退变主要表现为含水量的降低，并可因失水引起椎节失稳松动等小范围的病理改变；纤维环的退变主要表现为坚韧程度的降低。

2. 外力的作用　长期反复的外力造成的轻微损害，日积月累地作用于腰椎间盘，加重了退变的程度。

3. 椎间盘自身解剖因素的弱点　椎间盘的血液供应在成年之后逐渐减少，并且修复能力差，在上述因素作用的基础上，某种可导致椎间盘所承受压力突然升高的诱发因素就可能使弹性较差的髓核穿过已变得不太坚韧的纤维环，从而造成髓核突出。

二、病因与发病机制

1. 外伤　外伤是椎间盘突出的重要因素，特别是儿童与青少年的发病与之密切相关，在脊柱轻度负荷和快速旋转时可引起纤维环的水平破裂，而受压应力主要使软骨终板破裂而导致椎间盘突出。

2. 职业　例如汽车驾驶员长期处于坐位和颠簸状态以致在驾驶汽车时椎间盘内压力较高，容易造成腰椎间盘突出；从事重体力劳动和举重运动者，因过度负荷更易造成椎间盘退变，因在弯腰状态下椎间盘内的压力会显著增高；长期坐办公室伏案工作者，血液循环不畅，造成腰椎间小关节囊松弛，加速了椎体的退行性改变，从而导致了腰椎间盘突出症的发病率逐年上升。

3. 腰骶先天异常　腰骶段畸形可使发病率增高，包括腰椎骶化、骶椎腰化伴椎体畸形、小关节畸形和关节突不对称等上述因素可使下腰椎承受的应力发生改变，从而构成椎间盘内压升高和易发生退变损伤的因素之一。

本病除可能由上述各种主要原因所致外，各种诱发因素，如腹压增加、坐姿不正、突然负重也容易导致腰椎间盘突出。

三、临床表现

1. 症状　腰椎间盘突出症患者的主要症状是腰腿痛，通常先出现腰痛，后出现腿痛，或两者同时出现，少数患者先出现腿痛，后出现腰痛。患者在腹压增高时下肢痛加剧，疼痛严重时可卧床不起、翻身困难。较多患者疼痛可反复发作，并伴随发作次数的增加而程度加重、持续时间延长，且发作时间间隔缩短。同时可伴有小腿麻木感。

（1）腰痛：多属慢性，劳累、寒冷等因素是腰痛发作的诱因。腰痛部位主要集中在腰骶部，有时放射到臀部或下背部。一般为钝痛，可忍受，不影响日常生活与工作。也有急性腰痛，骤然发作，程度剧烈，伴随腰肌痉挛与腰部运动受限。这种急性腰痛多见于突出型或脱出型，出现于剧烈咳嗽、喷嚏，搬运重物不慎，或推拿按摩操作过重之后。急性腰痛发作时，常伴有腿痛加剧症状。中央型突出或脱出者，还可伴有排尿、排便障碍，鞍区麻木等马尾神经受压症状。慢性腰痛经卧床休息后可缓解，重度急性腰痛则持续时间较长，或者不完全缓解。

（2）坐骨神经痛：腰椎间盘突出症多发生在 $L_4 \sim L_5$、$L_5 \sim S_1$ 间隙，压迫 L_5 与 S_1 神经根，故坐骨神经痛症状最常见。疼痛沿坐骨神经分布，从下腰部起始向臀部、大腿后侧、小腿外侧放射，直至足背前外侧或足跟部。疼痛较表浅、清晰，患者能明确述说腿痛的部位与范围。疼痛程度轻重不等，性质为钝痛、刺痛或烧灼痛。咳嗽、喷嚏、用力排便等增加腹压的动作使疼痛加剧。

（3）麻木：突出的髓核组织压迫或刺激了脊神经根中的感觉神经纤维，引起下肢麻木，少数患者有痛觉过敏现象，麻木区与受累神经根支配区相一致。

（4）间歇性跛行：其典型表现是行走一段路之后，腿痛与麻木症状加重，有沉重感；取蹲位休息后，腿痛与麻木症状减轻，又可行走一段距离。上述症状再次加重，再次下蹲休息后症状减轻，如此症状反复。弯腰行走时，症状较轻；坐位或卧位时则无上述表现。间歇性跛行症状主要见于腰椎椎管狭窄症，亦见于下肢动脉闭塞症，两者的发生原因与临床表现不同，要注意区别。

（5）肌力减弱：重度腰椎间盘突出或脱出症，髓核组织长时间压迫神经根，造成神经根内的运动神经纤维麻痹，出现肌力减弱。

（6）马尾综合征：多见于低位、较重的中央型腰椎间盘突出症；表现为腰痛，同时或交替性双下肢痛，双下肢后外侧及会阴部麻木，排尿、排便功能障碍（尿潴留，女性患者可有假性尿失禁；大便潴留或排便不能控制），男性患者可出现阳痿。有时还可出现双下肢肌不全瘫痪。骤然增加腹压，或过重的推拿按摩常常是急性马尾神经受压的诱因。高位腰椎间盘突出症可出现脊髓圆锥综合征，主要表现是排尿、排便功能障碍与马鞍区麻木，无神经根损害症状。

（7）其他症状：因交感神经纤维受刺激，反射性血管收缩，出现患肢发凉、小腿水肿。

2. 体征　具体如下。

（1）腰椎曲度异常：表现为腰椎生理曲度减小或消失，或有侧弯畸形。反侧凸的强制动加重下肢疼痛症状。

（2）腰部活动受限：前屈或向患侧侧方活动明显受限，强制活动时可加重疼痛症状。

（3）压痛与放射痛：压痛在病变处棘突间或棘突旁，以棘突旁压痛最有意义。棘突旁压痛的侧别与受累神经根的侧别相一致。中央型或严重的腰椎间盘突出患者病变部位的双侧椎旁都有压痛。椎旁压痛可向同侧下肢坐骨神经或股神经分布区放射，放射距离不等。

（4）直腿抬高试验和（或）加强试验阳性：直腿抬高60°以内即可出现坐骨神经痛，称为直腿抬高试验阳性。直腿抬高试验阳性时，缓慢降低患肢高度，待疼痛消失，再被动背屈患肢踝关节以牵拉坐骨神经，如又出现反射痛，称为加强试验阳性。

（5）坐骨神经走行部位压痛：用拇指压迫臀部梨状肌下缘坐骨神经出口处，大腿后侧正中、腘窝、小腿后及正中等部位出现明显压痛，或伴有放射痛，为阳性。

（6）股神经牵拉试验（跟臀试验）阳性：提示 $L_2 \sim L_4$ 神经张力增加。

（7）运动和感觉异常：坐骨神经受累时，腓肠肌张力减低，足背伸肌力减弱；病程较长者，常有足背肌萎缩；股神经受累时，股四头肌肌力减弱，肌肉萎缩。皮肤感觉在初期为感觉过敏，以后为迟钝或消失。改变区域与受累神经根相关。

（8）腱反射改变：$L_5 \sim S_1$ 神经根受压时，跟腱反射迟钝或消失；$L_3 \sim L_4$ 神经根受压时，膝反射迟钝或消失。

四、影像学检查

1. X 线平片　腰椎生理曲度消失，腰椎侧弯。部分患者可见某一或更多节段腰椎间隙前窄后宽。大多数患者伴有脊柱退行性改变。同时可除外局部结核、肿瘤等导致腰骶神经痛的骨病。

2. CT　CT 可见椎间盘髓核向后、侧方突出，压迫硬膜囊或神经根，同时可显示是否有椎管及侧隐窝狭窄等情况。

3. MRI　MRI 可显示椎间盘髓核突出及压迫硬膜囊或神经根等情况。同时可鉴别有无马尾肿瘤、椎管狭窄等其他疾病。

注意：无论何种影像学检查，均必须结合病史、症状和体征方能做出最后诊断。

4. 神经电图检查　若患者存在脊神经根损害时，神经电图检查可协助定位诊断和鉴别诊断。

五、诊断

（1）腰痛伴下肢放射痛。

（2）腰椎局限性侧凸伴运动受限。

（3）椎旁压痛并向下肢放射。

（4）直腿抬高试验、足背屈加强试验或股神经牵拉试验阳性。

（5）下肢有感觉、运动、反射改变。

（6）X 线平片有椎间盘退行性改变。

（7）CT 或 MRI 可见椎间盘突出影像。

六、治疗

1. 卧床休息　急性期宜制动，减少病变部位的活动，以利于减轻局部的炎性反应、减轻椎间盘承受的压力，有利于突出的髓核回纳和椎间盘周围静脉回流。避免剧烈咳嗽、用力排便等增加负压动作。绝对卧床时间一般不宜超过 1 周。也可采用腰围固定腰部，以减少腰椎的活动。

2. 物理治疗　具体如下。

（1）腰椎牵引：可解除肌肉痉挛，进一步减轻椎间盘承受的压力，促进髓核回纳、加速神经根炎性水肿的消退。一般认为，有神经根刺激症状时即为适应证，可于急性期开始应用。牵引重量一般从自身体重的 40% 开始，渐增到相当于自身体重或增减 10% 左右，每次 20 分钟，1/d。一般认为，采用屈髋屈膝、放松腰大肌的姿势牵引较为合理。牵引过程中如疼痛加重，应停止牵引。

（2）电疗法：具体包括以下几种。

1）超短波疗法：腰腹部对置和（或）腰与患侧小腿后并置，无热量，每次 10 分钟，1/d。

2）调制中频电疗法：电极并置于下腰部，给予止痛处方，每次 20 分钟，1/d。

3）立体动态干扰电疗法：将两个星形电极置于下腰部两侧，差频 90～100Hz、0～100Hz，感觉阈，各 10 分钟，1/d。

4）微波疗法：圆形辐射器置于下腰部，50～100W，每次 15 分钟，1/d，15 天为一疗程。

5）超声波疗法：下腰部及患肢后侧，接触移动法，1.0～1.5W/cm²，每次 10～15 分钟，1/d。

6）磁热疗法：腰骶部及沿坐骨神经走行，每次 20 分钟，1/d，20 天为一疗程。

7）温热疗法：红外线、热光浴或蜡疗于腰部及患侧下肢后侧，每次 20～30 分钟，1/d，20 天为一疗程，多用于慢性期。

（3）手法治疗：其顺序及手法选择有很多不同。一般常用的方法为：患者俯卧位，治疗师于局部采用揉、捻、推、一指禅推、拨、穴位点按、掌压、下肢牵拉与拔伸、侧扳等手法，手法先轻而缓，后重而快，最后用轻手法结束。每次 15～20 分钟，1/d，20 天为一疗程。手法治疗方法简便，舒适有效，并发症少，但髓核突出较大或脱垂者禁用，切忌手法粗暴，谨防因力量过大造成纤维环骤然破裂，髓核大块突出，使腰骶神经根与马尾神经急性受压，出现大小便障碍，或下肢肌麻痹。

（4）运动疗法：具体如下。

1）脊柱柔韧性训练：患者取坐位，保持骨盆不动，放松腰背肌肉做腰椎屈、伸、左右侧弯及左右旋转运动。运动速度平稳缓慢，幅度逐渐增大，避免引起疼痛感觉。

2）腰背肌和腹肌肌力训练：疼痛症状初步消失后宜尽早开始卧位腰背肌和腹肌肌力训练，此时宜做腰背肌和腹肌的等长收缩训练，或以恢复生理曲度为终止点的动力性训练，避免腰椎过屈或过伸的动作。症状进一步好转时，再做进一步的腰背肌和腹肌训练，原则上腰背肌和腹肌同时训练，以求脊柱前后肌力平衡且同时增强肌力，但具体应根据腰椎曲度、骶骨前倾角大小及腰背肌、腹肌肌力比值大小而有所偏重。运动训练应每天进行，至少持续 3 个月，以后适当进行巩固性训练。神经根症状消失后应开始恢复脊柱活动度的训练。

3. 药物治疗　口服止痛药物，以减轻疼痛；对局部有明确痛点者，可进行局部封闭治疗。疼痛严重者，也可用骶管、硬膜外封闭治疗。

4. 介入治疗　介入治疗如髓核化学溶解疗法、射频消融法等以选择性地溶解髓核和纤维环而不损害神经根等邻近组织，使椎间盘内压力降低，或突出髓核缩小，减轻对神经根的压迫。本法适合于椎间盘突出较轻，无钙化，无椎管狭窄者。并发症有过敏反应、椎间盘炎、灼性神经痛、蛛网膜下腔出血、脊髓损伤、继发性椎间孔或椎管狭窄等，应予重视。

5. 手术治疗 部分患者经保守治疗效果欠佳，或椎间盘突出较重，出现下肢运动、感觉、膀胱直肠功能障碍者，可选用外科手术治疗。

第五节 肩关节周围炎的康复

一、定义

肩关节周围炎是以发生于肩关节周围软组织（肌肉、肌腱、筋膜、滑囊、关节囊等）的无菌性炎症为病理基础，表现为肩部疼痛和肩关节运动功能障碍症候群的一种疾病。确切地讲，肩关节周围炎并非是单一病因的疾病，其发生与组织的退行性变，慢性劳损，外伤及风、寒、湿的侵袭有关，好发于中老年人。病变可涉及肩关节周围滑囊、肩肱关节腔、肌腱、腱鞘及其他肩关节周围软组织。狭义的肩关节周围炎也就是所谓的冻结肩（病理表现为肩肱关节腔早期有腔内的纤维素样渗出，晚期出现关节腔粘连、容量缩小）。冻结肩因具有肩肱关节各方向上的主动运动和被动运动明显受限，并伴有肩部疼痛的特点而得名。

二、病因

肩周炎与年龄有关，50 岁以上的中老年人多发。

肩部因素有：①软组织退变对外力的承受能力减弱；②不良姿势下的过度活动；③肩关节活动后固定过久；④肩部急性挫伤或牵拉伤治疗不当等。

肩外因素主要是颈椎病，其次是心、肺、胆管疾病。这些疾病引起肩部牵涉痛，使肩部肌肉持续痉挛、缺血而形成炎性病灶，久之则转为真正的肩周炎。受损组织增生、粗糙及关节囊内外粘连是肩周炎疼痛、功能受限的病理基础。若粘连累及骨膜，则疼痛可消失，但功能障碍难以解除。

三、临床表现

（一）症状

1. 疼痛 肩部疼痛多呈弥散性，可向颈、背、臂、手放射，夜间或肩部活动时疼痛加重。

2. 活动受限 患者表现为穿衣、梳头、系裤、摸背等日常生活活动困难。

（二）体征

1. 肩关节活动功能障碍 患者表现为肩关节各方向的主动、被动活动范围减少，通常以前屈上举、外展、外旋、后伸及后伸内旋屈肘活动的受限为著。

2. 压痛 肱骨大结节、肱骨结节间沟、肩峰下缘突、肱二头肌腱附着处、大小圆肌及肩胛骨外侧缘等压痛。

3. **肌肉痉挛**　可触及斜方肌、菱形肌、提肩胛肌等的痉挛及压痛。

4. **肌肉萎缩肌力减弱**　在后期，肩周肌肉萎缩以肱二头肌、三角肌为著。

四、诊断

（1）本病老年人多见，女性多于男性，左侧多于右侧。

（2）主要表现为范围逐渐扩大的肩部疼痛和肩关节活动受限。疼痛与动作、姿势有明显关系，意欲加大活动度则引发剧痛，重者不能梳头、洗脸。夜间疼痛严重时不敢侧卧，翻身痛醒。

（3）体检三角肌有轻度萎缩，斜方肌痉挛。

（4）肩峰下、结节间沟、喙突及三角肌前后缘可有明显压痛点。

（5）肩关节外展、外旋、后伸受限明显，内收、内旋也可受限，少有前屈受限。

（6）X线平片一般无异常，有时可见肩部组成骨骨质疏松，或冈上肌腱、肩峰下滑囊钙化。肩关节造影可见关节囊缩小，下部皱襞消失。

五、治疗

肩周炎多有自愈趋势，应让患者了解其过程和转归，增加治疗信心，主动配合功能锻炼。治疗原则：急性期消炎止痛；慢性期松解粘连，改善功能。

（一）物理治疗

目的：改善血液循环及营养代谢，促进充血的消散、水肿的吸收，缓解肌肉痉挛，减轻疼痛，松解粘连，改善功能。

1. **电疗法**　具体包括以下几种。

（1）高频电疗法：急性期宜无热量，慢性期宜微热量，但不宜久用。其中，超短波疗法较为常用。具体方法为：超短波治疗仪，中号电极两个，患肩对置；急性期采用无热量，每次 10 分钟；慢性期采用微热量，每次 10～15 分钟。1/d，15～20 天为一疗程。

（2）低中频电疗法：可酌情选用中频电、低频调制的中频电、干扰电等相应处方或治疗参数的电疗。其中，低频调制中频电疗法较为常用。具体方法为：调制中频电疗仪，150～200cm 的电极两个，对置于患肩前后，以痛为主要症状时，选择止痛处方，取感觉阈下或感觉阈；后期以粘连为主者，选择改善血液循环或松解粘连的处方，取感觉阈或感觉阈上。1/d，15～20 天为一疗程。急性期与超短波疗法配合，慢性期与各种热疗配合效果更好。

（3）光疗法：主要采用激光穴位及痛点照射，具有缓解肌肉痉挛，改善穴位及痛点附近组织的血液循环，促进组织代谢产物和炎性物质的吸收，松解粘连等作用。此外，氦氖激光易透过皮肤进入组织深处，可降低末梢神经兴奋性，减轻神经末梢的化学性及机械性刺激，起到缓解疼痛作用。穴位可以选择肩关节周围的阿是穴及肩髃、臂臑、肩井、肩外俞、天鼎、缺盆、中府、天宗、曲池、手三里、外关、合谷等。

（4）超声波疗法：用于慢性期，尤多用于肩关节粘连。具体方法为：800kHz 或1000kHz 的超声波治疗仪，直径 2cm 或 5cm 的声头，在患肩以 3cm/s 左右的速度移动（也可移动和痛点固定结合，每痛点固定 10～30 秒，但不能固定于骨突处），每次 8～

12 分钟（根据面积大小而定），1/d，15~20 天为一疗程。与调制中频电疗法的改善血液循环处方或蜡疗法联合使用，效果更好。

（5）磁热疗法：温热磁场治疗仪借助于磁场、温热及微震三种效应治疗疾病，使疾病血管血流速度加快，促进血液循环，改善细胞营养，加强新陈代谢，改善局部肌肉的缺血、缺氧状态，有利于肌肉功能的恢复，温热提高产生热效应，微震能起到局部的按摩作用，温热和微震可增加磁场的特殊磁场效应。

（6）温热疗法：可酌情选用红外线、可见光、蜡疗、热袋等，用于慢性期。

2. 水疗法　水中运动疗法用于慢性期。

3. 手法治疗　具体如下。

（1）关节松动术：为西方现代康复治疗技术中的基本技能之一，是用来治疗关节功能障碍的一种非常实用、有效的手法操作技术，包括对肩关节的推动、牵拉、旋转等。具有改善骨关节的活动功能，缓解肌肉痉挛，加强局部血液循环及松解粘连等治疗作用。常用手法如下。①前屈障碍：应用自前向后推动肱骨头的手法，或使患肢前屈的被动活动法。②后伸障碍：应用自前向后推动肱骨头的手法，或使患肢前屈的被动活动法。③外展障碍：应用自上向下推动肱骨头的手法，或使患肢外展的被动活动法。每次应用 2~3 种方法，手法强度依病情而定，手法时间为 45~90 秒，慢性期 Ⅲ~Ⅳ级手法。每种手法时间 60~90 秒。重复 2~3 遍。

（2）传统按摩、推拿手法：可酌情选用，不宜用暴力撕裂性手法。

4. 运动疗法　具体如下。

（1）徒手操：立位进行。①摆动：腰前屈，上肢自然下垂，做前后、左右摆动及画圈动作。②爬墙：面对墙或侧对墙，足距墙一定距离，将患肢前屈上举或外展上举，以手触墙上移至最高处，重复进行。③触墙，靠墙，上肢靠拢体侧并贴紧墙面，屈肘，用双拇指触墙，再反向触胸，反复进行。④触头：双手体前相握，前屈上举过头，触头枕部。⑤触腰：双手背后相握，以健侧带动患侧内收，再以拇指沿腰椎棘突上移至最高处，反复进行。

（2）棍棒操：①前摆动。双手体前握棒，臂伸直前屈上举左右摆动。②后摆动。双手背后握棒，臂后伸左右摆动，屈肘上提。③背拉。双手背后握棒，以健侧手握棒上端，患手反握棒下端，斜背并向健侧拉推。

（3）吊环：双手分握通过滑轮的两只吊环，以健肢拉动患肢外展和前屈上举。

（4）绕环：面对肩关节回转训练器，调整手柄在滑动杆上的位置，使患肢伸直做绕环回转动作。

（5）肩梯：面对或侧对肩梯，前屈或外展患肢，用手指勾住阶梯牵拉患肩。

（6）拉力：面对、侧对或背对拉力器，患侧手握拉力绳柄拉动。

（7）下垂摆动训练：在躯体前屈位下，使患臂自然下垂，并使肩关节周围肌腱放松（放松的标志是当推动该臂时出现自然摆动，则表明已松弛）；在此体位下做前后、内外、绕臂摆动训练；幅度可逐渐增大；训练时间应坚持较长，直至手指发胀、麻木为止。该训练在患者能力可及的情况下，也可由患者手持 1~2kg 的重物进行，2/d。若患者存在腰痛等情况时，也可在俯卧位时，将患肩垂于床外，然后进行上述放松摆动或提重物摆动训练，该法多用于急性期。

（二）药物治疗

1. **消炎镇痛药**　疼痛剧烈者，可酌情选用吲哚美辛、强的松、布洛芬、双氯芬酸、凯扶兰等消炎镇痛药物。

2. **局部封闭疗法**　在肩周痛点部位进行局部封闭，可采用普鲁卡因加醋酸泼尼松龙等药物。

3. **关节腔内注射**　可采用关节腔内注射透明质酸钠配合关节松动术治疗肩周炎，在关节疼痛初步缓解和关节腔充分润滑的前提下，实施有效的关节松动术，达到临床治愈的目的。

4. **臂丛阻滞加手法松解术**　臂丛阻滞加手法松解治疗粘连性肩周炎取得了较好疗效，认为臂丛阻滞可使患者疼痛消除，减轻痛苦，使肩关节局部肌肉松弛，便于进行肩关节手法松解术。臂丛阻滞麻醉下手法松解并不引起肩袖肌腱断裂、肩关节不稳定等并发症，为一种操作简单、安全、无痛、见效快、治愈率高、并发症少的良好疗法。

（三）中医治疗

1. **中药**　患者适当服用活血化瘀、通经活络、散寒祛风药对症治疗。

2. **针灸**　患者可选用相应穴位针灸治疗，如肩前、肩井、肩髃、臂臑、肩井、肩贞、天宗等。

第六节　膝关节骨性关节炎的康复

一、定义

骨性关节炎是一种慢性关节疾病，它的主要改变是关节软骨面的退行性变和继发性的骨质增生。主要表现为关节疼痛和活动不灵活，X线表现为关节间隙变窄，软骨下骨质致密，骨小梁断裂，有硬化和囊性变，关节边缘有唇样增生。后期骨端变形，关节面凹凸不平。关节内软骨剥落，骨质碎裂进入关节，形成关节内游离体。骨性关节炎又叫退行性关节炎，实际并非炎症，主要为退行性变，属关节提前老化，特别是关节软骨的老化。骨性关节炎代表着关节的衰老，故称之为老年性关节炎。

二、病因

1. **年龄因素**　膝关节在人体中负重大，随年龄增大膝关节囊萎缩、变性和纤维化，关节变得僵硬而不灵活，滑液分泌异常，引起软骨细胞营养不足，软骨内水分的含量下降，软骨的主要成分黏多糖也减少，关节软骨缺乏弹性，则容易受到磨损而破碎。为了适应膝关节承受力的需要，关节软骨边缘有骨质增生，即老年人的骨性关节炎的发生。50～65岁时约85%的患者X线检查可发现骨关节的改变，而且女性退变进程比男性更严重、更广泛。

2. **内分泌因素**　内分泌疾病患者，膝关节长期受到轻微的、不容易注意的外伤，过度的不适当运动等，皆是造成膝关节载荷、传导紊乱的因素，引起膝关节软骨退行性变，继发膝关节骨性关节炎。

3. **肥胖因素** 退变性关节病在肥胖人群的发病率较体重正常人群增加一倍，主要累及承重关节。运动系统的衰老表现为骨骼和肌肉的改变。进入中年期，骨密度下降，骨骼的弹性和韧性减弱，脆性增加，关节软骨的再生能力减退，骨质疏松，肌肉总量与体重的比例下降。肥胖者过重的身体负担使骨关节过早出现变性、老化、关节磨损，骨面之间的挤压刺激明显大于体重正常者。因此，骨质增生的发生率比体重正常的同龄人明显增高。

4. **创伤** 膝关节内骨折、脱位、半月板或韧带损伤皆可造成膝关节的不稳定，是继发性膝关节骨性关节炎的原因。

5. **炎症** 膝关节化脓性关节炎及结核、类风湿关节炎等，即使炎症消退，关节软骨面也受到不同程度的损害，如关节仍保持相当的活动度，多继发骨性关节炎。

6. **关节异常** 膝关节内翻与外翻畸形、大骨节病、多发性骨骺发育不良等皆能继发本病。

7. **遗传因素** 不同种族人群的关节受累情况是各不相同的，如髋关节、腕掌关节的骨性关节炎在白种人多见，其他有色人种及中国人中少见；性别亦有影响，本病在女性较多见。资料表明，患有 Heberden 结节的妇女，其母亲和姊妹的骨性关节炎发病率比无此病的家属要高 2~3 倍。

三、发病机制

骨关节的病变一般较为缓慢。一是软骨细胞的数目逐年减少，二是建造软骨的糖蛋白的流失，从而迟缓了关节软骨组织的新陈代谢，使得新生合成的速度追不上体内分解破坏的速度，导致软骨组织愈来愈薄，并在其表面发生不平滑、粗糙、糜烂的现象。这样薄弱的关节结构很容易受伤，使得吸收压力的功能（弹性力）大为降低，甚而消失，最终便产生了酸痛甚至难以活动。具体的病变情况如下所述。

1. **关节软骨完整性破坏** 当人体逐步老化、创伤或疾病时，关节软骨中Ⅱ型胶原纤维出现退化，随后逐渐出现断裂而变短，致使关节软骨失去弹性。随着进一步发展，软骨表面呈毛刷状，变得粗糙。不光滑的软骨面相互摩擦，便加剧软骨的磨损，于是关节软骨的完整性便遭到破坏。

2. **软骨下骨板的病变** 随着疾病的发展，因软骨脱落使软骨下骨板裸露，并可在软骨骨板下出现大小不等的囊性变，这些囊性变会穿破骨板伸向关节腔内，使关节软骨面进一步残缺不全，此时病变已从软骨扩展至整个骨组织，表明疾病已经恶化。

3. **关节边缘的骨质增生** 病变由软骨及骨组织开始，逐渐影响到滑膜与韧带，甚至关节囊等关节的各部分。软骨破坏伴随有修复与增生，故滑膜与韧带的病变会使它们在附着点发生骨质增生，附着与增生的位置都在关节的边缘，在 X 线片上可看到关节边缘有唇状骨质增生。但是数十年的关节活动使关节囊与韧带不断受到牵拉，也可以出现现有骨性附着点的骨质增生，故不能仅以"骨质增生"便诊断为骨性关节炎。而骨关节炎必须有其他的症状和体征。

四、临床表现

（1）发病缓慢，多见于中老年肥胖女性，往往有劳累史。

（2）疼痛：疼痛是该病的主要症状，也是导致功能障碍的主要原因。特点为隐匿发作，持续钝痛，多发生于活动以后，休息可以缓解。其早期症状为上、下楼梯时的疼痛，尤其下楼时为甚，呈单侧或双侧交替出现。随着病情进展，关节活动可因疼痛而受限，甚至休息时也可发生疼痛。睡眠时因关节周围肌肉受损，对关节保护功能降低，不能和清醒时一样限制引起疼痛的活动，患者可能痛醒。

（3）晨僵和黏着感：晨僵提示滑膜炎的存在。但和类风湿关节炎不同，时间比较短暂，一般不超过 30 分钟。黏着感为关节静止一段时间后，开始活动时感到僵硬，如黏着一般，稍活动即可缓解。上述情况多见于老年人、下肢关节。

（4）膝关节活动受限，活动时疼痛加重，甚至跛行。极少数患者可出现交锁现象或膝关节积液。

（5）关节活动时可有弹响、摩擦音，部分患者关节肿胀，日久可见关节畸形。

五、诊断

（1）反复劳损或创伤史。

（2）膝关节疼痛和发僵，早晨起床时较明显，稍活动后减轻，活动多时又加重，休息后症状可缓解。

（3）后期疼痛持续，关节活动明显受限，股四头肌萎缩，关节积液，甚至出现畸形和关节内游离体。

（4）膝关节屈伸活动时可扪及摩擦音。

（5）膝关节正、侧位 X 线平片显示髌骨、股骨髁、胫骨平台关节缘呈唇样骨质增生，胫骨髁间隆突变尖，关节间隙变窄，软骨下骨质致密，有时可见关节内游离体。

六、治疗

（一）预防

本病好发于中老年人的负重大关节，故对于中老年人应做好以下几点。

1. 控制体重或减肥　肥胖是本病发生的重要原因，故中老年人应控制体重，防止肥胖。一旦超过标准体重，那么毫无疑问，减肥最重要。体重下降后能够防止或减轻关节的损害，并能减轻患病关节所承受的压力，有助于本病的治疗。

2. 避免长时间站立及长距离行走　长时间站立及长距离行走会增加关节承受力及加速关节退变。

3. 积极治疗原发病　积极治疗关节外伤、感染、代谢异常、骨质疏松等原发病。

4. 补钙　补钙应以食补为基础，要注意营养的平衡，多食奶制品（如鲜奶、酸奶、奶酪）、豆制品（如豆浆、豆粉、豆腐、腐竹等）、蔬菜（如金针菇、胡萝卜、小白菜、小油菜）及紫菜、海带、鱼、虾等海鲜类。同时应多见阳光及补充维生素 D，以促进钙吸收。必要时适量补充钙剂，应注意一定要在医生指导下补钙。

5. 坚持适量体育锻炼，防止骨质疏松　有规律的运动能够通过加强肌肉、肌腱和韧带的支持作用而有助于保护关节，预防骨关节病的发生。

6. 注意关节保暖　关节受凉常诱发本病。注意关节保暖对于预防骨关节病也很重要。

（二）物理治疗

急性期进行物理治疗能够有效缓解疼痛、减轻炎症反应。

1. 超短波疗法　关节肿胀和积液时，选择无热量，患膝对置法，每次10分钟，1/d，促进组织渗出液吸收。关节无肿胀时，可采用微热量，每次10~15分钟，10~15天为一疗程。

2. 等幅中频正弦（音频）电疗法　此疗法可以预防或减缓局部粘连、增生。将电极关节部位对置，每次20分钟，1/d。

3. 超声波疗法　采用关节区直接接触移动法，$0.5~1.25W/cm^2$，每次5~8分钟，1/d，10~15天为一疗程。下肢疼痛或水肿时，在腹股沟股动脉区和腰交感神经节区用移动法，剂量$0.5~1.25W/cm^2$，每区5~10分钟，1/d，15天为一疗程。治疗瘢痕时，在每40ml耦合剂中加入10%碘化钾40ml，采用移动法。

4. 磁疗法　脉冲磁场，将两个磁头分别放置在关节两侧，0.6~0.8T，每次20分钟，1/d，10~20天为一疗程。

5. 蜡疗法　蜡疗法用于损伤恢复期，每次20~30分钟，1/d，10~15天为一疗程。

6. 运动疗法　制订分级的功能锻炼，以改善和平衡肌肉在关节上的作用力。加强股四头肌肌力训练，稳定膝关节。

7. 支具矫形器　可拆卸的石膏夹板可以确保休息。矫形器是制动较有效的形式，必要时可用普通弹力绷带限制病患关节过度运动。膝关节可用皮革套制动。

（三）药物治疗

1. 关节腔内注射　具体如下。

（1）皮质类固醇：皮质类固醇混悬液或溶液行关节内注射，在数小时和数天之内即可减轻疼痛和肿胀，并能改进运动，没有发现全身反应。类固醇是通过抗炎产生作用，症状减轻时间长短不定，从几周到几个月。注射时间指固定的间隔，由治疗作用的时间长短作为间隔多长时间注射的依据。需要注意类固醇治疗并不能使疾病不再发展。

关节内注射皮质类固醇显示对关节软骨具有损害作用，损伤软骨细胞的合成活力，引起软骨基质内蛋白多糖含量减少。这种作用在2周之内是可逆的，这就表明了两次关节注射的最小间隔时间。

常使用的制剂有氢化可的松、第三代氢化可的松醋酸丁酯、去炎松（氟羟泼尼松龙）、6-甲基泼尼松龙和地塞米松。

（2）透明质酸的关节内注射：补充黏弹性物质，改善关节液的成分，缓解炎症。

2. 口服药物治疗　使用药物可止痛和抗炎，但并不能制止病理过程发展。

常用的止痛消炎药物主要有塞来昔布胶囊、洛索洛芬钠片等。该类药物对于一般骨关节炎有较好的止痛消炎效果，老年患者发生致命性胃肠道事件和急性肾衰竭的自发性事件的报道多于年轻患者，故不宜长期服用。

3. 擦剂　如果对患部使用擦剂可能起到"对抗刺激"性充血和减轻疼痛的作用，常用甲基水杨酸盐。其很可能为心理性作用。

（四）中医中药治疗

（1）采用活血化瘀的中药可强筋健骨、舒筋活血、改善疼痛，可内服或外敷。

（2）针灸对膝关节炎治疗效果较好。根据研究，针灸有消炎止痛、退肿、促进血液循环等作用，通过改变患处血流量和血流速度，把一些致病炎性因子带走，以达到改善症状的目的。

第七节　骨质疏松症的康复

一、定义

骨质疏松症是以骨组织显微结构受损，骨矿成分和骨基质等比例地不断减少，骨质变薄，骨小梁数量减少，骨脆性增加和骨折危险度升高的一种全身骨代谢障碍的疾病。骨质疏松症一般分两大类，即原发性骨质疏松症和继发性骨质疏松症。原发性骨质疏松症又可分为退行性骨质疏松症和特发性骨质疏松症。退行性骨质疏松症可分为绝经后骨质疏松症和老年性骨质疏松症。老年人患病率男性为 60.72%，女性为 90.47%。

二、病因

引起中老年人骨质丢失的因素是十分复杂的，近年来研究认为与下列因素密切相关。

（1）中老年人性激素分泌减少是导致骨质疏松的重要原因之一。绝经后雌激素水平下降，致使骨吸收增加已是公认的事实。

（2）随年龄的增长，破骨细胞降解骨质增加和成骨细胞形成骨减少，钙调节激素的分泌失调致使骨代谢紊乱。

（3）老年人由于牙齿脱落及消化功能降低，食纳差，进量少，多有营养缺乏，致使蛋白质、钙、磷、维生素及微量元素摄入不足。

（4）随着年龄的增长，户外运动减少也是老年人易患骨质疏松症的重要原因。

（5）近年来分子生物学的研究表明，骨质疏松症与维生素 D 受体基因变异有密切关系。

三、发病机制

1. 老年性和经绝经后骨质疏松　男性见于 55 岁后，女性见于绝经期后。老年性骨质疏松可能与性激素水平低下，蛋白质合成代谢刺激减弱以及成骨细胞功能减退，骨质形成减少等有关。雌激素有抑制破骨细胞活性，减少骨吸收和促进成骨细胞活性及骨质形成作用，并有拮抗皮质醇和甲状腺激素的作用。绝经期后雌激素减低，骨吸收加速而逐渐发生骨质疏松。雌激素还有刺激 $1-\alpha-$ 羟化酶产生 $1,25-(OH)_2-D_3$ 的作用。更年期后缺乏性激素 $1-\alpha-$ 羟化酶对甲状旁腺激素（PTH）、低血磷等刺激生成的敏感性减低，$1,25-(OH)_2-D_3$ 生物合成低下，也参与骨质疏松发生。随着年龄的增长，骨母细胞逐渐死亡，骨基质在量与质方面都在改变，因此老年性骨质疏松实际上是机体老化过程的表现，特别是在骨组织表现最突出。

2. 营养性骨质疏松　蛋白质缺乏导致骨有机基质生成不良，维生素 C 缺乏影响基质形成，并使胶原组织的成熟发生障碍；饮食中长期缺钙（每日不足 400mg）者可发生继发性甲状旁腺功能亢进症，促进骨质吸收也可致病。

3. 失用性骨质疏松　各种原因的失用少动、不负重等，对骨骼的机械刺激减弱可造成肌肉萎缩，骨形成作用减弱，骨吸收作用增强，形成骨质疏松。

4. 内分泌性骨质疏松　具体如下。

（1）皮质醇增多症：由于糖皮质激素抑制成骨细胞活动影响骨基质的形成，抑制肠钙吸收，增加尿钙排出量的同时蛋白质合成被抑制，分解增加，导致负钙及负氮平衡，使骨质生成障碍，但主要是骨质吸收增加。

（2）甲状腺功能亢进症：大量甲状腺激素对骨骼有直接作用，使骨吸收和骨形成同时加强，但以骨的吸收更为突出，致骨量减少。甲状腺功能亢进患者全身代谢亢进，骨骼中蛋白基质不足，钙盐沉积障碍也是发生骨密度减低的原因。1，25 - $(OH)_2$ - D_3 是维生素 D 活性激素，它能增加肠道对钙和磷的吸收，以刺激骨的生长和骨矿物化。由于大量甲状腺激素影响肾 1 - α - 羟酶活性，干扰了 1，25 - $(OH)_2$ - D_3 分解代谢，甲状腺功能亢进时 1，25 - $(OH)_2$ - D_3 水平降低，而使肠道吸收钙减少，粪钙排出增多，肾回吸收钙减少，肾排出钙增加。胶原组织分解加强尿羟脯氨酸排出增加，造成负钙平衡。因此，甲状腺功能亢进患者骨密度降低与 1，25 - $(OH)_2$ - D_3 下降可能也有一定关系。

（3）糖尿病：由于胰岛素相对或绝对不足导致蛋白质合成障碍，体内呈负氮平衡，骨有机基质生成不良，骨氨基酸减少，胶原组织合成障碍，肠钙吸收减少，骨质钙化减少。糖尿病患者因高尿糖渗透性利尿，导致尿钙、磷排出增多及肾小管对钙、磷回吸收障碍，体内负钙平衡引起继发性甲状旁腺功能亢进，进而分泌增加，骨质脱钙。当糖尿病控制不良时，常伴有肝性营养不良和肾脏病变，致使活性维生素 D 减少，仅一羟化酶活性降低，加重了骨质脱钙。

（4）肢端肥大症：此症常有肾上腺增大，皮质肥厚，甲状腺功能相对亢进，与此同时，性腺功能减退，生长激素、皮质醇、甲状腺激素可增加尿钙排出，降低血钙，血磷增高，从而刺激 PTH 分泌加速骨吸收。

（5）原发性甲状旁腺功能亢进性骨质疏松：PTH 对组织各种细胞如间质细胞、原始骨细胞、前破骨细胞、前成骨细胞、成骨细胞及骨细胞均有影响。急性实验证明，PTH 首先使大量骨细胞活跃，发挥其溶骨吸收作用的同时促进少数无活性的前破骨细胞变为有活性的破骨细胞，加快溶骨吸收作用，此时从破骨细胞到前成骨细胞和成骨细胞的转变过程，由于胞质中无机磷水平下降而受到抑制，成骨细胞既小又少，致骨钙盐外流，血清钙上升。慢性实验证明，PTH 除促进已经存在的骨细胞和破骨细胞溶骨吸收作用外，还促使间质细胞经过原始骨细胞，前破骨细胞转变为破骨细胞，从而使破骨细胞在数量上大为增多，溶骨吸收过程进一步加强。其骨骼改变程度因病期而异，有的可发生囊肿样改变，但骨皮质的骨膜下吸收为其特征性改变。

（6）性腺功能减退：如前述。

（7）遗传性结缔组织病：①成骨不全症是一种常染色体显性遗传病，由于成骨细胞产生骨基质较少，犹如骨质疏松。②半胱氨酸尿症主要由于胱氨酸合成酶缺乏所致。

（8）其他：类风湿关节炎伴骨质疏松同时伴结缔组织萎缩，包括骨骼胶原组织在内，重者尚有失用因素存在，激素治疗也促进骨质疏松。长期激素治疗影响胶原结构，可致骨质疏松。

四、临床表现

1. 疼痛　约60%的患者存在不同程度的骨痛。其中以腰背痛及膝痛最为常见，也可表现为全身骨痛。疼痛沿脊柱向两侧扩散，仰卧或坐位时疼痛减轻，直立位后伸或久立、久坐时疼痛加剧，日间疼痛轻，夜间和清晨醒来时疼痛加重，弯腰、肌肉运动、咳嗽、大便用力时也使疼痛加重。

2. 身高变矮，驼背畸形　女性65岁时比自身最大身高短缩4cm以上，75岁时缩短可达9cm以上。驼背特点是呈弧形，故又称老年圆背，多在疼痛后出现并进行性加重。脊椎椎体前部几乎多为松质骨组成，而且此部位是身体的支柱，负重量大，容易压缩变形，使脊椎前倾，背曲加剧，形成驼背，随着年龄增长，骨质疏松加重，驼背曲度加大，致使行走受限。

3. 骨折　在骨质疏松症患者中的发生率为20%左右。轻微外力作用既可造成脆性骨折，常见部位是脊椎、桡骨远端、髋部等。骨折往往是骨质疏松症的首发症状，但有时患者存在多个椎体压缩性骨折而并无明显临床症状。

4. 呼吸功能下降　胸、腰椎压缩性骨折，脊柱后弯，胸廓畸形，可使肺活量和最大换气量显著减少，患者往往可出现胸闷、气短、呼吸困难等症状。

五、诊断

1. 病史与临床特点　周身骨痛以脊椎、骨盆区及骨折处为主，呈持续性痛且与骨质疏松程度相一致，上、下楼或体位改变时尤甚。长期如此可致下肢肌肉萎缩、脊椎压缩性骨折，致身长缩短；胸廓畸形，肺活量减少，可影响心肺功能。

2. 实验室检查　血钙、血磷、血碱性磷酸醇及尿磷皆正常，血浆骨钙素升高、尿钙可偏高，尿羟脯氨酸可能升高。如伴有软骨病时血、尿生化指标可能有相应改变。

3. X线检查　当X线呈现骨质疏松时骨矿物质的减少已在30%～50%或以上。主要改变为骨皮质菲薄，骨小梁减少、变细或稀疏萎缩，类骨质层不厚，以脊椎和骨盆明显，特别是胸、腰椎负重阶段尤重。早期表现为骨密度减低透明度加大，水平方向的骨小梁呈垂直的栅状排列。后期纵行骨小梁也被吸收，抗压能力减退，胸椎呈楔状畸形。由于海绵疏松骨较致密骨更易脱钙，故椎体受椎间盘压迫而形成双面凹陷，也可见脊椎压缩性骨折或其他部位的病理骨折。X线片有时不易与软骨病相区别或两者并存。近年来，多种新技术已应用于骨质疏松的检测，如中子激活分析法测定全身钙，单光束骨密度仪测定前臂骨密度，双能X线吸收法测定脊柱骨密度，椎体用计算机断层（CT）以及放射光密度计量法等。必要时施行骨活检对于早期诊断和随访骨质疏松具有重要的意义。

六、治疗

1. 运动疗法　骨质疏松症是老年人中的常见病、多发病。有资料统计，45岁以上的妇女，近1/3患有轻重不同的骨质疏松；而75岁以上的妇女，骨质疏松症的患病率高达90%以上。

骨质疏松症除了骨痛、抽筋症状以外，还有骨的脆性增加，容易发生骨折等。

运动疗法对骨质疏松的治疗是十分重要的，运动可以减少骨量丢失，并可增加骨形成，提高骨量。经常运动的人不仅身体素质较好，骨的代谢也显得旺盛，使得骨能承受的负载较大，骨的密度增强，骨矿含量也多。运动时应尽量采取让骨负重的运动，如散步、打太极拳、做各种运动操，有条件的话可以进行游泳锻炼。日光照射也能有效预防骨质疏松症，原因是在紫外线照射下，可以使皮肤7-脱氢胆固醇在皮肤内合成维生素D_3，促进钙吸收，从而治疗骨质疏松症。

有研究发现，经常参加运动的老人，他们的平衡能力特别好，体内骨密度要比不爱运动的同年纪老人高，这就能有效地预防骨折的发生。

2. 药物治疗　有下列几种：

（1）钙剂和维生素D联合用药效果较好。维生素D是钙离子被骨髓吸收的载体，使人体对钙离子吸收能成倍增加，吸收更好。

（2）降钙素：借着皮下、肌内注射或鼻孔吸收，对于停经5年以上的骨质疏松症妇女有效。副作用包括食欲减退、面色潮红、起疹子、恶心与头昏。不过，只要停止药物治疗，骨质流失速度会开始加快，因此必须长期治疗。

（3）阿伦膦酸盐抑制破骨细胞的作用，同时具有预防与治疗骨质疏松症的效果，如阿伦膦酸钠、唑来膦酸钠等。

（4）激素疗法：绝经后骨质疏松症是绝经后妇女的高发病。雌激素加上黄体素，可以预防及治疗骨质疏松症。如果没有子宫，则不需要补充黄体素。国外有统计资料表明在60岁以上妇女发病率为58%，它与卵巢合成的激素水平降低有关，由此造成骨痛、骨折，严重地影响了妇女的生活质量，增加了妇女的残疾率和死亡率。由于其发病机制尚未完全阐明，因而药物的治疗都有一定的局限性，且长期服用西药容易给患者带来许多副作用。

七、预防

骨质疏松症虽不能完全预防，但给予一定的预防措施，如摄入足够的钙、维生素D、锻炼等，能在很大程度上减轻骨质疏松症，防止严重并发症的出现。此外，对于具有骨质疏松症高危因素、患有导致骨质疏松症高危情况的疾病以及使用可致骨质疏松症药物的患者，及时去除高危因素，给予相应的药物预防治疗尤为重要。可导致骨质疏松症的高危因素包括：年龄、性别以及种族；骨质疏松症骨折的家族史；生殖系统因素，尤其是过早绝经；与骨密度降低有关的生活方式有吸烟、酗酒以及缺乏锻炼，导致无月经的大强度运动（例如马拉松长跑者）；饮食因素，尤其是钙和维生素D的摄入量（二者缺乏即可增加骨质疏松症的危险性）不足，以及进食障碍，如神经性厌食；其他疾病以及用药，尤其是糖皮质激素；老年患者容易摔倒的危险因素，包括平衡能力减退、体位性低血压、下肢肌力下降、反应迟钝、用药（如镇静剂）、视力障碍以及认知缺损。

（袁　华　牟　翔）

第二章　老年临终关怀

临终关怀是一种特殊的卫生保健服务，是由多学科、多方面的专业人员组成的临终关怀团队，为生命即将结束的患者及其家属提供全面的心身照护。其目的是尽可能地减轻临终患者生理、精神、心理上的痛苦，增加其舒适程度，提高患者的生存质量，维护临终患者的尊严，使他们舒适安宁地度过人生的最后旅程。

一、临终患者常见症状及其处理

（一）疼痛

疼痛是濒临死亡患者普遍存在的问题，大多数癌症晚期患者都有疼痛的经历。评价疼痛程度和止痛效果的有效手段是询问患者，并根据量化或直观的疼痛评分表来进行疼痛分级（图4-2-1，表4-2-1）。

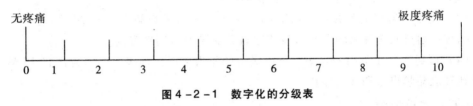

图4-2-1　数字化的分级表

表4-2-1　数字化的分级表转换成语言和行为分级

疼痛的程度	语言分级	非语言的行为
0	无疼痛	悠闲、平静的表情
1~2	最小的疼痛	紧张、焦急的表情
3~4	轻微疼痛	保护性动作、痛苦的表情
5~6	中度疼痛	呻吟、坐立不安
7~8	严重的疼痛	大声抱怨
9~10	极度的疼痛	上述程度增强

阿片类如盐酸吗啡没有最大允许使用剂量，随着疼痛的加剧，可以根据缓解疼痛的需要逐渐加大使用剂量，能使个体疼痛明显减轻甚至消失的即为最佳剂量。

（二）呼吸困难

濒临死亡的患者有时会出现严重的呼吸困难。其治疗往往首先针对基础病因，包括肺炎、肺栓塞、支气管痉挛、气管阻塞、胸部以及腹壁运动受限、心肌缺血、充血性心力衰竭、上腔静脉综合征以及严重贫血等。

呼吸困难可通过适当的药物干预或通过氧疗、通风等方式缓解症状。

（三）谵妄

许多晚期患者死亡时处于一种谵妄的状态——这是一种短期内出现的意识错乱和认知变化。

医护人员需密切注意患者的安全，同时采取非药物治疗措施，可以帮助患者保持正确的方向感（时间、日期感，对熟悉环境认知，以及对陪护人员的熟悉和认识），可以有效地防制轻微的谵妄。

（四）临终喉鸣

临终喉鸣被称为"濒死喉声"，是指在咽下部的分泌物随着吸气和呼气摆动所产生的喉鸣声。通常出现在生命的最后48小时，表现为呼吸粗响，分泌物多，给患者的亲属和照护人员带来心理痛苦。采取以下措施可能会减轻这种症状，给家属一些心理安慰。

（1）向家属解释这是一种患者即将死亡的现象，是由于分泌物不易排出引起的，但是这些分泌物不会导致患者窒息，并告知家属没有任何治疗和护理措施可以从根本上消除这种症状。

（2）变换体位或抬高床头30°，头偏向一侧。

（3）皮下注射东莨菪碱减少口咽部分泌物，或当呼吸频率大于30次/分时，皮下注射吗啡，通过减慢呼吸频率来减少哮吼音，必要时可用镇静药。

（4）可通过负压吸出分泌物，负压吸引的压力要低，抽吸时间不要超过15秒，以免出现气道黏膜出血和呼吸停止。

（五）严重出血

严重出血是终末期的表现，临床表现为急性呕血、便血、阴道出血等。老年临终患者如果出现严重出血，几乎没有幸存的可能，此时没有必要采取积极的复苏措施，而应该注意以下几方面的问题。

（1）做好心理支持，消除患者紧张和情绪波动。

（2）向家属交代病情和预后，让家属接受患者即将死亡的现实，争取家属的理解和配合。

（3）监测患者病情，每30分钟记录脉搏。因监测血压会影响患者的舒适，故不作为常规推荐。

（4）遵医嘱使用止血药和镇静剂。

（5）呕血患者采取半卧位，头偏向一侧，防止误吸；如便血频繁，可在患者肛周铺上纸垫，每次排便后应拭净，保持臀部清洁。

二、临终患者心理反应及对策

库布勒·罗斯博士将大多数面临死亡的患者的心理分为5个连续的阶段，即否认期、愤怒期、协议期、抑郁期和接受期。并不是每个患者都会经历这些情绪，也不是都按次序发展。

1. 否认期　患者不承认自己患了绝症或病情已恶化，认为是医生错误诊断，企图逃避现实。表现为焦虑急躁、心神不定。对此患者应耐心倾听其叙述，以支持、诚恳的态度开导安慰，以达到稳定其情绪的目的。

2. 愤怒期 患者已知病情，但不能理解，常以谩骂或破坏性行为向家属或照顾者大发脾气。应以理解、宽容的态度给予患者同情和疏导。

3. 协议期 患者开始承认患病的现实和严重后果，同时期待好的治疗效果。对此期患者应多予鼓励、支持，引导患者积极配合治疗护理，减轻痛苦，控制症状。

4. 抑郁期 患者表现为已知疾病治疗无望，感到极度伤感和绝望。这时应允许患者诉说悲伤的感受，关心患者，允许家属陪伴，尽量帮助患者完成未尽的事宜。同时注意安全，关注并预防患者自杀。

5. 接受期 这是临终患者最后的心理反应，患者表现为对死亡不再恐惧和悲伤，情绪变得平静和安详。这时应尊重患者的信仰，同时鼓励患者履行个人和职业的责任，包括完成重要的工作或个人计划、分配财产、写下遗嘱与做好葬礼和墓地的安排等。满足患者的需要，使患者心灵得到慰藉，使其平静地离开人世。

三、临终患者家属的心理支持

在照料濒临死亡的患者时，医护人员必须理解其家庭成员、朋友、爱人所起的中心作用，及时和家属进行交流，重点关注患者的希望及舒适程度。应理解照料患者给家属带来的身心和经济负担，以及会增加的焦虑、沮丧、慢性疾病甚至死亡的概率。应及时调节家属的悲痛，帮助家属建立信心，适应生活，患者去世后随访家属，使其顺利度过丧亲的痛苦阶段。

四、临终关怀发展中的特殊内容

（一）营养与补液

（1）通过鼻饲并不能防止吸入性肺炎，而且关于鼻饲营养液和胃肠外营养能不能在疾病晚期延长患者寿命还存在着争论。濒临死亡时，在患者不饥饿的时候进食、鼻饲营养液或胃肠外营养与许多潜在的并发症相关。

（2）在生命的最后阶段限制营养引起的饥饿和痛苦非常小。生命晚期的患者有权利拒绝给予的食物和水。实际上，在生命的最后时光，拒绝营养和水分的患者似乎并不一定会受到饥渴的伤害。亲属和朋友可以通过其他的方式表达他们对患者的关爱，并不一定要试图强迫患者进食或者给予鼻饲营养液及水分。

（二）不予或撤掉支持治疗

医学技术进步的本意应该是提高生命质量，而不是仅在于设法机械地延长个体在世的时间，如给多器官功能衰竭的临终患者继续使用肾脏透析等。面对必然的死亡和临终抢救的痛苦，更为人性化的选择应该是改善临终生命的质量，使其安详而有尊严地走向死亡。在临床上必须尊重接受了适当教育和有行为能力的患者或他们的亲属撤掉治疗的要求。

（三）面对精神上的挑战

（1）在生物－心理－社会－精神的医疗模式下，临床医生努力提供的服务不仅是简单地使患者身体舒适和控制痛苦症状。医生能通过照顾完整的人，使患者身体舒服、提供社会支持和帮助患者发现他们在世界上特有的价值，进而接受死亡是生命的一部分。

（2）照顾患者的精神问题需要认真倾听他们的故事。故事的讲述给患者一个机会，用来描述对他们来说什么是有意义的，以及去世后他们可以留下一些东西，被家人怀念。讲述可能便于患者与家人共享他/她的生活故事，可以用手机或摄像机把它录下来，做成一个相册，用剪下来的图片编成一本书或写一本自传。

（3）虽然临终前可能是一个难免失去机体功能的阶段，但临终也给了一个发展心理、人际关系和精神的机会。临床医生可以用这种发展的死亡模式来指导医护人员和患者，而不是将死亡简单地归结成生命的终结。

（四）交流方式及医生在临终时的作用

（1）照顾濒临死亡的患者，要求医生具有和在其他医疗服务上工作的医生相同的技能：询问病史、检查体征、诊断病情、提供教育、共同决策以及表示理解和关心。在临终关怀过程中，沟通的技巧是非常重要的。尤其是在告知患者不幸消息和处理其带来的后果时，临床医生必须成为专家。高质量的交流与提高患者的满意程度有关，而且可以增加临床医生对患者的了解。另外，作为一个临床医生的本职工作，在此阶段的三个中心任务如下。

1）必须明确、理解和减轻患者的疾苦。疾苦是人们作为一个整体来体验的，包括生理的、心理的、社会的或精神的痛苦。在濒临死亡时，疾病、无行为能力和精神分裂可能会威胁到人们作为一个完整或整体的感觉，并引起痛苦。通过帮助患者改变疾病的方向和发展、提供支持、评估和积极鼓励，可以帮助改善患者的疾苦，并帮助患者和他们的家庭满意地度过生命的这个阶段。

2）有责任帮助患者找到精神寄托。尽管希望有"奇迹般"治疗的想法是过于简单甚至是有害的，但对于临终患者希望减轻疼痛、在生命的剩余时间里发现治疗方法和精神转移还是有很大帮助。临床医生可以帮助患者找到希望、发现有意义且现实的目标，并且详细规划出实现它们的策略。

3）临床医生告知不幸消息时的一些建议：寻找一个恰当的时间和地点，列出所需的基本信息，直截了当，避免用专业术语和太委婉的语气，对患者的沉默和情感发泄做好心理准备，正确评估和确认患者的反应，对即刻发生的不舒适和危险能做出反应。主动的倾听和表达对患者的理解，对问题达成共识，告知确保疼痛会得到缓解，确保基本的后续工作，并且制订下一步的特别安排。

（2）与患者直接交流，让患者明白在生命的最后阶段仍然会给他们持续地提供治疗。或许临终关怀的基本原则是永不放弃的承诺：无论发生什么事，临床医生的保证对每一个患者来说，都是一个能照料他们、能创造性地解决问题和减轻痛苦的源泉，在某一段时间里的指导者以及患者经历的见证者。濒临死亡的患者需要他们的临床医生在场，并不是需要他们解决所有问题，而是以尊重和分担他们痛苦的心情去认识和承受患者所经历的苦难。最好是患者和临床医生之间能够达成对人性和疾病的共识和同盟。

（陈金凤）

参考文献

［1］励建安，毕胜，黄晓琳，译．Delisa 物理医学与康复医学理论与实践．北京：人民卫生出版社，2013.

［2］汪耀．实用老年病学．北京：人民卫生出版社，2014.

［3］黄晓琳，燕铁斌．康复医学．北京：人民卫生出版社，2013.

［4］陈义泉，袁太珍．骨关节病学．北京：科学技术文献出版社，2010.

［5］董碧蓉．老年病学．成都：四川大学出版社，2009.

［6］叶文琴，王筱慧，张玲娟．现代临床内科护理学．北京：人民军医出版社，2009.

［7］赵继军．疼痛护理学．2 版．北京：人民军医出版社，2010.

［8］刁利华，黄叶莉．老年社区护理与自我管理．北京：人民军医出版社，2008.

［9］宋强玲．老龄化社会的临终关怀．中国老年学杂志，2009，10（29）：2695－2697.

［10］胡秀英．老年护理手册．北京：科学出版社，2011.

［11］化前珍．老年护理学．北京：人民卫生出版社，2009.